JN295971

脳

機能と栄養

● 横越英彦 編

幸書房

執　筆　者
(五十音順)

粟　生　修　司	九州工業大学大学院生命体工学研究科脳情報専攻・教授
井　上　和　生	京都大学大学院農学研究科食品生物科学専攻栄養化学分野・助手
井　上　尚　彦	京都大学大学院農学研究科食品生物科学専攻栄養化学分野・大学院生
内　田　典　子	九州工業大学大学院生命体工学研究科脳情報専攻・大学院生
喜　田　　　聡	東京農業大学応用生物科学部バイオサイエンス学科・助教授
國　井　大　輔	徳島大学医学部栄養学科・助手
久　保　千　春	九州大学大学院医学研究院心療内科・教授
酒　井　正　士	(株)ヤクルト本社中央研究所・主任研究員
佐　藤　充　克	独立行政法人 新エネルギー・産業技術総合開発機構アルコール事業本部研究開発センター・所長
塩　坂　貞　夫	奈良先端科学技術大学院大学バイオサイエンス研究科・教授
柴　草　哲　朗	京都大学大学院農学研究科食品生物科学専攻栄養化学分野・大学院生
志　村　二三夫	十文字学園女子大学人間生活学部食物栄養学科・教授
白　川　修一郎	国立精神・神経センター精神保健研究所老人精神保健研究室・室長
鈴　木　平　光	独立行政法人食品総合研究所機能生理研究室・室長
鈴　木　裕　一	静岡県立大学食品栄養科学部／同大学院生活健康科学研究科・教授
園　田　久　泰	大洋香料(株)研究所発酵研究室・室長
竹口(二宮)文子	滋慶学院大阪ハイテクノロジー専門学校・講師
陳　　　　　文	北京聯合大学応用文理学院生化学科・講師
寺　島　健　彦	静岡県茶業試験場・研究員
鳥　居　邦　夫	味の素(株)ライフサイエンス研究所・理事
野　村　正　彦	埼玉医科大学・教授
早　瀬　和　利	愛知教育大学教育学部・教授
伏　木　　　亨	京都大学大学院農学研究科食品生物科学専攻栄養化学分野・教授
藤　本　哲　也	九州工業大学大学院生命体工学研究科脳情報専攻・大学院生
藤　原　敦　子	徳島大学医学部栄養学科・大学院生
増　山　明　弘	カルピス(株)基礎研究フロンティアラボラトリー・マネージャー
山　本　　　茂	徳島大学医学部栄養学科・教授
横　越　英　彦	静岡県立大学食品栄養科学部／同大学院生活健康科学研究科・教授
吉　村　昭　毅	北海道医療大学薬学部・助教授
柳　　　先　玉	静岡県立大学大学院生活健康科学研究科・大学院生（博士課程）
和　田　啓　爾	北海道医療大学薬学部・教授

はじめに

　誕生から死までの一生の期間，全ての人間の生活活動は脳によって支配されている．その重要な脳は，胎児の時から作られていくが，出生後の授乳期や幼児期にも発育し続ける．また，高次の脳機能を発揮するためには，その都度の栄養条件が重要な働きをすることが明らかにされた．すなわち，脳そのものの充実（ハード：脳組織の構築，ネットワークの構築，各代謝系の構築など）と機能化の構築（ソフト：情報伝達機構や情報処理機能の構築，ネットワークの改良など）に食べ物は大きく関係していることが解明された．そのため，食事の重要性は十分に認識されているが，それで全ての栄養素などが摂取されるとは限らない．また，人生の各ライフステージにおいて，常に同じ栄養条件が必要であるとは限らない．すなわち，年齢や個人の活動状況に応じて，脳にとって必要とされる栄養成分も大きく変化すると考えられる．

　これまで，栄養学といえば，栄養素の科学ととらえられることが多く，特に栄養素がエネルギー源として利用されることや，体の構築に利用される仕組みを解明することなどが研究の中心であった．また，それぞれの栄養素が体内において相関しながら代謝される仕組みや，栄養条件の変化に起因する種々の生体への影響や栄養現象の解明でもあった．当然のことながら，その根底には，我々はどれだけの栄養素を摂取すれば，健康を維持できるかという命題があった．一方，食物繊維に代表されるように，栄養素でない食品成分が栄養現象に関与していることが明らかになり，食品に含まれる様々な生理機能成分の研究がなされるようになった．特に，食品の持つ役割を，一次機能（栄養機能），二次機能（感覚機能），三次機能（生体調節機能）と分けて考えたとき，その中でも色々な生体調節機能が研究されている．そして脳という臓器を考えたとき，栄養素や食品成分によ

り，意外と容易に脳内物質代謝が影響を受けること，また，ある種の脳機能も影響を受けることが明らかになった．

本書では，脳の受ける栄養制御について述べる前に，第2章では，脳の仕組みと神経細胞（ニューロン）について解説し，第3章では，脳機能を支えている栄養素について記述した．まず，脳を構成するにも，脳機能を維持・発達させるためにも，全ての栄養素が必要であることを再認識するためである．次いで，第4章では，脳機能を反映した幾つかの行動に対し，栄養がどのように関わっているかを取り上げた．そして，第5章では，最近，様々な角度から，脳機能に及ぼすことが明らかになりつつある食品成分について取り上げた．その中には，従来の栄養学では栄養素と考えられていない非栄養素（あるいは微量成分など）もあるが，それらによっても脳機能が制御されていることは興味深い．

各ライフステージそれぞれの特殊な状況を考えて，新たな健康指針の策定や食品開発が指向されると思われる．以下に，新食品開発の幾つかの可能性を挙げてみる．

妊婦や授乳婦の栄養，また，乳児の調製粉乳などは，子供の脳の発育の面で重要であり，この時期に特に必要とされている栄養成分を添加したり，脳の発育に役立つ食品成分を見出す試みがなされている．学童期においては，豊かな人間性の獲得や学習に効果的な食品が期待される．受験の際に，本来の実力を発揮できるための食事も考えられる．思春期は情緒不安定にもなりがちであり，キレルとかイジメといった現象を軽減するための食事も考えられる．社会人は仕事や人間関係など色々なストレスにさらされ，生活習慣病にも罹患しやすくなっており，これを予防するための食品も期待される．人生も終盤にはいると，脳機能の低下を反映した様々な神経性異常が出始めるが，アルツハイマー病やパーキンソン病といった老人性痴呆などにならないような防衛食品の開発も考えられる．また，それぞれのライフステージにおいて，特に必要とされる成分を強化した食品やサプリメントなどの開発が，今後は積極的になされると予想される．

そのためには，生体現象の基本的な解明のための栄養学，生理学，生化学，神経化学などの研究の発展と，脳機能の解明のための神経科学，行動

科学，心理（精神）学などとの学問上での総合的な，かつ，緊密な連携が必要である．編者は，これらの境界領域を統合した研究分野を「栄養神経科学」と位置づけている．また「育脳学」という言葉を目にすることもある．一方，研究成果を正しく社会に還元するためには，食品や医化学品の開発や生産に関与している産業との連携も必要になってくる．産官学が人間（民）の幸福のために協力して研究するのが21世紀型の1つの研究スタイルと考えられ，また，脳の健康に有効な食品を開発していくことが現在求められていると思われる．

　上に述べたように，脳の働きをまとめようとすると，極めて広範な学問領域に渡っており，編者一人の能力では手に負えない．そこで，専門分野の先生方に分担執筆をお願いした．一方，栄養学の側面からの情報は，これまでに蓄積されてきており，また新たな知見が報告されつつある．それは本書の各章で記述されるが，栄養学は脳の働きにどの程度関わっているのかが理解できれば良いと考えている．すなわち，先に述べたように，脳を考えるとき栄養の関与はハードとソフトの両面があり，栄養はどちらかというとハード面での貢献が主で，それ以外に情報処理機構の構築にも関与すると思われるが，機能の構築には学習などの刺激の蓄積が主で，食物が直接脳に影響しているようには思われない．本書は，栄養学の側面からの脳機能の解明についてまとめたものである．

　高ストレス社会，また，超高齢化社会といわれる今日，脳機能の変化に基づく様々な社会問題が生じていることも事実である．また，充実した人生を最後まで尊厳をもって全うするためには，老人性痴呆や脳梗塞などを患うことなく，健全な脳機能を維持しておくことが極めて重要である．そのためには，脳にとって最適な栄養条件は何かということになる．本書には，随所にその方向性が示してあり，有効に活用していただければ幸甚である．

2004年2月

横 越 英 彦

目　　次

第1章　緒論―食べ物と人間の行動 …………………………………1

1.1　栄養学と脳との出会い（研究の歴史）………………………………1
　1.1.1　栄養学小史 ……………………………………………………1
　1.1.2　ラボアジェから栄養学が始まる ……………………………1
　1.1.3　脳研究の手法 …………………………………………………2
1.2　脳科学から見た栄養学への現代的要請 ……………………………4

第2章　脳の仕組みと神経細胞 ………………………………………7

2.1　人間の体における脳の役割 …………………………………………7
　2.1.1　中枢神経機能 …………………………………………………7
　2.1.2　末梢神経機能 …………………………………………………9
　2.1.3　ホルモン制御器官としての脳 ………………………………11
　2.1.4　情動機能発現と脳 ……………………………………………11
　　1）大脳辺縁系 ……………………………………………………12
　　2）学習記憶と脳 …………………………………………………13
　　3）神経可塑性のシナプスメカニズム …………………………15
　2.1.5　感覚器官としての脳 …………………………………………16
　　1）嗅　　覚 ………………………………………………………16
　　2）視　　覚 ………………………………………………………17
　　3）平衡・聴覚 ……………………………………………………17
　　4）味　　覚 ………………………………………………………17
　　5）体 性 感 覚 ……………………………………………………18
　　6）認　　知 ………………………………………………………18

2.1.6　運動の命令器官としての脳 …………………………………18
　　2.1.7　高次中枢機能（思考, 判断, 創造）と脳 ……………………19
　2.2　神経組織と情報伝達 …………………………………………………19
　　2.2.1　脳を構成する細胞群 ……………………………………………20
　　2.2.2　脳を構成する細胞—ニューロン ………………………………21
　　　1）細 胞 体 ………………………………………………………22
　　　2）樹 状 突 起 ……………………………………………………23
　　　3）軸 索 突 起 ……………………………………………………24
　　　4）シ ナ プ ス ……………………………………………………26
　　　5）伝達様式の多様性 ……………………………………………28
　　　6）神経筋接合部 …………………………………………………29
　　　7）ギャップ結合 …………………………………………………29
　　2.2.3　脳を構成する非神経細胞—グリア細胞 ………………………30
　　　1）オリゴデンドログリア（希突起膠細胞）…………………31
　　　2）アストログリア（星状膠細胞）……………………………31
　　　3）マイクログリア（小膠細胞）………………………………32
　　2.2.4　脳を構成する非神経細胞—上衣細胞 …………………………32
　　2.2.5　神経伝達の仕組み ………………………………………………32
　　2.2.6　神 経 回 路 ………………………………………………………33
　2.3　脳の構成と機能 ………………………………………………………35
　　2.3.1　脳 の 概 観 ………………………………………………………35
　　2.3.2　大 脳 皮 質 ………………………………………………………36
　　2.3.3　嗅内野・海馬・扁桃体 …………………………………………39
　　2.3.4　大脳基底核 ………………………………………………………42
　　2.3.5　視　　　床 ………………………………………………………43
　　2.3.6　視 床 下 部 ………………………………………………………44
　　2.3.7　神経内分泌 ………………………………………………………45
　　2.3.8　視床下部-下垂体系 ………………………………………………46
　　2.3.9　中脳および橋 ……………………………………………………47
　　　1）脳　神　経 ……………………………………………………48

		2) 橋　　核 …………………………………49

- 2) 橋　　核 …………………………………49
- 3) 青　斑　核 …………………………………49
- 2.3.10 小　　脳 …………………………………50
- 2.3.11 延髄および脊髄 …………………………51
- 2.4 血液脳関門 …………………………………………55
  - 2.4.1 血液脳関門の構造上の特徴 ………………55
  - 2.4.2 血液脳関門を介する物質の輸送 …………56
  - 2.4.3 アミノ酸の脳内への輸送系 ………………57
  - 2.4.4 脳にとっての血液脳関門の意義 …………60
- 2.5 脳の発達と老化 ……………………………………62
  - 2.5.1 ニューロンの発生と分化 …………………62
    - 1) 神経管の形成 …………………………62
    - 2) ニューロンとグリアの発生 …………64
    - 3) ニューロンのプログラムされた細胞死 …64
    - 4) ニューロンの突起伸展と回路形成 …66
    - 5) シナプス形成 …………………………67
  - 2.5.2 脳の老化と病気 ……………………………67
  - 2.5.3 老化とニューロンの減少 …………………69
- 2.6 脳の発達と栄養 ……………………………………70
  - 2.6.1 栄養不足と脳の発達 ………………………70
  - 2.6.2 脳の発育期での影響 ………………………71
  - 2.6.3 脳機能の充実期での影響 …………………72

第3章　脳機能を支える栄養素 …………………………75

- 3.1 炭水化物 ……………………………………………75
  - 3.1.1 脳のエネルギー源はグルコース …………75
  - 3.1.2 炭水化物摂取と脳内神経伝達物質 ………77
  - 3.1.3 炭水化物摂取と脳機能 ……………………80
    - 1) グルコース投与と注意力 ……………80

2) 朝食摂取と脳機能 …………………………………………80
 3.2 脂　　　質 ………………………………………………………84
  3.2.1 脳の脂質成分 ……………………………………………84
  3.2.2 脳内で合成・分解される脂質 …………………………87
   1) リ ン 脂 質 ………………………………………………87
   2) コレステロール …………………………………………90
   3) 糖　脂　質 ………………………………………………90
   4) 脂　肪　酸 ………………………………………………91
  3.2.3 食物由来の脳脂質 ………………………………………91
  3.2.4 脳脂質の加齢による変化 ………………………………92
  3.2.5 脳機能と脂質栄養 ………………………………………93
 3.3 タンパク質 ………………………………………………………96
  3.3.1 脳でのタンパク質・アミノ酸の必要性 ………………96
  3.3.2 タンパク質栄養と脳タンパク質代謝 …………………97
   1) タンパク質栄養と脳タンパク質合成 …………………97
   2) 加齢に伴う脳タンパク質合成の変化 …………………99
   3) タンパク質栄養と脳タンパク質分解 …………………100
   4) 性ホルモンと脳タンパク質代謝 ………………………102
  3.3.3 タンパク質栄養と脳内神経伝達物質 …………………103
  3.3.4 タンパク質・カロリー栄養不良と中枢神経系，行動 ………109
   1) タンパク質不足の脳発達に及ぼす影響 ………………109
   2) 栄養不良の行動への影響 ………………………………110
 3.4 ビ タ ミ ン ………………………………………………………111
  3.4.1 ビタミン A ………………………………………………111
   1) 一般的性質 ………………………………………………111
   2) 脳機能に対する役割 ……………………………………114
  3.4.2 ビタミン E ………………………………………………116
   1) 一般的性質 ………………………………………………116
   2) 脳機能との関係 …………………………………………116
  3.4.3 必須脂肪酸（ビタミン F）………………………………117

3.4.4 ビタミン B_1 ································119
  1) 一般的性質 ································119
  2) 脳機能との関係 ································119
3.4.5 ビタミン B_6 ································121
  1) 一般的性質 ································121
  2) 脳機能との関係 ································121
3.4.6 ビタミン B_{12} ································121
  1) 一般的性質 ································121
  2) 脳機能との関係 ································121
3.4.7 ビタミン C ································122
  1) 一般的性質 ································122
  2) 脳機能との関係 ································123
3.4.8 葉 酸 ································123
  1) 一般的性質 ································123
  2) 脳機能との関係 ································123
3.5 ミネラル ································125
 3.5.1 脳・神経系におけるミネラルの生理機能 ················125
  1) 脳・神経系の電気活動の担い手としてのミネラル ········125
  2) 脳の代謝とミネラル ································127
  3) シグナル分子としてのミネラル ························130
 3.5.2 ミネラルの欠乏・過剰と脳・神経系 ················133
 3.5.3 脳・神経系の疾患とミネラル ························133
  1) 興奮毒性とカルシウム・パラドックス ················137
  2) メンケス病（ねじれ毛病）とウイルソン病 ··············139
  3) パーキンソン病とパーキンソニズム ··················140
  4) 筋萎縮性側索硬化症 ································140
  5) アルツハイマー病 ································141
  6) プリオン病 ································142
 3.5.4 ミネラルと脳・神経機能の健全化 ····················143
  1) ミネラルの過剰摂取の防止による脳機能の健全化 ········143

2) ミネラルの補給・補完による脳機能の健全化 ………………144

第4章　脳機能と栄養条件―脳と栄養の接点― …………151

4.1　食欲・摂食調節―タンパク質およびリジン欠乏の場合― ……151
4.1.1　脳によるホメオスタシスの維持 ……………………………151
4.1.2　ホメオスタシスの維持機構と生体の欲求 …………………152
4.1.3　必須栄養素の欠乏の認知と適応 ……………………………157
4.1.4　リジン欠乏の認知とリジン嗜好性 …………………………159
4.1.5　脳におけるリジンの欠乏および摂取の認知と液性因子の役割 ……………………………………………162
4.1.6　ホメオスタシスの乱れと代謝性疾患 ………………………167
4.2　血圧調節 …………………………………………………………169
4.2.1　血圧とは ………………………………………………………169
4.2.2　レニン-アンギオテンシン-アルドステロン系による血圧調節 …………………………………………170
4.2.3　血圧の中枢性調節 ……………………………………………171
　　1)　交感神経と副交感神経 ………………………………………171
　　2)　心臓血管中枢 …………………………………………………172
　　3)　循環反射 ………………………………………………………173
　　4)　血圧調節における上位中枢神経の役割 ……………………173
4.2.4　インパルス発射頻度と前駆物質 ……………………………174
　　1)　チロシンの効果 ………………………………………………176
　　2)　トリプトファンの効果 ………………………………………178
4.2.5　栄養条件による血圧調節の重要性 …………………………179
4.3　記憶・学習能 ……………………………………………………180
4.3.1　脳の記憶・学習能と栄養成分 ………………………………180
　　1)　炭水化物 ………………………………………………………181
　　2)　タンパク質 ……………………………………………………181
　　3)　脂肪 ……………………………………………………………182

- 4) ビタミンとミネラル …………………………………………183
- 5) 食 物 繊 維 ……………………………………………………183
- 4.3.2 記憶・学習能力を学習課題から直接知る ………………183
  - 1) 正 の 学 習 …………………………………………………183
  - 2) 負 の 学 習 …………………………………………………184
  - 3) 水迷路学習 …………………………………………………185
- 4.3.3 学習実験の実例 ………………………………………………185
  - 1) 必須アミノ酸含有量の変化による神経伝達物質の変動 ……185
  - 2) 脂肪酸含有量を変化させた学習実験 ……………………186
- 4.3.4 学習実験成績の解析 …………………………………………187
- 4.4 精神活動・ストレス …………………………………………………188
  - 4.4.1 ストレスとは …………………………………………………188
  - 4.4.2 ストレス反応のメカニズム …………………………………189
  - 4.4.3 ストレス時の脳代謝 …………………………………………191
  - 4.4.4 ストレス時の行動変化と疾患 ………………………………191
    - 1) ストレスと疲労 ……………………………………………191
    - 2) ストレスと成長障害 ………………………………………192
    - 3) ストレスと甲状腺・副甲状腺機能障害 …………………192
    - 4) ストレスと循環器系疾患 …………………………………192
    - 5) ストレスと消化管病 ………………………………………192
    - 6) ストレスと心および精神的疾患 …………………………193
    - 7) ストレスとがん ……………………………………………193
  - 4.4.5 ストレス反応に対する栄養の効果 …………………………193
    - 1) ストレス反応に対するチロシン投与の効果 ……………194
  - 4.4.6 ストレスに対する食物の影響 ………………………………197
- 4.5 情　　　動 ……………………………………………………………197
  - 4.5.1 情 動 と は ……………………………………………………197
  - 4.5.2 情動体験と情動表出の制御 …………………………………198
    - 1) 自律神経系による情動表出制御 …………………………198
    - 2) 神経内分泌経路による情動表出制御 ……………………198

		3) 運動系による情動行動制御 …………………………………198

- 4.5.3 情動行動の制御機構 ………………………………………199
    - 1) 攻撃性と怒り ……………………………………………199
    - 2) 喜び・快楽 ………………………………………………200
    - 3) 不安・恐怖 ………………………………………………200
- 4.5.4 情動と栄養素との関係 ………………………………………201
    - 1) セロトニン ………………………………………………202
    - 2) カテコールアミン類 ……………………………………203
    - 3) アセチルコリン …………………………………………206
    - 4) GABA ……………………………………………………206
    - 5) ビタミンA ………………………………………………207
- 4.6 自律神経 ……………………………………………………………208
    - 4.6.1 自律神経の調節機能 …………………………………………209
    - 4.6.2 自律神経活度の解析 …………………………………………212
        - 1) パワースペクトル解析 …………………………………212
        - 2) トーンエントロピー解析 ………………………………216
        - 3) その他の解析手法 ………………………………………216
- 4.7 栄養不足と行動異常 ………………………………………………218
    - 4.7.1 ビタミンB_1の学習・記憶能力に対する役割 ……………219
    - 4.7.2 レチノイン酸による情動行動制御 …………………………221
    - 4.7.3 トリプトファン摂取制限による情動行動の変化 …………223
    - 4.7.4 今後の展望 ……………………………………………………226
        - 1) マウス遺伝学的手法の重要性 …………………………227
        - 2) ヒトの脳機能に対する役割の解析 ……………………227
- 4.8 疲　　労 ……………………………………………………………228
    - 4.8.1 疲労とは―中枢性疲労と末梢性疲労 ………………………228
    - 4.8.2 中枢性疲労の発生機構 ………………………………………229
        - 1) セロトニン仮説 …………………………………………229
        - 2) 炎症性サイトカイン ……………………………………230
        - 3) TGF-β仮説 …………………………………………………230

- 4.8.3 疲労と栄養 ……………………………………………239
  - 1) 疲労をごまかすよりは休息を ………………………239
  - 2) 修復を助ける食事 ……………………………………239
- 4.9 睡　　眠 ………………………………………………240
  - 4.9.1 睡眠のメカニズム ………………………………240
    - 1) 睡眠とサーカディアンリズム ………………………240
    - 2) サーカディアンリズム発振機構 ……………………241
    - 3) 睡眠の神経発現機構 …………………………………242
    - 4) 睡眠の液性機構 ………………………………………244
  - 4.9.2 睡眠の役割 ………………………………………245
  - 4.9.3 日本人の睡眠事情 ………………………………246
  - 4.9.4 睡眠と食欲 ………………………………………247
- 4.10 免　　疫 ………………………………………………249
  - 4.10.1 免疫応答と脳免疫系連関 ………………………250
  - 4.10.2 栄養過多と免疫異常 ……………………………252
  - 4.10.3 栄養不足による免疫不全 ………………………252
  - 4.10.4 カロリー制限による免疫促進 …………………253
    - 1) 総カロリーと脂肪摂取量との関係 …………………253
    - 2) 総カロリーとタンパク摂取量との関係 ……………254
    - 3) 食事制限を開始する時期の影響 ……………………254
    - 4) カロリー制限の免疫促進機序 ………………………255
  - 4.10.5 脳の栄養と免疫 …………………………………255
- 4.11 性　　欲 ………………………………………………257
  - 4.11.1 視床下部における生殖と摂食および体温調節の機能連関 …………………………………………257
  - 4.11.2 視床下部細胞におけるグルコース・エストロゲン・温度共受容機構 …………………………………260
  - 4.11.3 性欲と栄養をつなぐメディエーター ……………261
  - 4.11.4 性 と 栄 養 ………………………………………263

第5章 脳機能活性で注目される食品成分 ……………… 267

5.1 ホスファチジルセリンと脳機能 …………………………… 267
　5.1.1 ホスファチジルセリンとは ……………………………… 267
　5.1.2 ウシ脳PSに関する臨床試験 …………………………… 268
　5.1.3 大豆転移PSの脳機能改善作用 ………………………… 269
　　1) 大豆転移PS ……………………………………………… 269
　　2) 薬物で誘発した記憶障害の回復 ……………………… 270
　　3) 学習能力の向上 ………………………………………… 271
　　4) 虚血性脳障害の予防 …………………………………… 271
　　5) 安全性 …………………………………………………… 272
　5.1.4 体内動態 ………………………………………………… 272
　5.1.5 作用機構 ………………………………………………… 272
　　1) アセチルコリン放出 …………………………………… 272
　　2) 脂質過酸化 ……………………………………………… 273
　　3) 神経細胞の形態 ………………………………………… 273
　　4) 生体膜機能への影響 …………………………………… 273
　　5) その他のメカニズム …………………………………… 274
　5.1.6 食品とPS ………………………………………………… 274
5.2 DHAと脳機能 ……………………………………………… 276
　5.2.1 DHAとは ………………………………………………… 276
　5.2.2 食品中のDHA …………………………………………… 277
　5.2.3 DHAの消化吸収と脳内への移行 ……………………… 277
　5.2.4 DHAと記憶学習能 ……………………………………… 279
　5.2.5 ヒトの脳機能とDHA摂取の有効性 …………………… 282
5.3 ハーブと脳機能 …………………………………………… 286
　5.3.1 脳機能に関与する主なハーブ類 ……………………… 286
　5.3.2 脳機能障害改善作用に関係するハーブ（イチョウ葉エキス） ……………………………………………… 286
　5.3.3 抗うつ作用を示すハーブ（セントジョンズワート） ……… 290

	5.3.4 その他のハーブ ···292
	1) カバ（コショウ科：kava または kava-kava）·············292
	2) バレリアン（オミナエシ科：セイヨウカノコソウ）·······292
	5.3.5 ハーブ利用上の注意 ··293
5.4	酸乳と脳機能 ··295
	5.4.1 発酵乳の各種生理機能 ···295
	5.4.2 オペラント型明度弁別学習試験 ·····························296
	5.4.3 モリス水迷路学習試験 ···297
	5.4.4 脳内カテコールアミン，インドールアミンへの影響 ·······300
	5.4.5 発酵乳の有効成分 ···302
5.5	緑茶成分と脳機能（テアニンの作用）·······························304
	5.5.1 テアニンによるカフェインの興奮作用の抑制 ············304
	5.5.2 脳内神経伝達物質量への影響 ································305
	1) テアニンの体内動態―脳への輸送 ·························305
	2) 脳内神経伝達物質量と放出への影響 ······················307
	3) ドーパミン放出量の変化 ····································307
	5.5.3 自発行動量および記憶・学習行動への影響 ···············308
	1) 自発行動量 ···308
	2) オープンフィールドテスト ·································309
	3) オペラント型明度弁別学習試験 ···························309
	4) 受動的回避試験 ···309
	5) 能動的回避試験 ···310
	6) モリス水迷路試験 ··311
	5.5.4 リラックス効果 ··311
	5.5.5 実験的脳神経細胞死に対する保護作用 ·····················314
5.6	ワインと脳機能 ···316
	5.6.1 ワインの成分と痴呆症 ···316
	5.6.2 ワインの認識能や痴呆症に関する疫学データ ············317
	5.6.3 リスベラトロールの神経系に対する作用 ··················318
	5.6.4 プロリルエンドペプチダーゼ阻害ペプチド ···············319

5.7 γ-アミノ酪酸（乳酸菌発酵由来）と脳機能 ……………………324
- 5.7.1 γ-アミノ酪酸（GABA） ……………………………325
- 5.7.2 乳酸菌発酵由来GABA含有発酵エキス ……………326
- 5.7.3 血圧降下作用 ……………………………………326
- 5.7.4 更年期障害および初老期精神障害に対する効果 ………327
- 5.7.5 QOL向上食品としての乳酸菌GABAエキス …………330

5.8 カフェインと脳機能 ……………………………………331
- 5.8.1 カフェイン（メチルキサンチン）の構造と代謝 ………331
- 5.8.2 カフェインの生理学的影響 ……………………333
  1) 心筋の刺激作用 ………………………………333
  2) 平滑筋の弛緩作用 ……………………………334
  3) 胃酸分泌の刺激作用 …………………………334
  4) 利尿剤としての作用 …………………………334
  5) 血中遊離脂肪酸の増加作用 …………………334
- 5.8.3 カフェインの脳神経作用（中枢神経系を刺激） ………334
- 5.8.4 カフェインと行動解析 ………………………338

5.9 人工甘味料と脳機能 ……………………………………341
- 5.9.1 甘味料の種類と人体への影響 …………………341
- 5.9.2 アスパルテーム ………………………………342
- 5.9.3 アスパルテームとフェニルケトン尿症 …………343
- 5.9.4 アスパルテームの脳内神経伝達物質への影響 ………344
- 5.9.5 アスパルテームの薬理作用 ……………………346

5.10 ヌクレオチドと脳機能 …………………………………348
- 5.10.1 老化促進モデルマウス（SAM） ………………348
- 5.10.2 学習試験と結果 ………………………………349
  1) マウスおよび試験食 …………………………349
  2) 学習試験 ……………………………………350
  3) 脳組織の検査 ………………………………354
- 5.10.3 考えられる機構 ………………………………354

5.6.5 飲酒の健康効果 ……………………………………323

1) 神経成長因子 ………………………………………………… 355
　　　2) 液　胞　化 ……………………………………………………… 355
　　　3) リポフスチン（lipofuscin）………………………………… 356
　　　4) 抗酸化作用 ……………………………………………………… 356
　　　5) その他の機構 ………………………………………………… 356
　5.10.4　NS・NT の脳機能の老化に対する効果 ……………………… 357
5.11　ホルモン様物質と脳機能 ……………………………………………… 359
　5.11.1　中枢神経系（CNS）でのエストロゲン受容体の存在 …… 359
　5.11.2　神経伝達物質 ……………………………………………………… 360
　　　1) γ-アミノ酪酸（GABA）…………………………………… 360
　　　2) ドーパミン（dopamine）…………………………………… 360
　　　3) セロトニン（serotonin）…………………………………… 361
　5.11.3　脳内ホルモン（生殖— Gn-RH, LH, FSH）……………… 361
　　　1) 黄体形成ホルモン（LH）…………………………………… 362
　　　2) プロラクチン（prolactin）………………………………… 362
　5.11.4　認知（cognition）………………………………………………… 364
　　　1) シナプス可塑性 ……………………………………………… 364
　5.11.5　神経保護効果（neuroprotection）…………………………… 367
　　　1) エストロゲン ………………………………………………… 367
　　　2) Bcl-2 …………………………………………………………… 367
　　　3) アルツハイマー病（Alzheimer's disease）……………… 368
　5.11.6　成長への影響 ……………………………………………………… 368
　　　1) 成長ホルモン（GH）………………………………………… 368
　　　2) インスリン様成長因子（insulin-like growth factor ;
　　　　　IGF）…………………………………………………………… 369
　　　3) 脳由来神経栄養因子（BDNF），神経成長因子（NGF）……… 370
　5.11.7　食品由来のホルモン様物質—ゲニステイン（genistein）… 370
5.12　タウリンと脳機能 ……………………………………………………… 373
　5.12.1　タウリンとは ……………………………………………………… 373
　5.12.2　タウリンの生理機能 …………………………………………… 373

5.12.3　タウリンを含む食材 ……………………………………373
　5.12.4　タウリンと脳機能 ………………………………………374
　　1)　タウリンは胎児のニューロンの増殖と分化に
　　　　欠かせない ………………………………………………374
　　2)　神経伝達物質としての働き …………………………………376
　　3)　神経修飾物質としての働き …………………………………378
　　4)　ニューロンを保護する作用 …………………………………379

索　　引 ……………………………………………………………… 383

第1章　緒論—食べ物と人間の行動

1.1　栄養学と脳との出会い（研究の歴史）

1.1.1　栄養学小史

　人間の祖先は，最初，食べられる物なら何でも—例えば，種子，木の実，果物，根，昆虫，素手で捕ることのできた魚や小動物など—収集し，口にしていたと思われる．その場合，体にとって有用な食物であるか否かの判断は，それまでに得られた経験に裏打ちされた知見，すなわち，ある物を食べたときにお腹(なか)をこわしたとか，調子が悪くなったというようなこと，それと味覚による判断ではないだろうか．甘い物は，体にとって良く，一方，苦いとか酸っぱいといった食物は，有害物質を含んでいたり腐敗している可能性があり，体にとって良くないということを知るセンサーとして味覚は働いていた．その後，火や道具の使用が巧妙になり，大型の動物の狩猟もできるようになり，また，植物の栽培や収穫もできるようになった．長い歴史の中で，身体にとって有効な物が食物として定着し，一方，人間の健康と食べ物との関係が調べられるようになった．ピタゴラス（B.C. 582–493）の定理で知られている彼は，健康は正しい食生活にあると考え，食養法と身体の鍛錬(たんれん)を唱えた．今日でも「医の始祖」と尊敬されているヒポクラテス（B.C. 460–370）は，健康が保たれるには，血液，粘液，黄胆汁，黒胆汁の4液のバランスが必要であり，これらは食物に由来すると考えた．多くの学者がいくつかの考えを提唱したが，近代化学の始まりの糸口となったのは，ラボアジェ（1743–94）の研究からである．

1.1.2　ラボアジェから栄養学が始まる

　ラボアジェは，ロウソクが燃えることと，小動物が呼吸をして生きるこ

ととの関係を調べるため，発生する炭酸ガスの量と熱量との相関を定量的に測定した．その結果，ロウソクの燃焼と動物の呼吸とは同じ現象であり，動物が呼吸により排出する炭酸ガスは，体成分の緩やかな燃焼によることを実証した．体成分が燃焼するならば，それを補わなければならず，そのために我々は食物を摂取するという概念を打ち出し，エネルギー代謝の基礎を確立した．それで，ラボアジェは「栄養学の父」と呼ばれている．これらについての詳細は，他の総説などを見ていただきたい．いずれにしてもエネルギー源として，我々は食物を摂取しているが，そのエネルギーは，当然，脳機能の維持にも利用されている．栄養学は，まず個体を対象とした研究が多く行われ，生体内の各種の代謝系や機能を解明するために，各臓器別の研究に視点が移り，次いで，その詳細を把握するために細胞レベルでの研究，ひいては無細胞系での研究，あるいは遺伝子解析や分子生物学的な手法が用いられるようになってきた．一方，脳についての研究は，その特殊性からなかなか十分には進展してこなかった．

1.1.3 脳研究の手法

脳研究が極めて困難であったのは，ヒトの場合，脳は約 100 億個ともいわれる膨大な数の神経細胞（ニューロン）からなり，しかもそれらが，神経回路網という幾つかのシステムを構築しており，高度に機能化した部位に分かれていることである．神経細胞は他の臓器の細胞と異なり，多くの突起を出しており，神経細胞やグリア細胞を損傷なしに分離することがなかなか困難であった．また，脳は情報処理から精神活動まで，あまりにも高次の機能を有していることから，日常の食事内容により影響を受けるとは考えにくかった．また，脳の仕組みは遺伝子によって支配されており，頭の良い親からは頭の良い子が産まれるとも考えられていた．そのようなことから，栄養学的な研究はあまりされてこなかった．しかしながら，脳も生体内の 1 つの臓器であり，生きて活動するためにはエネルギーが必要で，それは食べ物から供給される．また，脳の構成成分も，脳内で合成される神経伝達物質などの生理活性物質の素材も同じく食物に依存する．それゆえ，脳と栄養とは密接な関係があるが，その解析法は必ずしも確立

されていない．

　まず，相関法と呼ばれる分析法がある．これは，動物のある一定の行動パターンとその際に活動した神経細胞を探し出して，その働きを分析する方法である．この手法で，例えば，大脳皮質の神経細胞といくつかの行動との関連が明らかになった．また，放射性物質などを投与し，その蓄積部位を調べる（ポジトロンエミッショントモグラフィー；PET）と同時に行動解析を行う方法や，脳の局所血流量を測定する方法などがある．一方，古典的な方法であるが，脳の一部を損傷させた場合，あるいは腫瘍や外傷などで損傷が起こった場合に，どのような行動異常が現れるかを調べる損傷法とよばれる方法がある．さらに，コンピューターシミュレーションなどがあるが，栄養学的な解析には，先の2つの手法が用いられる．著者は，脳への刺激因子として栄養条件，食品成分，ストレス，加齢，ある種の病態時を考え，その刺激により，脳内の神経伝達物質の代謝や放出が変化し，それに伴いある種の行動が影響を受けるという，3段論法的な相関法を用いて解析している．その関係を，図1.1に示した．脳機能と栄養についての研究が，近年，比較的盛んに行われるようになったのは，栄養により脳内物質が変化するということだけではなく，脳組織や機能システムに可塑性のあることが明らかになってきたからである．すなわち，脳神経組織が損傷を受けた場合にも，条件により，ある程度の回復が見られることである．そういった側面に，栄養学が立ち入ることができるのではないかと思われる（栄養学的アプローチの可能性）．

　一方，脳の仕組みに関しては医学や薬学の面から詳細に研究されているが，脳機能と栄養との関連を研究する分野は，これまでに確立していない．

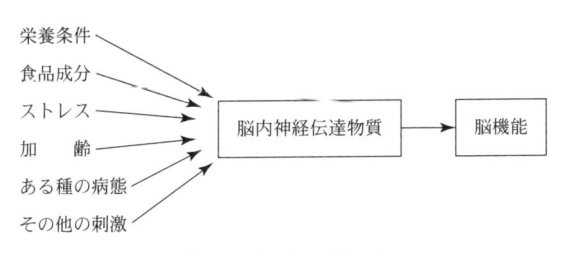

図1.1　脳への刺激因子

それは，広範な研究領域を含むからである．すなわち，食物と脳内代謝を研究対象とした場合，従来の学問領域では栄養学（栄養化学），生化学，生理学，神経化学などが研究基盤になる．しかし，この個別領域での研究では，栄養と脳内物質代謝の機構との関連を知ることはできるが，例えば，ある神経伝達物質の代謝が亢進していたとしても，その結果，その個体がどういう行動をとるかについては解明できない．そこで，脳内物質代謝の変動を介した，脳機能（行動）への影響を解析するためには，神経科学，行動科学，心理学，精神科学などの知見と手法が必要である．先に述べた，栄養―脳内物質代謝（神経伝達物質）―行動の関係を調べるためには，これら全ての学問領域を包含した「栄養神経科学」とでも呼ぶべき学問領域の確立が必要である．

1.2　脳科学から見た栄養学への現代的要請

　脳は，人間を人間たらしめている最も重要な器官である．それゆえ，誕生した直後から亡くなる直前まで，脳栄養と脳機能を反映した様々な行動上の問題がある．以下に，主に各ライフステージと心身ストレスに関することだけを列記する．まず，授乳期は，母乳の供給が順調に行われないときに乳児は不安感と空腹感とのストレスを受ける．また，オムツの交換が遅れたり，温度管理が悪いときにも不快感を覚えるが，その結果として泣き叫ぶという行動が生まれる．幼稚園児は，親の庇護から離れて，初めて集団生活を体験し，その結果，思いどおりにならない苛立ちと不満などのストレスを受ける．小学校に上がると，クラスの友達関係や勉強などに悩み，中学や高校では，受験に対する不安や友人関係，また，クラブ活動などでの問題が生じるかも知れない．大学生，そして社会人になっても，職場や仕事の悩み，また，恋愛や親との関係など，多くの問題が生じる．出世や窓際族といった人生上の問題，最近では，リストラなども深刻な問題となっている．高齢者は，人生を達観しているといっても，死に対する不安や加齢に伴う様々な問題が生じる．すなわち，人生のどのステージにおいても脳機能を反映した種々の正常ではない行動が観察され，これらの行

動異常には，脳内物質代謝の変動が関与している．栄養が脳内代謝に影響を及ぼすならば，逆に栄養条件を整えることで，健全な脳機能を維持するための方策の可能性が考えられる．

現代社会は，ストレス社会とも超高齢化社会ともいわれている．若者の間では，「キレル」，「ムカツク」といった言葉が多く使われ，また，短絡的な猟奇的な事件などが報道される．社会人には，競争社会でのストレスや不況下でのリストラなどの将来への不安がのしかかる．また，高齢化社会に伴い深刻な問題となっているアルツハイマー病やパーキンソン病などの老人性痴呆の増加がある．人間は身体だけが丈夫であっても，精神的にも，また社会的にも健全でないと健康とはいえないが，特に，人間らしさを維持するためには，脳機能の面では「健脳」が必要である．ストレスを軽減し，様々な場合に生じる情動の変化を改善し，さらに脳機能の低下を予防するような，この健脳の維持に栄養学は貢献できると思われるし，現在こそ，この種の研究成果が必要とされている．

一方，現在の日本の食品業界の流れを見てみると，「特定保健用食品」，「栄養機能食品」などの制定に見られるように，食品の機能性を付加価値として訴えている．その際に，次世代の食品開発には何を付加価値として求めるかというと，その1つの可能性として脳機能があるのではないかと思う．そのためには，栄養素や食品成分の脳神経に対する機能を詳細に解明することが必要である．その結果として，例えば，科学的ではないが，脳の発育を促す食品，過剰行動（イジメなど）を抑制する食品，頭を良くする食品，ストレス耐性のつく食品，脳機能を活性化させる食品，リラックス食品，脳の老化を予防する食品，痴呆を予防する食品，脳障害を治癒する食品，情緒安定食品，睡眠を誘導する食品などの開発が考えられる．

〔横越英彦〕

第2章 脳の仕組みと神経細胞

2.1 人間の体における脳の役割

2.1.1 中枢神経機能

　脳神経系は総合的にその機能を果たすものであるが，詳細に見ると部位による明確な機能局在が認められる．また，鋭い感覚をもつネズミのヒゲに対応して大脳皮質感覚領の該当する部

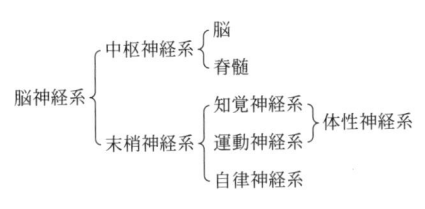

```
         ┌ 中枢神経系 ┌ 脳
         │          └ 脊髄
脳神経系 ─┤
         │          ┌ 知覚神経系 ┐
         └ 末梢神経系┤ 運動神経系 ┘体性神経系
                    └ 自律神経系
```

図 2.1 脳神経系の分類

分が大きく明瞭な組織構造を示すように，生理機能と形態学的な特徴が反映し合っていることが多く，近年，分子脳科学が進歩した結果，それがさらに明確となってきている．脳神経系は解剖学的には中枢神経系と末梢神経系に分けることができる（図2.1）．中枢神経系は脳と脊髄からなる．機能的にも両者の役割分担は大きく異なる．末梢神経系は情報を受容し，命令を伝達するシステムである．これは知覚神経系と運動神経系および自律神経系からなる．一方，中枢神経系は情報を分析し，判断する器官ということができる．こうした機能を行うために神経細胞（ニューロン）が集団をつくり，大きな神経細胞の塊（灰白質，核および神経節）が出来上がったということができる．どのような進化的な時期から中枢神経系が必要となったのであろうか．系統発生から見れば，中枢神経系という形が明確に見られるのは扁形動物以降であり，この門に属するプラナリアには原始的ながら左右の神経節（脳）が観察できる．

　ブルームらはその著書（Brain, Mind, and Behavior）[1] の中で，脳の役割を3つのカテゴリーに分けている．すなわち，環境との相互作用（感覚な

ど），体をコントロールする役割（自律系，運動系およびホルモン調節）および精神活動（学習，創造，分析，判断，計算，注意，意識など）である．例えばアメーバのような最も単純な生命体であっても，環境の変化に対応して自らの体を変化させ適応しようとする．こうした生物でも環境との相互作用および体のコントロールを積極的に行っていることになる．しかし，環境が変化しやすくまた厳しいほど単純な生物は，その変化した環境の中では生き長らえることが難しい．哺乳類を含む多細胞生物では生存のために前二者の機能をより高く発達させてきた．それでは，最高次に位置するヒトの人間らしくということはどういうことであろうか．それは3つ目にあげた精神活動が最も重要であると考えられる．詳しくいうと，① 二足歩行する（高度な姿勢制御が必要となる），② 手が器用で道具を造り使える，③ 身体にくらべ脳が発達している，④ 言葉を操る，⑤ 高度な社会性により文化をもつ，⑥ 独自の芸術や精神性をもつ，ことなどから他の霊長類や哺乳類と区別できる[2]．これらの神経活動や精神活動すべてが高度に発達した中枢神経系により初めて可能となる．これらの一部はもちろん程度にもよるが，チンパンジーなどの霊長類にも見られるシステムである．しかし，行動様式が高度になればなるほど，その体の行動の微妙な統合のためには，より発達した中枢神経系の統御の必要性が高まってくるのである．例えば，鳥類でのぎこちない運動にくらべ哺乳類ではなめらかな運動ができる．これは1つには，鳥類では大脳皮質がほとんど発達せず線状体が高次の運動中枢としてあるのに対し，哺乳類においてはより高次の大脳皮質が制御しているからであるとされている[3]．運動制御のためには多くの筋肉やそれに付随する器官の機能を統合しなければならないことはもちろんであるが，さらに重要なこととして，状況に応じた高度な判断と意識的運動から無意識的運動への変換をする必要がある．哺乳類においても習熟前の課題に対してはぎこちない動作によってしか行えない．これは命令が単シナプス型の運動路によって行われるからである[3]．一方，練習によって課題に習熟すると，運動は多シナプス型の運動路を経て行われ，発達した大脳皮質および小脳からのより複雑にプログラムされた司令がなめらかな運動と突発的な運動の変更を可能にしている．こうした状況下にお

いて過去の体験・練習を記録しておき，いろいろな状況に応じた行動パターンが準備されると，その時点での最適な行動パターンのプログラムを最適な場面で適用することができる．これが運動の記憶（手続き記憶）であり，こうした機能には小脳とりわけ大脳皮質と関連が深い大脳皮質小脳が関係していると考えられている（2.3.10 項参照）[4]．

随意機能・不随意機能

脳機能は，随意と不随意機能として区別することができる．前者はかつて動物機能といわれたように，感覚系と運動系よりなる意識的な情報処理を行うシステムである．積極的な行動，捕食，外敵や悪環境からの逃避，生殖行動など動物がとる行動は生存と生殖のチャンスを増やす．こうした機能は体性神経系によって行われている．一方，後者はかつて植物機能とよばれ，環境変化に対し無意識のまま応じるシステムを指す．動物は寒くなれば意識せずに汗腺が閉じ，立毛筋が収縮して，体からの熱の放散が少なくなる．暑くなれば逆のことが起こる（図 2.2）．気温，湿度，光の変化などに対して体が行っている自動的な変化を考えると分かりやすい．こうした無意識な調節メカニズムは，すべて自律神経系の働きによって平滑筋が収縮または弛緩することによる．これは内的環境の維持，ホメオスタシス（生体恒常性）に重要な役割を果たしており，体内の自律機能を司る（自律神経系）．こうした区分は図 2.2 のように末梢神経系にのみ分類されているが，実際には中枢神経系からの司令系統において明確に機能分化されている．例えば，自律神経系の高次中枢領域は視床下部であり，体温調節や内分泌などの制御を行っている[5]．

2.1.2 末梢神経機能

下等な動物であれば神経機能は腔腸動物に属するヒドラに見られるような末梢に散在した神経系（散在神経系）において各部分部分での調節が行われる．これらの反応は基本的には神経反射的であるが，こうした散在した神経細胞であっても互いに網目状につながっており，未発達ではあるが全体的に調和のとれた運動をすることができる．

末梢神経系は，感覚の受容を担当する知覚神経系と骨格筋への命令伝達

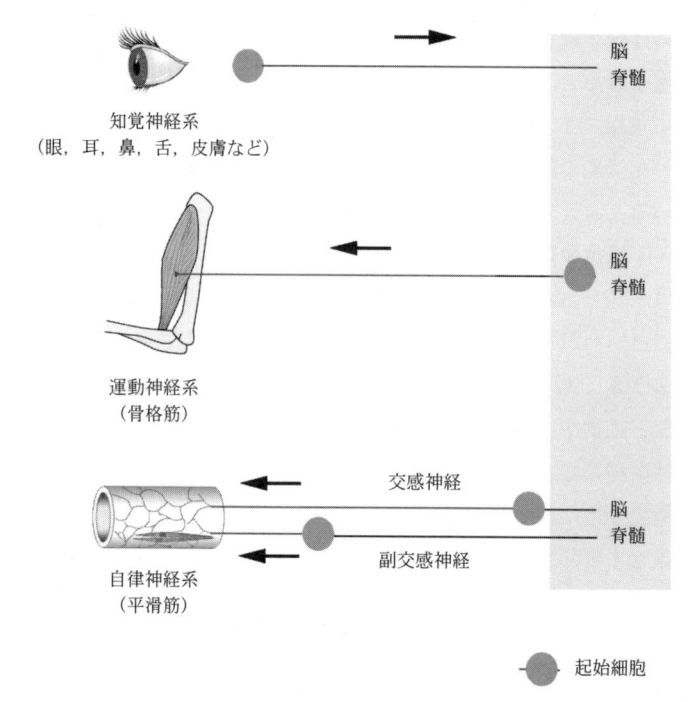

図 2.2 神経系の機能分類
矢印の向きが神経情報の方向性を示し,末梢に向かうものを遠心性神経と呼び,中枢(脳)に向かうものを求心性神経という.

を担当する運動神経系および自律的な内臓活動を支配する自律神経系からなる.知覚神経系は,あらゆる外部環境の変化をより的確にとらえるために発達している.解剖学では情報伝達の方向性を考え,これを求心性神経と呼んでいる.一般的にヒトは五感と呼ばれるように,5種の感覚をもっているといわれる.視覚,聴(平衡)覚,味覚,嗅覚,皮膚感覚である.前四者は特殊感覚と呼ばれ,特に頭部にあって特殊化された知覚系である.これに皮膚感覚を加えて五感であるが,しかし,実際にはもう少し複雑な感覚系から成り立っている.身体全体の感覚として体性感覚というものがある.皮膚感覚はその一部にすぎない.体性感覚には温痛触覚など皮膚の表面の感覚のほか,関節の位置,筋肉の緊張具合などの深部感覚が含まれている.さらに,空腹感,満腹感,腹痛などの内臓感覚も重要な感覚の

1つである．したがって，感覚は生理学的には特殊感覚，体性感覚および内臓感覚の3つに分けることができる．一方，運動神経系は骨格筋を支配し，具体的な行動に結びつける神経系である．これは遠心性神経と呼ぶことができる．自律神経系も同様に遠心性神経ということができる．しかし，自律神経系の支配する効果器は骨格筋とは異なり内臓筋（平滑筋もしくは心筋）である．以上のように神経系はおどろくほど機能分担が明確である（図2.2）．

2.1.3　ホルモン制御器官としての脳

視床下部は自律神経系の制御を行うほかホルモン制御系の統合を行う．ホルモン制御のため視床下部は神経内分泌（2.3.7項）および視床下部-下垂体系（2.3.8項）というやや特殊なシステムをもっている[6]．前者は視床下部のニューロン（室傍核，視索上核ニューロン）が直接，下垂体後葉（神経性下垂体とも呼ばれる）まで軸索線維をのばし，ここから血中にホルモンを放出する系（下垂体後葉系）である．後者は視床下部の小細胞性の核群で産生された向下垂体前葉ホルモン（前葉ホルモン刺激ホルモン）が血中に放出され，これが下垂体前葉（腺性下垂体）まで血中を移行した後，前葉のホルモン分泌細胞を刺激して前葉ホルモンを分泌させる系（下垂体前葉系）である．この前葉ホルモンは全身を巡り，末梢臓器の近傍にあるホルモン分泌器官を刺激することになる．

2.1.4　情動機能発現と脳

我々はある状況や対象物に対して常に正か負の評価を与え行動の指標とする．我々は快適に生きたいと思っており，不快なことはできるだけ避けたいと願っている．現在でも情動というものを科学的に正確に言い表わすことはできていないが，情動とは動物やヒトが生きていく上で最も根本的な中枢機能であると言うことができる．摂食行動や性行動など生きてゆく上で欠かすことのできない行動は，幸福，満足，不安，怒り，恐怖などの感情によって動機づけられている．情動は知覚神経から受けた刺激に対し脳が単なる快不快の感覚として受容するのではなく，それを記憶したり，

判断したり，また類似の刺激を欲求して積極的に行う行動を伴う．すなわち，単に生き長らえる（生存）ということでなく，生活を彩り豊かにし幸福にするものである．逆に，情動を司る脳の領域に異常が起こると性格が極端に粗暴な人格に変化したり，逆に感情に乏しくなったりすることがある．時には薬物耽溺(たんでき)などに見られるように行動の抑制ができなくなったりする．こうした情動の障害は，特に特定の脳領域の破壊によってもたらされることが明らかとなっており，特定の領域すなわち大脳の辺縁部に位置する大脳辺縁系が情動に関係していることは間違いない．

1） 大脳辺縁系

フィニィス・ゲージという発破工は，爆発事故によって前頭部に鉄棒が貫通し，その怪我が治った後は円満な人格者が粗暴な人間に変わったという有名な例がある．ポルトガルの神経科医のモニスによって開発された前頭葉白質切断術（ロボトミー手術）は，興奮性の統合失調症患者に適用されたが，患者の性格の変化（多くは無気力）を引き起こした．こうしたことから統合失調症の外科的治療は一般的に忌避されるようになったが，感情に密着した行動（情動）の源は，いろいろな研究例から大脳辺縁系と呼ばれる領域に存在すると考えられている．例えば，クリューバービューシー症候群と呼ばれる側頭葉損傷の症状がある．この患者は無感情で，対象に対する認識に明らかな障害が見られる．こうした患者には，手に触れたものは食べ物でなくとも，おかまいなしに口に入れて食べてしまうといった症状がある．これと同様サルの側頭葉（扁桃体，海馬を含む）を実験的に両側摘出すると，よく似た症状を示す．餌であるなしにかかわらずなんでも食べてしまったり（精神盲），ヘビをこわがらなくなったり（情動反応の低下），性行動が亢進して，雄同士であっても，他の動物であっても交尾しようとするようになる．つまり，対象物に対し好きとか嫌いという感情がなくなり，正確な認識（価値の評価や意味の認知）ができなくなると考えられる．当然こうした患者やサルでは社会生活ができない．

このように情動の機能は，特定の脳の領域に依存することが次第に明らかとなってきている．こうした性格，嗜好，快不快などといった，いわゆる感覚機能でも運動機能でもない中枢機能は，大脳辺縁系と呼ばれる脳部

位の傷害や刺激によって著しく変化することが明らかとなっており，視床下部，海馬（かいば），扁桃体（へんとうたい），帯状回（たいじょうかい）などの文字通り大脳の辺縁部の領域が重要であると考えられている．とりわけ感覚刺激を受け取る腹側（ふくそく）視床-乳頭体（視床下部）-視床前核-帯状回-海馬体-視床下部という回路はパペッツの情動回路（ジェームズ・パペッツ，1937年）[7]と呼ばれ，感覚情報と大脳辺縁系を結ぶ位置にあることから，一連の情動機能の出力経路として仮定されている．また，情動の発現により様々な自律機能や内分泌機能も影響を受ける．ここでは視床下部-下位脳幹系，視床下部-脊髄系などにより体温，摂食，飲水，血圧調節，心拍数など様々な自律機能が調節されており，性行動などに付随して視床下部-下垂体前葉および後葉系が重要な役割を行っている．

2) 学習記憶と脳

　情動は動物の生存のために重要であることは明らかである．学習記憶機能は情動機能の1つと考えられ，動物の行動を規定する中枢機能として極めて重要であると考えられる．このメカニズムは神経可塑性という現象としてとらえられている．これは"後戻り"のない（あるいは少ない？）過程と考えることができる．粘土に押し型をつけると，この押し型は長期間残ることになる．これが可塑性であり，粘土のように形を変えることができるという意味である．脳においても新たに経験した事件などを細胞や神経経路の中に刻み込む．これは弾性とは逆の現象ということができる．脳神経系では発達過程や学習過程でこのような可塑性現象が起こると考えられている．

　スクアイアーは，学習記憶を図2.3に示したように手続き記憶と宣言（陳述）記憶の2種類に分けた．その内容を言葉にできない記憶が前者であり，言葉として宣言（陳述）できる記憶が後者である．例えば自転車に初めて乗れた時，鉄棒の逆上がりができた時，初めて泳げた時のことを覚えている人は多いであろうが，なぜできたのか，逆になぜできなかったのかを言葉として表現することは難しい．こうした技術を他人に教えることの難しさもそこにある．手続き記憶は，さらに古典的条件反射，運動技術およびプライミングに分けることができる．古典的条件反射はパブロフの

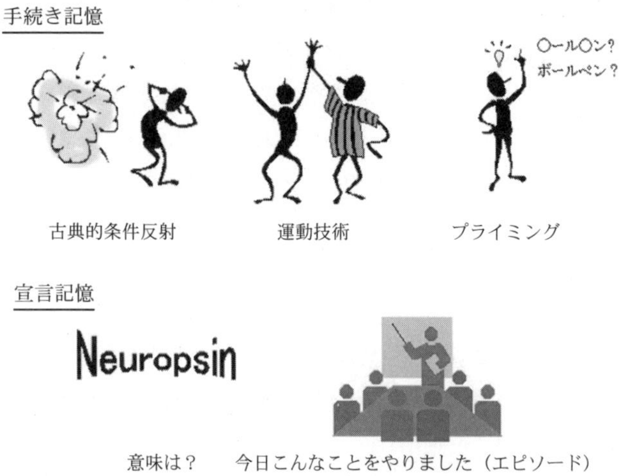

手続き記憶

古典的条件反射　　　運動技術　　　プライミング

宣言記憶

意味は？　　今日こんなことをやりました（エピソード）

図 2.3　スクアイアーによって分類された学習の種類

学習といわれるものである．動物（イヌ）に餌を与えるとき常にベルの音を聞かせる（条件づけ）と，音を聴いただけで唾液が分泌されるようになる．図 2.3 は一度風船が割れるのを体験すると，風船が膨らんでくるのを見るだけで恐怖を感じるということを示す．運動技術は先に示したとおりである．プライミングはかなり分かりにくい記憶の形態であるが，心理学でよく研究されている．例えば図 2.3 の〇の中に 1 文字入れて意味のある言葉にしていただきたい．例としてボールペンをあげてある．他の言葉についてはどうであろうか．思い浮かべるのにかなり時間がかかるに違いない．しかし，テストの前に，被験者に気づかれないような無関係の単語リストを見せ，その中に例えばビールビンといった単語を入れておくと，ビールビンと答える解答率は格段によくなる．これは潜在記憶として無意識に頭にある言葉が判断を左右するのである．一方，宣言記憶の方は，より分かりやすい．ある単語の意味を尋ねられると，最初は知らなくとも，辞書などを調べた後はこれを記憶することができる．また，今日やったことを言ってごらんといわれると，誰でも言うことができる．すなわち，言葉にして伝えることのできる記憶が宣言記憶である．こうしたエピソードの記憶や意味記憶などは側頭葉内側部（側頭葉，海馬など）が関連し，古典

的条件づけは扁桃体，小脳が，運動技術は大脳基底核が，そしてプライミングには大脳皮質が関わっていると考えられている[7]．

3) 神経可塑性のシナプスメカニズム

現在でも記憶の過程は解明されているといえないが，比較的単純なシナプス可塑性のメカニズムから説明していこうとするのが一般的である．神経の発達の際にニューロンの軸索突起が目標に達すると細かい枝分かれ構造ができ，新たな神経回路が成立するが，大人になっても成立した回路の修正が起こり，シナプスが形成されたり，消失したりということを繰り返している．ニューロンの軸索から新たな側枝が出たり，終末付近で新たな成長円錐が出たりすることをスプルーティング（発芽）と呼ぶ．このように神経回路が成立した後でも神経系はダイナミックな形態の変化を行っており，記憶の獲得とともに強い結合のシナプスが出来てくるらしい．電気生理学的にも強い刺激を回路に与えると，その回路の伝達過程がシナプスにおいて強化されていることが明らかとなっている．海馬のシナプス前線維（シェーファー側枝）に刺激電極を起き，後線維に記録電極を置く（図2.15）．前線維に一度だけ高頻度刺激（テタヌス刺激）を行うと，その後の伝達効率は刺激前とは大きく異なり，シナプス後電位（fEPSP）が大きく増強する．この現象を長期増強（LTP）と呼ぶ（図 2.17）．長期増強は長時間（数時間から数日）持続することが知られている．長期増強の生化学メカニズムはよく研究されており，2つのグルタミン酸受容体（NMDA型とAMPA型）が関係することが知られる．通常の伝達では，放出されたグルタミン酸はAMPA型受容体を介して伝達を行う．ここでは伝達効率の変化はない．テタヌスによって大量のグルタミン酸が一度に放出されると，AMPA型受容体によって活性化されたポスト（後）シナプスでは，NMDA型受容体がスタンバイ状態（通常はマグネシウムによって静止状態にされている）となる．これにさらにグルタミン酸が結合することによってポストシナプス側の感受性が増大し，同時にグルタミン酸の放出量も増大する結果，同じ強さのプレ（前）シナプス刺激を与えてもポストシナプスが大きく反応するように伝達効率が著しく増大する．一方，ここでは詳しく記さないが海馬苔状線維LTPのようにNMDA受容体非依存的な

LTPも存在する．こうした伝達効率の変化があるシナプスに起こると，他の等価回路に比べ機能的により強く神経細胞間を結びつけることになる．しかし，こうしたシナプスレベルの効率変化が実際の学習記憶と，どのように関連しているかはまだよく分かっていない[4,7]．

神経系には神経伝達時にプレシナプスから放出され，ポストシナプスに情報を伝える神経伝達物質（neurotransmitter）と，その作用を強めたり，長期化させたりする神経修飾物質（neuromodulator）がある．神経ペプチドは分子量にして数百〜数千程度の小さなペプチドで，多くは神経修飾物質として脳内で働いている．

神経ペプチドの中には学習行動に影響を与えるものがある．バソプレッシン・オキシトシンを産生する細胞は，神経内分泌だけでなく同時にその軸索突起を脊髄，他の視床下部領域，海馬などに送っており，中枢制御も同時に行っていることが明らかとなっている．バソプレッシン・オキシトシンは下垂体後葉系のホルモンとして重要であるが，海馬には豊富なバソプレッシン・オキシトシン受容体が分布しており，これらをラット側脳室に注入して学習試験（受動的回避試験）を行うとバソプレッシンでは成績が向上し，オキシトシンでは逆に落ちる．これが記憶のメカニズムにどのような意味を持っているのかはよく分かっていない．

2.1.5 感覚器官としての脳
1) 嗅　　覚

においは嗅粘膜上皮にある嗅細胞によって知覚される．ここには1 000種以上ものにおい受容体タンパク質があり，においの種類が識別される．嗅細胞の軸索は脳底にある篩板を通過して嗅球に入り，僧帽細胞の樹状突起と接合して糸球体という構造をつくる．これが嗅神経（第Ⅰ脳神経）である．僧帽細胞の軸索はにおいの情報を嗅皮質（前梨状皮質，扁桃体）へ伝える．このように，においの伝導路は大脳辺縁系と深く関連しており，情動機能と少なからず影響し合っている．また，このにおいの経路の副経路として鋤鼻系がある．鋤鼻系はフェロモンの受容と情報処理を行い，その情報は扁桃体や視床下部へ伝えられる．この情報は特に性行動や妊娠と

大きく関わる．雌マウスは交尾後，交尾相手の系統以外の雄のフェロモンを曝露すると流産するということがある（ブルース効果）．これはフェロモンが視床下部-下垂体系のプロラクチンの分泌を抑制するからであると考えられる[8]．

2) 視　　覚

網膜の視細胞が受けた視覚情報は網膜内で内顆粒層の細胞群，すなわち水平細胞，双極細胞，アマクリン細胞などによって修飾されたのち神経節細胞と連絡する．神経節細胞の軸索突起は視神経（第Ⅱ脳神経）を形成して，視床下部の底部にある視神経交叉を通過した後，視床の外側膝状体に送られる．外側膝状体からの線維は視放線となって大脳皮質の 17 野（一次視覚野）に終止する．また，外側膝状体からの線維の一部は眼球反射に関係し，上丘に終わる．

3) 平衡・聴覚

第Ⅷ脳神経は 2 つの異なった情報を脳に伝える．1 つは平衡覚であり，もう 1 つは聴覚である．前者は三半器官にある有毛細胞から前庭神経節の神経細胞を介して脳内にもたらされる知覚情報である．これに関係する神経路は前庭神経核を経由して小脳，脊髄などへ投射する．後者はらせん器の有毛細胞から，らせん神経節を介して脳内にもたらされる情報である．脳では蝸牛神経核でニューロンを換え，下丘，内側膝状体で再びニューロンを換え，最終的に大脳皮質の聴覚領（41, 42 野）に終わる．

4) 味　　覚

味覚受容器は味蕾の中にあるⅠ型，Ⅱ型，Ⅲ型の味細胞に分布する．味細胞には味覚神経線維が終止しており，味覚細胞内の小胞から伝達物質が放出されると考えられる．単離した味細胞から電気生理学的に記録をとることによって，甘味，塩味，酸味，苦味のそれぞれに独自のシグナル伝達メカニズムが存在することが明らかとなっており，これは 4 基本味質と一致する．味覚神経線維は舌後部から第Ⅸ脳神経（舌咽神経）を経由して味覚を伝導する．舌前部の味覚を伝える味覚神経線維は第Ⅶ脳神経（顔面神経）が伝える．さらに喉頭蓋にも味覚受容器があり，この味覚情報は第Ⅹ脳神経（迷走神経）を通じて伝えられる．これらの味覚神経は脳内に入

り，孤束を形成するかあるいは直接，孤束核に終末する．孤束核ニューロンからの線維は視床あるいは橋結合腕傍核で別のニューロンに接続した後，大脳皮質味覚野（島）へ投射する．味覚野においては糖，塩，酸，キニーネ（苦味）を舌に与えると応答する大脳皮質ニューロンが吻側（前部）から尾側（後部）にかけて配列している．また，4つの基本味質以外に，うま味を5番目の基本味とする考え方もある．

5) 体性感覚

これは身体の表面（皮膚）と内部で起こる情報を中枢脳へ伝えるシステムである．皮膚知覚はいくつかの異なる刺激に対応している．それは圧（触），振動，温，冷，痛である．これらの感覚は最終的には大脳皮質の体性感覚野に投射する視床-皮質路によって伝えられるが，途中の経路は若干知覚の種類によって異なる．温痛覚は後根神経節から脊髄の反対側を通り，脊髄の外側から腹側を通過して視床に至る（脊髄視床路）．一方，運動感覚（深部知覚）は身体の位置，筋肉，関節，筋紡錐の受容体からもたらされる動きの情報を伝える．この運動感覚は触覚情報とともに，同側の後索へ入り，内側毛帯を通過して視床に至る（後索内側毛帯系）．

6) 認　知

自分を取り巻く状況は，知覚神経系という求心性神経によって中枢神経系にもたらされる．これらは大脳皮質によってどのような感覚であるのか分析され判断される．しかし，感覚は必ずしも認知されているわけではない．クリューバービューシー症候群の例で示したように，ある物として認識されていても，それがどのような意味を持つものなのかは，過去の記憶やそのほかの感覚と組み合わされ総合的に判断される必要がある．認知とは感覚入力を判断し，記憶と照合した結果，その意味を知ることである．現在では認知のメカニズムが少しずつ明らかとなってきたが，下側頭葉TE野（視覚性側頭葉連合野）は視覚情報の認知に関連していることが明らかにされている[9]．

2.1.6　運動の命令器官としての脳

大脳皮質運動野（4野）の出力は錐体路を形成し，直接脳幹，脊髄に至

る．これらは運動性脳神経核（三叉神経運動核，顔面神経核，舌下神経核）や脊髄運動ニューロン（脊髄前角細胞）にシナプスし，運動の情報をこれら神経核を介して体性運動を行う骨格筋に伝える．一般的によく使われる用語である錐体外路は，最近では多シナプス性下行路と呼ばれることが多い．大脳皮質からの出力は線条体に中継されて，淡蒼球(たんそうきゅう)へと下行する．また皮質ニューロンから直接黒質，赤核および橋核へも線維をのばしている．皮質-橋-小脳路は新皮質と小脳を結ぶ重要な経路である．これらの経路は視床などから文字通り多シナプス性に感覚性の入力も複雑に受け，それらの総合的な働きによって姿勢の制御や歩行の調整，表情の変化など複雑な役割を担っている．

2.1.7　高次中枢機能（思考，判断，創造）と脳

　前頭連合野は後出の図 2.12 にも示すように大きな領域である．思考（推論，判断，創造）といった極めて高度な中枢機能は脳損傷によって損なわれた多くの事例から，この前頭連合野で行われると信じられている．ここには単に短期間だけ記憶しておく短期記憶でなく，ある課題の解決のために活性化された記憶が形成され，こうした記憶のタイプはワーキングメモリーあるいは作動記憶と呼ばれる．ワーキングメモリーに関係する神経伝達物質はドーパミン，ノルアドレナリンであると考えられている．

2.2　神経組織と情報伝達

　末梢神経系も中枢神経系もそれを構成する素子は均質な形態的および生理的特徴をもつ神経細胞（ニューロン）である．中枢神経系では神経細胞の集団化が特に発達し，複雑なネットワークを構築している．脳と脊髄はこうして発達した大きな神経組織の塊であり，神経細胞体が集合した灰白(かいはく)質(しつ)（大脳皮質と神経核）と，神経細胞からの出力線維（軸索突起）の集合体である白質から成り立っている．灰白質は神経細胞体の集合体であるので，当然，核酸やタンパク質の合成はこの部分に大きく依存していることになる．灰白質で産生されたタンパク質が，遠くはなれた終末部分から分泌さ

れるということが他種の細胞には見られない神経細胞だけの大きな特徴である．したがって，たとえ小さな損傷，梗塞でもその症状は広範に及ぶことが多い．神経細胞から出力される軸索線維の多くは髄鞘（ミエリン鞘）によって何重にも巻かれており（有髄線維），その豊富な細胞膜成分の脂質によって白く見えるため白質と呼ばれる．もちろん，軸索は髄鞘によって巻かれていないもの（無髄線維）も豊富にあり，これは白くは見えない．

2.2.1 脳を構成する細胞群

脳を構成する細胞にはニューロン，グリアおよび血管内皮細胞がある．図2.4はヒトの海馬を切片にしてニッスル染色（クレシルバイオレット染色）を行ったもので脳組織を示している．濃い紫で染まる顆粒がニッスル小体（Ni：リボソームRNA）である．また，ニューロンの仁（n），グリア細胞の核（G）も濃染しているのが分かる．血管（V）を取り囲む1個の内皮

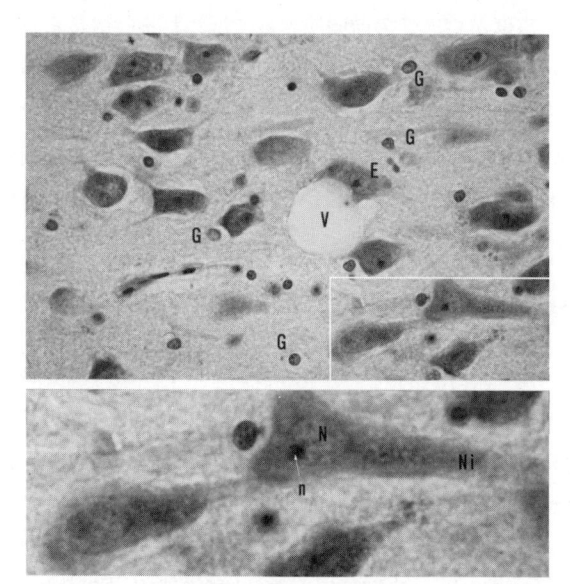

図2.4 ヒト海馬切片のニッスル染色像（下図は上図の囲み部分を拡大したもの）
E：血管内皮細胞，G：グリア細胞，n：錐体細胞の仁，N：錐体細胞の核，Ni：ニッスル小体，V：毛細血管．

細胞（E）も認められる．この内皮細胞の外側はアストログリアの突起が取り囲んでいる．一方，染色性がうすい部分はニューロピルと呼ばれる．この中は樹状突起，軸索突起，シナプス，グリアの突起などによって構成されており，神経伝達，神経栄養作用，神経細胞死などに関係する様々な機能物質，ニューロンやグリア細胞を維持するための栄養物質，細胞外マトリックスなどがこの部分に存在している[10, 11]．

2.2.2 脳を構成する細胞—ニューロン

正確には分からないが，脳全体でニューロンの数は少なくとも150億くらいあるといわれている．ニューロンの形態はいくつかの種類に分けられるが，基本形は図2.4および図2.6に示したとおりである．ニューロンは細胞体とそこから伸びる多数の神経突起からなる．神経突起には2種あり，樹状突起（dendrite）と軸索突起（axon）に分けることができ，通常，軸索は細く1本のみ細胞体から出力する出力線維であるが，図2.4では軸索が染色されていない．樹状突起は蛍光物質をニューロンに微量注入することにより染め出すことができる（図2.5）．染め出されたニューロンは図2.6に見られるように特徴的な形態をしている．1個の細胞体から多数の突起が出ており，これは他の神経細胞や感覚細胞から入力を受ける樹状突起である．1個の細胞体は，これら多数の樹状突起において約10万個の入力を受けるとされている．すな

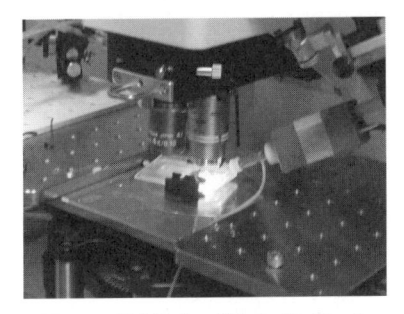

図2.5 蛍光色素の細胞内インジェクション

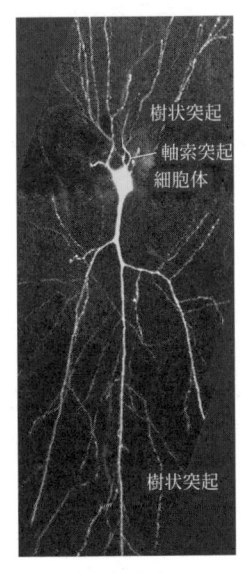

図2.6 蛍光物質（ルシファーイエロー）によって染色された海馬錐体細胞の細胞体と樹状突起

わち，膨大な種類の入力を1つの細胞が受け，入力が収束することになる．一方，典型的なニューロンは1本の軸索を通して情報を出力するが，軸索の途中で側枝を出したり，終末領域では枝分かれしたりして多数の細胞と連絡する．そのため，1個の細胞から多数のニューロンに情報が発散することになる．こうしてニューロンは，その回路の中で発散あるいは収束させながら情報処理を行っている．また，ニューロンは神経伝達物質の種類によって興奮性と抑制性の2つに分けることができる．あるニューロンは興奮性の入力と抑制性の入力を同時に受けているが，それらの興奮性入力の総和が抑制性入力を上回り，それが脱分極を引き起こすほど大きくなったとき伝達が行われることになる（2.2.5項参照）．

1) 細 胞 体

ニューロンの細胞体の大きさは，顆粒細胞の5μm程度から大脳皮質の第Ｖ層の錐体細胞のうち運動野の巨大錐体細胞（ベッツ細胞）のように100μmを超えるものもある．細胞体の大きさは突起（とりわけ軸索突起）の長さと支配域の広さに依存すると考えられ，後者の場合には軸索の長さが1mを超えるものがある．このことは突起を維持するためのタンパク質，脂質，糖質の産生などが細胞体においてのみ行われることから至極当然のことと考えられる．その支配域の距離により，ニューロンの基本形を長投射ニューロン（ダイテルス型，ゴルジⅠ型）とローカルニューロン（ゴルジⅡ型）に分けるのが一般的である．長投射ニューロンは，大脳皮質や海馬の錐体細胞をはじめ脊髄前角の運動ニューロンなど主神経回路をつくるニューロン群である．一方，ローカルニューロンは大脳皮質，小脳皮質，海馬の顆粒細胞などがそれにあたる．ローカルニューロンは入力された情報を局所的に修飾し，分析しながらそれを長投射ニューロンに伝える．したがって，大脳皮質の感覚入力が入ってくる一次感覚領（図2.13下．体性感覚野：上部から中央の明色の部分，一次視覚野：右端の斜線部分）では第Ⅳ層の顆粒細胞層がよく発達して厚い層構造を形成する．運動野では長投射ニューロンが豊富にあるため，錐体細胞層が厚くなっており，組織構造から分類することができる．ブロードマンの領野（図2.13上）はこのようにして分類されたものである．

ニューロンの細胞質は先に述べたようにタンパク質合成が盛んであり，したがって豊富なタンパク質合成装置がある．タンパク質合成の場である mRNA を組織化学的に染色する *in situ* ハイブリッド法によって同定することができる．ほとんどすべての伝達物質合成系の酵素，神経ペプチド，受容体タンパク質などが細胞体で合成され，それぞれの機能発現の場である軸索あるいは樹状突起へ運ばれる[6]．一方で，この活発なタンパク質合成系は，いろいろなストレスが細胞にかけられることによって不完全な折り畳み構造となる不完全タンパク質を小胞体内に蓄積し，その結果，神経細胞死が起こったり，遺伝性神経疾患に見るように mRNA スプライシング異常を生じたりすることがある．こうしたことから，身体の他の臓器には特に影響が出ないにもかかわらず，神経症状や精神症状のみが引き起こされる場合があり，神経難病の原因となることが多い[12]．

ヒトを含め成熟した動物では，ニューロンは一度分裂が停止したのち再び細胞分裂をすることはないと長らく信じられてきた．しかし，最近では成熟した後もある脳領域ではわずかながら神経幹細胞が存在し，分裂を続けているということが明らかとなっている．これは特に海馬の顆粒細胞層に多く見られ，また動物に学習行動をさせると分裂する細胞の数が顕著に増加することも確認されている[13]．

2) 樹状突起

樹状突起は細胞体より複数本出るのが通例である．図 2.7 は海馬錐体細胞の樹状突起の一例である．樹状突起は情報の受け手であり，伝達物質の受容体タンパク質は当然のことながら樹状突起に集積することになる．樹状突起には図 2.7 の矢頭で示してあるように多くの棘（スパイン）があり，この部分は他のニューロンからのシナプス入力が入る場所であ

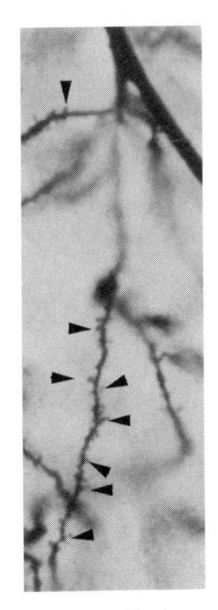

図 2.7 ゴルジ鍍銀法によって染色された樹状突起
矢頭は樹状突起から突き出した多数のスパインを示す．

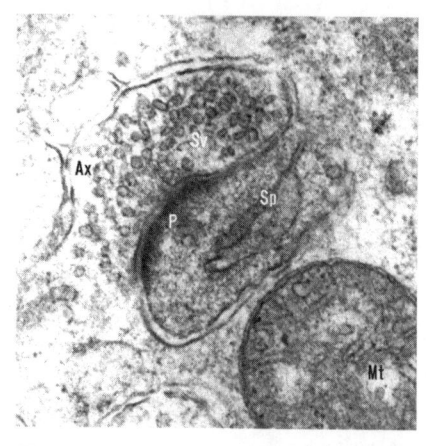

図 2.8 スパイン（Sp）に終末する興奮性シナプス（電子顕微鏡写真）
Ax：軸索，Mt：ミトコンドリア，P：ポストシナプスデンシティー，Sv：シナプス小胞．

る．とりわけ，スパインには AMPA 型グルタミン酸受容体など重要な伝達物質受容体が集積している．タンパク質合成の場は主として細胞体であるが，最近では樹状突起においても，わずかではあるがタンパク質合成が行われることを示す幾つかの研究がある．スパインにはアクチンをはじめとする細胞骨格タンパク質が含まれ，細胞の活動とともに活発な伸縮，形態変化を行っていると考えられる．

抑制性の入力（抑制性シナプス）は主として細胞体および樹状突起の起始部に多い．一方，興奮性の入力（興奮性シナプス）は樹状突起やスパインに見られる．電子顕微鏡でスパインを観察すると図 2.8 のようになる．スパインはその形状により細長型，マッシュルーム型，切り株型，分枝型などに分類することがある[14]．図 2.8 の電顕写真はマッシュルーム型スパインの一例であり，その形はシナプスの活性に依存すると考えられている．

　シナプスのスパイン側には濃いポストシナプスデンシティー（PSD）が見られる（図 2.8 の P）．これは数多くのタンパク質の集合体である．特に図 2.9 に示したように受容体タンパク質，PSD 95，GRAP（グルタミン酸受容体作用タンパク質），GKAP（グアニル酸キナーゼ関連タンパク質）などのタンパク質が集合して密になっているため電子染色によって黒く見える．ポストシナプス側の受容体は図 2.9 のように，いくつかのタンパク質を介してポストシナプスデンシティーにつなぎ止められているが，さらに F-アクチン（F-actin）などの細胞骨格タンパク質にもつながれている．

3） 軸 索 突 起

　軸索には有髄および無髄線維があることはすでに述べた．有髄線維では軸索が細胞体から出るあたりでシュワン細胞（末梢神経系）あるいはオリ

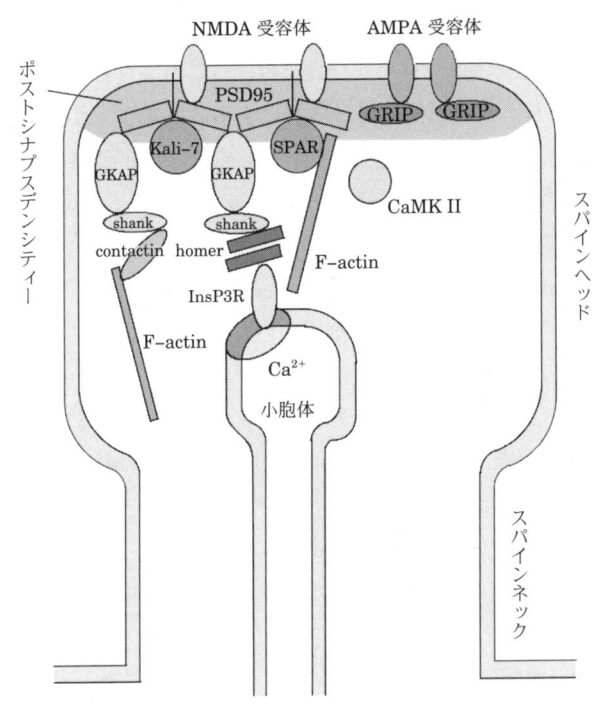

図 2.9　スパインの模式図
スパイン特有のタンパク質が数多く集積する．

ゴデンドログリア細胞（中枢神経系）の薄膜状の突起によって何重にも巻かれて，さながらバウムクーヘンのような髄鞘になる．この髄鞘は電気抵抗が著しく高く，軸索に絶縁層ができるが，一定距離ごとに髄鞘を欠く軸索の「くびれ」がある．この部分は軸索が露出しており，くびれをランビエ絞輪と呼んでいる．活動電位は一定間隔置きのランビエ絞輪を飛び越えていき，非常に早い伝達ができる．これを跳躍伝導と呼んでいる（2.2.5 項参照）．有髄線維は太く，無髄線維は細いが，有髄線維の中でも髄鞘の巻く程度によって太さの違いがある．伝達の速度はほぼ線維の太さに比例する．有髄線維は早い伝達を必要とする運動神経系や知覚神経系にあり，一方の無髄線維は自律神経系など遅い伝達を行うシステムに存在する．しかし，知覚神経では早い伝達をする有髄線維だけでなく，無髄線維も重要で

ある.例えば,知覚神経の中で太い軸索線維が伝えるのは触覚・圧覚などの非侵害的な刺激である.痛みを伝える線維はこれより若干細い有髄線維（Aδ線維）であり,これは鋭い痛みに対応するのに対し,より細い無髄線維（C線維という）も痛みの成分を伝える.後者は炎症の際に起こる持続性の痛みに関係する.

4) シナプス

シナプスはA神経細胞から送られた軸索がB神経細胞の樹状突起や細胞体に特殊な構造を介して終末する部分を指す用語である.そこにはプレシナプス,ポストシナプスおよびシナプス間隙が区別される.プレシナプス内にはシナプス小胞が詰まっており（図2.8）,これはプレシナプスに電気信号が伝わった際,瞬時にその中に蓄えられている神経伝達物質をシナプス間隙へと放出する.これが開口放出である.

軸索終末であるプレシナプスでは膜電位として伝えられる信号を受けたあと,電位依存性カルシウムチャネルが開き,カルシウムの細胞内濃度を上昇させる.これによりシナプス前部に蓄えられているシナプス小胞（Sv；図2.10）の開口放出を促す.グルタミン酸作動性神経終末によって放出された興奮性伝達物質のグルタミン酸を受け取る受容体はイオン透過型受容体である.これは別の言い方をすれば,リガンド依存性ナトリウムチャネルということができる.リガンドはこの場合グルタミン酸であるので,この受容体はグルタミン酸が結合することによってイオンチャネルを開くことができるチャネルである.このチャネルはグルタミン酸が結合すると細胞内にナトリウムを流入させる.これにより神経細胞の興奮が起こる（図2.10）.その結果,伝達は完了し,再び膜電位すなわち電気信号へと変換される.この型のグルタミン酸受容体はAMPA（α–amino–3–hydroxy–5–methyl–4–isoxazole propionic acid）型受容体と言い,シナプス後電位を発生させるのは主としてこれである.一方,カルシウムチャネルであるNMDA（N–methyl–D–aspartic acid）型受容体や持続型の伝達に関わる代謝型グルタミン酸受容体（チャネルを持たず,リガンドとの結合によって細胞内シグナル系を駆動する）などは,いろいろな神経回路特有の伝達様式に関係しており,神経可塑性に深く関わっている.

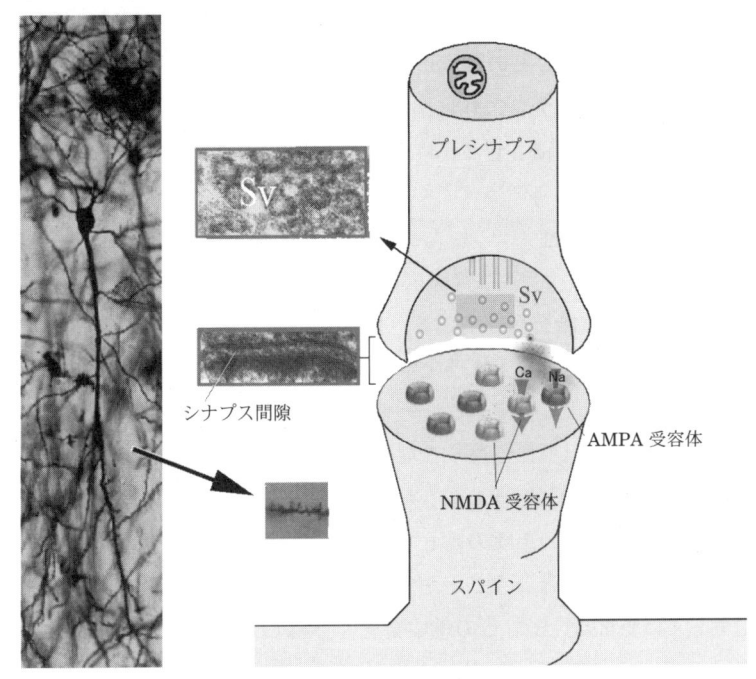

図 2.10 シナプスの模式図

　受容体はその伝達物質（リガンド）の種類によって数多くある．イオンチャネル型受容体の例としてニコチン性アセチルコリン受容体が，また代謝型受容体の例としてムスカリン性アセチルコリン，神経ペプチド性，ドーパミン，$GABA_B$ 受容体などがある．

　一方，抑制性のシナプスでは，抑制性の伝達物質をリガンドとして結合して抑制性シナプス後電位を発生させる受容体がある．伝達物質として γ-アミノ酪酸（GABA）やグリシンがこれにあたる．これらはシナプス後抑制を発生させる．樹状突起に入力してくる興奮性シナプス後電位がいくら大きくても，このシナプス後抑制が強力であると，この細胞では活動電位が生じない．よって伝達は起こらないことになる．

　シナプス間隙（図 2.10）の中には電子密度の高い物質が認められ，タンパク質であろうと推定されていた．現在でもどのようなタンパク質が存在するのか明確になっていないが，一部の脳領域ではカドヘリンやイムノグ

ロブリンスーパーファミリーの1つ NCAM などが間隙に認められている．これらのタンパク質の機能として，① シナプス接着を保つ，② 放出された伝達物質がシナプス外に漏れないようにする，③ 受容体タンパク質をシナプス内へ集積させる，および ④ 神経可塑性を調節するなどが考えられる[7]．

5) 伝達様式の多様性

　神経細胞（ニューロン）は神経伝達物質および神経修飾物質などを分泌することでその機能を行っている（神経伝達）．このシステム自体は基本的に化学物質を伝達物質とする化学伝達といわれる伝達様式であって，内分泌のシステムとよく似ている．一方，内分泌は血流やリンパを通じて伝達物質を輸送し，目標に到達するため，その作用は緩慢であり，持続的でしかも広範囲にわたる（ホルモン）．これらの違いは，化学物質を放出する細胞と標的細胞間の距離の差と，その化学物質が運搬される時に介在する環境の違いであるということができる．神経細胞はその標的器官（神経細胞もしくは骨格筋）までその軸索突起を伸ばし，標的器官との接合部位に終末する．その間隔はわずかに20〜30nmにすぎない（シナプス間隙）．したがって，神経伝達は直接的で早い．しかし一方で，神経伝達に区分されるものの中でも，必ずしも明確なシナプス接合を示さず，終末部が網目構造［図2.2 の自律神経系の終末の一例（血管）に見られるような構造］やシナプスアンパッサン型（ペプチド性やアミンニューロンにおいて見られ，軸索終末近傍では所々にシナプス小胞が集まった膨らみがあって数珠状になっている）になっているものもある．これらにおいて伝達物質は特定のシナプスから出されるというより，伝達物質が網目状の終末構造あるいは数珠状の神経末端全体からしみだして拡散するといった方が適当である．分泌された伝達物質［あるいはローカル（局所）ホルモンという言い方をする専門家もいる］は拡散によって近傍の細胞まで運ばれ，その標的細胞を刺激することがある．ここではごく近傍の標的細胞に対し，血流を介さずシグナルを伝える点で内分泌でもなく，神経伝達とも異なる．こうしたことから，このような伝達様式を傍分泌（パラクライン）と呼ぶことがある．このように神経系と内分泌系はともに情報の伝達を何らかのリガンドを用いて行

う系であり，互いによく似たメカニズムであるということができる．こうして脳は多様なシステムを使って末梢臓器に対して制御を行っているのである．

6) 神経筋接合部

神経筋接合部はシナプスの特殊な形であり，筋終板とも呼ばれる．ヒトには400種あまりの骨格筋があり，すべて運動ニューロンの直接支配によって随意に動かすことができる．細かな動きに対応する筋肉はより多くの神経支配を受けている．例えば，眼の動きに関係する筋肉では1ニューロンが10本程度の筋繊維にしか終末しないが，腕や足の筋肉では20倍以上の数の筋繊維に終末し，1つのニューロンが制御している筋繊維の数が多い．運動神経の終末部には極めて多くのシナプス小胞が含まれる．この中には伝達物質としてアセチルコリンとその合成酵素であるコリンアセチルトランスフェラーゼが含まれている．終末前部と骨格筋の間は約40nm開いており，シナプス後膜は複雑に入り組んだ構造となっている．アセチルコリン受容体（ニコチン性）は後膜に集積している．受容体の集積にはアグリンというタンパク質が関わっている．運動神経が切断されると神経接合部は消失し，受容体タンパク質も異なるタイプとなって，筋細胞全体に分布するようになる．神経が再生すると再生運動神経からアグリンが分泌され，その神経末端付近に受容体タンパク質が集積するようになる．重症筋無力症はアセチルコリン受容体に対する自己免疫疾患であることが明らかとなっている．

7) ギャップ結合

ギャップ結合は隣接する細胞の形質膜が狭い間隔で接近し，その接近部位が細胞外に通じる間隙部分と隣接細胞間の連結部分とからなる構造をいい，伝達物質を介さない伝達様式を担っているもう1つのシグナル伝達のシステムである．これは必ずしも神経系に特有の構造ではない．むしろ心筋や平滑筋に豊富に存在し，その同期的収縮のために重要である．そのほか，肝，腎，皮膚などの細胞にも存在する．脳では神経細胞にわずかに存在するほか，アストログリアにも存在し，接触する2つの細胞間でギャップ結合を介して直接イオン（例えばCa^{2+}）やcAMPなどのやりとり

を行う．これによって細胞機能の時間差をなくす役割をすると考えられている．ギャップ結合の構造は4回膜貫通型タンパク質のコネクソン分子が6量体を形成し，その中心に管をつくる構造になっている．神経細胞では小脳，嗅球，新皮質および海馬に存在し，とりわけ海馬 CA1 錐体細胞の研究が多い[11]．神経細胞でのギャップ結合は電気シナプスとも呼ばれ，伝達物質を放出することでポストシナプスへ信号を伝達する化学シナプスとくらべてシナプス伝達が遅れない，情報の流れが両方向性である，可塑性が少ないなどの特徴がある．リズム性の伝達の際の同期化に重要ではないかと考えられているが，実際の機能はよく分かっていない．一方，視床下部の視索上核ニューロン（オキシトシン産生細胞）がギャップ結合をもっていることが分かっている．オキシトシンの分泌は授乳期にさかんとなり，この時期では色素注入された細胞の隣接細胞にギャップ結合を介して色素が移行する，いわゆるダイカップリングするニューロンが増えてくる．子宮筋（平滑筋）ギャップ結合も出産時に増加し，出産後は急速に減少することも知られる．これは出産時の同期的収縮のために重要であると信じられている．この増減はプロゲステロンによって調節されている．

2.2.3 脳を構成する非神経細胞—グリア細胞

グリア細胞はニューロンより 10〜50 倍も多く存在すると言われる．これらの主な機能はニューロンや軸索の支持である．また，死んだ細胞の残骸の捕捉や放出されて不要になった伝達物質の捕捉，発達時の神経突起の道筋決定，血液脳関門（脳血液関門ともいう），破損された脳組織の修復，さらには神経細胞の生存のための栄養因子の放出などその機能は複雑である[11]．また，グリア細胞，特にマイクログリアやアストログリアを培養して LPS 刺激を与えると多くのサイトカインが産生されることも明らかとなっている．マイクログリアでは IL–1α,β, IL–3, IL–5, IL–6, TNFα, TGFβ などである．一方，アストログリアでは IL–1α,β, IL–5, IL–6, IL–8, TNFα, TGFβ, インターフェロンなどが産生されている．また，ニューロンやグリア細胞にはサイトカイン受容体も存在することが証明されている．これらは脳梗塞によって起こるネクローシス（壊死）や感染によ

って生じるさまざまな脳内変化に対して免疫応答機構として働く可能性を示している.

1) オリゴデンドログリア(希突起膠細胞)

有髄線維の軸索を何重にも取り巻いている平たい突起をもつ細胞である. 細胞体は神経線維からやや離れたところにあり, 複数の軸索に対し, その薄い膜状突起が神経軸索を何層にもぐるぐる巻きにして取り囲んで特徴的なバウムクーヘン状の構造となっている. 末梢神経系では先に述べたようにシュワン細胞がこの役割を果たす. しかし, シュワン細胞では細胞体の核は1本の軸索に張りついており, 1本の軸索にしか巻かない. ちなみに, 中枢神経系と末梢神経系では両者とも同様な有髄および無髄神経が存在しており, 髄鞘(ミエリン鞘)の機能的意味合いは同じでも髄鞘を構成する細胞, 細胞膜の構成タンパク質などに若干の違いが見られる. 中枢神経系では髄鞘を構成する細胞はオリゴデンドログリアであり, 末梢神経系ではシュワン細胞である. したがって末梢神経ではシュワン鞘と呼ぶこともある. これらの構成タンパク質の違いは, 多くの脱髄疾患で中枢症状か末梢症状かの違いにも反映されるらしい. 例えば, 発現領域の異なるミエリンタンパク質として末梢性のP_0タンパク質とミエリン塩基性タンパク質(MBP)とがある. P_0タンパク質の遺伝的変異として知られるCharcot-Marie Toothが重篤な運動障害, 筋力低下, 深部知覚障害などの末梢症状を示す. 一方, ミエリンプロテオリピドタンパク質(PLP)は中枢ミエリン形成に重要であり, この遺伝子疾患は白質ジストロフィーと呼ばれる脱髄疾患を引き起こす. PLP遺伝子に変異のあるジンピーマウスあるいはヒトのペリツェウス-メルツバッハ(Pelizaeus-Merzbacher)病では中枢性のミエリン形成を認めることができない. 症状として精神運動発達遅滞のような精神症状や四肢麻痺など中枢症状が見られる.

2) アストログリア(星状膠細胞)

グリア細胞の中では最も数が多く, 多くの突起をもち, 星状に見える. この突起の一方は毛細血管を取り囲み, 一方は神経細胞に近接してこれを取り囲む. すなわち, 神経細胞に対し, 栄養供給を行うのがこの細胞の主な役割と考えられる. 脳では血液中の物質の取り込みが血液脳関門によっ

て制限されており，アストログリアがこの関門の本体であると考えられている．血液脳関門については2.4節で詳しくふれる．また，脳が傷害されるとアストログリアはすぐさま増殖し，線維の蓄積によって線維症を引き起こす．

3) マイクログリア（小膠細胞）

マイクログリアは役割があまり明らかになっていない小型のグリア細胞である．マイクログリアは傷ができると活性化され，傷害部へ遊走していき，壊死細胞の細胞片を貪食する．また先述のように，さまざまなサイトカインによって形態的，生化学的な変化を受ける．こうしたことから脳の免疫機構に関わっていることが考えられている．

2.2.4 脳を構成する非神経細胞—上衣細胞

上衣細胞は脳室（側脳室，第三脳室，中脳水道，第四脳室，中心管）を単層円柱の細胞で被っている上皮細胞である．隣り合う細胞同士はデスモソーム（接着斑）とギャップ結合によってつなぎ止められている．側脳室，第四脳室では脈絡膜となる．これは脳脊髄液を産生し分泌する場である．脳脊髄液は側脳室から第四脳室へ流れ，この部分にある正中口および外側口からくも膜下へ流出する．また，一部は中心管へ流れる．脳脊髄液の機能は不明な点が多いが，ホルモン，栄養物質などの運び屋と考えられている[11]．

2.2.5 神経伝達の仕組み

神経伝達は空間的に連続して並んでいる電位依存性のイオンチャネルの開閉によって起こる．神経軸索にそって膨大な数のイオンチャネルが並んでいる．最初の活動電位が軸索起始部（axon hillock）に起こると，この活動電位は軸索の遠位方向に向かって走り，隣り合う電位依存性ナトリウムチャネルを開いて，急激で局部的なナトリウムの細胞内流入が起こる．これによって膜電位は大きくプラス側（約＋40mV）に振れることになる（脱分極）．この活動電位はまた隣のチャネルを開き，活動電位が次々に遠位方向に送られていくことになる．近位側では活動電位が起こった膜で電

位がピークに達したのち，カリウムがチャネルを通じて外に排出される．これによって一瞬プラス側に大きく振れた膜電位は再びマイナス側にもどり静止膜電位（約 -75mV）となる．有髄線維ではランビエ絞輪にのみ電位依存性のチャネルが並んでおり，活動電位は末梢神経ではほぼ 1mm おきに並んだチャネル間を飛び越していくことになる．これを跳躍伝導といい，伝搬は飛躍的に早くなり，この伝搬速度は線維の太さ（髄鞘の巻き方）にほぼ比例して早くなる．活動電位の伝搬速度は最も早い運動神経で 1 秒に 100m 進むことができる．一方，無髄神経では 1 秒に 1m 程度と極めて遅い．

こうして軸索終末まで運ばれた活動電位は，終末ボタン（神経終末）において電位依存性カルシウムチャネルを開き，カルシウムの細胞内への流入を引き起こす．これによって終末部に蓄えられていたシナプス小胞の開口放出を促す．シナプス小胞には神経伝達物質が含まれているため，これがシナプス間隙に放出され，シナプス後膜に存在する伝達物質受容体に結合してシナプス後電位を発生させることができる[7]．シナプスを経由すれば伝搬速度が軸索の伝達に比べて遅くなる（シナプス遅延）．

2.2.6 神 経 回 路

最も単純な神経回路は反射弓である．膝蓋腱(しつがいけん)をかるく刺激すると，大腿四頭筋がピクッと動く．この反射はたたかれたことを筋肉の伸長の感覚受容器である筋紡錘が知覚することによって始まる．これは Ia 線維（太い求心性神経線維）という知覚神経により脊髄神経を通り，脊髄の後根に入る．この線維はそのまま直接脊髄運動ニューロンに終末し，これは単シナプス性に運動ニューロンの興奮を引き起こす．ここには中枢神経系が入り込む余地はなく，たたかれれば間髪をいれず筋肉が収縮する．一方，反射には多シナプス性の反射もある．例えば防御反射の 1 つ，咳(せき)反射は気管，気管支にある粘膜の受容器が刺激を感じると，その刺激は次第に加重され，一定レベル（閾値(いきち)）を超えると，のどの筋肉を興奮させることになる．この加重は中枢制御を受けていると思われる．なぜなら，ある程度の刺激ならそれを我慢したり，閾値以下であっても，のどのひりひりを感じて咳払

いをすることもできるからである．自律神経反応はそれ自体が反射によって調節されている．求心性の情報が最も単純には脊髄レベルで連絡され，自律神経の遠心性の情報として調節機能を行っている．循環，消化，排尿など複雑な反射によって腺，平滑筋が活性化されることになる．

中枢神経系の機能は，さらに複雑な回路を経て知覚，分析および行動が実行される．図 2.11 は大脳皮質のニューロン群を示している．このように脳組織ではニューロン同士が複雑な回路を形成していることが分かる．ここで染色されているニューロンは大脳皮質のほんの一部であることを付け加えておかなければならない．長投射ニューロンである錐体細胞は皮質以外の脳の領域，皮質間，反対側の皮質へ投射する線維を送る．これら軸索線維は写真では見えない．ローカルニューロンは短い軸索を伸ばし，その小さな領域の神経活動を調節する．抑制性ニューロンの多くはこれにあ

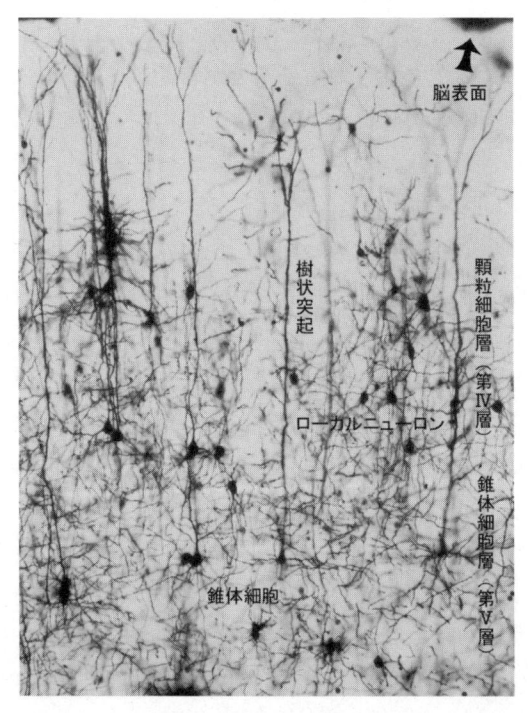

図 2.11　大脳皮質内の複雑な神経回路網（ゴルジ鍍銀法）

2.3 脳の構成と機能

2.3.1 脳の概観

　ヒトの大脳は1 300〜1 500gあり，体重の2％ほどにすぎない．しかし，安静時の成人男性の脳における酸素消費量は身体全体の約20％である．脳はこのような大量の酸素とグルコースを消費してエネルギーをつくり，何に使っているのであろうか．酸素とグルコース消費は神経活動のレベルとよく連動しているとされる[15]．大脳には150億超ともいわれる神経細胞が集まっており，活発で複雑な神経活動を営んでいる．図2.12は脳を側面から観察し，左半球を示したものである．各矢印で断面を作成してあり，その断面（前額断）写真を示してある．各断面の詳細はあとでふれる．

　大脳半球には2つの溝にはさまれた回によって複雑なしわが形成されており，なかでも中心溝および外側溝が特に深い溝である．ヒトでは2つの半球の発達によって回が入り組んで複雑な形態をしている．脳は頭蓋

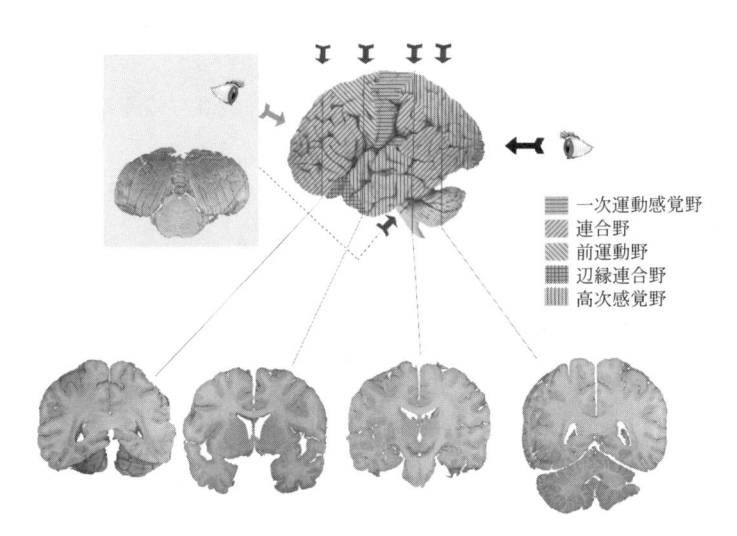

図2.12　脳の外観図と矢印の部分で切断された断面
　　　　　脳の機能局在を模様の違いで示した．

腔に納まっているが，大脳（終脳），脳幹および小脳からなる．左右の大脳半球を合わせて終脳という．大脳半球表面は薄い皮（大脳皮質）によって被われており，その内部には厚い白質があり，さらに内部に基底核が存在する．

　本書では解剖学の一般的な分類法に従って，終脳（左右大脳半球），上位脳幹部（視床，視床下部），下位脳幹部（中脳，橋，延髄），小脳および脊髄に分け，項目ごとに紹介する．最近の神経科学の教科書では機能に関連のあるものを中心に記載することが多く，それは機能面を重要視するためであるが，かえって分かりにくくしていることが多い．しかし，本書においては解剖学的な位置関係を明確にした上で機能面について言及するということがより重要であると考え，この体裁をとっている．解剖学用語については佐野豊著『神経解剖学』[3]と『解剖学用語集』（解剖学会編集，丸善）に準拠している．

2.3.2　大　脳　皮　質

　図 2.13 は大脳半球表面を示している．左右の大脳半球は太い神経線維の束（脳梁；図 2.14）でつなぎ止められている．このほとんどが皮質の錐体細胞（主にⅢ層）から投射する交連線維である．また，半球は前交連および後交連によっても結びつけられており，合計3つの線維の束で連合している．

　中心溝から吻側部（前部の意）で外側溝によって囲まれる部分を前頭葉，この尾側部（後部の意）で頭頂後頭溝までの領域を頭頂葉，その尾側部を後頭葉，外側溝と頭頂葉，後頭葉の外側部を側頭葉と呼び，4部に分けられる．半球の表面を被う数 mm 程度の薄い皮が大脳皮質である．この部分には明確な機能局在があることが多くの研究者によって証明されてきた．図 2.12 はおおまかな機能局在を模様の違いで示してある．脳の領域を示すのにブロードマンの脳地図が便利である（図 2.13）．ブロードマンはヒト大脳皮質の組織構築を研究し，皮質の層構造の違い，それを構成する細胞体の大小，形態などそれらの形態的特徴から 52 野に分類した．この中で4野，3-1-2野はそれぞれ一次体性運動野および感覚野である．

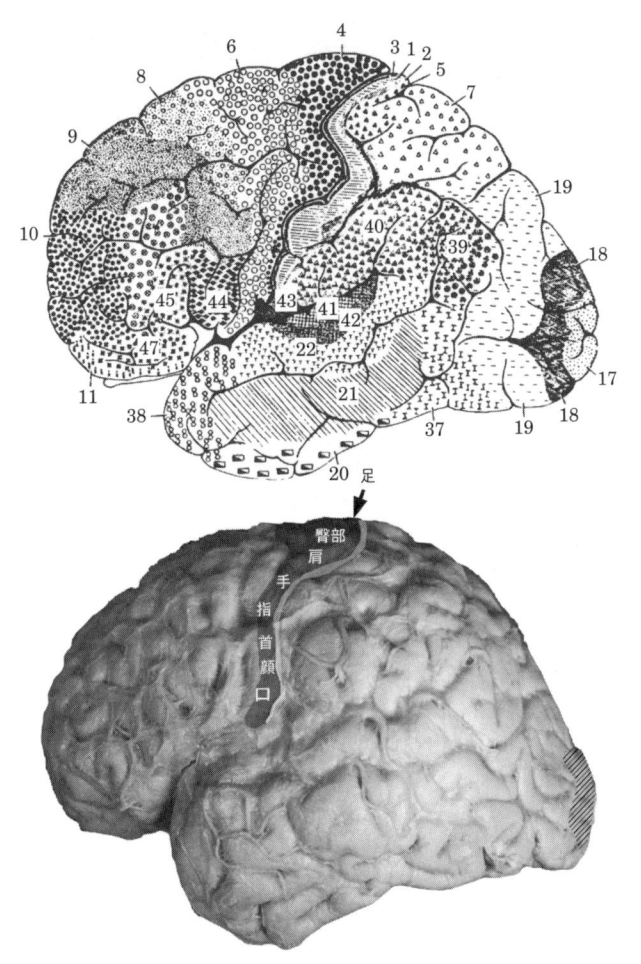

図 2.13 ブロードマンの組織学的脳地図（上）と体性運動野の機能局在（下）

一次体性運動野についてはさらに詳しく図 2.13 に示した.

　1950 年代に，ペンフィールドは開頭手術時に電極から弱い電流を脳表面の特定の場所に流し，運動および感覚に関係する領域を同定していった．中心溝の前，中心前回には溝に沿って，足から口まで規則正しく，筋肉を制御する部位が並んでいる．それぞれの場所を電気刺激すると反対側の該当する筋肉を動かすことができる．これはブロードマンの 4 野［図 2.13

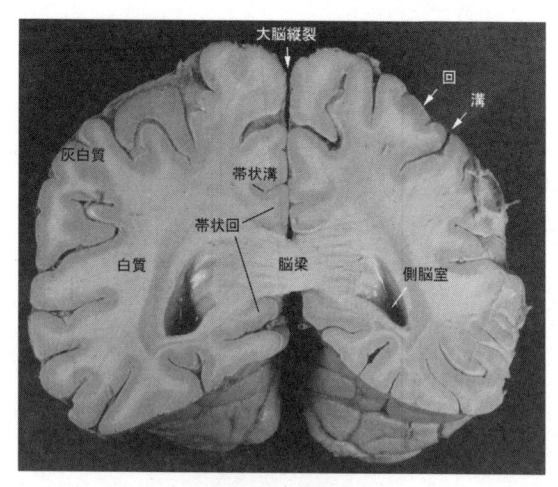

図 2.14 脳の断面
切断面は図 2.12 の矢印の部分.

(上)]にあたる．一方，中心後回においてはほぼ図 2.13（下）の順序で一次体性感覚領野が並んでいる．身体の一部を刺激すると相当する場所の一次感覚領において誘発電位を観察することができる．これはブロードマンの 3-1-2 野に相当する．ブロードマンの分類は形態的特徴によったものであるが，4 野では長投射ニューロンである巨大錐体細胞が皮質の多くを占め，無顆粒皮質と呼ばれる．一方 3-1-2 野では塵のように小さな感覚受容細胞である顆粒細胞によって厚く被われており，塵皮質と呼ばれることもある．これと同様な組織は一次視覚野（17 野）にも認められる．このような大型錐体細胞（長投射ニューロン）と顆粒細胞（ローカルニューロン）の占める割合による分類は，生理学から得られた機能局在の知見とよく合致している．最近では PET（陽電子放射断層撮影法）や fMRI（機能性磁気共鳴装置）などの装置を使って機能局在のさらに詳細なデータが集められている．

運動野の吻側部に前運動野という領域が広がる（図 2.12 参照）．この領域の機能はよく分かっていないが，運動の実行に際し，視覚，聴覚や体性感覚情報を通じて動きのコントロールに関係していると言われる．これを裏付けるように，ランプの点灯によってある行動をするよう条件づけられ

たサルの前運動野から記録をとると，動きの準備段階でのみ興奮するニューロンをみつけることができる．連合野は情報処理プロセスにおいて高次の階層に属するプロセスを調節する領野である．これには前頭葉のほぼ全域に広がる前連合野と呼ばれる領域と，頭頂葉，側頭葉，後頭葉のそれぞれ一部を含めて後連合野と呼ばれる領域の2つがある．前者は前運動野を含み，運動実行の企画調節など運動系とのつながりが深い．一方，後者はより感覚系とのつながりが強く傍感覚野連合野と呼ばれることがある．これらの連合野はまた辺縁連合野（側頭葉の一部と前頭葉の一部が大脳辺縁系に接する領域）と連合し，記憶や注意，判断，予測，ワーキングメモリーなどの機能と関連している．辺縁連合野は帯状回，海馬傍回および島を含み，海馬，扁桃体など大脳辺縁系の脳神経核と強く連絡している（図2.12参照）．海馬傍回は前頭前野，傍感覚野連合野から直接連絡を受けている．高次感覚野は側頭葉，後頭葉にある広い領域である（図2.12参照）．この領域は体性感覚，視覚，聴覚などの一次感覚野と強く連合し，感覚の理解や判断など高度な機能を担っている[4]．

2.3.3　嗅内野・海馬・扁桃体

図2.15は海馬のゴルジ鍍銀法による神経回路網のスケッチを例としてあげた[10]．海馬は主投射ニューロンが規則正しく並び，回路も立体的に規則正しく配置している．海馬体の前後軸にそって，さながら電子回路の多重膜ラミネートのように等価回路が形成されている．大脳皮質の嗅内野（entorhinal area）から出た軸索は海馬体の顆粒細胞（図2.15右側の破線で囲んだ部位）樹状突起に終末する（貫通線維；図2.15のd）．顆粒細胞から出た軸索は短い軸索をアンモン角のCA3領野（下の破線で囲んだ部位）の錐体細胞樹状突起に送る（苔状線維；図2.15のj）．CA3錐体細胞は軸索をCA1領野（左側の破線で囲んだ部位）へ送り，終末する（シェーファー側枝；図2.15のi）．CA3錐体細胞は軸索を反対側のCA1にも送っているのが特徴である．CA1錐体細胞はその軸索を再び嗅内野へもどす．海馬神経回路はこのような3つのシナプスを経由して回転する閉鎖系を形作っており，トリシナプスサーキットと呼ばれることもある．実際に，この回

路の一部を刺激すると，活動電位はぐるぐると回転することが明らかとなっている．このような神経回路は刺激に対して極めて柔軟にまた後戻りのない反応を示すことが知られている．これが神経可塑性である．脳は新たな刺激が加わることにより柔軟にこれに対処する．神経発達や学習といった脳の機能変化のためには脳内での細胞学的，生化学的な変化が必要である．そのため，幼若時から一生を通じて脳の可塑性（柔軟性）は重要である．海馬貫通線維，苔状線維やシェーファー側枝においても神経線維束に刺激電極から反復して高頻度刺激を与えることにより，シェーファー側枝の受け手側（図2.15の記録電極の位置参照）において興奮性シナプス後電位の増大を観察することができる．こうした現象（長期増強＝LTP；図2.17）はシナプス効率の増強を意味し，海馬のシナプスでは，刺激後，数時間から数日にわたって長時間観察できる．それは長期増強に伴ってプレシナプスからの伝達物質の放出増加，ポストシナプスでの受容体の賦活化や細胞内シグナル機構の生化学的変化，さらにはシナプスでの形態的変化として理解されるようになってきた．こうした現象が海馬の重要な機能である記憶形成や比較的短期的な記憶保持に関与するのかもしれない．

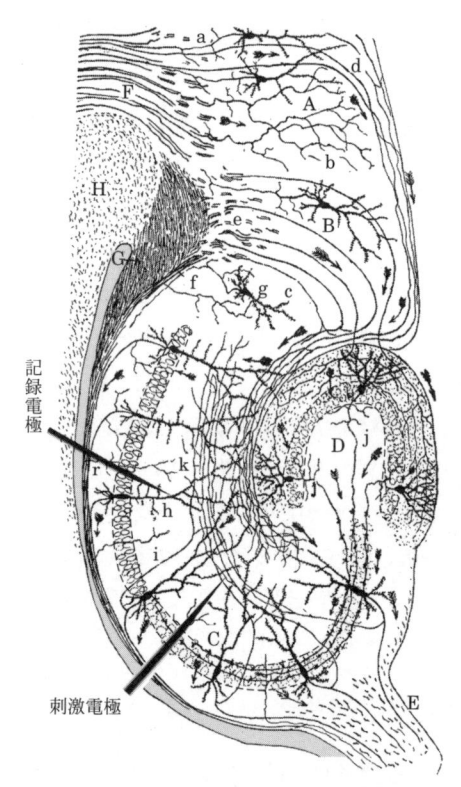

図 2.15 海馬の神経組織．ゴルジ鍍銀法による切片をスケッチしたもの（カハールの図[10]を改変）．電気生理法のための電極の配置を示してある．

扁桃体は大脳辺縁系の神経核の1つであり，情動機能にかかわる．扁

桃体の破壊によって起こるクリューバービューシー症候群については前述した（2.1.4 項）．嗅覚の情報は嗅球から扁桃体の内側部に入力する．一方，視覚，聴覚，体性感覚などの情報は主として大型神経細胞からなる扁桃体基底外側核に入力する．これらはさらに中心核に入力する．味覚は内側核から中心核にかけて入力する．小野らは，これらの神経核に，報酬性（例えばスイカ，干しぶどう）および嫌悪性（例えばクモ，ヘビのおもちゃなど）の特有の物体に対して選択的に応答するニューロンが存在することを見出している．中心核は扁桃体からの最も大きな出

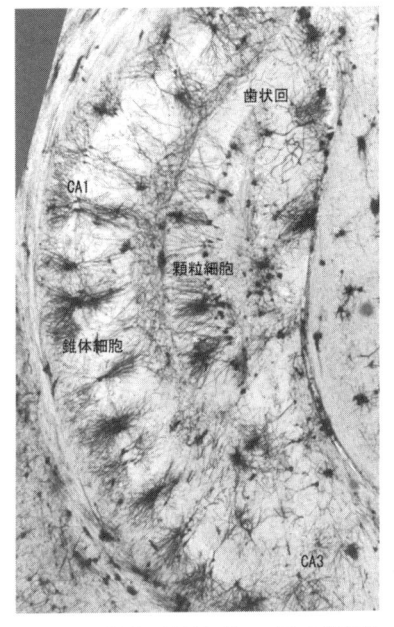

図 2.16 海馬の神経組織．ゴルジ鍍銀法の実際の染色像（マウス）

力線維である分界条の主な起始細胞であり，視床下部と強力につながっており，また下位脳幹部ともつながっている．こうした経路により自律神経反応や情動行動を起こすものと考えられている．また，扁桃体外側部は恐

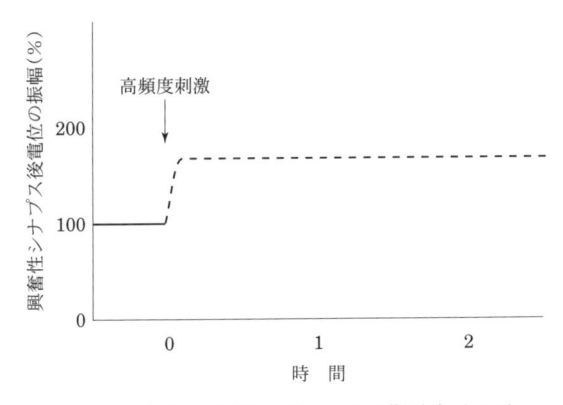

図 2.17 海馬 CA1 領域で見られる長期増強（LTP）

怖条件づけ行動に関与すると考えられている[16].

2.3.4 大脳基底核

皮質下には大脳（基底）核として扁桃体，尾状核（びじょうかく），被核（ひかく），淡蒼球および前障（ぜんしょう）がある（図2.18）．ここでは狭い意味での基底核，すなわち大脳基底核として尾状核，被核および淡蒼球（図には示していない）のみを取り上げることにする．尾状核と被核および淡蒼球を合わせて線条体という．尾状核，被核は齧歯類（げっしるい）では見分けることができないため，この2つを合わせて線条体と呼び，淡蒼球を別にすることが多い．線条体は小型のニューロン群からなり，多くの神経ペプチド産生細胞（サブスタンスP，エンケファリン，ダイノルフィン）やGABA作動性ニューロンを含んでいる[6]．尾状核および被核は神経線維を淡蒼球に送り，また淡蒼球は視床，視床下核，赤核などへ線維を送る．尾状核および被核は皮質から特に運動性の入力を受けており，運動調節に関わっている．これは単シナプス性運動路に対して，多シナプス運動路（いわゆる錐体外路）と呼ばれる．大脳基底核，淡蒼球，黒質（こくしつ）からの主な出力はGABA作動性ニューロンであり，したがって抑制性である．一方，黒質から線条体に向けてドーパミン作動性の強い連絡が

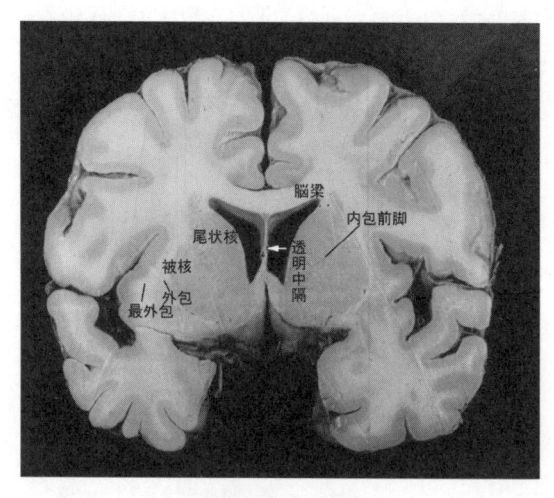

図 2.18 脳の断面
切断部位は図 2.12 の矢印の部分.

ある．大脳基底核を含む病巣は病的不随意運動や筋緊張，ドーパミンの欠乏による寡動症(かどうしょう)などの症状を起こす．また，基底核は運動学習にも関係する．大脳皮質−基底核回路は順序運動や様々な運動の組み合わせに関与することが知られる[17]．

2.3.5 視　床

視床は知覚情報の中継核である（図2.19）．後根神経節から中枢へもたらされた体性感覚情報のうち温痛覚は脊髄の反対側を通り，脊髄視床路によって視床の後外側腹側核(こうがいそくふくそくかく)（外側腹側核の後部に位置する核）に運ばれる．一方，運動感覚（深部知覚）は身体の位置，筋肉，関節，筋紡錘の受容体からもたらされる動きの情報を伝え，触覚の情報とともに同側の後索へ入り，内側毛帯を通過して視床の後外側腹側核に至る（後索内側毛帯系）．これらは最終的には大脳皮質の体性感覚野に投射する視床−皮質路によって伝えられる．そのほか顔面の知覚は三叉(さんさ)神経によって伝えられる．視床後外側腹側核は大きな核であるが，ここにも皮質と同様に体部位再現性があり，内側から外側にかけて頭，顔，手，腕，体幹，足という順序で並んでいる．ここから発する視床−皮質路は皮質の体性感覚野のそれぞれの部位

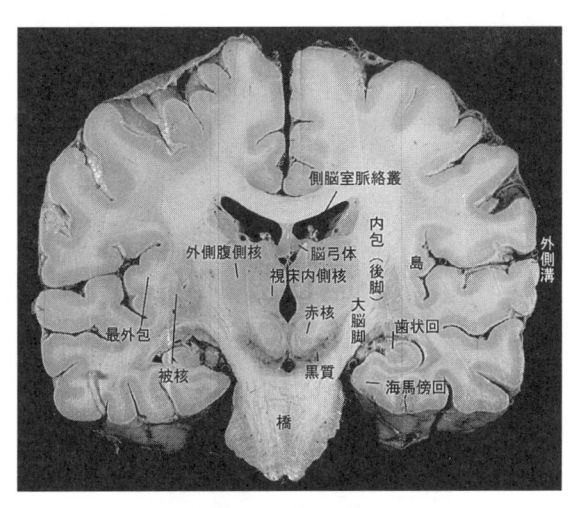

図 2.19　脳の断面
切断部位は図2.12の矢印の部分．

の第Ⅳ層（顆粒細胞層）に終止する．視覚情報，聴覚情報はそれぞれ視床の外側膝状体および内側膝状体を経由する．嗅覚情報については梨状葉を経由して視床内側核に中継され，前頭葉眼窩皮質に送られる．

2.3.6 視床下部

視床下部は大脳辺縁系の小さな核群の集合である（図2.20）．視床下部機能の多くが自律神経系を調節するために高次自律神経中枢といわれる．また，ホメオスタシスを保つためホルモン系を調節して身体の内部環境を制御する．視床下部はパペッツの回路［2.1.4項1)］の一部として海馬，視床，帯状回，嗅内野と結びついており，情動機能と関連する．視床下部は吻側・尾側方向に核が並んでいる．また，大まかに外側核群と内側核群に分けられる（図2.20）．視床下部前核と後核は体温調節を行っていると考えられており，前核には熱を直接感知するニューロンが存在し，自律神経の調節によって皮膚の血管を弛緩させて熱の放出を図る．一方，後核は血管収縮と震えによって熱の散逸を防ぐ．

視床下部ニューロン群はまた摂食行動に重要である．これについては第4章で詳しく述べられる．摂食のコントロールは体重を一定に保つ役割があり，ホメオスタシスの1つということができる．これは視床下部腹内側核および外側核の活動のバランスによって保たれる．外側核のニューロンは活性化することで空腹の情報を発し，動物を摂食行動に向かわせる．

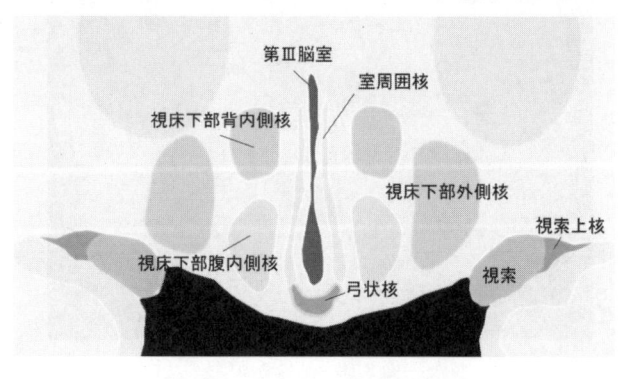

図 2.20 視床下部小核群の模式図

一方，腹内側核にはグルコースの感受ニューロンがあり満腹情報を発し，この核が興奮することで満腹感を感じるといわれる．そのほか，弓状核ニューロンがホルモンのレプチンを感受し，興奮することによって，その満腹情報を腹内側核へ伝え，それによって摂食行動をしなくなる．このように，視床下部ニューロンの相対する神経核のどちらかが優勢になれば，その行動に向かうかそれを抑制するという拮抗関係にある．したがって，一方の神経核が破壊されればそのバランスは大きく崩れ，動物は肥満になったり，痩せていっても摂食行動ができなかったりする．そのような動物はやがて餓死することになる．そのほか，視床下部は飲水行動の制御，日内リズム（サーカディアンリズム）の制御など多様な機能の高次中枢である．視交差上核はリズムのジェネレーターであると考えられている．ここから哺乳類時計遺伝子，ピリオド遺伝子（mper）が同定されており，これはショウジョウバエから保存されている遺伝子制御システムである[18]．

2.3.7 神経内分泌

内分泌系はその伝達物質であるホルモンを血中に分泌し，ホルモンは全身体的に血流中を標的器官まで輸送されることになる．脳には神経と内分泌の中間的なシステムが存在する．これが神経内分泌といわれるシステムである（図2.22[6]）．視床下部の大型の細胞群（室傍核および視索上核）に

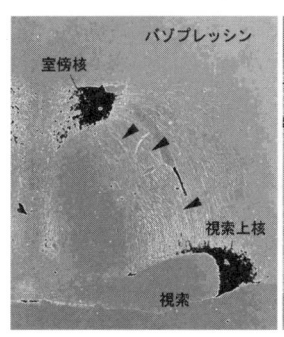

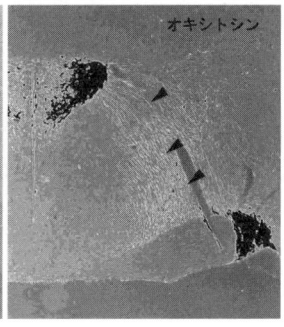

図 2.21 視床下部室傍核と視索上核に存在するバソプレッシンおよびオキシトシンニューロンの免疫組織染色像．室傍核から出て，下垂体後葉に向かう陽性線維（矢頭）が多数見られる．

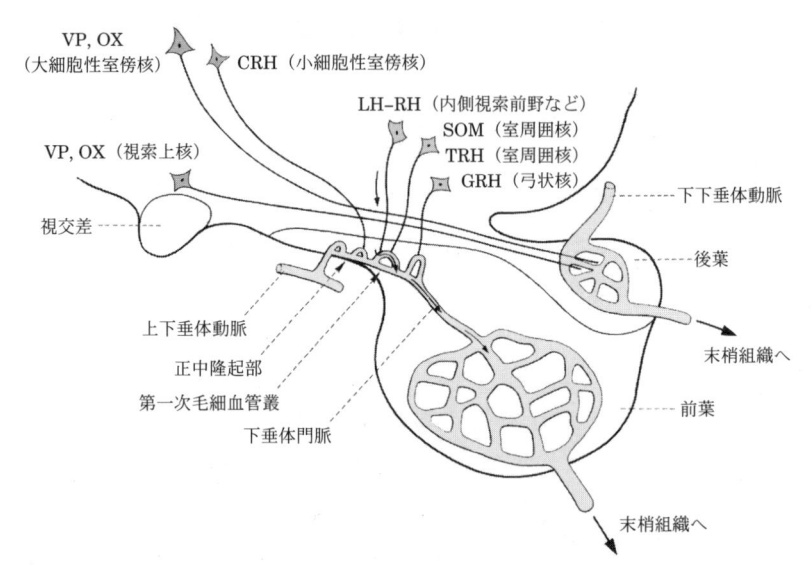

図 2.22 視床下部からのホルモン分泌（神経内分泌）システムおよび前葉ホルモン分泌刺激システム（視床下部-下垂体系）［文献6）を改変］

おいて産生されたオキシトシン（OX），バソプレッシン（VP）などのホルモンが下垂体後葉（神経性下垂体とも呼ばれる）から血中にホルモンを放出する系（下垂体後葉系）である．また，向下垂体前葉ホルモン（前葉ホルモン刺激ホルモン）は視床下部の小細胞性の核群で産生され，これは正中隆起において下垂体門脈といわれる特殊な血管系に放出される．これらは下垂体門脈から下垂体前葉（腺性下垂体）まで血中を移行し，前葉にあるホルモン分泌細胞を刺激して前葉ホルモンを分泌させる．この前葉ホルモンは先ほどのバソプレッシン・オキシトシンと同様に全身を駆けめぐることになる．これを下垂体前葉系と呼んでいる．

2.3.8 視床下部-下垂体系

　中枢神経情報を末梢臓器に指令する手段として，視床下部-下垂体系が存在し，これには下垂体後葉系と前葉系の二者があることはすでに述べた（2.1.3項）．直接神経細胞がホルモン（神経ホルモンと呼ぶ）を血中に放出する系が後葉系であり，下垂体前葉という内分泌腺（そのため腺性下垂体

と呼ぶ．下垂体は発生過程の異なる2つの部分，すなわち神経組織を起源とする後葉と内分泌腺を起源とする前葉が合体したものである）を刺激することによってホルモンを放出させるのが前葉系である．この場合，刺激ホルモンを出すニューロンは視床下部にあり，小細胞性である．

下垂体後葉ホルモンの生理作用には，バソプレッシンの抗利尿作用およびオキシトシンの子宮筋収縮作用，乳汁射出作用がある．

視床下部-下垂体前葉系については，視床下部-下垂体-副腎皮質系，視床下部-下垂体-甲状腺系，視床下部-下垂体-肝臓系，視床下部-下垂体-精巣系および視床下部-下垂体-卵巣系に分けられる．下垂体前葉ホルモンの分泌調節は放出促進因子および抑制因子が行っている．甲状腺刺激ホルモン放出ホルモン（TRH），黄体形成ホルモン放出ホルモン（LH–RH），副腎刺激ホルモン放出ホルモン（CRH），成長ホルモン放出ホルモン（GRH），ソマトスタチン（SRIF），コレシストキニン（CCK），ガストリン放出ペプチド（GRP），下垂体アデニル酸シクラーゼ活性化ポリペプチド（PACAP）など数多くの刺激ホルモンが前葉細胞を刺激し，副腎皮質刺激ホルモン（ACTH），成長ホルモン（GH），プロラクチン（PRL），甲状腺刺激ホルモン（TSH），黄体形成ホルモン（LH），卵胞刺激ホルモン（FSH）などのホルモンを放出させる．多数の神経ペプチド，例えばエンドルフィン類，ダイノルフィン類もまた，この部位から放出される．結果として，成長，性腺の発達，甲状腺機能など全身体的な生理機能を調節することになる．

下垂体中葉は，ヒトの胎児期には存在しているが，成長すると萎縮する．ここではプロオピオメラノコルチンが産生され，これはACTH，β–リポトロピン（β–LPH），α–メラニン細胞刺激ホルモン（α–MSH）などのホルモンの前駆体となる．

2.3.9 中脳および橋

中脳，橋（脳橋）は延髄と合わせ，下位脳幹部と呼ばれる．中脳および橋は上行性および下行性の神経線維束が大量に通過するというだけでなく，① 脳神経核を含み，脳神経の起始核，終止核となり，② 上小脳脚，

中小脳脚の2対の脚によって小脳と連絡する部位であり（下小脳脚は延髄と結びつく），③ 黒質，赤核など大脳基底核の主要な核を含み，運動調節に関与する．② および ③ から，また黒質と赤核が小脳機能の中継核であることから，小脳との関連が非常に強いことが分かる．

大脳基底核群としては線条体，淡蒼球とともに中脳領域には視床下核，黒質，赤核，橋核という運動性多シナプス下行路の代表的な神経核がある．赤核は卵型の大きな核であるが，黒質の背側部に位置する（図2.19）．赤核には小脳核（歯状核）より出た多数の有髄神経線維が上小脳脚を経てこの核に終末する．これを小脳赤核路という．赤核は脊髄や下オリーブ核にも線維を送り，また，小脳へ登上線維で戻るなど，強力なフィードバック路となっていると考えられる．また，赤核へ終末する線維としては大脳皮質中心前回からくる皮質赤核路がある．

黒質は黒い色素を含み同定しやすい大きな神経核である（図2.19）．ここには膨大な数のドーパミン産生ニューロンがある．黒質は線条体から大量の投射線維を受けとる．この一部はサブスタンス P 作動性および GABA 作動性である．一方，黒質は大量のドーパミン遠心性線維を線条体に送る．これが黒質-線条体ドーパミン経路であり，このドーパミンが失われることにより，パーキンソン病特有の症状（寡動，硬直，静止振戦）を示す．黒質からの出力は視床を経由して前頭前野に至る．これは主として黒質の網様部から起こり，ドーパミンを含有しない．

また，この領域には上丘および下丘と呼ばれる領域がある．上丘には視覚反射関連の情報が集まり，姿勢制御などに重要である．また，下丘は聴覚路の中継核である．

1) 脳神経

ヒトの脳神経は12対あり，それぞれ嗅神経（Ⅰ），視神経（Ⅱ），動眼神経（Ⅲ），滑車神経（Ⅳ），三叉神経（Ⅴ），外転神経（Ⅵ），顔面神経（Ⅶ），内耳神経（Ⅷ），舌咽神経（Ⅸ），迷走神経（Ⅹ），副神経（Ⅺ），および舌下神経（Ⅻ）である．これらは基本的には脊髄神経31対と同等の機能を分担し，さらに特殊知覚のシステムの分化とともによく発達している．このうち嗅神経，視神経は上位脳幹部から入り，舌咽神経，迷走神経，

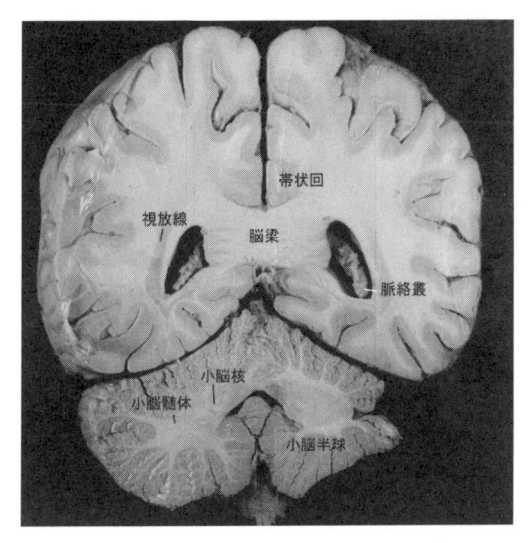

図 2.23 脳の断面
切断部位は図 2.12 の矢印の部分.

副神経,舌下神経は延髄から出入りしている(2.3.11 項参照).これらは求心性の情報(顔面の感覚情報)を脳内に導くことと,遠心性神経線維を送り出すことで顔面の運動(例えば眼や舌の動き,表情など)や自律神経機能(唾液分泌など)を司る.

2) 橋　　核

大脳皮質,特に運動野の長下行出力系(錐体路)は脳幹部あるいは脊髄の運動神経核に終わるが,そのほか,橋核をはじめ上丘,下丘,体性感覚系の中継核などにも終わる.錐体路からの連絡を受けた橋核は最も多くの苔状線維を中小脳脚を介して小脳皮質へ送る.これが皮質-橋-小脳路である.

3) 青 斑 核

黒質はドーパミンニューロンを有する神経核として有名であるが,青斑核(せいはんかく)はノルアドレナリンをもつニューロンを含むことで有名である.この核は第四脳室に接して存在し,軸索線維を大脳皮質,視床下部,小脳,脊髄など極めて幅広く投射する.

2.3.10 小　　脳

　小脳は脳の下行性運動路の出力を調整することによって間接的に動作や姿勢を制御するシステムである．間接的にというのは小脳の破壊によって麻痺が起こらないことからも明らかである．小脳が破壊された動物では手足や眼の筋肉の緊張の調節ができなくなる．

　小脳は図 2.24 に見られるように，大きく張り出している 1 対の小脳半球と小脳虫部から成り立っている．しかし，もう少し詳細に調べると，その関連する領域によって機能的に異なる 3 つのコンポーネントに分けることができる．すなわち，脊髄小脳，大脳皮質小脳，前庭小脳であり，これらは異なる入力系，出力系を有する．脊髄小脳は虫部自身および小脳半球の虫部と接する領域である．この部分は 4 つの小脳出力核のうち，室頂核および中位核を経由して出力する．これは動作の実行を調節するものである．一方，小脳半球の大部分は最も大きな出力核である歯状核を介して出力する（図 2.23）．これは運動の計画（プランニング）を行うものである．3 つ目は前庭小脳部（片葉小節葉）という小さな部分（図 2.24 では隠れて見えない）から出力するものであるが，この系だけは小脳核を経由せず，直接，下位脳幹部にある前庭神経核へ投射し，バランスと眼の動きに関係するものである．この規則性は入力においても保たれており，大脳皮

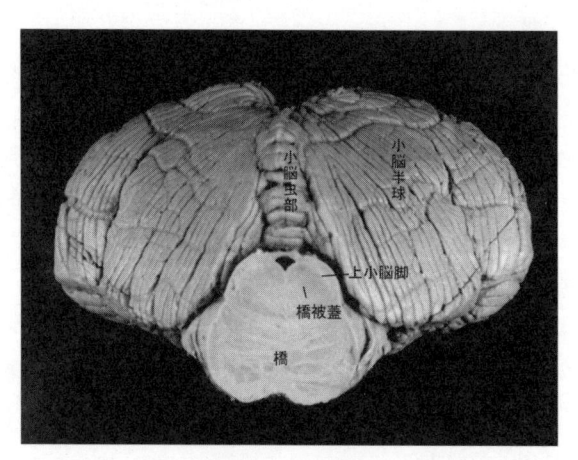

図 2.24　脳の断面
切断部位は図 2.12 の矢印の部分．

質入力は小脳半球の大部分に，脊髄と三叉神経からの入力は虫部および小脳半球の虫部と接する領域に，また前庭系からの入力は虫部と片葉小節葉に入力する．また，視覚，聴覚情報は虫部の一部へ入力する．前庭小脳は系統発生からみて比較的古い機能であると考えられている．一方，大脳皮質からの投射路は皮質-橋-小脳路および小脳皮質-歯状核-視床-大脳皮質路の回路によって連絡する．したがって，これは皮質体性感覚野からの情報を受け取り，皮質の前運動野に情報を送っていることになる．これは左右に大きく張り出した小脳半球のほぼ全体が関わっていることが示すように，哺乳類において新しく発達した新皮質-新小脳システムである．これは個別の運動を協調させ，プログラムすると考えられている．

小脳皮質への入力系として2つの主要な経路がある．苔状線維と登上線維である．苔状線維は小脳皮質の顆粒細胞層に終止する．苔状線維の起始は広範にわたっており，脊髄-小脳路をはじめ前庭神経核群および橋-小脳路など主要な経路はこれにあたる．苔状線維の情報は顆粒細胞に伝えられ，修飾されたのち，プルキニエ細胞に連絡する．一方，小脳皮質の分子層にまで線維をのばすのが登上線維であり，この起始は下オリーブ核である．これは直接，プルキニエ細胞の樹状突起にシナプスする．プルキニエ細胞のほとんどすべてがGABA作動性であり，したがって典型的な抑制ニューロンであり，小脳は全体として脳の下行性運動路を抑制的に調節しているといえよう．

小脳はまた運動記憶に関わる．ウサギの瞼に空気を吹きつけると反射的に眼を閉じる．音を聞かせてその後で吹きつけることを何回か訓練すると，ウサギは音を聴いただけで目を閉じるようになる．これで条件づけはできたことになる．これは前にふれた古典的条件反射である［2.1.4項2)］．小脳を破壊すると，条件反応は消失してしまう．しかし，吹きつけによる反射は残っているのでその機能自体がなくなったわけではない．こうした実験から小脳は手続き記憶の中枢の1つであると考えられている．

2.3.11 延髄および脊髄

延髄は脊髄から延びる部分であり，橋とつながっている．上部では第四

脳室に開放しており，脳室は延髄下部で中心管に移行し脊髄まで続く．脊髄では白質が灰白質を取り巻いており，大脳皮質と逆になっている．脊髄では頸髄から仙髄に至るまで規則正しく分節構造が保たれている．脊髄は31対の脊髄神経によってその支配領域とつながっている．遠心性の線維は脊髄前角運動ニューロン（前角細胞）から発して，各骨格筋に至る．側角細胞は交感神経系であり，内臓遠心性（交感神経性）の線維を送る．これらは前根を形成し，腹側から出る．一方，感覚性の入力は後根を形成し，脊髄背側（後方）より入る（図2.29参照）．

延髄と仙髄は副交感神経系の起始核が位置する．これを合わせて頭仙系と呼んでいる．一方，交感神経系の起始核は胸腰髄にある．そのため胸腰系と呼ばれる．そのほか，延髄には味覚の中継核である孤束核があり，顔面神経と舌咽神経からの情報が入力する．

脳神経は脳（上位脳幹部・中脳・橋・延髄）から直接線維束が出ているのであるが，その中を通過する線維は求心性および遠心性神経が混在している．しかし，その中で嗅神経や視神経は純粋に求心性線維のみで出来ている．Ⅶ脳神経（顔面神経：橋に存在する）およびⅨ脳神経（舌咽神経）は混在するタイプであって，ともに味覚情報のような特殊求心性情報も伝えるが，そのほか外耳道・耳介皮膚からの体性感覚（求心性）や，唾液分泌など自律神経情報（遠心性）をも伝える．

迷走神経（Ⅹ）は耳介皮膚の知覚を受けるものもあるが，特に重要なものは迷走神経背側核から出る副交感神経性の遠心性線維である．これは胸部および腹部臓器に終末分布する．また一部の神経線維は味覚情報（求心性）を伝える．

副神経（Ⅺ）および舌下神経（Ⅻ）は純運動性（遠心性）の核であり，前者が副神経核や疑核に始まり，頸部の筋肉を支配するのに対し，後者は舌の運動を支配する舌下神経核が起始核である．

自律神経系

自律神経系には交感神経系と副交感神経系があり，それらの起始細胞は共に脳の外で神経節を形成する．神経節ニューロンを制御するのは脳内にある節前線維であるが，交感，副交感神経ともにアセチルコリン作動性で

ある．交感神経系は脳の近くで節を形成するのに対し，副交感神経系は支配臓器の近傍で節をつくる．節後線維，すなわち臓器（効果器）における伝達物質は交感神経では一般的にノルアドレナリンであり，副交感神経ではアセチルコリンである．交感神経系の節前線維の起始細胞は胸髄と上部

表 2.1 末梢自律神経系支配の臓器と機能

交感神経支配		臓器	副交感神経支配
α 受容体	β 受容体		ムスカリン性
瞳孔散大筋収縮		瞳孔	瞳孔括約筋収縮
	弛緩	毛様体筋	収縮
		涙腺	分泌促進
	分泌阻害	耳下腺	分泌促進
	分泌阻害	顎下腺	分泌促進
	分泌阻害	舌下腺	分泌促進
収縮		大部分の血管	
	拡張（循環アドレナリンに対して）	骨格筋の動脈	
	心拍数増加	心臓	心拍数減少
	収縮力増加		収縮力減少
	気管支筋弛緩	肺臓	気管支筋収縮
グリコーゲン分解	グリコーゲン分解	肝臓	グリコーゲン合成
弛緩	弛緩	胃	収縮
膵液分泌減少	インスリン分泌	膵臓	膵液分泌
インスリン分泌抑制			インスリン分泌
射精		生殖器	勃起（男性）
括約筋収縮		直腸	括約筋弛緩
平滑筋弛緩	平滑筋弛緩		平滑筋収縮
膀胱三角筋収縮		膀胱	膀胱三角筋弛緩
	排尿筋弛緩		排尿筋収縮
収縮		皮膚（立毛筋）	
コリン作動性			
カテコールアミン分泌促進		副腎髄質	
分泌		皮膚（汗腺）	

［文献 19) を改変］

腰髄にあり,軸索は前根から出てすぐに交感神経節に至り,節後ニューロンとシナプスする.副交感神経の節前線維の起始細胞は脳と仙髄にある.これらは非常に長い軸索を臓器(効果器)壁あるいは近傍まで送り,副交感神経節に至る.神経節からは短い軸索が臓器に分布する(図2.2).交感神経および副交感神経の節後神経はそれぞれ一部を除いて二重支配し,両者は拮抗的に臓器活性を制御する(表2.1).臓器によって同じ伝達物質が異なる効果を示すことがあるが,これは受容体の違いによる[20].

引用文献 (2.1〜2.3節)

1) フロイド・E・ブルーム,アーリン・レイザーソン,ローラ・ホフステッダー,久保田競他訳:脳の探検,上・下,講談社(1987)
2) G. M. Shepherd : Neurobiology, Oxford University Press, New York (1994)
3) 佐野 豊,神経解剖学,南山堂(1976)
4) E. R. Kandel et al. : Principle of neural science, Elsevier, New York (1991)
5) G. Matthews : Neurobiology, Blackwell Science, New York (2001)
6) 遠山正弥,高辻浩一:脳の神経活性物質・受容体アトラス,医学書院(1993)
7) N. R. Carlson : Physiology of behavior, Allyn and Bacon, Boston (2001)
8) 市川真澄:脳21(金芳堂),**3**, 412 (2000)
9) 酒田英夫,外山啓介:現代医学の基礎―脳・神経の科学 II,酒田英夫,外山啓介編,岩波書店(1999)
10) S. Cajal : Histology of the nervous system, translated by N. Swanson and L. W. Swanson, Oxford University Press, New York (1995)
11) L. C. Junqueira and J. Carneiro : Basic histology, Lange Medical Publications, Maruzen Asian Edition, Tokyo (1980)
12) 今泉和則:実験医学,**18** (13), 1781 (2000)
13) F. H. Gage: *Science*, **287**, 1433 (2000)
14) J. Fiala and K. Harris : Dendrite, G. Stuart et al. eds., p.1, Oxford University Press, New York (1999)
15) L. Sokoloff : Basic neurochemistry, G. J. Siegel ed., Raven Press, New York (1989)
16) 永福智志,小野武年:細胞工学別冊,脳を知る,久野 宗編,p.117,秀

潤社（1999）
17) 松本直幸，木村　實：脳 21（金芳堂），**3**, 23 (2000)
18) 内匠　透，岡村　均：細胞工学別冊，脳を知る，久野　宗編，p.143, 秀潤社（1999）
19) R. F. Schmidt 編，内薗耕二，佐藤昭夫，金　彪訳：神経生理学，金芳堂（1988）
20) 日本自律神経学会編：自律神経機能検査，文光堂（1992）

〔二宮文子・塩坂貞夫〕

2.4　血液脳関門

2.4.1　血液脳関門の構造上の特徴

　食べ物に対する知識のない子供は，何を口にするかも分からない．大人であっても，腐敗した物や有害物質を口にすることはある．これらの物質が直接脳に入り込んだとしたら，神経細胞などの壊死をまねき，また，情報伝達や高度の精神活動に対しても障害を与えかねない．あるいは，生体内で引き起こされる各種の代謝変動を介して生じた物質や生理活性物質が脳に取り込まれた場合には，健全な脳機能を維持することはできない．なぜなら，脳は再生の利かない臓器と考えられているため，他の臓器と異なり，一度の障害は致命的な障害となる（脳の可塑性もいわれているが，全体的には再生が利かないと考えられる）．

　恐らく，そのような生理学的な必要性から，脳には血液脳関門（blood-brain barrier：脳血液関門ともいう）が備わっていると思われる．Goldmann らは，トリパンブルーという青色の色素を静脈に注入したときに，脳や脳脊髄液に取り込まれないこと，また逆に，この色素を脳脊髄液に注射したときには，血液中にはしみ出てこないことを認めた[1]．このことは，脳と脳内毛細血管との間には，物質透過を制御する仕組みのあることを示している．血液脳関門の模式図を図 2.25 に示した[2]．筋肉などの他の組織に存在する毛細血管では，その内皮細胞がルーズにつながり，接着斑（desmosome）を形成している．そこで，血液に溶け込んでいる成分は，この隙間からじわじわとしみ出ていく．一方，脳内の毛細血管では，

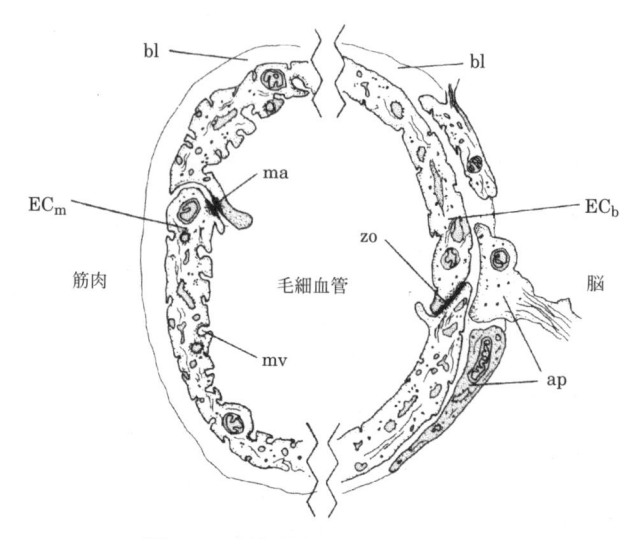

図 2.25 血液脳関門（BBB）の模式図[2)]
EC_b：脳内毛細血管の内皮細胞，EC_m：筋肉内の毛細血管内皮細胞，zo：密着結合，ma：接着斑，mv：微小飲作用胞，bl：基底層，ap：アストログリア．

内皮細胞同士が隙間のない密着結合（tight junction）をしている．そのために，血液中の成分は間隙からしみ出ることはできず，内皮細胞を通過して脳内に取り込まれるか，特殊な輸送系を利用する．また，毛細血管の上皮細胞の外側には，アストログリア（星状膠細胞）がぎっしりと取り巻いている．この細胞の細胞質膜にも，物質輸送システムが存在する．物質輸送の選択性は，脂溶性あるいは低分子物質ほど通過しやすい．細胞膜は脂質の二重層で出来ており（特にリン脂質），そのため脂溶性物質などは取り込まれやすく，一方，電荷を持つ物質や疎水性の物質は取り込まれにくい．グルコース，アミノ酸，ヌクレオチド，およびペプチドなどの輸送には，特異的な輸送タンパク質が関与する．

2.4.2 血液脳関門を介する物質の輸送

表 2.2 に，血液脳関門での 8 つの物質輸送系に関する定数などを示した[3)]．

ヘキソース（hexose）：グルコース輸送については，多くの研究者によ

2.4 血液脳関門

表2.2 血液脳関門での物質輸送[3]

輸送系	代表的な基質	K_d (mL/分/g脳)	K_m (mM)	V_{max} (nmol/分/g脳)
ヘキソース	グルコース	0.023	8	1 600
モノカルボン酸	乳酸	0.028	1.9	120
中性アミノ酸	フェニルアラニン	0.018	0.12	30
塩基性アミノ酸	リジン	0.007	0.10	6
酸性アミノ酸	グルタミン酸	0.002	—	—
アミン	コリン	0.003	0.22	6
プリン	アデニン	0.006	0.027	1
ヌクレオシド	アデノシン	0.001	0.018	0.7

注) K_d：比飽和性輸送の定数（低親和性の輸送または拡散によるもの）.
K_m：ミカエリス定数.
V_{max}：最大輸送速度.

り，そのミカエリス定数 (K_m) が求められており，平均すると 8mM である．ヘキソース輸送体はマンノース (K_m=21mM) およびガラクトース (K_m=40mM) に対しても親和性をもつ．

モノカルボン酸 (monocarboxylic acid)：フェニルケトン尿症 (phenylketonuria; PKU) の場合に，アミノ酸の輸送が障害されるという報告から，カルボン酸の輸送系が研究された．乳酸やピルビン酸などのモノカルボン酸は拡散により細胞膜を通過する．

プリン (purine)：ウリジンを除くピリミジン基やヌクレオシドは，血液脳関門を通過できない．血液中のプリンやヌクレオシドは，アデニンやアデノシン担体を介して脳へ取り込まれる．

コリン (choline)：完全には特徴づけられていない．

ホルモンとビタミン (hormone and vitamin)：サイロキシン（チロキシン）や葉酸など，特定の物質について明らかにされている．ペプチドホルモンの中では，これまでにインスリン，インスリン様成長因子，トランスフェリンなどに限ってその輸送系が知られている．

2.4.3 アミノ酸の脳内への輸送系

血液中のアミノ酸が血液脳関門を介して脳へ取り込まれる輸送系は，中性アミノ酸，塩基性アミノ酸，酸性アミノ酸の3つがある．中性アミノ酸については，さらにA系（アラニン，セリン，スレオニンなどの短鎖中性

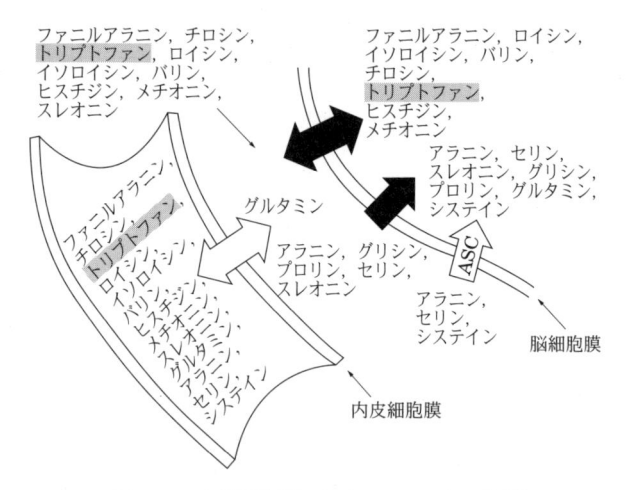

図 2.26 血液脳関門におけるアミノ酸の輸送[4]
中性アミノ酸の輸送系は脳毛細血管には3種類［A系，L系，ASC（アラニン-セリン-システイン系）］存在する．

表 2.3 血液脳関門の各アミノ酸輸送系での反応動力学定数[5, 6]

輸　送　系	血漿中の標準値 (mM)	K_m (mM)	V_{max} (nmol/分/g 脳)
中性アミノ酸			
フェニルアラニン	0.05	0.12	30
ロイシン	0.10	0.15	33
チロシン	0.09	0.16	46
トリプトファン	0.10	0.19	33
メチオニン	0.04	0.19	33
ヒスチジン	0.05	0.28	38
イソロイシン	0.07	0.33	57
DOPA*	—	0.44	64
バリン	0.14	0.63	49
スレオニン	0.19	0.73	37
シクロロイシン	—	0.75	55
塩基性アミノ酸			
アルギニン	0.10	0.09	9
リジン	0.30	0.10	6
オルニチン	0.09	0.23	11

＊ 3,4-ジヒドロキシフェニルアラニン．

アミノ酸など）とL系（トリプトファン，ロイシン，イソロイシン，バリン，フェニルアラニン，チロシンなどの長鎖中性アミノ酸など）に分けられる．図

2.26 に血液脳関門を介するアミノ酸の輸送を模式的に示し[4]，また，表 2.3 に各アミノ酸の輸送系での定数を示した[5,6]．それぞれの輸送系では，同じ輸送系を介して取り込まれるアミノ酸同士は互いに拮抗する．それゆえ，アミノ酸の脳内への取り込みは，血液中の濃度だけでなく，互いに拮抗するアミノ酸の中での相対的な割合によって調節される．一例として，ラットに無タンパク食あるいは 20％ カゼイン食を投与し，その後の血中・脳内トリプトファンおよびトリプトファン比（トリプトファン/トリプトファンと拮抗するロイシン，バリンなどの長鎖中性アミノ酸の総和）との相

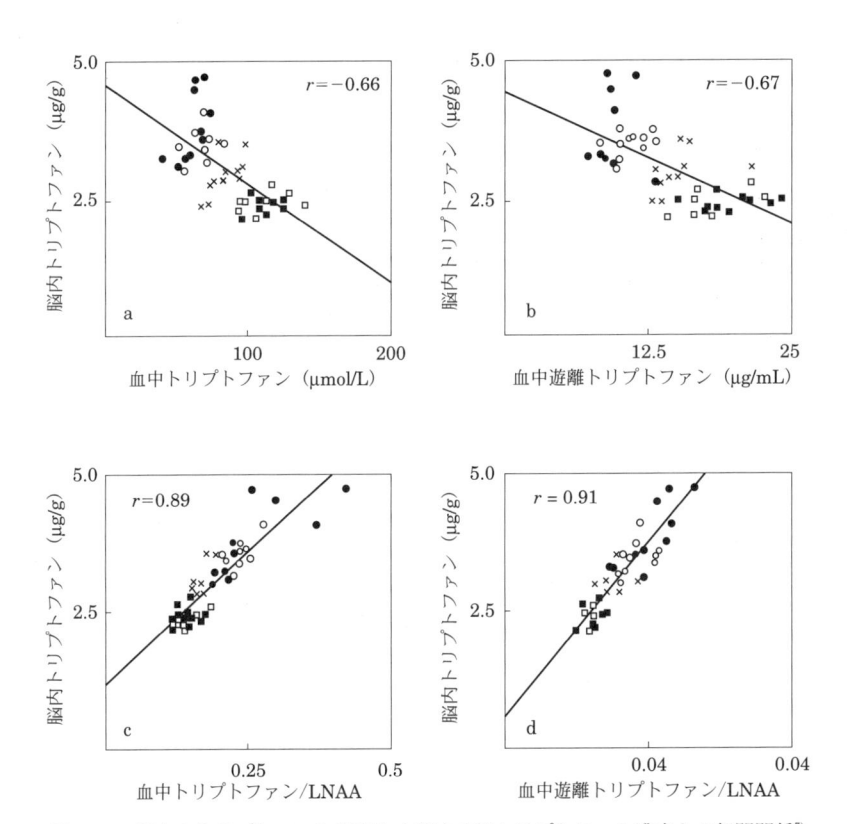

図 2.27 脳内のトリプトファン濃度と血液中の総トリプトファン濃度との相関関係[7] 15 時間の通夜絶食後のラットに，高糖・無タンパク食を 2.5g（○）あるいは 5.0g（●）か，20％ カゼイン食を 2.5g（□）あるいは 5.0g（■）与えた．×は対照の絶食群である．LNAA は血中の長鎖中性アミノ酸（ロイシン，イソロイシン，バリン，フェニルアラニン，チロシン，メチオニン）の濃度．

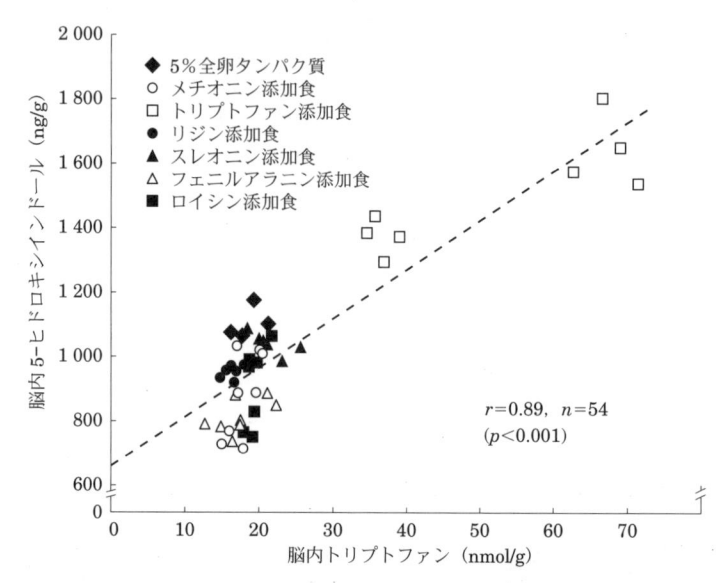

図 2.28 脳内トリプトファン量と 5-ヒドロキシインドール(セロトニン+5-ヒドロキシインドール酢酸)量の相関[9]
ラットに試験食を与えて 2 時間後に測定.各々の食餌に添加したアミノ酸量は必要量の 2 倍または 4 倍量とした.

関を図 2.27 に示した[7].図から明らかなように,脳内トリプトファン濃度と相関が高いのは,血中のトリプトファン比である.このことからも,血液脳関門でのアミノ酸の拮抗性が理解される.また,ラットに 0, 2.5, 5, 10%カゼイン食を与え,2 時間後に血液中のアミノ酸濃度,アミノ酸比,および脳内セロトニン量を測定したところ,食餌タンパク質量の増加に伴い,血液中のトリプトファン比は有意に減少し,それに合わせて脳内セロトニン量も低下した[8].また,各種アミノ酸添加食をラットに投与したときの脳内トリプトファン量とセロトニン量との相関を図 2.28 に示したが,高い相関が得られ,脳内セロトニン量はトリプトファン量により制御されることが分かる[9].

2.4.4 脳にとっての血液脳関門の意義

生体は,体液性および神経性の両方の機構で調節されており,脳は,そ

のどちらにも関与している．脳は多くの臓器への情報伝達や各種代謝系の調節に関わる上位ホルモンを生産している．また，個体として生活するための総合的な情報処理をこなすと同時に，情動制御にまで関与している．脳機能を維持するためには，エネルギー源を初めとして多くの成分を必要とするが，一方，食事から体内に摂取される物質は無限である．ある意味で，情報処理の単純化，簡素化のためには，脳にとって必要な物質だけを選択摂取するのは，当然の仕組みと考えられる．

　本節では，血液脳関門での，主にアミノ酸の輸送系について，特にトリプトファンとセロトニンとの関連から解説した．チロシンを前駆物質とするカテコールアミンの代謝，ヒスチジンとヒスタミン，コリンとアセチルコリンなどとの関連についてもトリプトファンと同様，多くの研究がなされている．アミノ酸は，近年ではサプリメントとして利用されたり，食品に添加したりする．また，経腸栄養剤の開発においてもアミノ酸が利用される．その場合には，血液脳関門でのアミノ酸の拮抗輸送を十分に検討する必要がある．

引用文献

1) E. E. Goldmann (1913)［中川八郎：脳の栄養，共立出版（1988）より引用］
2) W. M. Pardridge, J. D. Connor and I. L. Crawford : *CRC Crit. Rev. Toxicol.*, **3**, 159 (1975)
3) W. M. Pardridge : Nutrition and the Brain, Vol.1, R. J. Wurtman and J. J. Wurtman eds., p.141, Raven Press, New York (1977)
4) W. M. Pardridge : *Physiol. Rev.*, **63**, 1481 (1983)
5) G. Banos *et al.* : *Proc. Roy. Soc., London* [*Biol.*], **183**, 59 (1973)
6) W. M. Pardridge and W. H. Oldendorf : *Biochim. Biophys. Acta*, **401**, 128 (1975)
7) P. D. Leathwood, Nutrition and Neurobiology, J. C. Somogyi and D. Hotzel eds., p.60, Karger, Basel (1986)
8) H. Yokogoshi and R. J. Wurtman : *Metabolism*, **35**, 837 (1986)
9) H. Yokogoshi *et al.* : *J. Nutr.*, **117**, 42 (1987)

〈横越英彦〉

2.5 脳の発達と老化

2.5.1 ニューロンの発生と分化

ニューロンの分裂増殖プロセスについては他の哺乳類の体細胞と基本的に同じであるが，それ以後の細胞現象，例えばマイグレーション（遊走），神経突起伸展，シナプス形成および情報伝達の発達過程などについてはニューロン特有の発達過程とメカニズムが働いている．ニューロンは分裂後，マイグレーションすることによって分化しながら脳の特定の場所に移動して，そこで生着する．このときニューロンは過剰に産生され，過剰な数のニューロンは発達過程において他の神経細胞との競争によって淘汰され，最終的に固有の細胞数に落ち着くと考えられる．ニューロンの発達について最も特徴的なことをあげるとすれば，成熟した脳において神経細胞はもはや増殖能を失い分化したニューロンは個体が死ぬまでそのシステムを維持し続けるという点と，複雑で精密な神経回路を構築するという点であろう．前者については個体の寿命（ヒト）に近い年数，すなわち何十年もの長期間ニューロンは生き続け，神経システムを維持することを意味している．しかし，これは最近の神経科学において若干の修正を余儀なくされている．つまり成熟した脳であっても，海馬歯状回など特定の脳領域においては分裂能を持ち続ける幹細胞が存在することが，すでに多くの研究者により認められている．とはいえ，肝臓のようにある程度切り取られても再生してくる臓器に比べれば，比較にならないほど再生能は低い．一方，後者についてはまぎれもなく最もニューロンの特徴的である点であろう．ニューロン同士は情報の授受を行うために長い突起を有し，その突起は脳の成長の過程で特有の回路を形成し，間違うことなく（あるいは，たとえ間違っても最終的には）特定の神経細胞や標的器官と結合する．したがって，脳の形成にとって分裂後のニューロンの挙動すなわち，回路形成も非常に重要であることが分かる．

1) 神経管の形成

発生の早期に外胚葉の一部が肥厚して神経板を形成し，これは神経誘導因子群の働きによって左右の神経堤が盛り上がって融合した結果，1本の

細長いチューブである神経管が形成されてゆく.このときすでに,発生してくるニューロンの役割分担が腹側と背側で異なるように決定されている(図2.29).ここでは背側から腹側方向に蓋板,翼板,基板,底板(または床板)と並んでいる.翼板には主として知覚系のニューロン群が並び,基

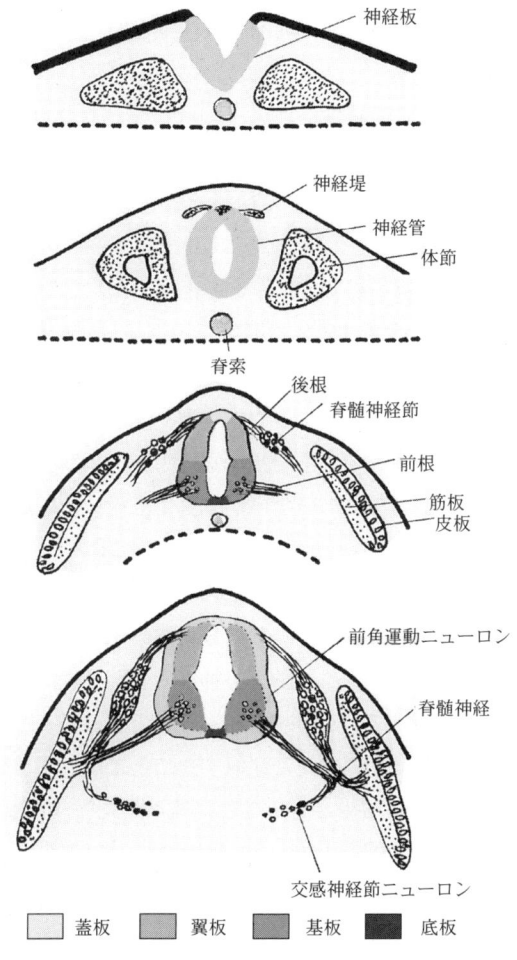

図 2.29 神経管の形成過程を示す模式図[文献1)の図を改変]

外胚葉の一部が肥厚して神経板を形成し,これが神経誘導因子群の働きによって左右の神経堤が盛り上がって融合した結果,1本の細長いチューブである神経管が形成されてゆく.

板には主として運動ニューロンが並ぶ．この配列は延髄や脊髄では成熟後までその面影を残す．神経管の腹側化と背側化のためにはソニックヘッジホッグと BMP (BMP-4 と BMP-7) という因子が関わっている．すなわち，脊索から神経管の腹側決定因子であるソニックヘッジホッグが分泌され神経板全域に作用する．これによって神経板は肥厚し，基板の一部に運動ニューロンが分化してくる．一方，周囲の外胚葉と間葉組織から BMP が分泌され背側化を誘導する．

2) ニューロンとグリアの発生

閉鎖された神経管は神経上皮層からなり，脳室に接している．この脳室壁（マトリックス細胞層）に存在する神経幹細胞は分裂を繰り返しニューロブラスト（神経芽細胞）とグリオブラストとなる．ニューロブラストは盛んに分裂してニューロンに分化し，その後マイグレーションによってその細胞の固有の位置に生着する．グリオブラストは O-2A 前駆細胞を経てオリゴデンドログリアとアストログリアとなってゆく．こうしたニューロン化およびグリア化には様々なタンパク性の因子（塩基性 FGF，血小板由来成長因子，毛様体神経栄養因子など）が関わっていると考えられ，いまだにその全容は明らかとなっていないが，再生医療への応用にむけて盛んに研究が行われている．

3) ニューロンのプログラムされた細胞死

神経幹細胞からニューロンやグリアに分化する際にタンパク性因子が関係することは上に述べた．これに加えて神経栄養因子はニューロンやグリアの生存維持にも関与する．**Levi-Montaltini** と **Booker** は，神経成長因子（NGF）の抗体を齧歯類新生児に注射することによって交感神経節ニューロンの細胞数を大幅に減少させることに成功した[2]．細胞培養による実験などによって，NGF の減少が交感神経節ニューロンの細胞死を誘導することが確かめられ，すなわち，この量によって神経細胞の生存が保証される，いわば生存因子であると考えられた．その後，NGF の作用は感覚ニューロンや前脳基底核にあるアセチルコリン作動性ニューロンについても生存効果があることが確かめられ，比較的広範にニューロンの生存に関わることが考えられた．特にアセチルコリン作動性ニューロンへの NGF

の作用と脳の老化に関わる障害との関連が示唆されている．前脳アセチルコリン作動性ニューロンは，その軸索を広範な大脳皮質領域と海馬領域に投射していることがよく知られている．NGFはこうした脳領域，すなわち標的器官で産生され，そこへ投射する軸索を逆行性に運ばれ，あるいはまた，軸索終末にあるTrk A受容体に結合することによってアセチルコリン作動性ニューロンの細胞の生存を維持していると考えられる．そのため長い軸索を切断すると，これらのニューロンは細胞死を起こす[3]．アルツハイマー病は初老期より急速に，また重篤なぼけ症状を引き起こす神経難病であるが，こうした患者脳においてアセチルコリン作動性ニューロンの減少と大脳のアセチルコリン量の低下が，ぼけ症状に密接な関係があることが知られている[4]．NGFはアセチルコリン作動性ニューロンの生存を促すことから，こうした病気の治療薬になるのではないかと考えられている*．NGFが枯渇することによって起こるニューロンの死はプログラム細胞死，つまりアポトーシスであるとされる．しかし最近，不活型NGFがTrk Aに結合することによって，さらに積極的に細胞死を引き起こしているとする説も出されている．

現在，NGFを代表とする神経栄養因子によってニューロン数は維持されていると考えられているが，そのほかにも脳由来神経栄養因子，ニューロトロフィン，毛様体神経栄養因子，FGF（線維芽細胞成長因子）など，さまざまな栄養因子が神経系の生存維持に関わっている．培養下にあるニューロンから神経栄養因子を欠乏させることによってアポトーシスを誘導することができる．神経栄養因子が結合するのはチロシンキナーゼ型の受容体である．栄養因子が在る状態では受容体チロシンキナーゼがホスファチジルイノシトール-3′-キナーゼを活性化し，いくつかの過程を経て細胞死防御因子Bcl-2の活性をON状態にしている．しかし，栄養因子が枯渇するとこのシステムは働かなくなり，Bcl-2の活性はOFF状態とな

---

* アセチルコリン作動性システムの賦活という意味から，アセチルコリンの分解系であるエステラーゼを阻害する薬剤は実際にアルツハイマー治療薬として用いられている．これはアセチルコリンの分解を抑え，その受容体への結合を高めることによって一過的ではあるが，ぼけ症状の改善を行うものである．

って栄養因子受容細胞は死に至ると考えられている[5]．

4) ニューロンの突起伸展と回路形成

　神経回路網の形成メカニズムは必ずしもよく分かっていないが，これまでの研究では化学物質による軸索成長端の誘導とガイダンスがあることに関しては異論がない．この仮説は1960年代にスペリーによって提唱された（化学親和説）．当初，軸索を誘引する物質にのみ注目が集まったが，成長円錐が組織へ近づくことに反発する因子も発見され，きわめて巧妙に軸索誘導されることが分かってきた．誘導のメカニズムは大別して2種ある．1つはあるターゲットに対して向かわせる大まかな軸索ガイド分子からなり，化学的誘因と反発および接触性誘因と反発に関わる分子群がこれを行っている．もう1つは軸索端がターゲットの近くまで来たとき，部位マップや層構造を形成するメカニズムである．網膜神経節細胞から視蓋(しがい)に順序よく並んでいる網膜視蓋投射マップがタンパク質発現の濃度勾配によって行われているメカニズムがこれにあたる．脳内にも規則正しい層構造や機能マップが存在することはよく知られているが，こうした部位でもこのシステムが働いているものと考えられる[6]．部位マップに関係する分子および層構造の形成に関係する分子については盛んに研究されているが，まだあまり明確ではない．

　軸索ガイド分子としては細胞接着分子，Eph（erythropoietin-producing hepatoma）リガンド，セマフォリン，ネトリン，神経栄養因子などがあげられる．このうち神経栄養因子は突起伸展を促進するが，軸索を誘導するという機能については現在否定的である．例えばNGFは確かに培養交感神経ニューロンに対しては突起の伸展も促すが，方向性について決定するという報告はない．むしろ前述したように，特定のニューロンに対する生存維持機能をもつ分子としてとらえられている．一方，軸索誘因物質あるいは反発物質としてはネトリンが有名である．底板（図2.29）から分泌されたネトリンは腹側から背側にかけて濃度勾配を形成する．そのため翼板に発生してくる一部ニューロンに対しては誘因作用をもち，腹側方向へ誘導する．一方，基板に発生してくる一部のニューロンに対しては反発活性をもち，そのため滑車神経線維は背側に大きく振れることになる．

5) シナプス形成

シナプス形成は成長円錐とシナプス後細胞の最初の出会いから，接触し，成熟シナプスの完成までの複雑な過程を示す．中枢神経系におけるシナプス形成については，まだあまり研究が進んでいない．しかし，神経筋接合部でのシナプス形成については，すでに多くの知見が蓄積されている．発達中の運動ニューロンは脊髄の腹側部において前根を形成し，これも発達中の骨格筋組織（筋板）へと向かう（図2.29）．効果器である筋板に成長円錐が到達すると，シナプスの形態をとらないにもかかわらず，すぐさま原始的な伝導が始まる．このとき接触するよりも以前から伝達物質であるアセチルコリンが放出されている．同時期に筋板にある筋細胞もアセチルコリン感受性を持つようになっており，筋細胞表面に分散していたアセチルコリン受容体が凝集してクラスターを形成するようになる．このクラスター形成に関係する分子として前シナプス部位から放出されるアグリンがある［2.2.2項6)］．こうしてアセチルコリン受容体は筋終板に凝集し，成熟シナプスとなる．

このシナプス形成過程において1本の筋細胞は複数の過剰な軸索から支配を受ける．しかし，これは成長の過程で軸索同士の競争により，1本の軸索が選別され，1本の軸索が1個の筋細胞と筋終板を形成することになる．この競争には筋肉が適当量の栄養因子しか放出せず，軸索の中でも独占したものが生き残るとする説がある．

2.5.2 脳の老化と病気

すべての動物は老化し，やがては死んでゆく．老化には身体の細胞，各器官の摩耗説や中枢神経系の機能低下説などがあるが，最近，ある特定の遺伝子がヒトの老化や寿命もある程度は決定していると考えられるようになってきた．例えば1日当たりの総カロリー摂取量を制限することによって線虫，ショウジョウバエ，齧歯類およびサルにおいて明らかな寿命延長効果があることが知られる．線虫，ショウジョウバエなどの動物では共通してインスリン様因子受容体を介したシグナル伝達系が重要な役割を果たしていることが確かめられており，哺乳類においてもインスリンシグナ

ル伝達系が重要視されている．なぜカロリー制限によって寿命が伸びるのかは，これからの研究を待たなければならないが，1つにはエネルギー代謝が盛んになればなるほど酸化ストレスの影響を受けやすいことが指摘されている．ラット脳においてはカロリー制限することによって中枢セロトニンレベルが低下し，線条体のドーパミン受容体の老化による結合能低下を抑えることが分かっている（2.5.3項参照）．また老齢ラットにおいても迷路学習が改善されると言う[7]．

　酸化ストレスが脳のニューロンやグリア細胞にももたらされているのであろうか．病的な脳においてはこうした酸化ストレスの影響があるとみられている．中枢神経系の特定ニューロンが進行性に脱落してゆく神経難病がいくつか知られている．アルツハイマー病は重い痴呆をともなう神経難病の1つであるが，脳内に老人斑と神経原線維変化という特徴的な病理所見を示し，アミロイドβタンパク質の異常蓄積がこうした病理所見と痴呆を引き起こすと考えられている．そのなかで前述したように，前脳基底核にあるアセチルコリン作動性ニューロンは特に著しく影響を受け細胞死を起こす．脳虚血のように血管系がなんらかの理由で障害され，脳細胞への酸素や栄養の供給が著しく阻害されたときにも脳に重大な酸化ストレスをもたらす．これは特定のニューロンに小胞体ストレスという現象を引き起こす．細胞はニューロンに限らず，タンパク質の生産の過程で品質をチェックし不良タンパク質をつくらないようにしており，細胞体へのストレスがこうしたタンパク質合成系の中の品質管理システムに重大な問題を生じさせる．その結果，ニューロンは正常な働きができなくなりアポトーシスを誘導して，孤発性のアルツハイマー病となると考えられる．また家族性アルツハイマー病においては，アミロイド前駆体タンパク質，プレセニリン1，2などの遺伝子変異が認められる．この変異タンパク質の産生はやはり小胞体ストレスを引き起こす．異常なタンパク質の産生によりアミロイドβタンパク質のような異常タンパク質の凝集と蓄積が起こり，これが小胞体のタンパク質合成系の品質管理システムを障害することによって，次第にニューロンのアポトーシスを誘導するようになる．アルツハイマー病に加えてパーキンソン病，ハンチントン病など神経難病の多くが，

こうした小胞体でのタンパク質の品質管理システムの異常により発症するのではないかと考えられるようになってきている[8]．

では，健康な老人の脳ではどうなっているのであろうか．アミロイドの沈着による老人斑は，ぼけ症状も示さずに亡くなった健康な老人にも認められることが明らかになっている．したがって，程度の差はあるものの加齢によるタンパク質の品質管理システムの摩耗ということは起こり得ることなのであろう．

2.5.3 老化とニューロンの減少

高齢になるとヒトでは脳の容積は減少し，脳室は拡大する傾向にある．一般的にニューロンはどんどん減っていくといわれるが，大脳皮質においては大型のニューロンは萎縮するものが多くなり，したがって小型のニューロンの比率は多くなるものの，ニューロンの総数としては，実際にはあまり変化はしていないようである[7]．それに対し，中脳の黒質ニューロンをヒトで測定した結果では直線的な減少傾向にあり，50代のヒトでは子供に比べ3割から4割も減少する．80歳を越えると6割以上なくなってしまう．こうした細胞数の変化は必ずしも機能的変化を示すものではないが，黒質ドーパミンニューロンの終末領域である線条体ドーパミン量，受容体結合能は同様な減少が見られる．したがって，ある特定の脳部位においては老化とともにその機能は低下するものであるかもしれない．しかし，黒質の細胞数の減少については環境要因があるのではないかとの指摘がある．黒質ドーパミンシステムの病的な低下は，パーキンソン病としてよく知られている．一方，PETを用いて測定されたヒト脳のエネルギー代謝の変動は，年齢との相関関係は見られなかった[7]．また，知能とグルコース代謝にも相関は見られなかったと言う．このように老齢脳においても正常なヒトでは特に生化学的あるいは生理学的な顕著な変化があるわけではない．健康な老人の精神活動が極めて活発であることは経験的に知られているが，健康な老化と上記で述べた病的老化とは当然のことながら分けて考える必要があろう．

引 用 文 献
1) 佐野　豊：神経解剖学，p.91, 南山堂（1978）
2) R. Levi-Montaltini and B. Booker : *Proc. Natl. Acad. Sci. USA*, **46**, 387 (1960)
3) F. Hefty *et al.* : Brain Cholinerigic Systems, M. Steriade and D. Biesold eds., p.173, Oxford University Press, Oxford (1990)
4) R. Becker and E. Giacobini : Cholinergic basis for Alzheimer therapy, Birkhauser, Boston (1991)
5) 金沢一郎：現代医学の基礎―脳神経の科学Ⅵ, 久野　宗，三品昌美編，p.163, 岩波書店（1998）
6) 津本忠治：現代医学の基礎―脳神経の科学Ⅵ, 久野　宗，三品昌美編，p.89, 岩波書店（1998）
7) C. W. Cotman and C. Peterson : Basic neurochemistry, G. Siegel *et al.* eds., p.523, Raven Press, New York (1989)
8) 今泉和則：細胞工学，**21**, 38（2002）

（塩坂貞夫）

2.6　脳の発達と栄養

　栄養不足は世界から一掃されたわけではなく，今なお貧困な多くの開発途上国や戦火に見舞われている国・地域では深刻な問題である．栄養不足は，自分で食べることのできない乳幼児に主に障害が現れるが，子供たちは，将来その国をリードする財産である．人間性を支配している脳の発育が，栄養不足により障害を受けるならば，しかも，その障害が回復不可能であるならば，その国の将来をも決定してしまう重大事である．本節では，栄養不足と脳の発育との関係を取り扱う．

2.6.1　栄養不足と脳の発達

　食糧が不足した場合，その影響は，いつも発育盛りの乳幼児に強く現れる．食糧不足による栄養欠乏により，乳幼児には色々な病状が現れ，それは幾つかに分類されている．乳児栄養障害症としては，乳児栄養失調症と下痢を起こす乳児下痢症（乳児消化不良症）である．いずれも母乳が不足

したり，十分な離乳食が与えられない場合に起こる．このような栄養不足の乳児は，抵抗力が弱いため，ちょっとした感染で発病したり，あるいは栄養不足を補うために流動食やミルクを与えると下痢を起こし，消化不良による症状が悪化して死に至ることもある．栄養失調症（malnutrition, protein-calorie malnutrition）には，全ての栄養素が不足した場合（カロリー不足）に見られるマラスムス（marasmus）と，主にタンパク質不足により引き起こされるクワシオルコル（kwashiorkor）とがある．脳の発育や機能化には，当然，栄養は重要であり，これら極度の栄養失調症の場合には，脳に何らかの障害が起こる可能性がある．クワシオルコルで死亡した子供の脳細胞中のDNAは，明らかに低下しているとの知見があり，また動物実験でも，低栄養で飼育した場合には，脳の色々な部位でDNAが減少し，脳細胞数も減っている[1]．DNAは遺伝情報を担っており，また，細胞数の低下は知能の発育低下に関係している．そこで，脳の発育に対する栄養因子の関わりを見てみると，ニューロン数，ニューロンの大きさ，樹状突起と軸索の発達，シナプス性結合の発達，神経伝達物質の生産，グリア細胞の発達，軸索のミエリン化などへの影響が考えられる．栄養不足のしわ寄せは，特に乳幼児に現れるが，一方，ヒトの脳の発育は，妊娠末期と出生後の数か月の時期に最も急速に行われるので，その時期の栄養不足は脳の発育にとっては深刻である[2]．

2.6.2 脳の発育期での影響

胎児は母体に守られており，ある程度の栄養不足に対しては母体に蓄えられた栄養素を利用するが，厳しい栄養不足状態になれば母体も胎児もともにその影響を受ける．妊娠ラットに低エネルギー食，または低タンパク質食を与えると，生まれた仔ラットの体重や脳重量は小さく，ニューロン（神経細胞）やグリア細胞数も低下し，また，ニューロンの機能化や樹状突起の発育が障害を受けていた．図2.30に示したように，脳の発育期に起こったこれらの障害は，出生後の栄養状態が回復しても消失しなかった．また，出生前ならびに出生後の栄養不足は，さらに脳細胞数の低下を引き起こした[3-5]．Winickらは，脳発育に及ぼす初期の栄養不良の影響を乳児

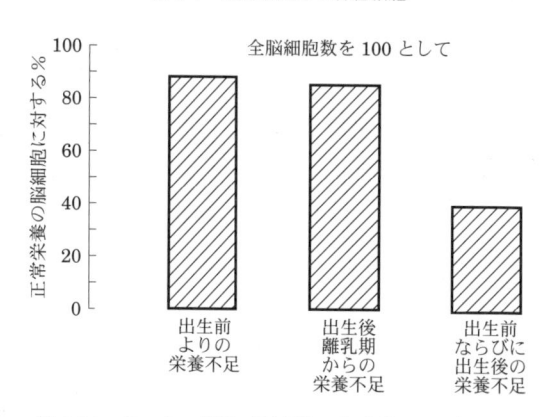

図 2.30 ラットの栄養不足が脳の細胞数に及ぼす影響

(縦軸: 正常栄養の脳細胞に対する%、横軸: 出生前よりの栄養不足／出生後離乳期からの栄養不足／出生前ならびに出生後の栄養不足、全脳細胞数を100として)

で調べた[6]. すなわち，マラスムスで亡くなった乳児の脳重量は低下し，総タンパク質，DNA，RNAなどの成分も減少していた．DNA量の減少は，ニューロンやグリア細胞数の低下を示しており，脳機能への何らかの障害が考えられる[1]．

2.6.3 脳機能の充実期での影響

脳は授乳期に脳の大きさや血液脳関門などが形成されるが，離乳期になっても，さらに脳は成長を続け，また，脳の各部位での機能化が充実する．脳の細胞数では，ニューロンはすでにつくられているので，出生後の栄養不足は数の減少を引き起こさないが，グリア細胞数は低下する．ニューロンからは樹状突起などが成長し，グリア細胞などが増加する．また，軸索のミエリン化は，この時期に盛んに行われるので，この時期の栄養不足は脳の情報処理機構の確立のためには良くない[3,5]．一方，脳が成熟した後では，脳は再生の利かない臓器として知られているので，栄養不足の関与する余地はないように思われる．しかしながら，後述するように脳内の代謝は常に行われており，また，情報伝達のための神経伝達物質の合成も頻繁に行われている．例えば，成熟ラット[6]あるいは加齢ラット[7]においても，食餌タンパク質の量的・質的な変化に対応して，脳内タンパク質合成は変動する．また，食餌炭水化物やタンパク質の摂取により脳内セロトニ

ン量が変化する[8].

引用文献
1) M. Winick and P. Rosso : *Pediatr. Res.*, **3**, 181 (1969)
2) J. Dobbing : The Biology of Human Fetal Growth, D. F. Roberts and A. M. Thompson eds., p. 137, Taylor and Francic, London (1976)
3) T. S. Nowak and H. N. Munro : Nutrition and the Brain, Vol. 2, R. J. Wurtman and J. J. Wurtman eds., p.194, Raven Press, New York (1977)
4) M. Winick : Malnutrition and Brain Development, Oxford University Press, New York (1976)
5) O. Spreen *et al.* : Human Developmental Neuropsychology, Oxford University Press, New York (1984)
6) H. Yokogoshi, K. Hayase and A. Yoshida : *J. Nutr.*, **122**, 2210 (1992)
7) H. Yokogoshi *et al.* : *Biosci. Biotechnol. Biochem.*, **66**, 351 (2002)
8) J. D. Fernstrom and R. J. Wurtman : *Science*, **178**, 414 (1972)

〔横越英彦〕

第3章 脳機能を支える栄養素

3.1 炭水化物

3.1.1 脳のエネルギー源はグルコース

　生体内でエネルギー源として利用されるのは，炭水化物，脂肪，タンパク質などであるが，多くの臓器ではこれら全てを利用できるのに対し，脳は基本的にはグルコースしか利用できない．しかも，エネルギー生成系は好気的条件下（有酸素条件）で行われる．また，脳のグルコース消費は大きく，例えば安静時の各臓器別のエネルギー消費量を比較すると，脳は体重の2％程度の重量であるにもかかわらず，体全体のエネルギー消費量の20％弱を消費する．骨格筋は体重の約50％を占めているが，エネルギー消費量は脳とほぼ同じである．特に，出生直後の新生児の場合，脳のエネルギー消費量は生体の全エネルギー消費量の約半分にあたる．このことから，脳は多くのグルコースを必要とし，エネルギーを消費していることが分かる．なぜ，脳がこれほどまでに多くのエネルギーを消費するのかその理由は明らかではないが，脳は睡眠時も休むことなく機能する高次の情報中枢機構であり，電気化学的活動や分子レベルでの活動，また，精神活動などにもエネルギーを必要としている．消費エネルギー量の約80％はナトリウムイオン（Na^+）やカリウムイオン（K^+）を能動輸送するイオンポンプが消費すると考えられている．また，グルコースはエネルギー源としてだけでなく，脳内神経伝達物質のアセチルコリンなどの合成にも素材として利用される．

　摂取されたグルコースは，比較的速やかに代謝利用されるが，利用されなかったグルコースは，体内で貯蔵型のグリコーゲンとして，主に肝臓と骨格筋に蓄えられる．そして，グルコースが必要なときに，グリコーゲン

は一連の酵素群により分解され供給されるが，骨格筋には変換酵素の1つであるグルコース–6–ホスファターゼ（glucose–6–phosphatase）が欠損しているため，脳へのグルコースの供給に重要なのは肝臓のグリコーゲンである．血液中のグルコース濃度（血糖値）は，ほぼ一定に保たれているが（65～105mg/dL），これは脳への絶え間ないエネルギー供給の必要性からである．そのようなことから，脳のグルコース消費量は，成人の場合1日当たり約120gといわれる．

グルコースやグリコーゲンは脳に蓄えることができないため，また，グリコーゲンとしての体内の貯蔵量にも限りがあるため，血糖値が著しく低下しないように，食事から炭水化物を摂取しなければならない．効率よくエネルギーを供給するには，1日に三度の食事をとる必要があるともいわれている．また，脳のエネルギー消費量の高い子供においては，食事だけでなく，適度な間食を摂ることも必要である．また，神経細胞において，グルコースから効率よくATPを生成するには，ビタミンB_1，ビタミンB_2，ニコチン酸などが必要であり，バランスの良い食事を心がける必要がある．

グルコースの供給が不十分な場合には，また，利用することのできるグリコーゲンが枯渇したときには，肝臓や腎臓における糖新生によってグルコースが合成され供給される．乳児では，乳汁中の乳糖がグルコースの供給源となっている．一方，絶食などの飢餓状態下では，脂肪酸の代謝産物であるケト酸が利用される．

脳の働きとエネルギー消費との関係はあるのだろうか．Benedict[1]は1933年，頭脳労働として簡単な計算を暗算で1時間行わせた結果（筋肉運動の極力ない条件下），基礎代謝量は3～4％増加したと報告した．この時代は，エネルギー代謝は古典的な呼吸熱量計を用いて測定していた．しかし最近では，血液中のグルコース消費の直接的な分析が可能であり，また，CT（computed tomograph）などの高度の情報解析装置が開発されているので，将来的には，脳機能とエネルギー消費との関連が解明されるかも知れない．

3.1.2 炭水化物摂取と脳内神経伝達物質

FernstromとWurtmanは,炭水化物あるいはグルコースをラットに与えると,脳内セロトニンが有意に増加することを見出した(表3.1)[2-4].一方,18%カゼインを含むタンパク質食の場合には,逆にセロトニン濃度は低下した.そもそも,セロトニンはトリプトファンを前駆物質としているため,タンパク食の場合に増加し,炭水化物の摂取で低下すると考えられるが,結果は逆であった[5].また表3.2に示したように,この現象は2.5%ほどのわずかなタンパク質の添加でも観察された[6].そこで,両群での血中インスリン,アミノ酸,および脳内トリプトファン濃度を測定し,図3.1の模式図に示す結論を得た[7].すなわち,炭水化物を摂取したときには血糖が増加し,それに伴い膵臓からのインスリン分泌が亢進し,血中インスリン濃度が増加する.インスリンは糖代謝を亢進するが,アミノ酸のタンパク質合成などへの利用も促進する.その結果,血中アミノ酸の中で,主にタンパク質合成などに利用される分岐鎖アミノ酸などが顕著に低下するなど,アミノ酸組成が変化する.トリプトファンは,血液脳関門において分岐鎖アミノ酸などと拮抗するが,炭水化物の摂取によりこれらのアミノ酸が相対的に低下することから,結果としてトリプトファンは脳内に取り込まれやすくなる.その結果,脳内トリプトファン濃度が増加し,

表3.1 炭水化物摂取後の脳内セロトニン量の変化[4]

	飼料摂取後の時間 (h)			
	0	1	2	3
血中トリプトファン (µg/mL)	10.86±0.55	13.56±0.81*	14.51±0.70*	13.22±0.65*
脳内トリプトファン (µg/g)	6.78±0.40	8.32±0.63*	11.24±0.52*	9.81±0.50*
脳内セロトニン (µg/g)	0.549±0.015	0.652±0.046	0.652±0.012*	0.645±0.017*

* 0時間群と比較して有意差あり ($p<0.05$).

表3.2 食餌タンパク質量による脳内セロトニン量の変化[6]

	絶食	70%デキストロース			
		0%カゼイン	2.5%カゼイン	5%カゼイン	10%カゼイン
セロトニン (µg/g)	0.482	0.527	0.515	0.403	0.390
5-ヒドロキシインドール酢酸 (µg/g)	0.378	0.491	0.385	0.338	0.341

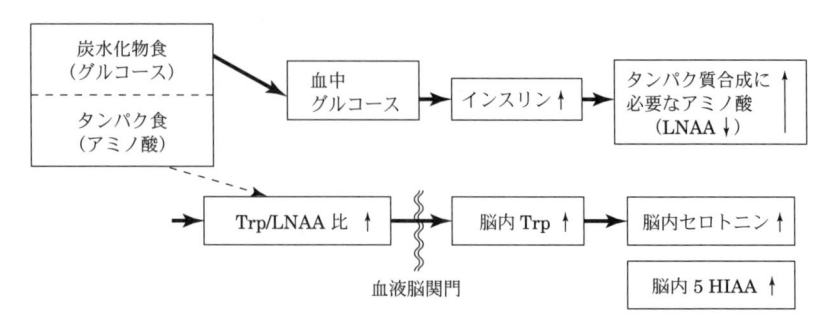

図 3.1 炭水化物食とタンパク食の違いによる脳内セロトニン濃度の変化
Trp：トリプトファン，LNAA：長鎖中性アミノ酸，5 HIAA：5-ヒドロキシインドール酢酸．

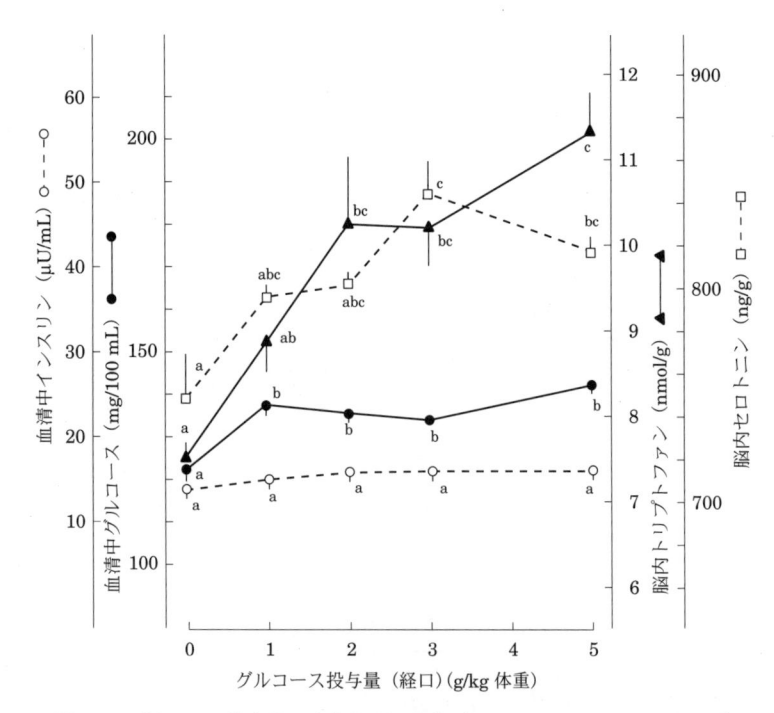

図 3.2 グルコース投与量の変化による血中グルコース，インスリンおよび脳内トリプトファン，セロトニン濃度への影響
1群6匹のラットのグルコース投与2時間後の測定値．垂直の線は平均値の標準誤差およびa～cに有意差のあることを示す（$p<0.05$）．

それから合成されるセロトニン量も増加する．彼らは，この理論を裏付けるためにインスリンを投与したときにも，同様の結果を得ている[8]．著者らは，グルコースの投与量を変化させ，投与2時間後の血中グルコース，インスリン，脳内トリプトファン，セロトニンについて測定し，段階的な変動を確認した（図3.2）[9]．また，血中インスリン量は，各種の単糖類やデンプンの摂取により異なる．そこで，グルコース，フルクトース，コーンスターチ，ポテトスターチ，ライススターチ，サツマイモスターチ，小麦スターチを用いて，血中インスリンと脳内セロトニンとの相関を調べた（表3.3）．その結果，ポテトスターチ摂取は，血中インスリンおよび脳内セロトニンを増加させやすいことが分かった[10]．インスリンが分泌されない場合として，ストレプトゾトシン糖尿病モデルラットに対する炭水化物投与の影響[11]，あるいは，インスリンと同様の生理作用を示す成長ホルモンを投与した場合の影響などについても検討し[12]，上の理論の正しいことを実証した．

表3.3 各種デンプンおよびフルクトースの血中グルコース，インスリンおよび脳内5-ヒドロキシインドール濃度への影響（ラット）[*1]

群 炭水化物	血　清		脳		
	グルコース (mg/100mL)	インスリン	トリプトファ	セロトニン (ng/g)	5-ヒドロキシインドール酢酸 (ng/g)
実験 1					
1. 絶食	126.5± 3.6[*2a]	21.0±2.0^a	4.1±0.1^a	554±12^a	409±17^a
2. コーンスターチ	216.7± 7.6^{bc}	46.7±2.1^b	5.7±0.4^b	633±12^b	554±16^c
3. ポテトスターチ	227.7± 6.8^c	66.7±4.0^c	6.6±0.3^{bc}	635± 9^b	534± 5^{bc}
4. ライススターチ	228.4±11.2^c	65.2±6.7^c	6.1±0.4^{bc}	613±15^b	526± 5^{bc}
5. サツマイモスターチ	204.2± 4.8^b	58.0±4.1^{bc}	6.8±0.2^c	617± 3^b	530±17^{bc}
6. 小麦スターチ	214.1± 4.2^{bc}	62.5±6.6^c	6.0±0.2^{bc}	617± 6^b	503± 2^b
実験 2					
1. 絶食	117.4± 2.1^d	16.3±1.3^c	5.5±0.2^c	520±19^b	486±16^c
2. グルコース	173.4± 8.3^b	31.9±2.4^b	9.1±0.6^b	607± 9^a	564±11^b
3. フルクトース	147.7± 5.8^c	20.4±1.9^c	7.1±0.4^c	546± 7^b	486± 7^c
4. コーンスターチ	193.9± 6.9^a	40.0±3.3^a	11.1±0.9^a	649±14^a	652±20^a
5. ライススターチ	178.9± 7.0^{ab}	41.5±2.1^a	10.0±0.7^{ab}	601±22^a	636±20^a

[*1] デンプンまたは単糖をラットに与えて2時間後に測定（試験開始時の平均体重89±2g）．
[*2] ラット1群5〜6匹の平均値±SEM．各実験において縦列中，異なる添字（a〜d）の群間で有意差のあることを示す．Duncan検定（$p<0.05$）．

3.1.3 炭水化物摂取と脳機能

1) グルコース投与と注意力

グルコース摂取と注意力について,Keulは興味深い実験を行った[13].すなわち,空腹状態とグルコースを供給した状態とで,車のスピードの加速と事故率との関係を調べた.車のスピードを上げれば,ちょっとした不注意が事故につながるが,その際にグルコースを予め与えておくと,事故の発生頻度が必ずしも増加しなかった.このことは,グルコースが脳のエネルギー源として作用していると同時に,脳機能の面でも注意力や集中力を増しているように思われる.

2) 朝食摂取と脳機能

寝ている間にも脳はエネルギーを消費するため,朝目覚めたときには,脳へのエネルギー供給は少なくなっている.我々の食事は,一般的には約6割ほどが炭水化物であり,脳へのグルコース供給のためには,朝食を摂ることは必要である.朝食の摂取の有無と脳の働きとに関する研究は多い.香川らは,大学生の朝食の欠食と試験成績との関係を2年間にわたり調査した[14].その結果,朝食を欠食した学生では,摂った学生よりも平均点でも成績順位でも,有意に劣っていた(表3.4).成績の上位および下位の20名について,摂食および欠食を調査した結果,成績の良かった学生でも朝食を摂らない者が半数ほどいたが,逆に学業成績の悪かった学生では,多くが朝食欠食者であった(表3.5).Pollittらは,9歳から11歳の子供を,知能指数(IQ)が112以上(平均129.5)とそれ以下(103.0)の2群に分け,さらに朝食を食べたときと食べなかったときの試験成績(知能指数を調べるときのテスト)を比較した[15].その結果,IQの高い子供よりも

表3.4 朝食欠食者と摂取者の学業成績[14]

	欠 食 者	摂 取 者	p
[1978年]			
学業成績	71.51± 5.50	75.74± 5.35	<0.01
成績順位平均	58.1 ±29.8	35.9 ±29.6	<0.01
[1979年]			
学業成績	72.97± 4.53	75.29± 4.66	<0.02
成績順位平均	59.4 ±30.61	44.1 ±28.9	<0.02

表 3.5　成績上位者と下位者の比較[14]

	成績上位群（20名）	成績下位群（20名）	有意性
[1978年]			
朝食摂取者	8	1	$p<0.01$
朝食欠食者	12	19	
[1979年]			
朝食摂取者	10	3	$p<0.02$
朝食欠食者	10	17	

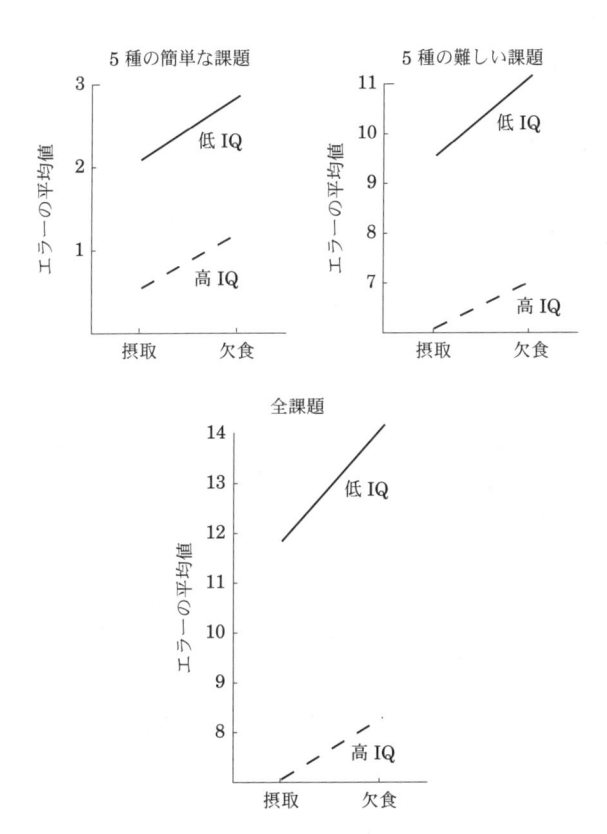

図 3.3　高IQおよび低IQの子供における朝食を食べた時と欠食時の類似図形組み合わせ試験の平均得点[15]

低い子供の方がエラー（間違い）頻度が高い（図3.3）．一方，どちらの群においても，朝食を摂取したときの方が顕著にエラー頻度が低く，逆に朝

食を取らないと間違いの回数がふえた.

　炭水化物をラットに投与すると，脳内セロトニンは顕著に増加することを前述した．セロトニンは，神経伝達物質として多くの脳機能や行動に影響を及ぼしていると思われる．その機能の1つとして，セロトニンは脳を休める働きを有する物質，あるいは睡眠物質とも考えられている．Springらは，18～65歳の184人の健常な大人を対象に，高炭水化物-低タンパク質食，あるいは高タンパク質-低炭水化物食を摂取したときの2時間後の注意力を測定した[16]．その結果，40歳未満の場合には，朝食に高炭水化物食を摂取すると，高タンパク質食を摂取した場合と比較して注意力が低下し，一方，40歳以上の場合には，昼食に高炭水化物食を摂取すると午後は著しく注意力の低下することを認めた（図3.4）．この研究結果は，それまでの食事歴は一切関係せず，たった一度の食事が脳機能に対して影響を及ぼすことを示している．それゆえ，試験に追われる学生の場合，朝食に何を食べるかということが，午前中の脳の働きに多少とも影響を及ぼす可能性がある．

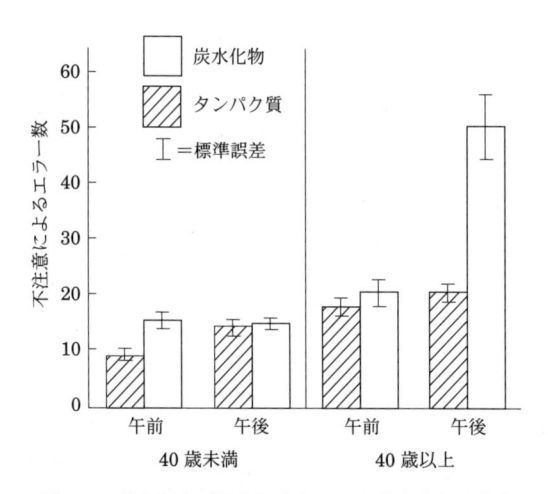

図3.4 朝食および昼食に高タンパク質食または高炭水化物食を摂取した場合の40歳以上と40歳未満の人の注意力試験（dichotic shadowing errors）の平均値

炭水化物は，脳のエネルギー源として重要であるばかりでなく，脳内神経伝達物質の代謝や行動（脳機能）へも影響を及ぼすことが明らかとなった[17]．また，炭水化物の種類によっても影響の仕方は異なる．ショ糖などの精製された炭水化物か，あるいは非精製（粗）炭水化物を摂取するかによって，精神活動にまで影響を及ぼす可能性も研究されており，今後の研究成果が楽しみである．

引用文献

1) F. G. Benedict : Rose's Foundation of Nutriton, p.38 (1950)
2) J. D. Fernstrom and R. J. Wurtman : *Science*, **174**, 1023 (1971)
3) J. D. Fernstrom and R. J. Wurtman : *Science*, **178**, 414 (1972)
4) R. J. Wurtman and J. D. Fernstrom : *Am. J. Clin. Nutr.*, **28**, 638 (1975)
5) R. J. Wurtman and J. D. Fernstrom : *Nutr. Rev.*, **32**, 193 (1974)
6) H. Yokogoshi and R. J. Wurtman : *Metabolism*, **35**, 837 (1986)
7) R. J. Wurtman, F. Hefti and E. Melamed : *Pharmacol. Rev.*, **32**, 315 (1980)
8) J. D. Fernstrom and R. J. Wurtman : *Metabolism*, **21**, 337 (1972)
9) H. Yokogoshi, K. Ishida and T. Iwata : *Nutr. Reports Inter.*, **35**, 405 (1987)
10) H. Yokogoshi : *Nutr. Reports Inter.*, **38**, 1239 (1988)
11) H. Yokogoshi, K. Ishida and T. Iwata : *Nutr. Reports Inter.*, **36**, 301 (1987)
12) H. Yokogoshi : *Nutr. Reports Inter.*, **39**, 503 (1989)
13) J. Keul : *Akt. Ernahr. Med.*, **7**, 7 (1982)
14) 香川靖雄他：栄養学雑誌，**38**, 283（1980）
15) E. Pollitt, C. Garza and R. Shulman : Research Strategies for Assessing the Behavioral Effects of Foods and Nutrients, H. R. Liberman and R. J. Wurtman eds., p.132, Center for Brain Sciences and Metabolism Charitable Trust (1982)
16) B. Spring *et al.* : *J. Psychiat. Res.*, **17**, 155 (1983)
17) B. Spring, J. Chiodo and D. J. Bowen : *Psychol. Bull.*, **102**, 234 (1987)

（横越英彦）

3.2 脂　　質

3.2.1　脳の脂質成分

　成人の脳組織では，乾燥重量当たりの脂質の割合は白質（大脳髄質とも言い，脳の中心に近い内部）で55％程度であり，灰白質（大脳皮質とも言い，大脳の表面に近い部分）で30％強である．白質ではリン脂質が25％程度と一番多く，コレステロールと糖脂質は両者合わせて33％弱である．また，コレステロールと糖脂質はほぼ同量含まれている．ところが灰白質では，リン脂質は23％弱で，コレステロールと糖脂質は合わせても10％弱である．このように白質と灰白質では脂質量が異なるだけではなく，その脂質成分の割合も異なっている．特に，白質では灰白質に比べ，コレステロールが2倍程度，糖脂質が6倍程度多くなっている[1]（図3.5）．

　脳の細胞は神経細胞（ニューロン）と支持細胞（グリア細胞）とに分けられるが，その脂質組成には大きな差はなく，リン脂質が大部分を占め，次いでコレステロール，糖脂質の順である．リン脂質中ではホスファチジルコリンが50％強，ホスファチジルエタノールアミンが25％強でその主成分となっている[2]．

　脳細胞内に存在する小器官を遠心分画法により分離した亜細胞画分の脂質組成を見ると，すべての画分で，リン脂質＞コレステロール＞糖脂質の順に多い傾向がある．特に，ミトコンドリア画分では他の画分に比べ，リン脂質が多く，糖脂質が少ない．逆に，核画分ではリン脂質が少なく，糖脂質が多く分布している．また，シナプス画分のリン脂質では，ホスファチジルコリンおよびスフィンゴミエリンの占める割合が多い傾向にある[3]．

　全脳総脂質の脂肪酸組成は，分析法，食飼料の脂肪酸組成，加齢などにより若干変動するが，市販の固型飼料（オリエンタル酵母社製MF）で若いマウスを8か月間飼育した場合，16:0, 18:0, 18:1（n–9）が主たる脂肪酸である．これらの脂肪酸で全脂肪酸の半量を占めている．このほかで多い脂肪酸は，ドコサヘキサエン酸（22:6 n–3, DHA）が11％程度，アラキドン酸（20:4 n–6, AA）が6％程度であり，リノール酸（18:2 n–6, LA）や α–リノレン酸（18:3 n–3, α–LNA）はごく少量認められるのみである．また，

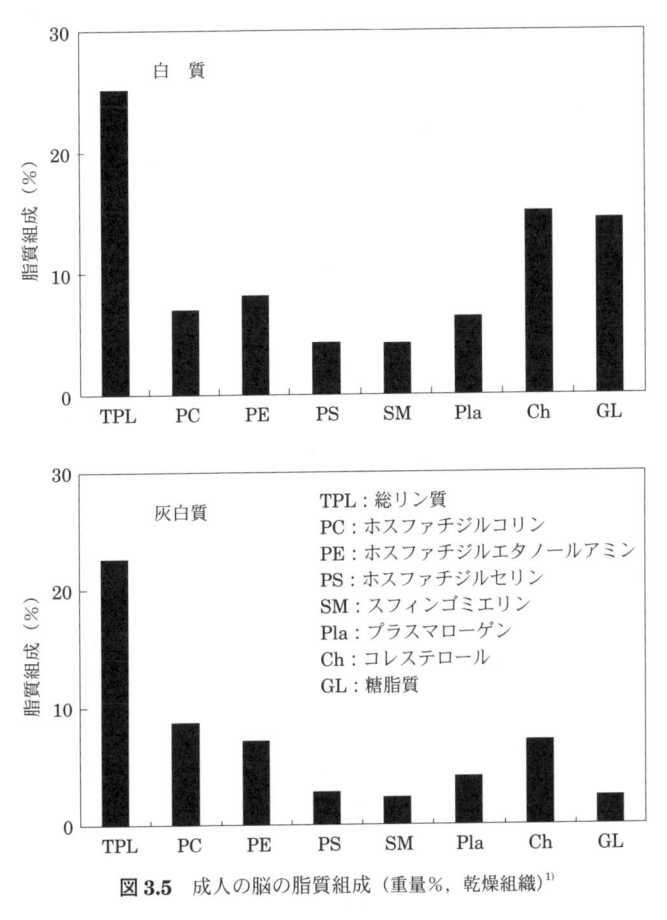

図 3.5 成人の脳の脂質組成（重量％，乾燥組織）[1]

TPL：総リン質
PC：ホスファチジルコリン
PE：ホスファチジルエタノールアミン
PS：ホスファチジルセリン
SM：スフィンゴミエリン
Pla：プラスマローゲン
Ch：コレステロール
GL：糖脂質

エイコサペンタエン酸（20:5 n–3, EPA）はほとんど認められない[4]．

　成人の脳リン脂質の脂肪酸組成を見ると，灰白質では，ホスファチジルコリンに 16:0 と 18:1 の割合が多く，AA や DHA の割合が比較的少ない．しかし，ホスファチジルエタノールアミンやホスファチジルセリンでは 18:0 と DHA の割合が多い．また，ホスファチジルエタノールアミンでは AA の割合が比較的多くなっている．白質では，すべてのリン脂質で 18:1 の割合が多いが，DHA の割合は非常に少なくなっている[5]（図 3.6）．この傾向は他の陸上動物の脳でも同様である[6]．ヒト脳白質のスフィンゴミエリンでも 18:0 と 24:1 の割合が多く，高度不飽和脂肪酸は認められな

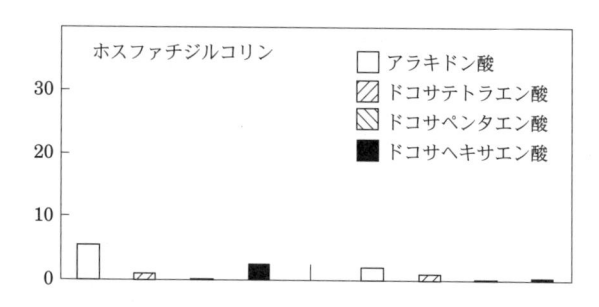

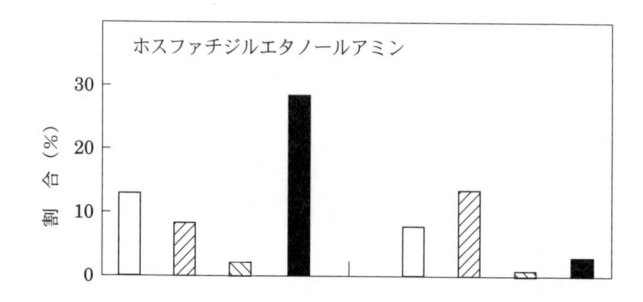

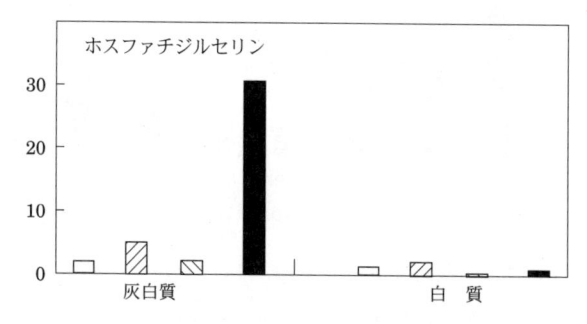

図 3.6 成人の脳リン脂質中の高度不飽和脂肪酸の割合[5]

い.また,ヒト脳白質のセラミドでは 16:0, 18:0, 24:0, 24:1 で 70％以上を占め,高度不飽和脂肪酸は認められていない[7].

ラット脳の亜細胞画分の脂肪酸組成では,ミエリンやミクロソームのリン脂質に比べて,神経終末やシナプス小胞のリン脂質で飽和および一価不飽和脂肪酸の割合が少なく,DHA の割合が多い[8].マウスでは,DHA はミクロソーム画分＞ミトコンドリア＋シナプトソーム画分＞上清画分＞核

画分の順で高濃度に含まれている．しかし，DHA の含有量となると，ミトコンドリア＋シナプトソーム画分＞核画分＞ミクロソーム画分＞上清画分の順である[9]．

　脳神経系脂質の特徴的な成分として，糖脂質であるガングリオシドがある．成人の灰白質のガングリオシド–シアル酸量は白質の場合の数倍である[10]（表 3.6）．また，ガングリオシド–N–アセチルノイラミン酸量は尾状核，前頭葉皮質，鉤，中心後回，視覚領，淡蒼球，視床などに多い[11]．これらの組織中には G_{T1}, G_{D1a}, G_{D1b} が多く，これらのガングリオシドの合計は 80％以上であり，このほか，G_{M1}, G_{Q1} などが含まれている．成人の灰白質と白質とでは，このガングリオシドの組成に大きな違いは認められていないが，G_{M1} が白質で多い傾向にある[12]．また，成熟ラットの脳亜細胞画分のガングリオシドパターンでは，ミクロソーム画分で G_{D1a} と G_{T1} が多く，シナプトソーム画分で G_{M1} と G_{D1a} が多くなっており，ミエリン画分で特に G_{M1} が多く認められる．同様に，ヒト脳白質のミエリン画分には G_{M1} が豊富である[13]．

表 3.6　ヒトおよび動物の灰白質と白質のガングリオシド–シアル酸含量（mg/g, 湿組織）[10]

	灰 白 質	白 　 質
成　　人	0.74～0.92	0.08～0.18
ウ　　シ	1.07	0.33
ネ　　コ	0.36	0.18
ブ　　タ	0.99	0.41
ヒ ツ ジ	1.07	0.34

3.2.2　脳内で合成・分解される脂質
1）　リン脂質[14]

　リン脂質の代謝は神経細胞と支持細胞とではかなり異なっており，神経細胞では支持細胞よりもグリセロリン脂質の代謝回転が速いとされている．このグリセロリン脂質の中でも特に，ホスファチジルコリンとホスファチジルイノシトールの代謝回転が速い．リン脂質はその *de novo* 合成以外に，すでにあるリン脂質相互間で変換反応が生じ，生体膜中のリン脂質が再生されている．なお，この反応は低エネルギーで行われているのが特徴である．

　ラット脳内のコリン化合物はホスファチジルコリンおよびスフィンゴミエリンが大部分であり，コリン，アセチルコリン，CDP コリンは極微量

存在している．ホスファチジルコリンの合成は，コリンキナーゼによりコリンからコリンリン酸，CDPコリンを介して，リン酸転移酵素により行われる．また，ホスファチジルコリンには，リゾホスファチジルコリン，グリセロホスホコリンを介してコリンになる経路と，直接カルシウム依存性の塩基交換反応によりコリンになる経路が存在している．さらに，肝臓でホスファチジルエタノールアミンから脂質結合性のコリンが合成され，血漿中にリゾホスファチジルコリンとして現れ，脳に取り込まれた後，アシル化されてホスファチジルコリンになる．

ホスファチジルセリンの生合成は，唯一，ホスファチジルエタノールアミンのエタノールアミン部分がL-セリンと交換すること（L-セリン塩基交換酵素）によるものである．このL-セリン塩基交換反応にはカルシウムを必要としている．また，ホスファチジルセリンは脱炭酸反応によって，ホスファチジルエタノールアミンになる．

ホスファチジルエタノールアミンは，ホスファチジルセリンの脱炭酸，またはCDPエタノールアミン経路により合成されるが，後者の最終段階に関与する酵素（CDPエタノールアミン：1,2-ジアシルグリセロール・エタノールアミンリン酸転移酵素）の活性は，神経細胞の方が支持細胞の2～3.5倍高いことが報告されている．

脳のグリセロリン脂質の分解過程で重要な役割を演じているホスホリパーゼAは，神経および支持細胞ともにA_1とA_2の活性が存在する．しかし，神経細胞のホスホリパーゼA_1活性は支持細胞の8倍で，ホスホリパーゼA_2活性は5倍とされている．神経細胞のホスホリパーゼA_1は，特にホスファチジルコリンに高い活性を示すが，ホスファチジルセリンに対する活性は低い．また，コリンプラスマローゲンはホスファチジルコリンに対するホスホリパーゼA_1の活性を阻害することが知られている．このホスホリパーゼA_1活性のウサギ脳における亜細胞画分の分布を見ると，神経細胞も支持細胞もミクロソーム画分で最も高く，次いで形質膜画分，ミトコンドリア画分となっている．

ホスホリパーゼCによるミクロソーム画分のリン脂質の分解は，ホスファチジルコリンで80％，スフィンゴミエリンで54％，ホスファチジルエ

タノールアミンで35%,ホスファチジルセリンで21%と報告されている.この作用は,ミクロソーム画分にある膜脂質二重層の外層のリン脂質に限られている.なお,この外層のリン脂質は主としてホスファチジルコリンを含んでおり,内層はエタノールアミン,セリンおよびイノシトールを含んでいる.

　ミクロソーム画分にあり,ホスファチジルエタノールアミンやホスファチジルコリンのリン酸を切り出す酵素であるエタノールアミンリン酸転移酵素とコリンリン酸転移酵素はともに膜内に局在しているが,エタノールアミンリン酸転移酵素は膜の内層に,コリンリン酸転移酵素は外層に位置していると考えられている.これらの酵素によるホスファチジルエタノールアミンとホスファチジルコリンの相互変換は可逆的な反応である.

　プラスマローゲンは,ジヒドロキシアセトンリン酸からアルキル-ジヒドロキシアセトンリン酸を介して,1-アルキル-2-アシル-グリセロリン脂質に不飽和化酵素が作用してできた1-アルケニル-2-アシル-グリセロリン脂質である.

　スフィンゴミエリンは,セラミドとCDPコリンまたはホスファチジルコリンから合成されたり,スフィンゴシル-1-ホスホリルコリンのN-アセチル化により合成される.また,スフィンゴミエリンは,スフィンゴミエリナーゼにより,セラミドとコリンリン酸に分解される.このセラミドはセラミダーゼの作用によってスフィンゴシンと脂肪酸に分解され,そのスフィンゴシンはホスファチジルエタノールアミンやエタノールアミンプラスマローゲンの合成に利用される.また,コリンリン酸はCDPコリンとなりホスファチジルコリンの合成に用いられる.

　脳のミエリン脂質の合成酵素は一般にミクロソーム画分に存在するが,上清画分にも存在するものがある.ミエリンでは,コレステロールエステル化酵素により,コレステロールと脂肪酸からコレステロールエステルが合成され,ホスファチジルイノシトールキナーゼやジホスホイノシチドキナーゼにより,ホスファチジルイノシトールからトリホスホイノシチドが合成される.また,UDPガラクトース:セラミド・ガラクトース転移酵素により,UDPガラクトースとセラミドからガラクトシルセラミドが合

成される．

2) コレステロール[15]

コレステロールは成人の脳に 25g 程度存在するとされ，神経系全体では 33g 程度であると言われている．これは体全体のコレステロール量の約 4 分の 1 に相当する．特にミエリン中には脳の総コレステロール量の 2 分の 1 が存在するとされている．

食物として摂取したコレステロールは，一部吸収され，生体内のコレステロール代謝に組み込まれてゆくが，このコレステロールは成人や成熟した動物ではほとんど脳内に取り込まれないとされている．したがって，脳内のコレステロールはブドウ糖（グルコース）を出発点とし，ブドウ糖からアセチル–CoA ができ，これがアセトアセチル–CoA と反応して HMG–CoA が作られる．この HMG–CoA が HMG–CoA レダクターゼにより L–メバロン酸に変化し，さらに，ATP によりリン酸化され，その後脱カルボキシル化され，2 段階の縮合反応を経てスクアレンになる．そしてスクアレンからラノステロールを介してコレステロールが合成される．

3) 糖 脂 質[16]

脳では，糖脂質の合成はまずスフィンゴ脂質ができ，そのスフィンゴ脂質に糖が結合して生成する．スフィンゴ脂質の合成は，セリンパルミトイル転移酵素によりパルミトイル–CoA と L–セリンが縮合反応して，3–ケトジヒドロスフィンゴシンができることから始まる．この 3–ケトジヒドロスフィンゴシンは，ジヒドロスフィンゴシン，ジヒドロセラミド（N–アシルジヒドロスフィンゴシン），セラミドへと変化する．このセラミドにホスファチジルコリンのホスホコリン基が結合するとスフィンゴミエリンが生成する．また一方，セラミドに UDP グルコースのグルコースが結合してグルコシルセラミドが生成し，これに種々の糖が結合して，種々のスフィンゴ糖脂質が生成する．

この合成反応のうち，セラミドの合成反応までは小胞体膜上の細胞質側表面で行われ，スフィンゴミエリンやスフィンゴ糖脂質の合成はゴルジ体で行われている．したがって，スフィンゴ糖脂質の合成においては，セラミドは小胞体からゴルジ体に移動する．ゴルジ体で合成されたスフィンゴ

糖脂質は細胞質膜脂質二重層の外層に移る．この膜に到達したスフィンゴ糖脂質はエンドサイトーシスで取り込まれると，その一部はリソソームと融合し，分解されるが，大半は初期エンドソームあるいはリサイクリングエンドソームとなって，細胞質膜にもどされると考えられている．

4) 脂肪酸

脂肪酸の合成については，他の臓器と同様，脳でもブドウ糖などから作られるアセチル–CoA からマロニル–CoA を介して，パルミチン酸（16:0）が生成する．このパルミチン酸からパルミトレイン酸（16:1），ステアリン酸（18:0），オレイン酸（18:1），20:1, 22:1, 24:1 などの飽和および一価不飽和脂肪酸ができる．しかし，脳内では n–6 系の多価不飽和脂肪酸である LA，γ–リノレン酸（18:3 n–6, γ–LNA），20:3 n–6，AA や n–3 系の高度不飽和脂肪酸である α–LNA, 18:4 n–3, 20:4 n–3, EPA, 22:5 n–3, DHA を *de novo* 合成することはできない[17]．

これらの脂肪酸の中でも特に，AA の代謝経路については多くの研究が行われている．脳内の AA は，シクロオキシゲナーゼによりプロスタグランジン H_2 に代謝され，これから，プロスタグランジン D_2, E_2, $F_{2\alpha}$ などが生成する．脳では，これらのプロスタグランジンのうち特に D_2 が主要産物となっている．また，脳においてもリポキシゲナーゼが存在し，その AA からの主要産物は 12–ヒドロキシエイコサテトラエン酸（HETE）であり，ロイコトリエンも産生することが明らかにされている．さらに，AA は脳内エポキシゲナーゼにより主として 5,6–エポキシエイコサトリエン酸（EET）および 5,6–ジヒドロキシエイコサトリエン酸（DHET）に代謝される[18]．

3.2.3 食物由来の脳脂質

10 数年前までは「脳の成分は食べ物では変わらない」ということが常識とされてきた．しかし，最近では，極端ではないが，脳の脂質組成が変わり，機能にも影響する食品成分があることが明らかにされている．

卵や大豆のリン脂質には，ホスファチジルコリン（レシチン）が含まれており，このホスファチジルコリンを摂取した場合には，腸管から吸収さ

れる過程でその一部からコリンが生成し,血液中のコリン濃度が上昇することが知られている.また,血液脳関門にコリン輸送体が存在するため,血液中のコリンは能動的に脳内に取り込まれる.この取り込まれたコリンは,神経伝達物質であるアセチルコリン合成の材料となる.しかし,コリンそのものを摂取すると空腸から吸収され,その大部分はベタインやトリメチルアミンに分解され,血液中のコリン濃度の上昇はほとんど認められない.したがって,コリンそのものを摂取した場合には,アセチルコリンの増加は認められない[19].また,摂取したホスファチジルセリンは,腸管からそのまま吸収され,そのままの化学形態で血液脳関門を通過し,脳内に取り込まれ,脳内でホスファチジルエタノールアミンを介してホスファチジルコリンになることから,アセチルコリンを増やし,脳機能に関与する可能性が考えられている[20].

n–6系はLA,n–3系はα–LNAを食物から摂取すると,これらの脂肪酸からそれぞれの系の高度不飽和脂肪酸が脳内でも合成できるとされているが,その合成活性は肝臓に比べると著しく弱い.肝臓などでは,n–6系およびn–3系の高度不飽和脂肪酸を合成し,血液中に放出するので,LAやα–LNAを摂取すると,それぞれの系列の高度不飽和脂肪酸は血液中で増加する.しかし,脳内では,LA, γ–LNA, α–LNA, EPAの割合は少なく,AAとDHAの割合が多い.これには,主として血液脳関門が関与していると考えられている[21].

3.2.4 脳脂質の加齢による変化

ヒトの脳の発達に伴う脂質組成の変化を見ると,総脂質,リン脂質,コレステロールおよび糖脂質の割合は多くなる傾向にある.この傾向は灰白質より白質で強い.白質のコレステロールおよび糖脂質は生後1年のうちに急激に増加し,3歳以後は変化が認められない.また,ヒトの胎児脳では,24週から40週(新生児)にかけて総脂質,リン脂質,コレステロールおよびガングリオシドの割合は,わずかに多くなる傾向がある[22].

ヒト脳リン脂質の脂肪酸組成の加齢による影響を,胎児期(12週)から52歳まで分析したデータによると,若干の変化が認められている.す

なわち，加齢により 16:0 の減少と 18:1 と 20:1 の増加が認められるが，特に DHA は灰白質で増加し，白質で減少する傾向が見られている[5]．しかし，AA や DHA は摂取している食物の脂肪酸組成により影響を受けるので，これらの変化は加齢による変化とは言いきれない．そこで，ラットをほぼ同一の飼料で 3 か月および 19 か月間飼育し，その脳脂質総脂肪酸に占める高度不飽和脂肪酸の割合を比較したところ，3 か月齢のラットに比べ，19 か月齢のラットで AA と DHA の割合が低いことが認められている[23]．

3.2.5 脳機能と脂質栄養

脳神経系細胞の膜脂質二重層は基本的にリン脂質とコレステロールから出来ているため，その疎水性から，外部の環境に対する隔壁となり，内部環境の維持に役立っている．また，この膜は単なる隔壁ではなく，そこには特定の物質を効率的に取り込む輸送機構，神経伝達物質などに対する受容体，受け取った情報を細胞内反応に変化させる機構，神経伝達物質の放出機構，イオンポンプ，膜結合性酵素などが存在している．

神経細胞における神経伝達物質の放出は，シナプス小胞がシナプス前膜と融合する開口分泌（エキソサイトーシス）による．また，シナプス後膜では，前膜から分泌された神経伝達物質を受容体で受け取っている．この一連の機構が膜流動性により調節されている．一般に，コレステロール／リン脂質の比が小さいほど膜流動性が高く，この比は加齢により大きくなり膜流動性は低くなる．また，脂肪酸としては DHA などの不飽和度が高いものを多く含むほど膜流動性が高くなり，スフィンゴミエリンやセレブロシド含量が高いほど膜流動性が低くなる[24]．

食物由来の脂質が脳機能に及ぼす影響については，ホスファチジルコリン，ホスファチジルセリン，高度不飽和脂肪酸について検討した研究成果が報告されている．特に，ホスファチジルセリン（5.1 節）と高度不飽和脂肪酸である DHA （5.2 節）についてはその詳細が後述されるので，ここではホスファチジルコリンについて述べる．前述のように，大豆や卵のホスファチジルコリンを成人が摂取した場合，血中のコリン濃度が上昇

し，摂取後5～6時間でピークをむかえる．電気ショックを用いたマウスの記憶学習能実験では，生後3～6か月のマウスの記憶学習能が最も高く，13か月以後は記憶学習能が低下する傾向にある．そこで，この13か月齢のマウスにコリンを強化した食餌を与えたところ，記憶学習能が3～6か月のマウスと同様なまでに回復し，コリンが欠乏した食餌を与えたものでは23～31か月齢の老齢マウスの記憶学習能まで低下したことが報告されている[25]．また，若齢および老齢マウスに0, 2, 4, 8％の大豆ホスファチジルコリンを含む飼料を4日間与えたところ，若齢マウスでは記憶学習能向上効果は認められなかったが，老齢マウスでは，8％ホスファチジルコリン含有食で記憶学習能の改善が認められている[26]．この場合，記憶学習能の改善がコリンによるものか，ホスファチジルコリンに含まれるα–LNAから生成するDHAによるものか不明である．近年では，遺伝的手法で作製した痴呆マウスに卵のホスファチジルコリン（1日当たり100mg）を飲水にまぜて与えたところ，脳のアセチルコリン濃度が上昇し，記憶学習能の改善が確かめられている．しかし，正常なマウスに同様のホスファチジルコリンを飲水で与えてもアセチルコリン濃度の上昇や記憶学習能の向上は認められていない[27]．また，痴呆マウスを2％卵ホスファチジルコリン含有飼料で約2か月間飼育したところ，その記憶学習能が改善されることが報告されている．この場合も，正常マウスでは8％卵ホスファチジルコリン含有飼料でも記憶学習能の向上は認められていない[28]．そこで，正常な老齢マウスに0, 1, 2.5, 5％の卵ホスファチジルコリンを含む飼料を3か月間与えたところ，2.5および5％の卵ホスファチジルコリンを含む飼料を摂取したマウスで記憶学習能改善効果が認められたが，脳脂質中のDHAやAAの割合には影響がないことが報告されている[29]．このことは，ホスファチジルコリンの脂肪酸ではなく，コリン部分に記憶学習能改善効果があることを示している．また，実験的痴呆症ラットを用いて，2.5g/kg体重（飼料の摂取では3.75％に相当）の卵ホスファチジルコリンをコリンアセチル転移酵素を活性化するビタミンB_{12}とともに摂取させたとき，アセチルコリンの増加と記憶学習能の改善が認められている[30]．

アルツハイマー型痴呆症患者へのホスファチジルコリンの経口投与実験

も行われているが，その有効性は確認されていない[31]．これには，ホスファチジルコリンの投与量や投与期間が十分でなかったことも関係していると思われる．今後の大規模で詳細な研究が望まれる．

引用文献

1) 日本生化学会編：生化学データブック[I]，p.1797，東京化学同人（1979）
2) 日本生化学会編：生化学データブック[I]，p.1799，東京化学同人（1979）
3) 日本生化学会編：生化学データブック[I]，p.1800，東京化学同人（1979）
4) S. Y. Lim et al. : *Nutr. Neurosci.*, **3**, 267 (2000)
5) 日本生化学会編：生化学データブック[I]，p.1808，東京化学同人（1979）
6) 日本生化学会編：生化学データブック[I]，p.1811，東京化学同人（1979）
7) 日本生化学会編：生化学データブック[I]，p.1806，東京化学同人（1979）
8) 日本生化学会編：生化学データブック[I]，p.1815，東京化学同人（1979）
9) H. Suzuki et al. : *Int. J. Vit. Nutr. Res.*, **67**, 272 (1997)
10) 日本生化学会編：生化学データブック[I]，p.1816，東京化学同人（1979）
11) 日本生化学会編：生化学データブック[I]，p.1818，東京化学同人（1979）
12) 日本生化学会編：生化学データブック[I]，p.1819，東京化学同人（1979）
13) 日本生化学会編：生化学データブック[I]，p.1822，東京化学同人（1979）
14) 国下龍英他：蛋白質核酸酵素，**29**，1130（1984）
15) 中川八郎：脳の栄養―脳の活性化法を探る，p.102，共立出版（1988）
16) 花田賢太郎：生化学，**73**，1397（2001）
17) 鈴木平光：老化抑制と食品，p.125，アイピーシー（2002）
18) 清水孝雄，尾藤晴彦：蛋白質核酸酵素，**35**，546（1990）
19) 中川八郎：脳の栄養―脳の活性化法を探る，p.54，共立出版（1988）
20) 中川八郎：脳の栄養―脳の活性化法を探る，p.94，共立出版（1988）
21) 鈴木平光：遺伝，**47**(4)，72（1993）
22) 日本生化学会編：生化学データブック[I]，p.1801，東京化学同人（1979）
23) H. Suzuki et al. : *Mech. Age. Develop.*, **50**, 17 (1989)
24) 安藤　進：蛋白質核酸酵素，**35**，527（1990）
25) R. T. Bartus et al. : *Science*, **209** (11 July), 301 (1980)
26) P. D. Leathwood et al. : *Life Sci.*, **30**, 1065 (1982)
27) S. Y. Chung et al. : *J. Nutr.*, **125**, 1484 (1995)
28) T. Moriyama et al. : *Life Sci.*, **58** (6), PL 111 (1996)
29) S. Y. Lim and H. Suzuki : *Ann. Nutr. Metab.*, **46**, 215 (2002)
30) Y. Masuda et al. : *Life Sci.*, **62**, 813 (1998)
31) 中川八郎：脳の栄養―脳の活性化法を探る，p.55，共立出版（1988）

〔鈴木平光〕

3.3 タンパク質

3.3.1 脳でのタンパク質・アミノ酸の必要性

脳も生体内の1つの臓器であり，他の臓器と同様にすべての栄養素を必要としており，なかでもタンパク質はきわめて重要な栄養素である．タンパク質は脳の乾燥重量の約40％を占め，また，遊離アミノ酸も少なくない．脳において重要な生理機能物質である神経伝達物質は，アミノ酸類やペプチドからなっている（表3.7）．シナプス間隙に放出された神経伝達物質を認識する受容体もタンパク質であり，さらに，シナプシンのように脳にのみ存在するタンパク質もあり，脳特有の機能に関わっている．その他，脳の構造を支えているものをはじめ，多種多様のタンパク質が存在する．脳の機能を担う神経細胞（ニューロン）は，ほぼ胎児期に作られ，その後は増殖しないが，細胞間の神経回路網の再構築は可能であり（可塑性），その際に重要な役割を果たすのが，神経栄養因子（neurotropic factor）といわれる一群のタンパク質である．また，脳には他の臓器には見られない特殊なペプチドが多く存在し，あるいはグルタミン酸やアスパラギンなど

表 3.7 神経伝達物質の種類

アミノ酸	GABA（γ-アミノ酪酸） アスパラギン酸 グルタミン酸 グリシン タウリン	ペプチド	モチリン ニューロメジン（A, B, C） ニューロペプチド Y ニューロテンシン オキシトシン
アミン	ドーパミン ノルアドレナリン アドレナリン セロトニン メラトニン ヒスタミン アセチルコリン		ソマトスタチン サブスタンス P TRH（甲状腺刺激ホルモン放出ホルモン） LHRH（黄体形成ホルモン放出ホルモン） VIP（血管作動性腸管ポリペプチド） バソプレッシン
ペプチド	アンギオテンシン カルノシン コレシストキニン エンドルフィン エンケファリン	プリン	アデノシン AMP ADP ATP

の含量が多く,それらの生理機能に関する研究が精力的に行われている.

このように,神経情報の伝達・受容に関わる神経伝達物質の合成や分解,さまざまな酵素,構成成分,受容体などの素材として,タンパク質栄養は大切である.

3.3.2 タンパク質栄養と脳タンパク質代謝

脳の栄養に関しての研究は,これまで,脳の構成成分に関する研究,神経伝達物質の代謝や放出に関する調節,あるいは,脳機能を反映した各種の記憶・学習能などについては比較的よく行われているが,栄養素の代謝そのものに関しては,他の内臓,骨格筋と比べ,研究例が少ない.特にタンパク質合成などタンパク質代謝については,詳細なデータがほとんどない.そこで,食餌タンパク質組成や加齢と脳タンパク質代謝との関連について,著者らの研究を中心にまとめた.

1) タンパク質栄養と脳タンパク質合成

中枢神経系のタンパク質合成がアミノ酸供給の影響を受けることは,Parkら[1]により明らかにされているが,哺乳動物の脳タンパク質合成とタンパク質栄養の関わりについては,十分な理解が得られていない.まず,放射性アミノ酸を用いてタンパク質合成を測定する場合,脳には血液脳関門が介在することから,果たして脳内に十分に取り込まれるのだろうかという疑問がある.また,特にタンパク質栄養を変えたような条件下では,アミノ酸のプールサイズが変化するので,正確に測定する方法があるのかも問題であった.そこで著者らは,^{3}H-フェニルアラニンの大量投与法を用いて,投与したときの血液中,および脳内のフェニルアラニンの比活性などの検討から,タンパク質合成速度の測定が可能であることを確かめた[2].また,タンパク質の合成能を調べるためにポリソームプロフィル(mRNAへのリボソームの重合割合を測定し,多く重合している場合には,タンパク質合成能は高いと判断する)を用いた.

成長期および成熟期ラットを用いて,食餌タンパク質を量的および質的に変化をさせたときの脳タンパク質合成を測定した.その結果,肝臓や骨格筋で一般に観察されるのと同様に,食餌タンパク質量の増加に伴い,大

脳，小脳，海馬，脳幹といった多くの脳の部位で，タンパク質合成速度が増加し，また部位によってはその傾向を示した（表3.8）[2-4]．次に，栄養価の異なる食餌タンパク質，すなわち，カゼイン，グルテン，ゼラチンをそれぞれ20%含む飼料を摂取させたとき，脳のタンパク質合成速度は，食餌タンパク質の栄養価の低下に伴い，カゼイン，グルテン，ゼラチンの順に低下した（表3.9）[4,5]．その際，脳の各部位におけるRNA濃度は，タンパク質栄養の影響を受けず，単位RNA当たりのタンパク質合成能力を示すRNA活性［RNA activity：g合成タンパク質/(g RNA・日)］と脳のタンパク質合成速度の間に正の相関を認めた．これらの結果から，成長期および成熟期のいずれのラットでも，脳タンパク質合成速度が食餌タンパク質の量的・質的影響を受け，低タンパク質食や低栄養価のタンパク質の摂取により低下することが示された．また，本条件での脳タンパク質合成速度の変動は，RNA活性に依存していることも明らかとなった．Beverlyら[6]は，アミノ酸インバランス食を摂取させたラットに制限アミノ酸を投与すると，脳タンパク質合成が促進されることから，アミノ酸やタンパク質の摂取により脳のタンパク質合成は影響を受けることを示した．

表3.8 成熟ラットの脳におけるタンパク質合成速度，RNA活性に及ぼす食餌タンパク質の量的影響[*1]

	無タンパク食	5%カゼイン	20%カゼイン	pooled SEM
タンパク質合成速度（K_s）（%/日）				
大脳皮質	12.2^c	15.0^b	17.5^a	0.6
小脳	15.0^c	19.0^b	24.0^a	1.0
海馬[*2]	14.1	19.0	21.8	
脳幹[*2]	18.5	25.6	30.7	
RNA活性［g合成タンパク質/(g RNA・日)］				
大脳皮質	9.5^c	11.7^b	13.9^a	0.5
小脳	12.2^c	15.0^b	18.7^a	0.9
海馬[*2]	13.2	16.5	19.9	
脳幹[*2]	15.8	21.9	25.8	

[*1] 数値は平均およびpooled SEM．$n=6$．添字のa〜cは有意差のあることを示す（$p<0.05$）．
[*2] 6匹のラットのサンプルをプールして得た分析結果．

表 3.9 成熟ラットの脳におけるタンパク質合成速度,RNA 活性に及ぼす食餌タンパク質の質的影響[*1]

	20%ゼラチン	20%グルテン	20%カゼイン	pooled SEM
タンパク質合成速度 (K_s)(%/日)				
大脳皮質	15.8[c]	19.4[b]	22.8[a]	0.7
小　脳	15.0[c]	19.0[b]	24.0[a]	1.0
海　馬[*2]	16.5	19.2	22.6	
脳　幹[*2]	20.2	25.2	29.3	
RNA 活性 [g 合成タンパク質/(g RNA・日)]				
大脳皮質	12.3[c]	15.2[b]	17.7[a]	0.5
小　脳	11.2[c]	14.3[b]	17.3[a]	0.7
海　馬[*2]	13.2	16.5	19.9	
脳　幹[*2]	15.8	19.3	22.5	

[*1] 数値は平均および pooled SEM. $n=6$. 添字の a〜c は有意差のあることを示す($p<0.05$).
[*2] 6 匹のラットのサンプルをプールして得た分析結果.

2) 加齢に伴う脳タンパク質合成の変化

高齢化社会を迎えている今日,長寿を願うのみならず,人間の尊厳性を全うするためには,老人性痴呆や脳神経系疾患は深刻な社会問題である.一般に,加齢に伴い脳が萎縮することはよく知られている.また,神経細胞も日々死滅し続け再生されないことも理解されている.そこで,寿命を全うするまで人間らしい生活が維持できるように,脳の萎縮やニューロンの死滅を抑制することはできないだろうか.ラットの脳タンパク質合成が食餌の影響を受けることが前項で明らかになったので,次に,加齢ラットについてはどうかを検討した.加齢や成長に伴い骨格筋,内臓のタンパク質合成が低下することは,すでに多くの研究者により報告されている[7].また,脳重量は乳幼児期に急増し,加齢に伴い体全体に対する脳の占める割合が低下する.そこで,脳のタンパク質合成速度も加齢により変動する可能性がある.週齢の異なるラット(4, 7, 24 週齢)で,大脳,小脳,海馬でのタンパク質合成速度を放射性アミノ酸を用いて測定した結果,4 週齢のラットと比較して,7, 24 週齢のラットにおいて合成速度が有意に減少した(表 3.10).その際,脳の RNA 濃度は加齢に伴い低下しており,加齢に伴う脳タンパク質合成の変化は,主に RNA 濃度に依存していた.

表 3.10 脳におけるタンパク質合成速度,RNA 濃度に及ぼす加齢の影響[*1]

	4 週齢	7 週齢	24 週齢	pooled SEM
タンパク質合成速度 (K_s) (%/日)				
大脳皮質	26.7[a]	21.6[b]	15.6[c]	0.7
小　脳	29.0[a]	24.6[b]	20.5[c]	1.2
海　馬[*2]	28.0	21.4	16.6	
RNA 濃度 (mg RNA/g 合成タンパク質)				
大脳皮質	16.6[a]	15.9[a]	12.1[b]	0.5
小　脳	16.9[a]	14.3[b]	12.0[c]	0.4
海　馬[*2]	15.8	14.0	10.1	

[*1] 数値は平均および pooled SEM. $n=6$. 添字の a 〜 c は有意差のあることを示す ($p<0.05$).
[*2] 6 匹のラットのサンプルをプールして得た分析結果.

以上のことから,脳のタンパク質合成も,他の臓器と同様に,加齢に伴い減少することが強く示された(表 3.10)[4, 8].

3) タンパク質栄養と脳タンパク質分解

　脳は,頭蓋骨に囲まれているため成長に伴って増大することはないし,一般には,再生の利かない臓器と思われている.しかし,前述したように,脳のタンパク質合成は,食餌条件により変化することが分かった.特に,タンパク食や良質のタンパク質を摂取させたときには,脳のタンパク質合成は増加するにもかかわらず重量は一定である.脳のサイズは合成と分解のバランスによるので,タンパク質の分解系も変動していると思われる.

　組織タンパク質は,主に細胞内リソソームに存在するリソソーム−カテプシン系,細胞質に存在するカルシウム−カルパイン系やプロテアソーム−ユビキチン系の 3 種類のプロテアーゼにより分解される.カテプシン群は,エンドペプチダーゼに分類されるカテプシン B, H, L などが主である.カルパインは,カルシウム依存性の中性プロテアーゼで,カルシウム感受性の異なる μ−カルパインと m−カルパインの 2 つのアイソザイムがある[9].プロテアソームは,ATP 依存性の高分子多機能プロテアーゼで,20S プロテアソームとそれに制御タンパク質が結合した 26S プロテアソームがある[10].そこで,無タンパク質食と 20% カゼイン食をラットに 10

日間与え，タンパク質分解酵素（カルパイン，プロテアソーム，カテプシン B+L, H）活性と酵素タンパク質の発現量を測定した（表 3.11)[11]．カルパインやカテプシン活性は，無タンパク質食摂取で低下する傾向が見られ，プロテアソームには変動が見られなかった．酵素活性には大きな変動はなかったが，酵素タンパク質の発現量には影響が見られた．m-カルパインのタンパク質発現量は，無タンパク質食の摂取により，大脳皮質，小脳，脳幹で有意に低下し，カテプシン H では，海馬，小脳，脳幹の部位で有意に低下した（表中データ一部省略）．これらの結果から，脳タンパク質の分解系もタンパク質栄養により変動することが明らかになった．脳のタンパク質代謝回転の生理的意義については明確ではないが，新たなタンパク質合成の素材としてのアミノ酸の供給，不要なタンパク質や異常タンパク質の除去など，色々考えられる．

表 3.11 食餌タンパク質量の低下に伴うラット脳内プロテアーゼ活性および酵素タンパク質発現量の変動[a]

酵素活性	μmol AMC[b]/h/mg タンパク質		酵素タンパク質の発現量	FI[c]/μg タンパク質	
	コントロール食	無タンパク質食		コントロール食	無タンパク質食
カルパイン			μ-カルパイン		
大脳皮質	4.584 ± 0.156	4.584 ± 0.160	大脳皮質	4.54 ± 0.81	4.46 ± 0.52
小脳	7.536 ± 0.273	6.806 ± 0.226	小脳	4.99 ± 0.63	4.67 ± 0.71
プロテアソーム			m-カルパイン		
大脳皮質	1.998 ± 0.306	1.656 ± 0.157	大脳皮質	46.5 ± 2.3	35.9 ± 3.2*
小脳	2.948 ± 0.922	6.020 ± 2.574	小脳	78.3 ± 2.7	59.4 ± 5.4*
カテプシン B+L			カテプシン B		
大脳皮質	20.81 ± 1.14	17.42 ± 2.50	大脳皮質	1 084 ± 102	1 306 ± 115
小脳	30.19 ± 1.65	32.51 ± 0.37	小脳	810 ± 140	902 ± 125
カテプシン H			カテプシン H		
大脳皮質	0.309 ± 0.026	0.205 ± 0.044	大脳皮質	3.8 ± 0.8	3.0 ± 0.5
小脳	1.213 ± 0.122	0.958 ± 0.150	小脳	4.8 ± 0.6	3.3 ± 0.5*

a：ラットにコントロール食あるいは無タンパク質食を ad libitum（自由摂取）で，10 日間投与した脳を用いて測定した．コントロール食は 20% カゼイン食で，無タンパク質食はコントロール食のカゼインを全て糖質（スクロースとスターチ）に置き換えた．実験結果は平均値±SEM（$n=5$）で示した．＊はコントロール食群に対して無タンパク質食群で $p<0.05$ で有意差のあることを示す．
b：AMC（アミノメチルクマリン）はペプチジル MCA（メチルクマリルアミド）から酵素によって切断されて生成する蛍光物質．
c：FI（fluorescence intensity）は FITC（フルオレセインイソチオシアネート）を二次抗体として用いた時の蛍光強度．

4) 性ホルモンと脳タンパク質代謝

最近，多くの研究者により，閉経後の女性に性ホルモンであるエストロゲンを投与すると，記憶学習能が改善されること，また動物実験で，閉経モデル雌ラットにエストロゲンを与えると，脳タンパク質合成速度や記憶・学習行動に重要なNGF（神経成長因子）のmRNA量の回復することが報告されている[12]．それは，脳のタンパク質合成を高めておくことが，脳機能を維持する上で重要であることを示唆している．一方，卵巣摘出ラットの食餌タンパク質量（0, 5, 20%）および質（カゼイン，大豆タンパク質，グルテン，ゼラチン）を変えたときの脳内タンパク質合成速度を測定した結果，正常ラットで観察されたのと同じ結果を得た（表3.12）[13]．Hayaseらは，卵巣摘出ラットに17β-エストラジオール（estradiol）を皮下注射したときの脳内タンパク質合成を調べた結果，性ホルモンの投与により顕著に回復した（表3.13）[14]．また，女性ホルモン様作用を示すゲニステイン（genistein）の投与によっても同様の改善効果が観察された[15]．脳機能とタンパク質栄養についてさらに理解するには，性ホルモンによる脳内物質代謝の変動と脳機能（記憶，学習行動など）およびタンパク質代

表3.12 卵巣摘出雌ラットにおける体重増加および脳組織重量，脳におけるタンパク質合成速度に及ぼす食餌タンパク質の影響*1

	無タンパク食	5%カゼイン	20%カゼイン	pooled SEM
試験開始時の体重 (g)	174.4	173.6	173.8	2.6
体重増加 (g/10日)	-12.8^c	10.4^b	30.4^a	1.8
食餌摂取量 (g/日)	10.0^b	14.6^a	15.9^a	0.7
組織重量 (g/100g 体重)				
大脳皮質	0.20	0.20	0.18	0.006
小　脳	0.13	0.13	0.12	0.004
海　馬	0.057	0.052	0.054	0.002
脳　幹	0.079	0.075	0.007	0.002
タンパク質合成速度 (K_s) (%/日)				
大脳皮質	14.8^c	18.5^b	21.1^a	0.7
小　脳	19.8^c	24.2^b	27.6^a	0.4
海　馬*2	20.2	24.7	29.8	
脳　幹*2	28.7	33.7	36.3	

*1 数値は平均およびpooled SEM. $n=6$. 異なる添字（a〜c）は有意差のあることを示す（$p<0.05$）．
*2 6匹のラットのサンプルをプールして得た分析結果．

表 3.13 卵巣摘出ラットの脳におけるタンパク質合成速度およびタンパク質合成量に及ぼすエストラジオール投与の影響[*1]

	対照	卵巣摘出	卵巣摘出＋エストラジオール	pooled SEM
タンパク質合成速度（K_s）（％/日）				
大脳皮質	28.0[a]	23.9[b]	28.6[a]	0.8
小脳	30.2[a]	25.6[b]	32.0[a]	1.0
海馬[*2]	27.7	22.5	31.1	―
脳幹[*2]	33.7	23.5	34.6	―
タンパク質合成量［mg 合成タンパク質/(組織・日)］				
大脳皮質	14.9[a]	12.1[b]	14.6[a]	0.4
小脳	11.2[a]	9.0[b]	11.1[a]	0.4
海馬[*2]	5.7	4.3	5.8	―
脳幹[*2]	9.6	6.4	9.3	―

[*1] 数値は平均および pooled SEM．$n=6$．横列中，異なる添字（a, b）は有意差のあることを示す（$p<0.05$）．
[*2] 6匹のラットのサンプルをプールして得た分析結果．

謝との関連を詳細に解明する必要がある．

3.3.3 タンパク質栄養と脳内神経伝達物質

　アミノ酸はタンパク質の構成成分であり，食餌として摂取された後は，エネルギー代謝や体の構成素材として使われるだけでなく，各種生理活性物質の合成素材としても利用される．脳機能において重要な役割を果たす神経伝達物質は，アミノ酸自身が情報伝達物質として機能する場合もあれば，アミノ酸の修飾やペプチドの合成により作られる場合もある．神経伝達物質の中には，その前駆物質（アミノ酸）あるいは栄養条件により影響を受けるものもあり，これらが栄養学的に重要な意味を持つ．例えば，チロシンから合成されるドーパミン，ノルアドレナリンなどのカテコールアミン類，トリプトファンからのセロトニン，コリン（メチル基はメチオニン由来）から合成されるアセチルコリンなどである．前述したが，血液中のアミノ酸が脳内に取り込まれるには血液脳関門を通過するが，その際に，同じアミノ酸輸送系を介するアミノ酸同士は拮抗する．そこで，タンパク質を摂取すると血液中のほとんどのアミノ酸は増加し，例えば，トリプト

ファンが脳内に取り込まれる際に拮抗するアミノ酸も増えている．そのため，タンパク質を摂取しているにもかかわらず，脳内トリプトファンは減少し，それから合成されるセロトニンも低下する[16]．

著者らは，5％全卵タンパク質食（低タンパク質食）に色々なアミノ酸を添加したときの脳内セロトニン量を測定した結果，血液脳関門でトリプトファンと拮抗するアミノ酸（L系を介するメチオニン，ロイシン，フェニルアラニンなど）の添加により顕著に低下し，それ以外の輸送系で取り込まれるアミノ酸の添加による影響はなかった（表3.14）[17]．また，栄養価の異なる各種の食餌タンパク質あるいは各々のタンパク質に制限アミノ酸を補足し，栄養価を高めたときの脳内神経伝達物質への影響を解析した[18]．その結果，脳内のセロトニン量は，分離大豆タンパク質にその制限アミノ酸であるメチオニンを添加すると低下し，コーングルテンにその制限アミノ酸のリジンを添加しても変化なく，ゼラチンにトリプトファンを添加すると顕著に増加した（表3.15）．すなわち，脳内物質は，アミノ酸の補足により，減少するとき，増加するとき，また変化のないときなどがある．また，5％分離大豆タンパク食にその制限アミノ酸であるメチオニンとスレオニンをわずかに添加し，ラットに投与すると，摂取直後から脳内セロトニンは顕著に減少し，その減少が1日経っても持続した．さらに飼料を与え続けると，1か月後にもこの減少は改善されず，脳内セロトニンは

表3.14 5％全卵タンパク質食に各種アミノ酸を単独添加した時の脳内5-ヒドロキシインドール量の変化[*1]

群	食餌	セロトニン	5 HIAA[*2]
1.	5％全卵タンパク質食（食餌1）	512± 7 [*3c]	562±22[d]
2.	食餌1+0.696％メチオニン	473±11[b]	499±14[c]
3.	食餌1+0.220％トリプトファン	642± 9[d]	738±18[e]
4.	食餌1+0.768％スレオニン	486±10[bc]	452± 4[b]
5.	食餌1+1.450％リジン	511±10[c]	503±16[c]
6.	食餌1+0.976％ロイシン	432±15[a]	490±11[bc]
7.	食餌1+1.184％フェニルアラニン	470± 4[b]	362±12[a]

[*1] ラットに試験食を与えて2時間後に測定（吸収時）．
[*2] 5 HIAA：5-ヒドロキシインドール酢酸．
[*3] ラット1群5匹の平均値±SEM．縦列中，異なる添字（a～e）の群間で有意差のあることを示す．Duncan多重解析検定（$p<0.05$）．各食餌に添加したアミノ酸量は各々必要量の2倍量．

3.3 タンパク質

表 3.15 制限アミノ酸（メチオニン，リジン，トリプトファン）を添加した低タンパク質食を 5 日間ラットに投与した時の脳内トリプトファンおよび 5-ヒドロキシインドールに及ぼす影響[*1]

群	食餌	Trp/LNAA[*2] 食餌中	摂食量 (g/日)	肝重量 (%/体重)	血清中 Trp (μg/mL)	脳内 Trp (nmol/g)	脳内 5-ヒドロキシインドール セロトニン (ng/g)	5 HIAA[*3] (ng/g)
1.	5%分離大豆タンパク質（食餌 1）	0.046	4.9±0.2[*4]	3.98±0.07	17.5±1.1^{bc}	15.7±1.1^{ab}	752± 9^b	535±12^c
2.	食餌 1+0.829% メチオニン[*5]	0.033	5.2±0.1	4.44±0.12	14.5±1.5^b	13.7±0.3^{ab}	626±13^a	369± 9^{ab}
3.	食餌 1+1.829% メチオニン	0.023	4.1±0.1	4.44±0.11	18.8±1.5^c	12.8±0.6^a	595±13^a	332± 8^a
4.	5%コーングルテン（食餌 4）	0.015	5.0±0.1	4.10±0.06	6.3±0.7^a	13.9±0.2^{ab}	580±12^a	356±15^{ab}
5.	食餌 4+1.71% リジン	0.015	5.1±0.1	4.05±0.05	7.3±1.2^a	15.5±0.7^{ab}	581±25^a	364±20^{ab}
6.	食餌 4+3.51% リジン	0.015	5.1±0.2	4.17±0.12	6.5±0.5^a	16.8±0.7^{ab}	603±19^a	372±10^{ab}
7.	食餌 4+3.51% リジン +0.57% トリプトファン	0.279	5.1±0.2	4.32±0.08	37.9±1.0^e	59.2±3.6^d	995±30^c	812±20^d
8.	5%ゼラチン（食餌 8）	0	5.2±0.1	4.10±0.09	4.3±0.3^a	18.9±0.5^b	624±16^a	390±15^b
9.	食餌 8+0.30% トリプトファン	0.576	4.8±0.2	4.40±0.06	27.2±0.3^d	47.5±2.7^c	989±18^c	778±19^d
10.	食餌 8+0.60% トリプトファン	1.152	5.0±0.2	4.57±0.12	38.0±2.7^e	67.9±2.4^e	1070±24^d	906±24^e

[*1] ラットに 5 日目の最後の食餌を与えて 2 時間後（吸収時）の測定値（試験開始時の平均体重 68.4±0.1g）.
[*2] LNAA：6 種類の長鎖中性アミノ酸（フェニルアラニン，チロシン，メチオニン，ロイシン，バリン，イソロイシン）の合計.
[*3] 5 HIAA：5-ヒドロキシインドール酢酸.
[*4] ラット 1 群 5～6 匹の平均値±SEM. 縦列中，異なる添字（a～e）の群間で有意差のあることを示す．Duncan 検定（$p<0.05$）.
[*5] 各食餌に含まれる添加アミノ酸は各々必要量の 2 倍または 4 倍量.

減少したままであった（図 3.7）[18]．この結果は，食餌タンパク質の栄養価を高めるために制限アミノ酸を補足すると，脳内神経伝達物質量に影響を及ぼし，行動変化も引き起こす可能性があり，安易なアミノ酸添加に対する警告と理解したい．

血液脳関門でのアミノ酸の取り込みの拮抗性を利用して，逆にアミノ酸の過剰毒性を予防することができる．チロシンを過剰に摂取した場合，体

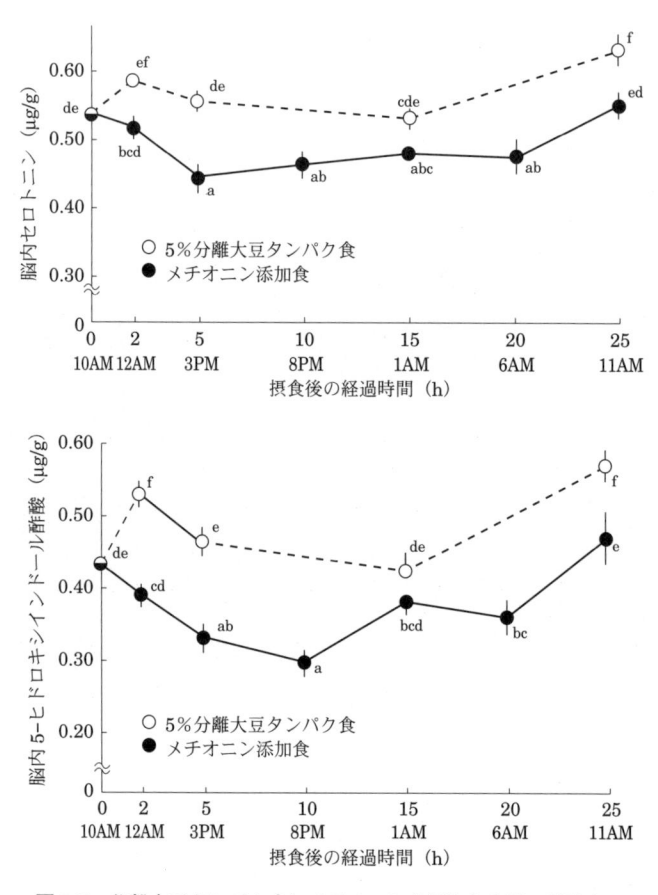

図 3.7 分離大豆タンパク食にメチオニンを添加した時の脳内セロトニンおよび 5-ヒドロキシインドール酢酸の変化の時間依存性

垂直の線は標準誤差を示す．a～f は有意差のあることを表わす（$p<0.05$）．

表3.16 高チロシン食（食餌中5%）を与えたラットの脳内アミノ酸濃度およびカテコールアミンに及ぼす食餌タンパク質量の影響

	5%カゼイン	5%カゼイン+ 5%チロシン	10%カゼイン	10%カゼイン+ 5%チロシン	30%カゼイン	30%カゼイン+ 5%チロシン
脳内アミノ酸濃度 (nmol/g)						
バリン	68.3±3.9*1b	36.2±3.1a	87.8±3.1c	46.8±2.0a	116.0±5.9d	108.8±5.4d
イソロシン	23.4±0.5b	14.0±1.3a	30.6±0.8c	18.6±0.3b	40.2±2.5d	40.9±1.9d
ロイシン	58.3±1.0b	33.5±2.4a	66.6±1.5b	39.9±1.2a	86.3±4.6c	88.6±3.6c
チロシン	67.1±3.6a	1 701±146d	91.2±3.4b	1 541±111d	92.5±9.6b	751.4±59.8c
フェニルアラニン	55.7±2.2d	24.3±3.1a	45.8±1.0c	29.4±2.7a	37.5±2.2b	45.0±2.2c
チロシン/LNAA*2	0.326±0.014a	16.97±2.96c	0.395±0.015a	11.56±0.99b	0.327±0.023a	2.662±0.195a
脳内カテコールアミンおよび代謝中間物質						
ノルアドレナリン (µg/g)	0.252±0.011a	0.923±0.013b	0.257±0.006ab	0.292±0.010b	0.273±0.010ab	0.304±0.010b
ドーパミン (µg/g)	0.570±0.035a	0.577±0.027a	0.539±0.011a	0.554±0.015a	0.523±0.018a	0.542±0.022a
DOPAC (µg/g)*3	0.078±0.010a	0.103±0.008ab	0.112±0.011b	0.100±0.010ab	0.088±0.006ab	0.092±0.007ab
MHPG-SO$_4$ (ng/g)*4	142.9±3.9a	173.5±8.5b	147.0±4.7a	163.4±8.6ab	147.1±5.2a	151.9±6.0ab

*1 ラット1群6匹の平均値±SEM. 横列中，異なる添字（a～d）の群間で有意差のあることを示す (p<0.05).
*2 LNAA：バリン，イソロイシン，ロイシン，フェニルアラニンの合計．
*3 DOPAC：3, 4-dihydroxyphenylacetic acid.
*4 MHPG-SO$_4$：3-methoxy-4-hydroxyphenylethyleneglycol-sulfate.

重の低下，摂食量の減少，白内障，手肢の浮腫，死亡率の増加などが知られており[19, 20]．一方，タンパク質やメチオニン，スレオニンの添加により，この害作用が防止できる[21, 22]．この現象に対し，チロシンはカテコールアミンの素材であるので脳内神経伝達物質の変動が測定された[23]．まず，5％カゼイン食にチロシンを添加すると，血中のチロシン濃度，チロシン比（チロシンと血液脳関門でチロシンと拮抗するアミノ酸総量との比）は顕著に増加する．しかし，食餌中のカゼイン量を10％，30％と増加させると，濃度に依存してチロシン比は著しく低下する．それを反映しているように，脳内のチロシン含量も低タンパク食の時には顕著に増加しているが，食餌タンパク質を増やすと低下する．カテコールアミンの代謝産物であるMHPG–SO$_4$（3–methoxy–4–hydroxyphenylethyleneglycol–sulfate）量も同様に変化した（表 3.16）．また，10％カゼイン食に5％チロシンを添加し

表 3.17 高チロシン食（食餌中 5％）を与えたラットの脳内アミノ酸濃度およびカテコールアミンに及ぼすメチオニンおよびスレオニン添加の影響

	10％カゼイン	10％カゼイン＋5％チロシン	10％カゼイン＋0.66％メチオニン＋0.90％スレオニン	10％カゼイン＋5％チロシン＋0.66％メチオニン＋0.90％スレオニン
脳内アミノ酸濃度 (nmol/g)				
バリン	71.9 ± 3.5[*1b]	43.1 ± 2.1[a]	68.6 ± 7.8[b]	41.1 ± 2.9[a]
イソロイシン	25.1 ± 1.6[b]	17.1 ± 0.7[a]	23.0 ± 1.7[b]	15.1 ± 1.1[a]
ロイシン	66.2 ± 2.1[b]	48.5 ± 0.8[a]	60.6 ± 4.0[b]	41.2 ± 3.1[a]
チロシン	70.3 ± 7.1[a]	1 578 ± 100[c]	72.0 ± 4.0[a]	1 016 ± 67[b]
フェニルアラニン	57.0 ± 6.1[b]	27.5 ± 1.0[a]	44.7 ± 5.8[b]	25.7 ± 1.6[a]
スレオニン	397.0 ± 28.7[a]	231.1 ± 22.4[a]	1 881 ± 121[c]	1 044 ± 203[b]
チロシン/LNAA[*2]	0.326 ± 0.033[a]	11.64 ± 0.84[c]	0.361 ± 0.019[a]	8.406 ± 0.879[b]
脳内カテコールアミンおよび代謝中間物質				
ノルアドレナリン (μg/g)	0.257 ± 0.010[a]	0.273 ± 0.013[a]	0.260 ± 0.008[a]	0.272 ± 0.014[a]
ドーパミン (μg/g)	0.561 ± 0.020[a]	0.565 ± 0.017[a]	0.560 ± 0.019[a]	0.593 ± 0.016[a]
DOPAC (μg/g)[*3]	0.090 ± 0.007[ab]	0.092 ± 0.006[ab]	0.078 ± 0.003[a]	0.100 ± 0.004[b]
MHPG–SO$_4$ (ng/g)[*4]	139.5 ± 3.8[ab]	158.2 ± 8.9[b]	128.0 ± 4.2[a]	131.1 ± 4.8[a]

*1 ラット1群6匹の平均値±SEM．横列中，異なる添字（a〜c）の群間で有意差のあることを示す（$p<0.05$）．
*2 LNAA：バリン，イソロイシン，ロイシン，フェニルアラニンの合計．
*3 DOPAC：3, 4–dihydroxyphenylacetic acid.
*4 MHPG–SO$_4$：3–methoxy–4–hydroxyphenylethyleneglycol–sulfate.

たときの血液,脳内アミノ酸パターンおよびカテコールアミン代謝の変動が,メチオニンとスレオニンの同時添加により,同じように抑制された(表3.17).このことは,特定のアミノ酸を大量に投与したいとき,そのアミノ酸の過剰毒性を抑えるためには,その他のアミノ酸を同時にうまく使用する必要があることを示している.

3.3.4 タンパク質・カロリー栄養不良と中枢神経系,行動

　タンパク質・カロリー栄養不良(PCM)は,タンパク質やエネルギー,あるいはその両方が適切に与えられないために生じる.栄養不良の問題は昔から認識されていたが,未だに解決されていない.世界人口の0.5〜20%が重症のPCMであると推定され,特にPCMは子供時代の初期によく起こり,深刻な結果をもたらす[24].

1) タンパク質不足の脳発達に及ぼす影響

　脳は,急速な発育をする時期に栄養不足による影響を最も受けやすく,したがってヒトにおいても,妊娠末期と生後の数か月の栄養が重要である.最近,子宮内の低栄養が胎児の発達にいかに影響を及ぼすかについて関心が強い.これまでは,母体に備わった防護能力により,胎児は栄養不良の悪影響から免れると信じられていた.ところが母体の栄養不良が進めば,胎児の正常な発達を維持するには十分とは言えないことが分かってきた.実験動物で,妊娠末期に母体を重度のエネルギー欠乏あるいはタンパク質欠乏にすると,胎児の脳重量,ニューロン,グリア細胞数が減少し,ミエリン化が不十分になる[25].ヒトでの実験はなかなか困難であるが,栄養不足により乳児の頭囲が著しく小さくなることが知られている.タンパク質およびエネルギー欠乏(マラスムス)が発症するのは,非常に幼いときなので,マラスムス児は頭囲の小さいことが多い.さらに実験動物と同様に,胎児期の栄養不良により,脳のDNA含量が減少し,ミエリン化が損なわれたという報告がある[26].出生後の栄養不良では,ニューロン数の減少は見られず,ニューロン・グリア細胞ともにサイズが減少するようだ.タンパク質欠乏(クワシオルコル)は,誕生後しばらくしてから起こるので,マラスムスよりも脳への悪影響は少ない.しかし,脳重量とDNAの比は

クワシオルコル児で減少し,脳細胞のサイズの減少を示唆している[26].

2) 栄養不良の行動への影響

栄養不良はそれ単独で起こるのではなく,むしろ貧困,病気などを含む複雑な社会的な構造の一部である.この構造を考慮しても,栄養不良は行動に悪影響を与えると考えられる.成人の場合の栄養不良は,やる気,社会への関心などを減少させ,むら気などを増大させるなど,日常的な機能変化を生じさせる.成長途上の子供では,脳の発達・機能にかなりの影響を与える.マラスムス・クワシオルコルを早期に患った子供は,脳重量の減少,ミエリン化が損なわれるといった不可逆的な障害を受ける.中枢神経系でのこれらの損傷は,将来,知能の低下,記憶力が乏しい,情緒不安定などの行動に移行する可能性があるので注意したい[26].

引用文献

1) J. M. Parks, A. Ames III and F. B. Nesbett : *J. Neurochem.*, **27**, 987 (1976)
2) H. Yokogoshi, K. Hayase and A. Yoshida : *J. Nutr.*, **110**, 1347 (1992)
3) K. Hayase, M. Koie and H. Yokogoshi : *J. Nutr.*, **128**, 1533 (1998)
4) 早瀬和利:日本栄養・食糧学会誌,**53**, 19 (2000)
5) M. Koie et al. : *J. Nutr. Sci. Vitaminol.*, **45**, 481 (1999)
6) J. L. Beverly III, D. W. Gietzen and Q. R. Rogers : *J. Nutr.*, **121**, 754 (1991)
7) S. E. M. Lewis, F. J. Kelly and D. F. Goldspink : *Biochem. J.*, **217**, 517 (1984)
8) K. Hayase and H. Yokogoshi : *J. Nutr.*, **124**, 683 (1994)
9) T. Murachi : *Trends Biochem. Sci.*, **8**, 167 (1983)
10) L. Goldberg : *Science*, **268**, 522 (1995)
11) 多田 司,島田昌也,横越英彦:第56回日本栄養・食糧学会講演要旨集,p.300 (2002)
12) Y. Pan, M. Anthony and T. B. Clarkson : *Proc. Soc. Exp. Biol. Med.*, **221**, 118 (1999)
13) M. Tanaka et al. : *J. Agric. Food Chem.*, **50**, 1731 (2002)
14) K. Hayase et al. : *J. Nutr.*, **131**, 123 (2001)
15) S. Lyou et al. : *J. Nutr.*, **132**, 2055 (2002)
16) R. J. Wurtman and J. D. Fernstrom : *Nutr. Rev.*, **32**, 193 (1974)

17) H. Yokogoshi et al. : *J. Nutr.*, **117**, 42 (1987)
18) H. Yokogoshi, T. Iwata and K. Ishida : *Agric. Biol. Chem.*, **52**, 701 (1988)
19) H. E. Sauberlich : *J. Nutr.*, **75**, 61 (1961)
20) A. E. Harper, R. V. Becker and W. P. Stucki : *Proc. Soc. Exp. Biol. Med.*, **121**, 695 (1966)
21) K. Muramatsu, M. Takei and K. Nakamura : *J. Nutr.*, **105**, 439 (1975)
22) Y. Yamamoto, R. Toyoshima and K. Muramatsu : *Agric. Biol. Chem.*, **43**, 2585 (1979)
23) H. Yokogoshi : *J. Nutr. Sci. Vitaminol.*, **31**, 519 (1985)
24) R. B. Kanarek and R. M. Kaufman : 栄養と行動, p.20, アイピーシー (1994)
25) T. S. Nowak and H. N. Munro : Nutrition and the Brain, Vol.2, R. J. Wurtman and J. J. Wurtman eds., p.194, Raven Press, New York (1977)
26) M. Winick and P. Rosso : *Pediatr. Res.*, **3**, 181 (1969)

〔早瀬和利・横越英彦〕

3.4 ビタミン

ほとんどのビタミン群は脳機能においても必須な栄養素である．これらの中で，ビタミンAのように，生理作用発現に至る分子機構解析が進んでいるものに関しては，脳機能に対する役割の解明も着実に進展している．しかし，欠乏動物を用いても脳機能に対する役割のみを抽出して解析することは困難であるため，神経系に対する必要性は明白であるが，その作用点や分子機構が明らかにされていないビタミンも多い．本節では，脳機能に対する必要性が明らかにされているビタミン群に注目し，その脳機能との関連を説明する．

3.4.1 ビタミンA

1) 一般的性質

ビタミンAは，視覚，成長，代謝，生殖，皮膚の正常保持，発生など広範多岐に渡る生理作用を発揮する．このビタミンA（レチノール）は，

図 3.8 レチノールからレチノイン酸への代謝経路

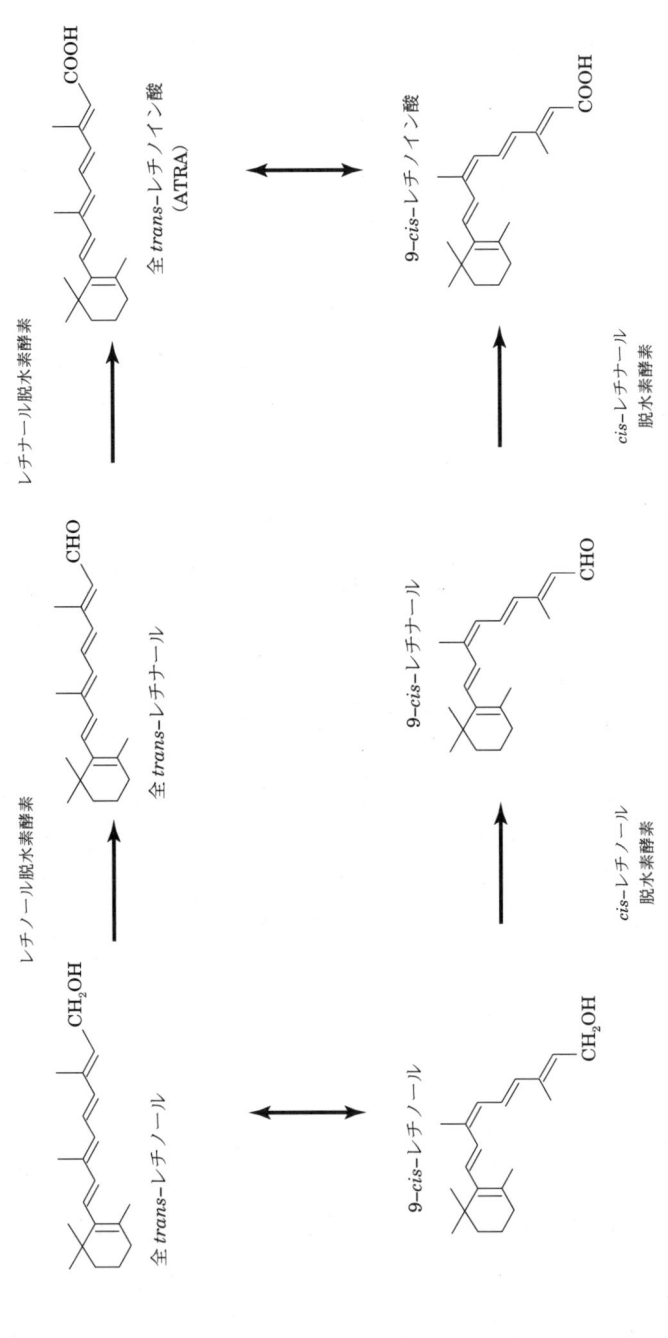

生体内でレチノール脱水素酵素によりレチナールへ,そして,レチナール脱水素酵素により全 trans–レチノイン酸(ATRA)へと代謝される(図3.8).生体内におけるビタミン A の生理作用発現は,この ATRA と ATRA の異性体である 9–cis–レチノイン酸(9–cis–RA)によって担われている.これら ATRA および 9–cis–RA に対する受容体はレチノイン酸受容体(RAR)とレチノイド X 受容体(RXR)の 2 種類存在している.RAR と RXR はそれぞれ α, β, γ の 3 種類のサブタイプを有しており,RAR は ATRA と 9–cis–RA に,RXR は 9–cis–RA に高い親和性を示す(図3.9).これらレチノイド受容体群は,核内受容体スーパーファミリーに属しており,ATRA や 9–cis–RA のリガンド存在下で RAR と RXR のヘテロダイマーを形成し,標的遺伝子のプロモーターに存在する特異的応答配列に結合し,リガンド依存性の転写調節因子として機能を発揮する.特に興味深い点として,RXR は,RAR とばかりではなく,ビタミン D 受容体や甲状腺ホルモン受容体などともヘテロダイマー形成を行うことが明らかになっており,受容体群の 2 量体化のレベルで,異なる情報伝達

AT:全 trans–レチノイン酸(ATRA)　　9 cis:9–cis–レチノイン酸
RARE:レチノイン酸応答配列

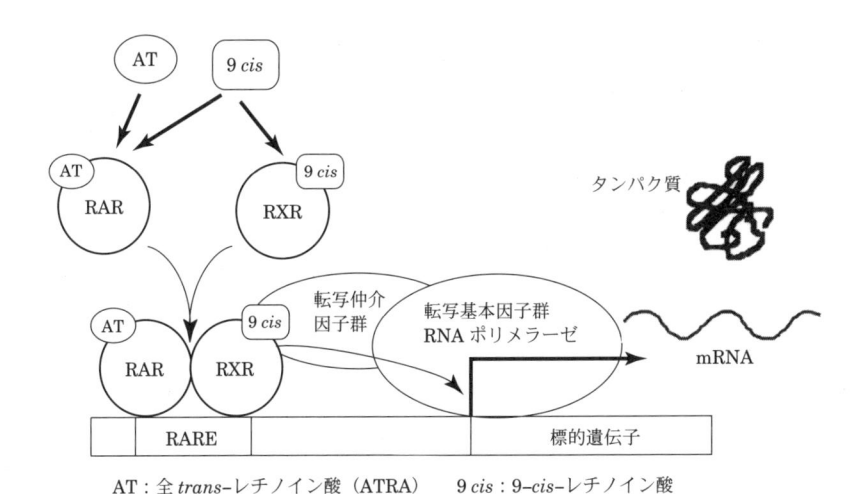

図 3.9 レチノイン酸の生理作用発現機構

レチノイン酸(ATRA, 9–cis–RA)が結合した核内受容体は,リガンド依存性の転写調節因子として標的遺伝子の転写制御を行う.

経路の間のクロストークが起こっていることが明らかにされている．

2) 脳機能に対する役割

ビタミンAの欠乏により夜盲症になることから，ビタミンAの視覚に対する重要性は古くから認められており，この点はまさに，ビタミンAと神経系との密接な関係を物語る原点となっている．実際には，光刺激を感受する反応において，11-*cis*-レチナールを発色団とするロドプシンは，可視光線を吸収して，そのエネルギーを伝達し，自らをオプシンと全*trans*-レチナールとに分解する．

レチノイン酸は神経系，特に脊髄の発生・分化に重要な役割を果たしており，レチノイン酸の発生・分化に対する役割は盛んに研究されている．一方，先述したRARやRXRのほとんどのサブタイプが成体の脳で発現しており，レチノイン酸の脳高次機能に対する重要性が示唆されていたものの，どのような役割を果たしているかは永く不明であった．しかし，この課題は，近年のマウス遺伝学的手法の発達から解決されつつある．まず，Chambonらのグループにより，RARβとRXRβあるいはγの二重遺伝子欠損マウスの行動活性が低下していることが発見された[1]．さらに，これらの変異マウスにおいては，ドーパミン受容体群の発現量も低下していることから，観察された行動活性の低下は，ドーパミン情報伝達系の障害が原因であると結論された[1]．この報告は，後に記すように，レチノイン酸と情動との密接な関係を示唆するものと言えよう．

一方，EvansらのグループはRARβ遺伝子欠損マウスにおいて空間学習能力に著しい障害が見られることを示した[2]．この変異マウスでは，細胞レベルにおける学習・記憶のモデルととらえられている長期増強（long-term potentiation；LTP）および長期抑圧（long-term depression；LTD）も欠失していた[2]．また，RXRγ遺伝子欠損マウスではLTDのみが欠失していることが明らかにされた[2]．さらに，最近の解析から，ビタミンA欠乏マウスにおいても，LTPおよびLTDに障害が観察され，特に興味深い点として，ATRAで12時間以上処理してビタミンA欠乏状態から回復させると，LTPやLTDの障害が見られなくなることが示された[3]．以上の報告は，神経可塑的変化，さらには，学習能力に対するレチノイン

酸の重要性を直接的に示したものである．彼らの解析結果からは，レチノイン酸の作用点は，学習および，LTPやLTDの初期段階であることがうかがえ，また，レチノイン酸の供給によりビタミンA欠乏状態からも比較的短時間で回復することから，レチノイン酸は標的遺伝子発現制御を介して，海馬ニューロンの機能発現のためのマシーナリー形成に一役を担っているものと考えられる．

近年，脳におけるRXRの新規リガンド検索が行われ，その結果，ドコサヘキサエン酸（DHA）がRXRのリガンドとして同定された[4]．DHAは脳に大量に存在しており，また，欠乏すると空間学習能力に障害が見られることから，学習能力に必須な栄養素として注目されている．以上のように，DHAがRXRのリガンドとなること，さらに，RXRγが神経可塑的変化に必須であることは，DHAとレチノイン酸とのコンビネーションの脳高次機能に対する重要性を示している．

最近のマウス遺伝学的手法を用いたスクリーニングから，高等動物において初めてサーカディアンリズムに必須な時計遺伝子が単離された．この遺伝子は*clock*と名付けられ[5]，この発見が口火となって，時計遺伝子群の単離と機能解析が猛烈な勢いで進んでいる．このCLOCKはbHLH-PAS型転写調節因子として機能し，同型の転写調節因子BMAL1とヘテロダイマーを形成して，結合配列であるE-boxを介して標的遺伝子の転写制御を行い，脳視交差上核における生物時計のリズムを産み出している．興味深いことに，このCLOCK，BMAL1はRARと相互作用することが示され，RARはリガンド存在下で，CLOCK/BMAL1による転写活性を阻害することが示された[6]．また，DNAマイクロアレイを用いた解析から，脳視交差上核や末梢組織において，その発現がサーカディアンリズムを示す遺伝子群の同定も行われており，この解析から，細胞質レチノール結合タンパク質の発現変化がサーカディアンリズムを示すことが明らかにされた[7]．以上の知見は，レチノイン酸のサーカディアンリズム制御への関与を強く示唆している．先に記したように，ビタミンAは視覚に必須であり，光の受容と関係することから考えれば，ビタミンAがサーカディアンリズムと関係することはもっともなように思われる．

このように，最近のマウス遺伝学的手法の発展・普及を背景にして，5年前には全く明らかにされていなかったビタミンAと脳高次機能の関係が急速に明らかになりつつある．学習，情動やサーカディアンリズムなどに対するビタミンAの役割解析にはまだまだ課題は多いものの，ビタミンAは脳機能制御の分子機構の解析が最も進んでいる栄養素と言えよう．

3.4.2 ビタミンE
1) 一般的性質

ビタミンEの実体はトコフェロールであり（図3.10），生体中ではα-トコフェロールが最も強い活性を示す．ビタミンEの生理作用は抗酸化である．細胞レベルでは，ビタミンEは細胞膜ばかりではなく，核やミトコンドリアなどのオルガネラの膜中にも存在しており，膜中に存在するアラキドン酸やDHAなどの不飽和脂肪酸の酸化を防いでいると考えられている．

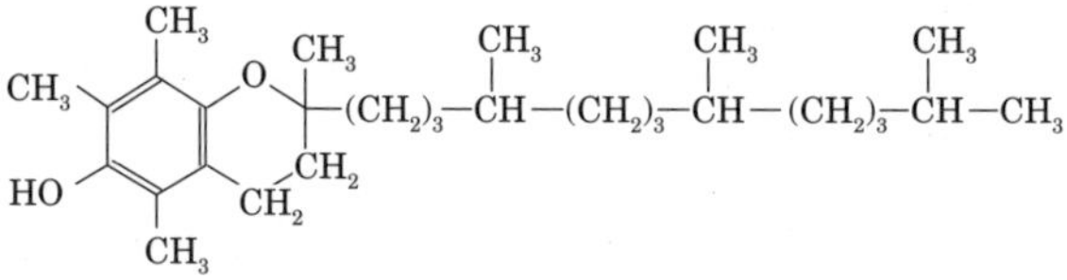

図3.10 ビタミンEの構造式

2) 脳機能との関係

ビタミンE欠乏は通常は起こりにくいが，α-トコフェロール輸送タンパク質（α-tocopherol transfer protein；α-TTP）遺伝子に変異が起こり，α-トコフェロール輸送活性を失うことで，家族性のビタミンE欠乏（先天性ビタミンE欠乏症）に陥ることが明らかにされている[8,9]．この欠乏症において観察される脳機能障害として，平衡機能や眼球運動の異常を示す小脳失調症が挙げられる．一方，α-TTP遺伝子欠損マウスの表現型も，先天性ビタミンE欠乏症と類似しており，強い運動障害が観察される[10]．この変異マウスにおいては，α-トコフェロール過剰食を給餌しても，脳内へのα-トコフェロールの蓄積が観察されないことから，α-TTPは脳に

おけるビタミンEの濃度維持に必須であることが示されている.

　加齢に伴う酸化傷害がアルツハイマー病の発症や進行に関わると考えられているが，ビタミンEを食事へのサプリメントとすることによってアルツハイマー病の進行が緩和されるのではないかと考えられており，ビタミンEのサプリメントとしての重要性に注目が集まっている．

3.4.3　必須脂肪酸（ビタミンF）

　脳は脂質の宝庫と言われるように，脳には多様な脂質が存在している．一方，必須脂肪酸は，動物が体内で合成できず，植物から摂取しなければならない脂肪酸のことであり，リノール酸，リノレン酸などをさしている．

　γ-リノレン酸からはアラキドン酸が生成され，さらに，アラキドン酸を基点とするアラキドン酸カスケードにより，プロスタグランジン，ロイコトリエン，リボキシン，トロンボキサンなど特異的な生理活性を示す脂肪酸が合成される（図3.11）．この中で，プロスタグランジンは睡眠との関連が研究されている．

　さらに，マリファナ様の活性を示す内因性のカンナビノイドとして，アナンダミドと2-アラキドノイルグリセロールが同定されており，アラキドン酸カスケードにおいて合成されることが明らかにされている．これら内因性カンナビノイドは，ニューロンの脱分極，すなわち活性化によって放出され，他のニューロンからのγ-アミノ酪酸（GABA）などの神経伝達物質の放出を抑制することが示されている．一方，これら内因性カンナビノイドの受容体として，中枢神経系ではCB1受容体が同定されている．このCB1受容体の遺伝子欠損マウスは，扁桃体依存的な音による恐怖条件づけ学習課題において，長期記憶形成（記憶固定化）能力や記憶想起は正常であったものの，条件刺激のみを与え続けた時に起こる，条件刺激に対する反応性の減退，すなわち記憶消失に障害が観察された．生理学的な解析も行われた結果，カンナビノイドは扁桃体においてGABAの放出を抑制することで，記憶消失を促進させているものと考えられた[11]．

　一方，α-リノレン酸からは，エイコサペンタエン酸（EPA）やドコサ

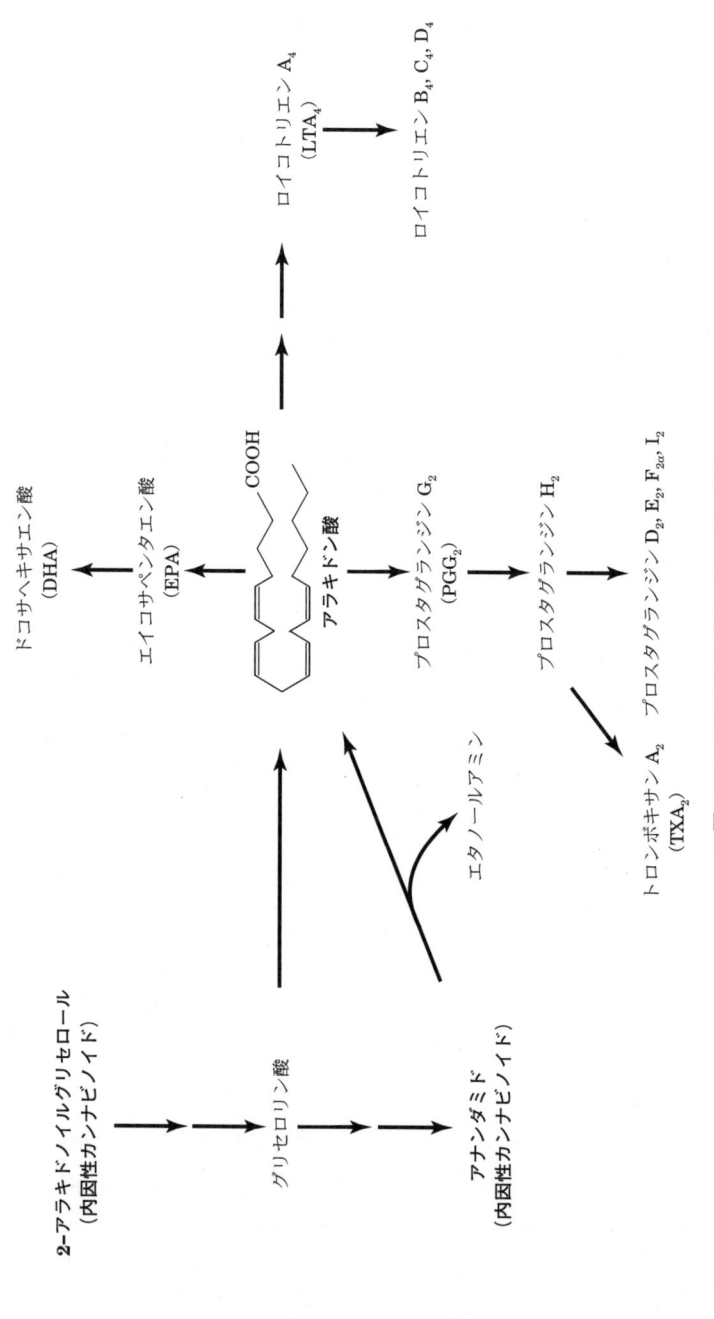

図 3.11 アラキドン酸カスケードの概略

アラキドン酸から:
- → エイコサペンタエン酸 (EPA) → ドコサヘキサエン酸 (DHA)
- → ロイコトリエン A_4 (LTA_4) → ロイコトリエン B_4, C_4, D_4
- → プロスタグランジン G_2 (PGG_2) → プロスタグランジン H_2 → プロスタグランジン $D_2, E_2, F_{2\alpha}, I_2$
- → トロンボキサン A_2 (TXA_2)

2-アラキドノイルグリセロール (内因性カンナビノイド) → グリセロリン酸 → アラキドン酸

アナンダミド (内因性カンナビノイド) → エタノールアミン → アラキドン酸

ヘキサエン酸（DHA）が合成される．先述したようにDHAは，レチノイドX受容体（RXR）のリガンドとして機能する．核内受容体群には，未だリガンドが同定されていないオーファン受容体（orphan receptor）も多く存在しており，このような脂肪酸が新たなリガンドとして同定される可能性は大きいように思われる．

3.4.4 ビタミン B_1

1) 一般的性質

ビタミン B_1（チアミン）は，リン酸2分子をエステル結合してチアミン二リン酸となり，2-オキソ酸の酸化の補酵素として解糖系やTCA回路において必須な役割を果たしている（図3.12a）．

2) 脳機能との関係

ビタミン B_1 の欠乏症として，脚気（かっけ）とウェルニッケ-コルサコフ（Wernicke-Korsakoff）症候群が有名である．

脚気は末梢神経系の異常であり，知覚麻痺，腱反射消失，しびれ感，倦怠，浮腫，心悸亢進（しんきこうしん）などの症状を示す．脚気に伴う末梢神経の形態学的特徴として，神経線維の軸索異常が観察される．

一方，ウェルニッケ-コルサコフ症候群は，中枢神経系の疾患である．ウェルニッケ脳症は，眼球運動麻痺，見当識障害，歩行運動失調などを症状としており，悪化するとコルサコフ症候群となり，健忘，記銘力障害，作話症などの症状を示す．また，この症状はアルコールの取りすぎで現れやすくなる．なお，モデルマウスを用いて解析したビタミン B_1 欠乏の学習・記憶能力に及ぼす影響に関しては，第4章（4.7節）に記した．

以上のようなビタミン B_1 欠乏による神経疾患の発症のメカニズムは，ビタミン B_1 不足によって神経細胞がグルコースを利用できなくなり，その結果，神経細胞に損傷が起こるためではないかと考えられているが，実際のメカニズムは解明されていないのが現状である．

図 3.12 ビタミン B_1, B_6, B_{12} の構造式
a) ビタミン B_1, b) ビタミン B_6, c) ビタミン B_{12} (シアノコバラミン)

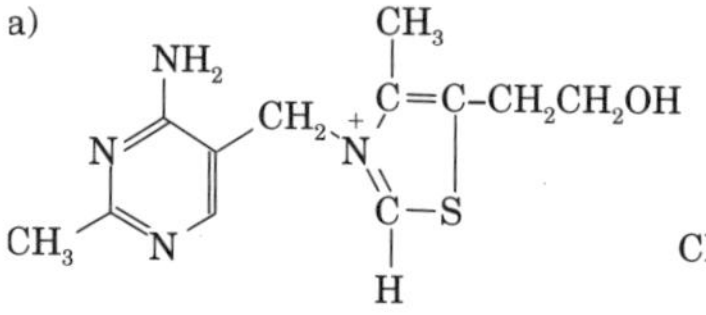

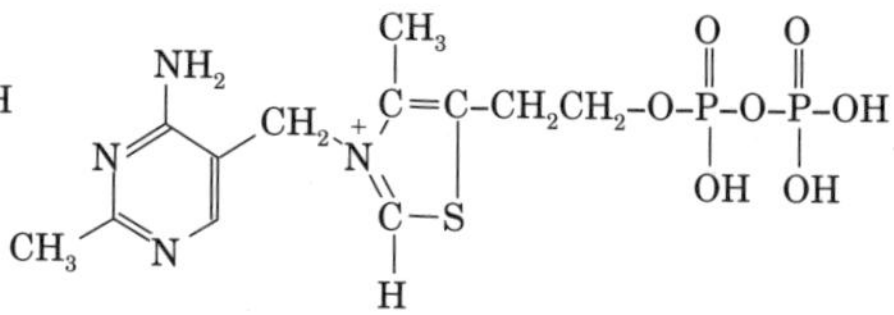

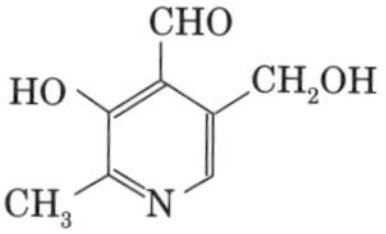

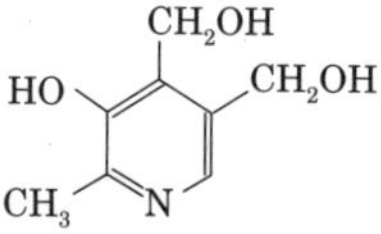

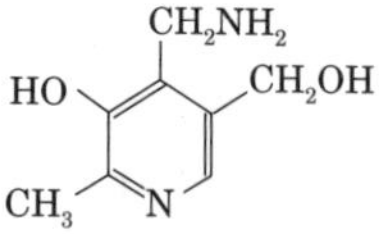

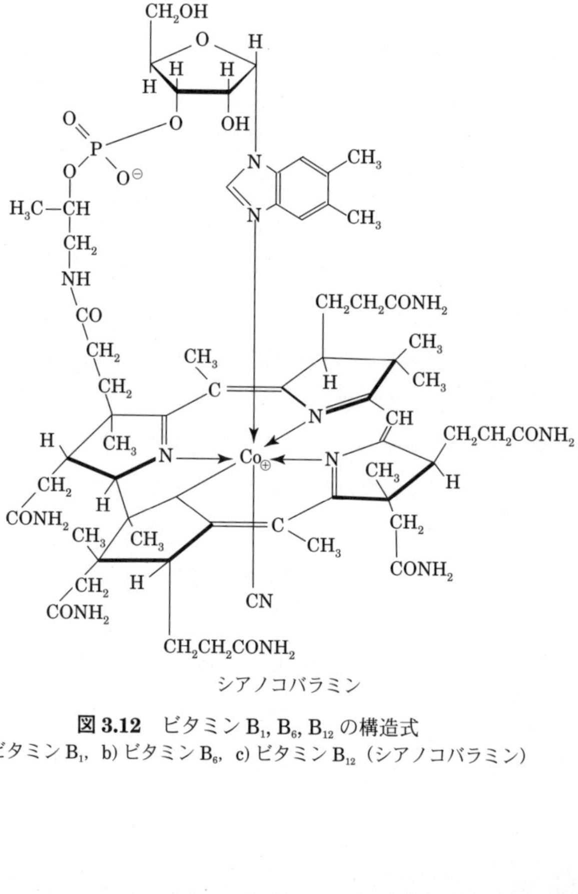

3.4.5 ビタミン B_6

1) 一般的性質

ビタミン B_6 には,ピリドキサール,ピリドキシン,ピリドキサミンの3種がある(図3.12b).B_6 は生体内ではピリドキサールリン酸あるいはピリドキサミンリン酸の形で存在し,デカルボキシラーゼ(脱炭酸酵素),アミノトランスフェラーゼなどの補酵素としてアミノ酸代謝に重要な役割を果たしている.

2) 脳機能との関係

ヒトのビタミン B_6 欠乏によって引き起こされる中枢神経系の異常として,B_6 依存性痙攣発作が挙げられる.B_6 (ピリドキサールリン酸)は,神経伝達物質の1つであるGABAをグルタミン酸から生成するグルタミン酸脱炭酸酵素(GAD)の補酵素となっている.脳内にはこの酵素の基質であるグルタミン酸が多量に存在するため,このGADの活性が脳内のGABA存在量を決定している.したがって,B_6 欠乏はGADの活性を低下させてしまい,最終的には,脳内のGABA含量の低下を導く.GABAは抑制性の神経伝達物質として神経細胞の興奮を抑える働きを果たしているので,GABA存在量が低下すると,興奮の抑制が解除され,痙攣が起こる[12].

3.4.6 ビタミン B_{12}

1) 一般的性質

ビタミン B_{12} (シアノコバラミン)は,生体内では主として補酵素 B_{12} として存在し,メチル化反応を中心として,メチオニンシンターゼやメチルマロニル–CoAムターゼなどの補酵素として機能し,アミノ酸,核酸,脂質の代謝に関わっている(図3.12c).

2) 脳機能との関係

ビタミン B_{12} 欠乏によって,大脳皮質,脊髄および末梢神経系を標的とした神経障害,知覚障害,食欲不振,精神障害などが観察されているが,適当な欠乏モデル動物がないことから,その発症機構は明らかにされていない.

ビタミンB_{12}はコリンアセチルトランスフェラーゼの活性化に寄与しており，神経伝達物質アセチルコリンの合成を促す．実際には，ホスファチジルコリンとビタミンB_{12}を同時に給餌することで，大脳基底核を除去されたラットの記憶形成の障害が改善されたという報告がある[13]．

3.4.7 ビタミンC
1) 一般的性質

ビタミンC（アスコルビン酸）は強力な還元剤であり，酸化されるとデヒドロアスコルビン酸となり，還元されて再びアスコルビン酸となる（図3.13）．このように，自らが酸化・還元される可逆的な酸化還元反応系を担うことにより，生理作用を発揮している．生体内では，抗酸化剤として機能して，鉄を還元型（二価）に保つことに重要な役割を果たしている．また，プロリルヒドロキシラーゼとの複合体として存在する鉄イオンを還元することで，プロリンのヒドロキシル化のコファクターとして働き，コラーゲン合成に必要となっている．さらに，カルニチン合成，カテコールアミン合成，チロシンの代謝に関わる酵素群にもビタミンCが必要とされる．

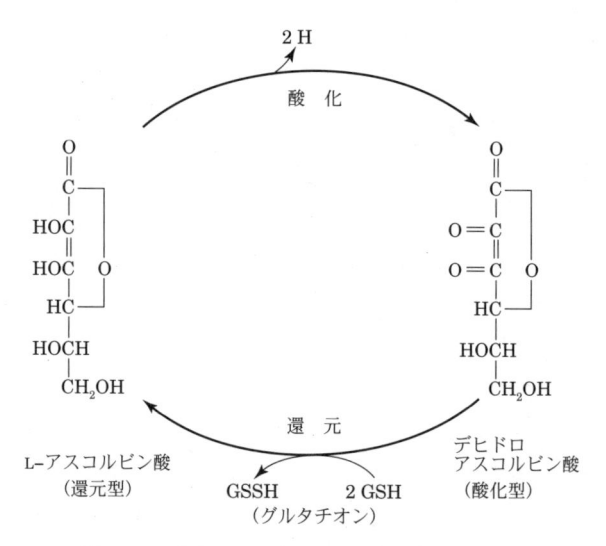

図3.13 ビタミンC（アスコルビン酸）の構造式

2) 脳機能との関係

ビタミン C の細胞内への取り込みは，ナトリウムイオンと共役する輸送体（sodium-coupled vitamin C transporter；SVCT）によって行われる．この輸送体は 2 種類存在しており，そのうち，組織特異的なビタミン C の取り込みを担っているのは SVCT2 であり，神経系や副腎などの細胞において血中濃度の 100 倍のビタミン C の取り込みを可能にしている．この SVCT2 遺伝子のノックアウトマウスのビタミン C レベルは低く，呼吸不全や脳における出血が観察され，この変異型マウスは生後数分内で死亡する[14]．この変異型マウスでは，胎盤において母胎からビタミン C を取り込めなくなっているものと考えられている．また，脳で観察されたような出血は，血管が多くビタミン C 濃度が高い他の組織では観察されないことから，脳における出血の原因は単なるコラーゲン合成の低下ではなく，ビタミン C による抗酸化作用が低下した結果，脳が酸化的損傷を受けたためではないかと考察されている[14]．

また，ビタミン C は神経伝達物質ドーパミンをノルアドレナリンに変換するドーパミン β-ヒドロキシラーゼの活性化にも必須である．

3.4.8 葉　酸

1) 一般的性質

葉酸の還元型は，メチル基やヒドロキシメチル基などの C_1 を転移させるメチルトランスフェラーゼやヒドロキシメチルトランスフェラーゼなどの補酵素として機能を発揮する（図 3.14）．グリシンからセリンの生成，ホモシステインからメチオニンの合成，核酸のプリン核の合成に寄与している．

2) 脳機能との関係

遺伝や環境要因による影響を受けると言われているが，葉酸欠乏により，神経管の閉鎖不全による神経管奇形が発症する可能性が高まる[15]．

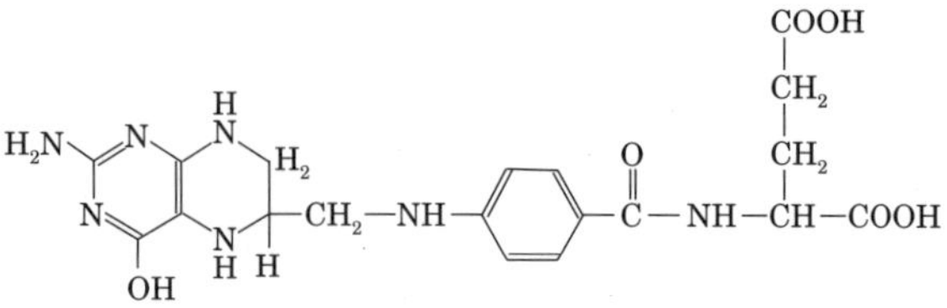

テトラヒドロ葉酸（H_4F）

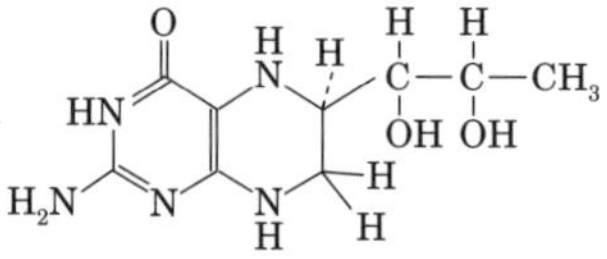

テトラヒドロビオプテリン

図 3.14　葉酸の構造式

引用文献

1) W. Krezel *et al.* : *Science*, **279**, 863 (1998)
2) M. Y. Chiang *et al.* : *Neuron*, **21**, 1353 (1998)
3) D. L. Misner *et al.* : *Proc. Natl. Acad. Sci. USA*, **98**, 11714 (2001)
4) A. M. de Urquiza *et al.* : *Science*, **290**, 2140 (2000)
5) D. P. King *et al.* : *Cell*, **89**, 641 (1997)
6) P. McNamara *et al.* : *Cell*, **105**, 877 (2001)
7) B. Zheng *et al.* : *Cell*, **105**, 683 (2001)
8) K. Ouahchi *et al.* : *Nat. Genet.*, **9**, 141 (1995)
9) T. Gotoda *et al.* : *Engl. J. Med.*, **333**, 1313 (1995)
10) T. Yokota *et al.*: *Proc. Natl. Acad. Sci. USA*, **98**, 15185 (2001)
11) G. Marsicano *et al.*: *Nature*, **418**, 530 (2002)
12) S. M. Gospe, Jr. *et al.* : *Lancet*, **343**, 1133 (1994)
13) Y. Masuda *et al.* : *Life Sci.*, **62**, 813 (1998)
14) S. Sotiriou *et al.* : *Nat. Med.*, **8**, 514 (2002)
15) J. I. Rader : *J. Nutr.*, **132** (8 Suppl.), 2466S (2002)

（喜田　聡）

3.5 ミネラル

「第六次改定 日本人の栄養所要量」には，次のミネラルの摂取基準が示されている．カルシウム，鉄，リン，ヨウ素，マンガン，セレン，マグネシウム，カリウム，銅，亜鉛，クロム，モリブデン，それに食塩（NaCl）である．本節では，これらのミネラルと脳・神経系の機能や疾患との関連を述べる．

3.5.1 脳・神経系におけるミネラルの生理機能

脳・神経系はニューロンを機能単位とし，グリア細胞がその働きを補佐する．ニューロンは一種の受容・分泌細胞で，主に樹状突起で受容した神経伝達物質の化学信号をアナログ電気信号のシナプス後電位に変換する．それが集積された演算結果を，軸索起始部からデジタル信号の活動電位として発射する．活動電位が神経終末に到達すると，神経伝達物質をシナプス間隙に放出（分泌）する（図3.15）．

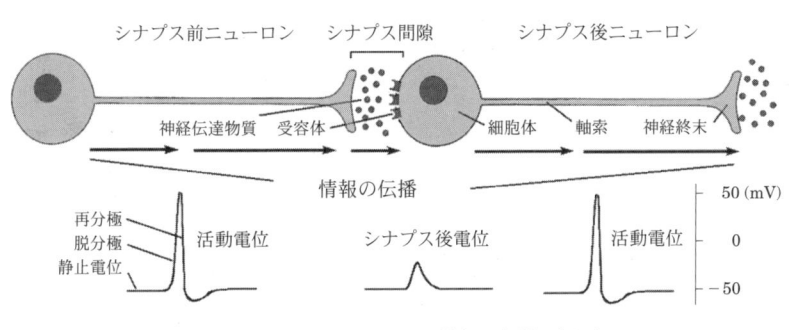

図3.15 ニューロンによる情報の伝播の概要

生体機能の調節や統御，学習や記憶などの脳・神経系が示す複雑な機能は，このようなニューロンとシナプスが構成する神経回路網を基盤としている．上に挙げたミネラルの多くは，脳・神経機能の様々な局面で重責を担っている．

1) 脳・神経系の電気活動の担い手としてのミネラル

非刺激時（静止時）の細胞内に電極を刺し，細胞外を0mVにセットし

表 3.18　各種イオンの細胞内外の濃度および透過性を示すイオンチャネル

イオン	細胞内液 (mM)	細胞外液 (mM)	透過性を示すイオンチャネルの一例	各イオンチャネルの主な機能（Mg^{2+}については同イオンの機能）
Na^+	5~15	145	電位依存性ナトリウムチャネル	興奮の伝導
			ニコチン性アセチルコリン受容体	興奮性シナプス後電位の発生
			NMDA型グルタミン酸受容体*1	興奮性シナプス後電位の発生
			AMPA型グルタミン酸受容体*2	興奮性シナプス後電位の発生
K^+	140	5	電位依存性カリウムチャネル	静止膜電位の調節、活動電位の形状・頻度の制御
			カルシウム依存性カリウムチャネル	膜電位の振動の発生、後過分極
			内向き整流性カリウムチャネル	膜の興奮性の維持・制御
Cl^-	5~30	110	電位依存性塩素チャネル	細胞内塩素濃度の調節・維持
			グリシン受容体	抑制性シナプス後電位の発生
			γ-アミノ酪酸受容体（$GABA_A$受容体*3）	抑制性シナプス後電位の発生
Ca^{2+}	10^{-7}（遊離イオン）〈細胞内での総濃度は1~2mM〉	1~2	電位依存性カルシウムチャネル	神経終末へのCa^{2+}の流入→神経伝達物質の放出
			NMDA型グルタミン酸受容体	シナプス後膜におけるCa^{2+}の流入
			AMPA型グルタミン酸受容体*4	シナプス後膜におけるCa^{2+}の流入
			イノシトール三リン酸受容体	細胞内ストアからのCa^{2+}の動員
Mg^{2+}	0.5（遊離イオン）〈細胞内での総濃度は約20mM〉	1~2	マグネシウムチャネルと呼ばれる素子の報告は見当たらない	電位依存性カルシウムチャネルやNMDA型グルタミン酸受容体のブロック

*1 NDMA：N-methyl-D-aspartate.　*2 AMPA：α-amino-3-hydroxy-5-methyl-4-isoxazole propionate.　*3 GABA：γ-amino-butyric acid.　*4 イノシトール三リン酸受容体は細胞内カルシウム貯蔵部位（ストア）である小胞体に局在するが、他のイオンチャネルや受容体は細胞膜に存在。

※細胞の静止電位（E_r）は理論的に導かれた Goldman-Hodgkin-Katz の式によく合う。

$$E_r = \frac{RT}{F} \cdot \ln \frac{P_K[K]_o + P_{Na}[Na]_o + P_{Cl}[Cl]_i}{P_K[K]_i + P_{Na}[Na]_i + P_{Cl}[Cl]_o} = 58mV \cdot \log \frac{P_K[K]_o + P_{Na}[Na]_o + P_{Cl}[Cl]_i}{P_K[K]_i + P_{Na}[Na]_i + P_{Cl}[Cl]_o}$$

P_X は各イオンの透過性を、$[X]_i$ および $[X]_o$ は各イオンの細胞内液および外液の濃度を示す。

て測った細胞内電位を静止電位 (E_r) という．この E_r 値は，Goldman-Hodgikin-Katz の理論式（表 3.18 下）による値に大体一致する．つまり，細胞内外のイオン濃度（表 3.18 の平均値）をこの式に入れ，$P_K : P_{Na} : P_{Cl} = 1.0 : 0.04 : 0.45$ の条件を適用すれば，$-58mV$ となる．このように，静止時に細胞内が負の電位をとることを分極という．分極は，細胞膜を境とする電気化学ポテンシャル差を駆動力として，主に K^+ が細胞内から流出して生じる．

細胞を電気的あるいは化学的に刺激すると，分極が浅くなり（脱分極），さらには正方向へのオーバーシュートを伴う活動電位が発生する．膜電位が脱分極したり，活動電位を発生することを興奮という．活動電位のピークの実測値は，$P_K : P_{Na} : P_{Cl} = 1.0 : 20 : 0.45$ として，理論式から得られる $51mV$ に近い．つまり，興奮時には Na^+ の膜透過性が静止時のそれに比べ，500 倍にも高まっている．一方，K^+ や Cl^- の膜透過性が静止時よりも高くなると，分極が深くなる．この過分極の状態を，興奮に対して抑制という．

ニューロンがもつ多種多様なイオンチャネル（表 3.18）は，その開閉によりイオンの透過性を変化させ，興奮や抑制を引き起こしている．栄養学の分野では食塩やカリウムの働きは見落とされがちであるが，脳・神経系の電気活動の根本はこれらのミネラルが担うイオン電流にある．

2) 脳の代謝とミネラル

(1) エネルギー代謝とミネラル

細胞内外の Na^+ と K^+ の濃度差（表 3.18）は，Na^+, K^+–ATPase（Na^+–K^+ 交換ポンプ）がつくる．この仕事は大量の ATP を要し，活動電位を発生しているニューロンでは，代謝エネルギーの約 70% を Na^+, K^+–ATPase が消費する．しかも，脳は重さが体重の 2% ほどなのに，全身の消費量の約 20% の酸素を使い，もっぱらグルコースを好気的に代謝して ATP を産生する．ミトコンドリアの電子伝達系は酸化的リン酸化のかなめであり，まさに神経活動の基盤であるが，その構成タンパク質の内部で電子の受け渡しをする本体は，実は鉄や銅である（表 3.19）．脳・神経系のエネルギー代謝におけるミネラルの重要性がわかる．

表 3.19 脳の機能に関連の深いミネラル含有酵素など

区分	酵素名	含有ミネラル	主な特徴や機能
エネルギー代謝に関与する酵素	NADH-補酵素Qレダクターゼ	鉄(鉄-硫黄クラスター)	ミトコンドリアの呼吸鎖複合体Ⅰ.
	コハク酸-補酵素Qレダクターゼ	鉄(ヘム, 鉄-硫黄クラスター)	ミトコンドリアの呼吸鎖複合体Ⅱ.
	補酵素Q-チトクロムcオキシドレダクターゼ	鉄(ヘム, 鉄-硫黄クラスター)	ミトコンドリアの呼吸鎖複合体Ⅲ. チトクロムbc_1複合体ともいう.
	チトクロムオキシダーゼ	銅, 鉄(ヘム)	ミトコンドリアの呼吸鎖複合体Ⅳ. 好気性生物の主要な末端酸化酵素. 還元型チトクロムcを酸化し, 酸素を4電子還元して水を生じる. 一酸化窒素により阻害される.
活性酸素やフリーラジカルの消去に関与する酵素	Cu, Zn-スーパーオキシドジスムターゼ (SOD1)	銅, 亜鉛	スーパーオキシドアニオンを不均化し, 酸素と過酸化水素を生成. 主に細胞質ゾルに分布.
	Mn-スーパーオキシドジスムターゼ (SOD2)	マンガン	スーパーオキシドアニオンを不均化し, 酸素と過酸化水素を生成. ミトコンドリアに局在.
	カタラーゼ	鉄(ヘム)	過酸化水素を水と酸素に分解.
	グルタチオンペルオキシダーゼ	セレン	過酸化水素や脂質過酸化物を分解.
代謝に関与する酵素や神経調節因子の神経伝達物質	ドーパミンβ-ヒドロキシラーゼ	銅	ドーパミンからノルアドレナリンへの水酸化反応を触媒. 水素供与体としてアスコルビン酸を利用.
	ペプチジルグリシンα-アミド化モノオキシゲナーゼ	銅	神経ペプチドの半数近くはC末端がアミド化されており, この構造が生理活性の発現に必須とされる. このアミド化には, 本酵素によるC末端グリシンの水酸化反応が含まれる. 銅のほかにアスコルビン酸が必要.
	グルタミン合成酵素	マグネシウム, マンガン	グルタミン酸とアンモニアを基質にグルタミンを合成. 脳では主にアストロサイトに分布. グルタミンをニューロンに供給するとともに, グルタミン酸やアンモニアの毒性を消去する上で重要.
	一酸化窒素合成酵素	鉄(ヘム), 亜鉛	アルギニンを基質に, 神経伝達物質として働く一酸化窒素を生成. ヘムは触媒部位を構成. 亜鉛はタンパク質構造を安定化.
	ヘムオキシゲナーゼ	鉄(ヘム)	ヘムをビリベルジンに分解し, また神経伝達物質の候補である一酸化炭素を生成. ヘムは基質と補酵素の両者の働きをする.
	セリンラセマーゼ	カルシウム, マンガン	L-セリンをD-セリンにラセミ化. D-セリンはNMDA受容体のグリシン部位に結合し, グルタミン酸の作用を増強. 主にグリア細胞に分布.
その他の酵素・タンパク質	亜硫酸酸化酵素	モリブデン(モリブドプテリン)	チトクロムcを電子受容体とし, 亜硫酸塩を硫酸塩に酸化. 亜硫酸酸化酵素欠損症は重篤な中枢神経異常を伴い, 幼時に死亡.
	メタロチオネイン	銅, 亜鉛	メタロチオネインはシステインに富み, 必須金属の亜鉛や銅を結合して貯蔵する. また, これらの金属を他のタンパク質に供給したり, その代謝を調節する. さらに, 種々の重金属を捕捉してその毒性を低下させ, 抗酸化物質としても一役買う.
	銅シャペロンタンパク質	銅	銅を必須成分とするタンパク質(例えばCu, Zn-スーパーオキシドジスムターゼ)に銅を供給する機能をもつ. 遊離銅イオンの有害作用を防御.

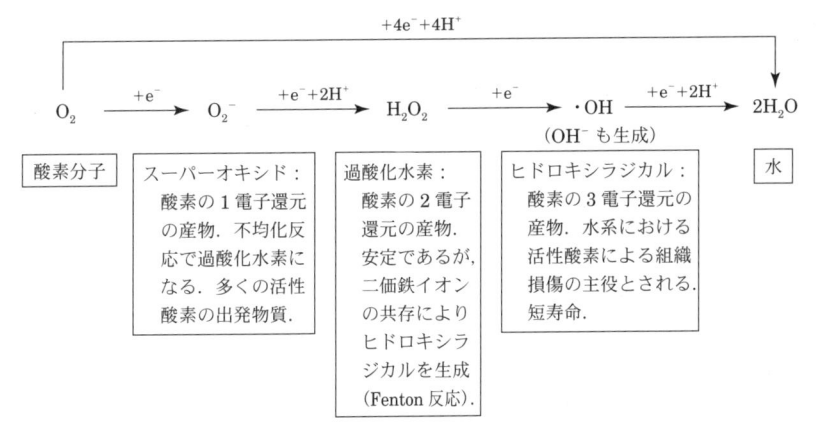

$$O_2 \xrightarrow{+e^-} O_2^- \xrightarrow{+e^-+2H^+} H_2O_2 \xrightarrow{+e^-} \cdot OH \xrightarrow{+e^-+2H^+} 2H_2O$$

(全体: $+4e^- +4H^+$)　(・OH の他に OH^- も生成)

- 酸素分子
- スーパーオキシド：酸素の1電子還元の産物．不均化反応で過酸化水素になる．多くの活性酸素の出発物質．
- 過酸化水素：酸素の2電子還元の産物．安定であるが，二価鉄イオンの共存によりヒドロキシラジカルを生成（Fenton 反応）．
- ヒドロキシラジカル：酸素の3電子還元の産物．水系における活性酸素による組織損傷の主役とされる．短寿命．
- 水

図 3.16 酸素分子の還元による活性酸素種の生成

(2) 活性酸素種やフリーラジカルの消去とミネラル

　細胞内で酸素分子が消費されると，その1％ほどの割合で活性酸素（図3.16）が生じる[1]．脳は好気的代謝が盛んなので，活性酸素の消去はその細胞毒性を防ぐ上で極めて重要である．スーパーオキシドジスムターゼをはじめ，この働きを担う主な酵素は，活性発現にミネラルを必要とする（表3.19）．

　一方，ある種の活性酸素分子種は遷移金属イオンと反応して，別の活性酸素種を生じる．過酸化水素からヒドロキシラジカルを生じる Fenton 反応は好例である．ヒドロキシラジカルは極めて反応性が強く，生体物質を直接攻撃して，またラジカル連鎖反応による脂質過酸化反応を介して変質させる．重金属の細胞毒性の少なくとも一部は，活性酸素やフリーラジカルの作用による．逆に，重金属を捕捉してその触媒作用を封鎖する物質は，抗酸化物質として働く．その一例のメタロチオネインは，システインに富むタンパク質で，多彩な働きをもつ（表3.19）．

(3) 神経伝達物質の代謝とミネラル

　脳・神経系は，その細胞過程や生化学過程の多様性に大きな特徴がある．特に，神経伝達物質をはじめ，他の組織・器官にはまれな物質を合成したり，ユニークな方式で利用する点で，まさに"代謝のデパート"である．

神経伝達物質の代謝に関わる酵素などにはミネラルを要求するものが少なくない（表3.19）．

例えば，グルタミン合成酵素はグルタミン酸とアンモニアを基質にグルタミンを合成する酵素で，Mg^{2+} や Mn^{2+} に依存性を示す．グルタミン酸は普通のアミノ酸であるが，脳では最も重要な興奮性神経伝達物質（興奮性アミノ酸）として働く．その一方，興奮毒性（後述）をもたらす．神経終末から放出されたグルタミン酸は，アストロサイト（アストログリア）によって Na^+ 依存性の輸送体を介して回収され，グルタミン合成酵素の作用でグルタミンに変換・無毒化される．

古典的な神経伝達物質であるノルアドレナリンなどのほか，新型の神経伝達物質である一酸化窒素（NO），あるいはその候補の一酸化炭素などの生成にあずかる酵素もミネラルを必須とする（表3.19）．

(4) グリア細胞とミネラル

アストロサイトはグリア細胞の中でも特に数が多く，ニューロンと毛細血管の間に介在して，血液脳関門の構成に寄与している（図3.17A）．また，豊富な突起（終足）を利用して血流からの栄養素を取り込み，適切に処理してニューロンに供給する．例えば，グルコースは乳酸に変換されてニューロンに与えられる．グルタミン酸の無毒化は既に述べた．

アストロサイトは，図3.17Bのような仕組みで微量金属を無毒化し，その一方で必須金属をニューロンに供給する．しかし，処理能力を上回る曝露や，処理機構の破綻が生じると，微量金属による神経毒性が現れてくる（例えば，ウイルソン病やマンガン中毒）．

3) シグナル分子としてのミネラル

(1) カルシウムの働き

細胞外液中の多価陽イオンは膜の興奮性を低下させる安定化効果を示す．細胞外液中の生理的濃度が高い多価陽イオンは Ca^{2+} と Mg^{2+} なので，実質的にはこの2つがニューロンや筋細胞の興奮性の安定化に関わるといえる．低カルシウム血症や低マグネシウム血症では，神経線維が興奮しやすくなって，テタニー，すなわち主に四肢遠位筋が強く拘縮し，手足の屈曲を呈する末梢神経症状を生じる．

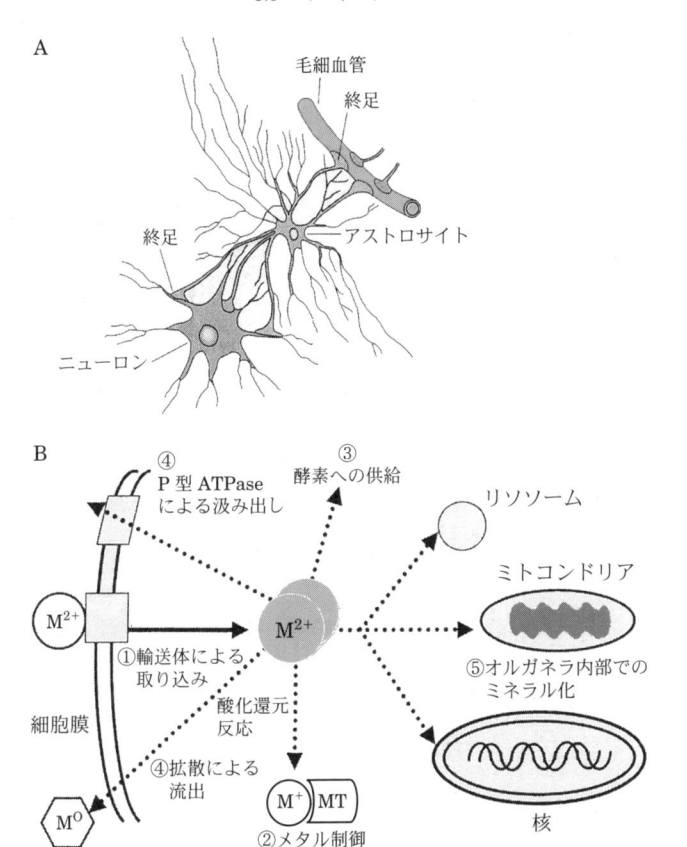

図 3.17 アストロサイトによるミネラルの処理機構
アストロサイトは毛細血管とニューロンの間に介在し（A[29]）、必須微量金属をニューロンに供給する一方、有害金属の毒性を種々の仕組み（B[30]）を用いて低減させている．
M^O, M^+, M^{2+}：荷電状態の異なる金属または金属イオン．MT：メタロチオネイン．

一方，周知のように，Ca^{2+} は生体内のあらゆる細胞内で主要なシグナル分子として働く．脳ではニューロン機能の素過程（Ca^{2+} 電流の発生，細胞の興奮性，神経伝達物質の合成や放出など）のほか，さらに高度な神経機能（神経回路形成，シナプス可塑性，遺伝子発現，記憶学習など）においても，中心的なシグナル役を務める[2]．それを支えるのは，細胞内外の Ca^{2+} 濃度の落差であり，また細胞内 Ca^{2+} ストア（表 3.18）の存在である．ここでは，Ca^{2+} が担うニューロンでの多彩なシグナル伝達のごく一端を示すに

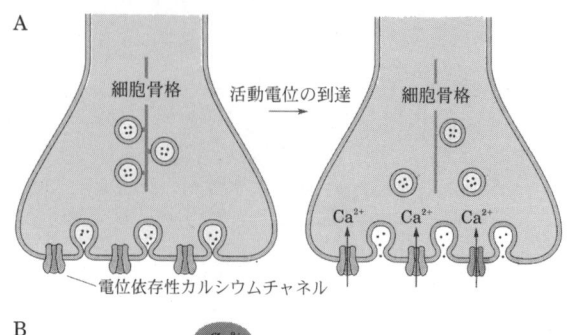

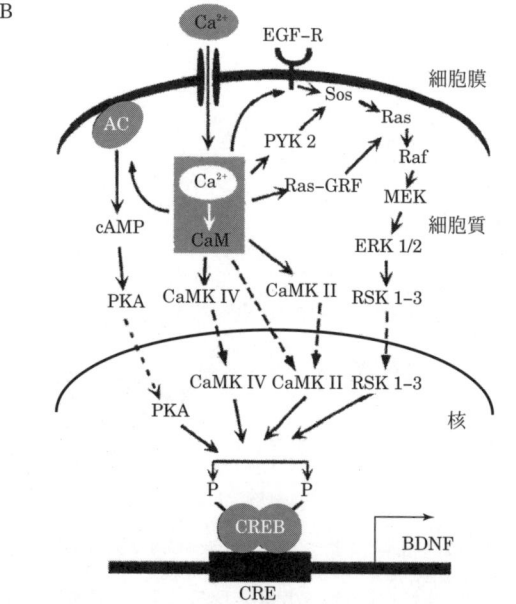

図3.18 カルシウムシグナリングの一例

A：活動電位が神経終末に達すると，電位依存性 Ca^{2+} チャネルが開く．細胞内に流入した Ca^{2+} が引き金となり，シナプス顆粒中の神経伝達物質がシナプス間隙に開口放出される．また，細胞骨格に係留されていた顆粒も動員されるようになる．
B：シナプス伝達の効率は，ニューロンの活動に応じ長期にわたり増強される場合がある．このようなシナプス可塑性は，シナプス後ニューロンにおける遺伝子の発現により支えられる．シナプス活動に応じて発現される遺伝子の多くは，プロモーター領域に Ca^{2+} 応答配列をもつが，この配列は cAMP 応答配列（CRE）に酷似し，転写因子 CREB（CRE 結合タンパク質）は両者を識別しない．シナプス活動に伴い流入した Ca^{2+} は，細胞内ストアから Ca^{2+} の放出を促進させるので，細胞内 Ca^{2+} 濃度はさらに高まり，カルモジュリンキナーゼ（CaMK）が活性化される．他のプロテインキナーゼも図のような多彩な経路で活性化される．こうして CREB はリン酸化を受け，賦活化されて，転写因子としての機能を発揮する［文献31）より］．

とどめる（図3.18）．

(2) 亜鉛の働き

300種以上の酵素が，構造維持や触媒部位の形成に亜鉛を必要としている．

一方，亜鉛は脳においてシグナル分子の役目をすると考えられている．大脳皮質や海馬では他の部位に比べ，亜鉛濃度が高い．グルタミン酸ニューロンの中には，神経終末に亜鉛を含む顆粒をもつものがあり，神経活動に伴い，亜鉛を開口放出する[3]．FredericksonとBushは，亜鉛シグナルが次の3つの方式で働く可能性を提唱している[4]．① シナプス型亜鉛シグナル，② 細胞膜透過型亜鉛シグナル，③ 細胞内発信型亜鉛シグナル．①はシナプス前終末から放出された亜鉛が，シナプス後膜に作用する方式で，実際に亜鉛がNMDA受容体を制御する例が示されている．②は亜鉛透過性のチャネル（例えばCa^{2+}透過性AMPA/カイニン酸受容体）を通って，亜鉛がシナプス後ニューロンに取り込まれる方式である．海馬の苔状線維とCA3野錐体細胞の間のシナプスにおける長期増強の実験結果から導かれた説である．③は刺激に応じて細胞内の貯蔵部位から亜鉛が動員されるという説であるが，その貯蔵部位自体は未だ同定されていない．

いずれにしても，亜鉛の斬新な機能の解析が着々と進みつつあり，興味深い．

3.5.2 ミネラルの欠乏・過剰と脳・神経系

ミネラルの欠乏や過剰，また血中濃度の異常は生体に様々な影響をもたらすが，ここでは主にヒトの精神・神経症状への影響をまとめ，表3.20に示す．

3.5.3 脳・神経系の疾患とミネラル

鉛エンセファロパシー，水俣病（メチル水銀中毒），透析脳症（アルミニウム脳症）などに代表されるように，金属中毒による疾患が知られている．また，必須栄養素であっても，ウイルソン病（銅）やマンガン中毒によるパーキンソニズムのように，金属の代謝異常や大量曝露が脳に有害作用を

表3.20 ミネラルの欠乏・過剰と脳・神経系の症状

ミネラル		症状
ナトリウム (Na)	欠乏	腎, 消化管, 皮膚からの Na の喪失, 水分の過剰摂取（心因性多飲・輸液など）や排泄障害により, 低ナトリウム血症が生じる. 血漿 Na 濃度が 130mEq 以下になると, 全身倦怠感, 頭痛, 食欲不振, 嘔吐などが見られるようになる. 脳は血漿浸透圧の変化に対する適応能が小さく, 急激な血漿 Na 濃度の低下により, 低ナトリウム脳症として知られる器質性脳症候群を生じるおそれがある. 血漿 Na 濃度が 120mEq 以下では全身脱力感, 集中力低下, 易刺激性, 失見当識, 意識障害, 痙攣, 精神症状などが認められる. これらは脳浮腫や水中毒に起因するもので, 長期に及ぶと脳の不可逆的損傷や死をもたらす. 急激な血漿 Na 濃度の低下を伴わない慢性低ナトリウム血症の症状は一般に軽度.
	過剰	腎, 消化管, 皮膚からの水分の喪失, 水分の摂取不足, Na の過剰投与（輸液など）や排泄障害により, 高ナトリウム血症が生じる. 通常, 血漿 Na 濃度が 160mEq 以上になると, 嗜眠から昏睡に至るまで, 程度の異なる意識障害が現れる. また, 固縮, 振戦, ミオクローヌス, 羽ばたき振戦, 舞踏病様症状が見られる. 高ナトリウム血症が急性に進むと, 浸透圧の大きな変化による脳実質の縮小を招き, 脳出血やくも膜下出血を生じるおそれがある.
塩素 (Cl)	欠乏	塩化物イオン（Cl⁻）は細胞外液中で最も多い陰イオンで, 浸透圧や酸塩基平衡の維持に重要. 低クロール血症は, 下痢, 胃液の嘔吐, 発汗, 利尿薬投与などの原因で生じる. アルカローシスに陥っている場合が多い. 通常の食事では Cl⁻ 欠乏は起こらない. 製造ミスで Cl⁻ が欠乏した調製乳の摂取による症例では, 嗜眠, 食欲不振, 下痢, 血尿, 成長障害などの症状. 約10年後に, 言語障害, 注意欠陥障害, 引きこもりなどの神経行動上の後遺症を認めたものがある.
	過剰	高クロール血症は, 塩化アンモニウムや食塩などの大量投与や, 水分摂取の低下が高齢者や尿崩症例に合併した際の高ナトリウム血症において認められる. また, 呼吸性アシドーシスを来す過呼吸症候群や, 代謝性アシドーシスを来す腎不全などで, 重炭酸イオンの低下に対する代償作用として, 高クロール血症の認められることがある. 高クロール血症と精神・神経症状との関連は明確ではない.
カリウム (K)	欠乏	生体内の K の約 98%は細胞内に存在し, 約 60%は骨格筋に分布. K の異常では主に筋症状が出現し, 中枢神経症状はほとんどない. 通常の食生活では欠乏症は起こらない. 摂食障害による摂取不足, 嘔吐や下痢, 利尿薬の使用, アルドステロン症などで K が過剰に失われて生じる. 筋力低下や筋肉痛などのミオパシーが特徴的. アルカローシスの合併で, テタニーの起こることがある. おそらく酸塩基平衡異常の合併により, まれに無感動, 嗜眠, せん妄, 昏睡などの脳症状を呈する.
	過剰	K の摂取過剰への調節機構は強く, 通常は過剰とならない. アシドーシスや高カリウム性周期性四肢麻痺, 腎不全, 副腎皮質機能低下症, K 製剤投与などで高カリウム血症が見られる. 高カリウム血症では, 心室性頻拍や心室細動などの重篤な心臓病性の発生は少なくないが, 神経症状はあまり見られない. 高カリウム性周期性四肢麻痺では脳症状はない.
カルシウム (Ca)	欠乏	血漿遊離 Ca は神経や筋の興奮性膜の安定化作用がある. その濃度は Ca 調節ホルモン［副甲状腺ホルモン（PTH）・活性型ビタミン D・カルシトニン］による厳密な調節を受けており, 新生児や腎不全を除くと低カルシウム血症はかなりまれ. 甲状腺や副甲状腺の手術後, 急性膵炎ではしばしば低カルシウム血症が見られる. 副甲状腺機能低下症や偽性副甲状腺機能低下症で見られる神経症状は低カルシウム血症の反映. よく見られる中枢神経症状には, てんかん様発作や様々な精神症状（易刺激性・不安・興奮・錯乱・せん妄・妄想・幻覚・精神障害・抑うつ・感情鈍麻・痴呆）がある. 慢性低カルシウム血症では舞踏病やパーキンソニズムの頻度が増す. 慢性副甲状腺機能低下症では基底核の石灰化がしばしば見られ, それによる神経症状を来す例がある. 低カルシウム血症の症状として最もよく知られているテタニーは, 末梢神経症状であり, 主に四肢遠位筋に強い拘縮を起こして, 手足の屈曲位を呈する. 重症の場合, 喉頭筋, 呼吸筋, さらに全身の筋に及ぶ.

カルシウム (Ca)	過剰	高カルシウム血症のほとんどは，悪性腫瘍か副甲状腺機能亢進症による．乳がん，肺がん，および多発性骨髄腫などにおける高カルシウム血症は溶骨性転移によるものが多いが，肺がんでは血中 PTH レベルの上昇が認められる例もある．高カルシウム血症に伴う神経症状の 40%は副甲状腺機能亢進症によると推定される．血中 Ca レベルが 14mg/dL を越えると精神状態の変調が現れ，嗜眠，混乱，昏睡を呈するようになる．これらの症状は可逆的で，重篤度は高カルシウム血症の程度による．副甲状腺機能亢進症では，まれに重症の中枢神経障害，すなわち運動失調，核間性眼筋麻痺，錐体路障害，嚥下困難を生じる．また，高カルシウム血症では神経筋の興奮性低下や筋力低下が見られる．副甲状腺機能亢進症では，他の原因による高カルシウム血症よりもこの症状が現れやすい．
マグネシウム (Mg)	欠乏	低マグネシウム血症の主な原因は Mg の摂取不足，吸収障害，尿中排泄亢進で，入院患者の約 10%に見られる．Mg は，細胞外液に分布するのは全身の Mg の 2%以下で，低マグネシウム血症が Mg の絶対的な不足に起因するとは限らない．症状は主に精神・神経障害や循環器障害で，通常血漿 Mg 濃度が 0.8mEq/L 以下で見られる．前者には，焦燥性興奮を伴う易刺激性，錯乱，痙攣，振戦，反射亢進，ミオクローヌス，Chvostek 徴候（耳朶と口角を結ぶ線の中点を叩くと眼輪筋と頬筋が収縮する現象），テタニーなどがある．循環器障害としては，期外収縮，頻脈，心室細動などが生じる．ただし，これらは Mg 欠乏がかなり進行した状態で発現．慢性的な Mg 不足は虚血性心疾患のリスクを高める．
	過剰	過剰摂取した Mg は，腸管吸収が制限され，体内に取り込まれても速やかに尿中排泄される．過剰摂取と腎障害が重なると，高マグネシウム血症を来すおそれがある．低マグネシウム血症とは逆に，症状は神経機能の抑制を特徴とし，血漿 Mg 濃度が 5mEq/L になると深部腱反射が消失する．8〜10mEq の濃度では嗜眠や錯乱を伴う中枢神経系の抑制の見られることがある．重度の高マグネシウム血症では呼吸麻痺が生じ，さらに進むと心臓停止．
鉄 (Fe)	欠乏	鉄欠乏は，摂取不足，吸収能低下，需要亢進，失血などで生じる．摂取不足による鉄欠乏は世界で最も多い栄養障害で，鉄欠乏性貧血は全貧血の 1/3〜1/2．一般症状には，易疲労，頭痛，体動時の呼吸困難や動悸などがあり，幼児および小児では精神活動や認識能力への悪影響が認められる．生後 2 年間の慢性的な鉄欠乏は，中枢神経系の不可逆的な発達障害を招くという報告もあるが，結論は得られていない．
	過剰	鉄の過剰は，摂取過剰，吸収能の異常な亢進，過度の輸血による蓄積（例えば重症型 β-サラセミア）などで生じる．進行性に体内の鉄含量が増加し，実質細胞に鉄が沈着した状態をヘモクロマトーシスという．遺伝性ヘモクロマトーシスでは鉄吸収が異常に亢進．高度の鉄沈着は組織を障害し，肝硬変，皮膚色素沈着，青銅糖尿病，心不全，性腺機能低下などを生じる．ヘモクロマトーシスでは脳への鉄沈着は認められないので，ヘモクロマトーシスでの脳症状は，おそらく肝障害に起因．パーキンソン病では体内の鉄含量は正常であるが，中脳の黒質への鉄の沈着が特異的に認められる．
亜鉛 (Zn)	欠乏	食糧事情の悪い国々や貧困な人々では食事性の亜鉛欠乏は少なくない．また，吸収障害，完全静脈栄養，神経性食欲不振症，嚢胞性線維症，肝硬変などに伴う欠乏が見られる．常染色体劣性遺伝形式をとる腸性先端皮膚炎では，亜鉛の吸収が強く障害されている．亜鉛欠乏の初期症状は食欲低下である．欠乏が進むと，味覚障害，成長遅延，性腺機能低下，免疫機能低下などを生じる．母体の亜鉛欠乏は，胎児に神経管閉鎖不全（二分脊椎，髄膜脊髄瘤，無脳体など）を生じるおそれがあるとの指摘もなされている．動物実験では亜鉛欠乏による行動異常が観察されるが，ヒトの精神機能における亜鉛の重要性については確定していない．腸性先端皮膚炎では，重症の消化吸収障害，皮膚炎，脱毛などを生じるが，脳・神経系の機能は保持されている．
	過剰	亜鉛の毒性は比較的弱く，通常の摂取量と有害作用が生じる用量との間には大きな幅がある．しかし，過剰の亜鉛は銅の吸収を阻害するので，長期過剰摂取は銅欠乏性貧血をもたらす．事故などにより極めて大量の亜鉛を摂取した場合に，神経症状や嘔吐，腎障害などが見られた例がある．

銅 (Cu)	欠乏	銅は正常な脳機能に必須．脳でのその欠乏・過剰は，いずれも重篤な病変をもたらす．食事性の欠乏は極めてまれ．一方，慢性消化器疾患を伴う高度障害，銅補給なしの長期完全静脈栄養，極小未熟児などで欠乏症が見られ，小球性低色素性貧血，好中球減少，骨粗鬆症などを呈する．メンケス病では全身諸臓器が銅欠乏に陥り，精神運動機能が徐々に荒廃．
	過剰	大量の硫酸銅（1～120g）を服用し，嘔吐，黄疸，血尿などがあり，激しい肝・腎障害を呈した例がある．高濃度の銅を含む飲用水が原因とされる肝障害の発生が海外にある．これらの中毒例では脳・神経症状は認められない．ウイルソン病では，脳に銅が異常に沈着し，様々な精神・神経症状を呈する．
マンガン (Mn)	欠乏	動物では貧血，皮膚障害，骨の異常，脂質代謝の異常などが推定されている．ヒトの欠乏症は極めてまれで，実体は不明．
	過剰	経口摂取による中毒は極めてまれ．鉱山などの Mn 取り扱い作業者で，粉塵やヒュームの吸引によりパーキンソニズムを呈する中枢神経障害を来した事例は多い．
クロム (Cr)	欠乏	食事性の欠乏症の報告は見当たらない．長期完全静脈栄養法による発生例では，耐糖能障害のほか，意識障害，末梢神経障害などが見られる．脳・神経系における Cr の生理機能は不明．
	過剰	六価 Cr は慢性曝露により発がん性，遺伝毒性を示す．
モリブデン (Mo)	欠乏	食事性欠乏症は極めてまれ．長期完全静脈栄養法による欠乏例では，頻脈，頭痛，精神障害，昏睡などが見られた．亜硫酸オキシダーゼ欠損症や Mo 補酵素欠損症では，亜硫酸オキシダーゼが機能せず，おそらく亜硫酸の蓄積により，ニューロンの脱落，反応性アストログリオーシス，海綿状変性などの脳の病変を生じる（亜硫酸中毒症候群）．
	過剰	Mo は，恒常性維持機構によりコントロールされる部分が大きく，比較的無毒とされるが，視覚・聴覚の幻覚を伴う急性精神障害および，てんかん発作などの急性中毒症状を呈した例がある．
セレン (Se)	欠乏	中国の土壌中 Se 濃度の著しく低い地域の住民に，克山病という心筋症が多発したが，無機 Se 化合物の投与で罹患率低下．ただし，同疾患は Se 欠乏単独では説明できない．完全静脈栄養による欠乏症状として，爪の異常，筋肉痛，心機能異常の報告がある．
	過剰	中国では土壌中 Se 濃度が高い地域の住民に中毒症が発生し，米国では高濃度 Se 含有サプリメント摂取による中毒例がある．初期症状は内分泌機能への毒性．高レベルの曝露では，肝障害や消化管症状が，さらに，脱毛，爪の変形・脱落，頭痛，神経症状などが認められている．運動神経の変性をもたらす可能性もある．
ヨウ素 (I)	欠乏	世界的にはビタミン A 欠乏，鉄欠乏とともに，現在 3 大栄養素欠乏症の 1 つ．I の生理作用は甲状腺ホルモンの作用に集約されて，その欠乏は甲状腺機能低下症をもたらす．その結果，ヨウ素欠乏性甲状腺腫，新生児・乳児死亡率の上昇，小児の身体・精神発達の遅れ（クレチン病），粘液水腫などが生じる．I 欠乏は予防可能な小児の精神遅滞の主要な 1 つ．
	過剰	ヨウ素強化塩の利用国では，その過剰摂取によるヨウ素誘発性の甲状腺機能亢進症が，低頻度で認められる．わが国では海藻類の過剰摂取に伴う甲状腺腫の報告がある．
リン (P)	欠乏	通常の食生活では欠乏症は起こらないが，P 吸着剤などの長期過剰服用により欠乏を来す可能性がある．臨床的には，ビタミン D 欠乏症，特発性高カルシウム血症，原発性副甲状腺機能亢進症，ファンコニ症候群などで低リン血症を呈する．体内全体の P 欠乏を伴う低リン血症では，細胞内 ATP が不足し，非特異的に全身倦怠感，脱力感，食欲不振，めまい，しびれ感，知覚異常，振戦，不随意運動などを生じることがある．体内全体の P 欠乏を伴わない低リン血症では，細胞障害のおそれは小さい．
	過剰	P は主に腎臓での排泄調節により恒常性が維持され，組織への蓄積はまれであるが，過剰摂取は低カルシウム血症や副甲状腺機能亢進症を生じる．慢性腎不全では高リン血症を呈する．急激で高度の高リン血症は，血漿イオン化 Ca の低下を招き，テタニー，知覚異常，痙攣発作などを起こすことがある．慢性高リン血症では異所性石灰化による症状を見ることがある．

主に文献 32）〜38）を参考に作成した．

表 3.21 脳の変性疾患における脳のミネラル濃度の変化[38]

疾患	カルシウム	アルミニウム	マンガン	鉄	亜鉛	銅	マグネシウム
ウイルソン病		→	→			↑↑	
筋萎縮性側索硬化症	↑	↑	↑	↑	↓	→	↓
パーキンソン病	→	↑	↑	↑	→	↓	↓
パーキンソン痴呆複合	↑	↑	↑		↓	↓	↓
アルツハイマー病	↑	↑			↓	→	
多発性硬化症	↑→↓	→		→	↓		

↑:増加, →:不変, ↓:低下.

表 3.22 鉄あるいは銅の関与が推定される脳の変性性疾患など[10]

疾患名	構造・機能の異常を生じるタンパク質	関与する金属	傷害部位
アルツハイマー病	アミロイドβタンパク質（Aβ）	銅, 鉄 / 亜鉛の離脱	新皮質
クロイツフェルト-ヤコブ病	プリオンタンパク質（PrPc）	銅	新皮質
筋萎縮性側索硬化症	スーパーオキシドジスムターゼ1（SOD1）	銅, 鉄 / 亜鉛の離脱	運動神経
白内障	α-クリスタリン	銅, 鉄	水晶体

生じることがある.

一方，脳の循環障害である脳卒中とともに，アルツハイマー病，パーキンソン病，筋萎縮性側索硬化症，プリオン病などのようなニューロンの変性や脱落を生じる大事な疾患がある．近年，これらの原因や病態の研究が精力的に進められ，ミネラルとの関係，ことにミネラルを必須成分とする酵素や，ミネラル代謝関連タンパク質の異常との関係が知られるようなった（表 3.21，表 3.22）．

1) 興奮毒性とカルシウム・パラドックス

既に述べたように，Ca^{2+}は脳において極めて重要な生理機能を担う反面，興奮毒性のメディエーターでもある．興奮毒性とは，興奮性神経伝達物質とくにグルタミン酸の過剰により，ニューロン死を生じる現象で，脳虚血，脳外傷，てんかん，神経変性疾患などにおけるニューロンの変性・脱落の原因の1つと考えられてきた．グルタミン酸の過剰は，ニューロンの過度の活動に伴う放出過剰や，傷害されたニューロンからの逸脱，グ

リア細胞による処理の障害などにより生じる.

興奮毒性の機構としては，イオンチャネル型グルタミン酸受容体が過度に刺激され，Ca^{2+} が細胞内に過剰に流入することが引き金になるという考えが一般的である[5,6]．その下流の機序については諸説があるが，カルモジュリンキナーゼⅡが NOS（一酸化窒素合成酵素）をリン酸化して活性化することによる NO の生成過剰が一枚噛むらしい（図 3.19）．つまり，アミノ酸毒性は，実はミネラル毒性の様相を呈している．現在，電位依存性 Ca^{2+} チャネルを阻害するカルシウムブロッカーの成功例にならい，イ

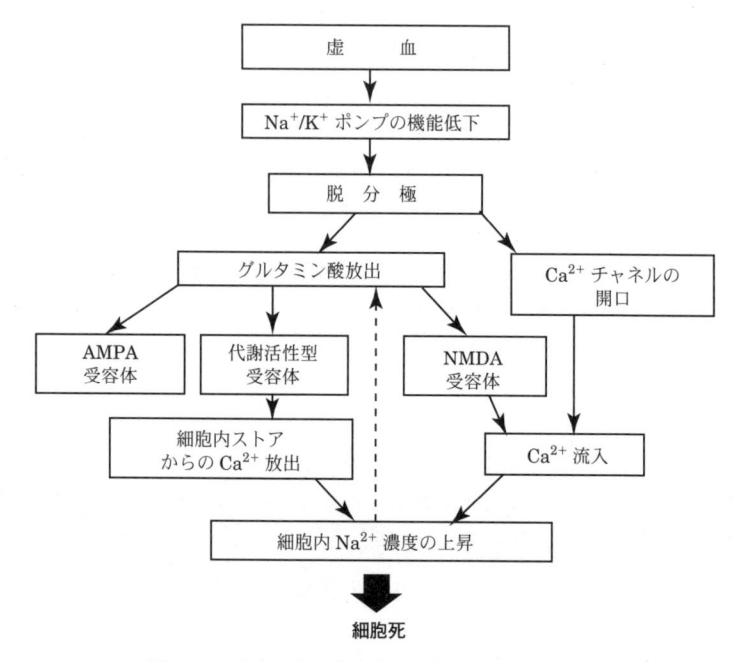

```
              虚  血
                │
                ▼
        Na⁺/K⁺ ポンプの機能低下
                │
                ▼
            脱 分 極
            ┌───┴───┐
            ▼       ▼
      グルタミン酸放出   Ca²⁺ チャネルの開口
      ┌────┼────┐          │
      ▼    ▼    ▼          │
   AMPA  代謝活性型  NMDA        │
   受容体  受容体    受容体        │
            │      │          │
            ▼      ▼          ▼
       細胞内ストア      Ca²⁺ 流入
       からの Ca²⁺ 放出
                │
                ▼
         細胞内 Na²⁺ 濃度の上昇
                │
                ▼
              細胞死
```

図 3.19 虚血の際の興奮毒性の機序に関する仮説[6]

虚血に伴う ATP の減少により，Na^+/K^+ ポンプの機能低下が起こり，膜電位が脱分極する．そのため，シナプス前ニューロンからのグルタミン酸放出が亢進する．これとともに，シナプス後ニューロンでは，NMDA 受容体に対する Mg^{2+} の抑制が脱分極によって解除されるため，Ca^{2+} が細胞内へなだれ込む．細胞内 Ca^{2+} の上昇により一酸化窒素合成酵素が活性化され，一酸化窒素，さらにペルオキシニトライトの産出が亢進する．これらの物質はミトコンドリアに対する毒性をもつため，ATP の生成がさらに低下するという悪循環に陥り，結局，細胞死に至る．

興奮毒性の発現における電位依存性 Ca^{2+} チャネルや代謝活性型グルタミン酸受容体の寄与は小さいらしい．一方，最近では，AMPA 受容体を介した Ca^{2+} の関与に目が向けられるようになっている．

オンチャネル型グルタミン酸受容体が医薬品開発のターゲットの1つとなっている.

また，カルシウム・パラドックスという機序により，Ca^{2+}が細胞機能の変調をもたらす可能性も提唱されている[7]. 細胞外液のCa^{2+}の濃度が低下すると，副甲状腺ホルモン（PTH）が分泌され，その作用を介して骨からのCa^{2+}動員が亢進し，血漿Ca^{2+}レベルが補正される．その一方，PTHは細胞膜のCa^{2+}透過性を高める作用をもつ．そのため，細胞外液のCa^{2+}不足は細胞内Ca^{2+}レベルの上昇を引き起こすというパラドックスが生じ，有害作用をもたらすとされる[7]. 脳には血液脳関門が存在するので，PTHがニューロンに作用して細胞膜のCa^{2+}透過性を亢進させるというカルシウム・パラドックスは成り立ち難いかも知れない．しかし，細胞外液のCa^{2+}濃度の低下が引き金になって，何らかの機構でニューロン内Ca^{2+}濃度の擾乱が生じる可能性は残されている.

2) メンケス病（ねじれ毛病）とウイルソン病

メンケス病は伴性劣性遺伝性疾患で，その責任遺伝子は銅輸送性P型ATPase（ATP7A）をコードする[8]. ATP7Aは肝臓以外のほとんどの組織に存在し，細胞内に取り込まれた銅をアポ酵素に渡したり，銅を細胞外に汲み出す働きをもつ．患者ではこれらの働きが損なわれ，銅の腸管吸収の障害や体内分布の異常を生じて，全身性の銅欠乏状態に陥り，脳では萎縮やニューロンの脱落が見られる．乳児早期より，哺乳障害，低体温，痙攣，毛髪の異常などが見られ，筋緊張低下，進行性脳障害などにより荒廃し，幼児期に死亡することが多い．血清の銅およびセルロプラスミンは低値を示す.

ウイルソン病は，常染色体性劣性遺伝性疾患で，責任遺伝子はATP7Aとよく似たATP7Bをコードする[8]. ATP7Bはもっぱら肝臓に存在し，過剰の銅を胆汁中に排泄する働きをもつ．ウイルソン病患者では，ATP7Bの機能的欠損により，銅が肝臓や脳に過剰に蓄積し，慢性の有害作用の結果，肝臓では肝硬変，脳ではレンズ核の軟化・変性を生じるとされる．神経症状としては，構語障害，振戦，筋強剛などを示す．精神症状では，精神不安定，無気力，うつ状態，分裂病様の反応を示すようになる.

メンケス病とウイルソン病は，銅のもつ必須性と有害性の二面性を端的に示している．

3) パーキンソン病とパーキンソニズム

パーキンソン病では，中脳黒質のドーパミン性ニューロンの変性脱落によって，神経終末がある線状体でドーパミンが不足し，振戦，筋強剛，動作緩慢・無動，姿勢反射障害などの錐体外路症状が現れる．パーキンソニズムはパーキンソン病の特徴である錐体外路症状のいくつかが出現する疾患全体をさし，その原因の1つにマンガンの慢性中毒がある．

パーキンソン病におけるドーパミン性ニューロンの選択的な変性脱落の機序は不明であるが，遺伝的に感受性の高い個体における，毒性物質への曝露が関与しているとする説もある．殺虫剤や除草剤，環境汚染物質などの外来物質も疑われているが，内因性物質がより注目されている．ドーパミンは自動酸化あるいはモノアミンオキシダーゼにより分解され，過酸化水素を発生する．過酸化水素は，Fe^{2+} を電子供与体として，さらに毒性の強いヒドロキシラジカルを生じる（図3.16）．ドーパミンの分解物には神経毒性を示すものがある．一方，黒質のドーパミンニューロンに特有のニューロメラニンという暗褐色の色素，それに金属の関与も考えられている．ニューロメラニンは，ある容量までは金属とくに鉄をキレートして封鎖する働きがあるが，鉄が過剰になると，かえってフリーラジカルを産生する母体となるおそれがある[9]．パーキンソン病の脳で鉄が過剰に蓄積していることを示す報告は多い[9]（表3.21）．

4) 筋萎縮性側索硬化症

筋萎縮性側索硬化症（amyotrophic lateral sclerosis；ALS）は，運動ニューロンのみが選択的に侵される運動ニューロン病で，進行性の経過をとり，最終的には全身の筋力低下・筋萎縮，呼吸不全で死の転帰をとる．大部分は孤発性で，多発地帯のグアム島や紀伊半島南部では，土壌や飲料水中のカルシウムやマグネシウムが少ない．しかし，発症機序との関連は解明されていない．

一方，ALS 全体の20%近くは家族性 ALS（FALS）であり，優性遺伝形式（FALS1）と劣性遺伝形式（FALS2）のタイプがある．FALS2 の原因

の候補として，GTPase調節因子（分子量18.4万）をコードすると推定される遺伝子の変異が同定されている．

ALS全体の2〜3％のFALS1では，銅・亜鉛スーパーオキシドジスムターゼ（SOD1）に変異があり，銅結合能は維持されているが，亜鉛（Zn）への親和性が非常に低下している[10]．変異型SOD1，およびZnを放出させた野生型SOD1は，培養ニューロンにアポトーシスを引き起こす．Znが豊富に存在する場合は，両者ともアポトーシスからニューロンを守るように働く．変異型SOD1がこのような挙動を示す理由として，本来スーパーオキシドを消去するはずのSOD1が，Znを失うことによって，毒性の強いペルオキシニトライト，あるいはさらに反応性に富むヒドロキシラジカルを生成するように変質した可能性が推定されている．

5) アルツハイマー病

アルツハイマー病（Alzheimer's disease；AD）は中年後期に発症し，記憶障害，見当識障害などを呈する進行性の精神障害で，わが国では老人性痴呆の半数近くを占める．病理学的には，ニューロンの脱落による大脳皮質を中心とする萎縮，細胞内に生じる神経原線維変化，さらに大脳皮質に広範に見られる老人斑の存在を特徴とする．この老人斑は，40または42個のアミノ酸からなるアミロイドβタンパク質（Aβ）が，前駆体タンパク質（APP）から切り出された後，β-シート構造をもつ凝集体となって形成される．

アルツハイマー病の危険因子としてアルミニウム（Al）を指摘する説がある．その根拠は，Alが透析脳症（透析痴呆）の原因物質であり，一部の疫学調査ではAlとアルツハイマー病との関連が認められ，また患者の脳ではAl濃度が高いとする報告があることなどによる．しかし，透析脳症とアルツハイマー病は病理所見や臨床所見が明らかに異なること，また，Alの摂取量（4〜6mg/日）はFAO/WHO合同食品添加物専門家委員会（JECFA）による暫定的耐容週間摂取量（PTWI）の7mg/週/kg体重より十分に低いことなどから，多くの専門家はAlをアルツハイマー病の危険因子とすることには否定的である．

近年は，アルツハイマー病の発症機序との関連で，Aβから線維状の凝

集体が生成する際の中間体のもつ神経毒性に関心が持たれている．そのメカニズムには諸説あるが，ミネラルの関与が重視されている．例えばAβの集合体が陽イオン（Ca^{2+}, Na^+, K^+, Cs^+, Li^+）や，恐らくCl^-も透過させるような選択性の低いチャネルを細胞膜に形成するという考え方がある[11]．イオンの透過性は亜鉛によって可逆的に，またアルミニウムによって不可逆的に阻害されるという．電子顕微鏡でドーナツ状のAβの集合体を認めた報告もある[12]．また，活性酸素やフリーラジカルを介した神経毒性も考えられている．例えば，Aβは銅・亜鉛スーパーオキシドジスムターゼと類似の金属結合部位をもち，ここにCu^{2+}が結合すると，酸素を還元して過酸化水素を産生するという報告がある．亜鉛はこの過酸化水素の産生を抑えるという[13]．

一方，亜鉛はAβの凝集を促進させ，その作用は鉄やアルミニウムよりも強い[10]．これに関連し，ヒトのAPPを導入したトランスジェニックマウスについて興味深い報告がある．このマウスでは加齢に伴いアミロイド斑の大きさおよび数が増大するが，亜鉛輸送体（ZnT3）を欠失させた場合には，アミロイド斑の形成が抑制されるという[14]．ZnT3の欠失によって神経終末での亜鉛の取り込みが著しく低下し，神経活動に伴ってシナプス部に放出される亜鉛量が減少するためらしい[15]．さらに，わが国ではスモンの原因物質として知られるクリオキノール（キノホルム）が，アルツハイマー病の症状改善に有効であることを認めた臨床試験の報告がある[16]．クリオキノールは血液脳関門を通過し，亜鉛や銅をキレートする作用がある．

詳細や統一的見解は今後の課題であるが，アルツハイマー病の病因や病態にミネラルが密接に関与していることは間違いなさそうである．

6) プリオン病

プリオン病はプリオンタンパク質（PrP）を病原体とする疾患で，ヒトのクロイツフェルト-ヤコブ病（CJD），ウシの海綿状脳症（狂牛病），ヒツジやヤギのスクレーピー（scrapie）などの伝染性海綿状脳症が知られている．プリオンタンパク質（PrPc）は健康な動物にもあり，一次構造は病原性のプリオンタンパク質（PrPsc）と同一である[17]．しかし，両者のホ

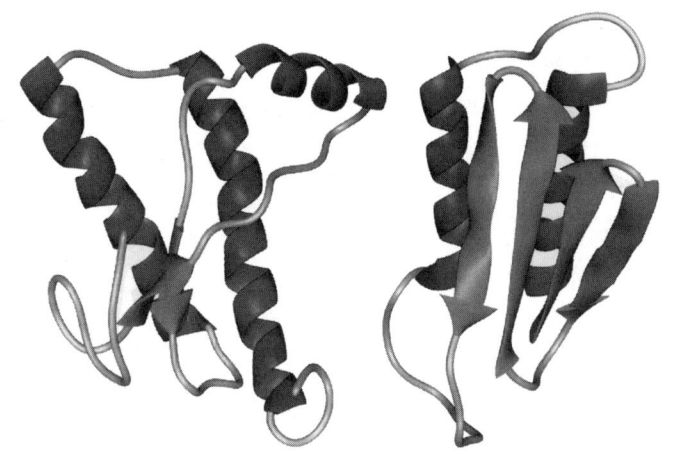

図 3.20 プリオンタンパク質の三次構造[17]
左：PrPc，右：PrPsc．らせん部はα-ヘリックスを，矢印はβ構造を示す．

ールディングの状態は大きく異なり，PrPsc では，PrPc がもつα-ヘリックスが失われ，β-シート構造になっている（図 3.20）．正常な PrPc は，PrPsc と会合することで本来の構造が壊され，PrPsc へと変質し，重合してアミロイドを形成すると考えられている．

PrPc はニューロンのほか，多くの細胞膜に発現しており，銅への親和性が極めて強い．その機能としては，エンドサイトーシスによる細胞内への銅やマンガンの取り込み，SOD などの酵素への銅の受け渡しが推定されている．また，PrPc 自体が SOD 活性をもつことが示されている．PrPsc は銅との結合能や SOD 活性をもたず，細胞内への銅の取り込み機能が失われている[18]．伝染性海綿状脳症における異常プリオンによるニューロンの変性・脱落の機序に，銅や他のミネラルが関与している可能性がある．

3.5.4　ミネラルと脳・神経機能の健全化
1)　ミネラルの過剰摂取の防止による脳機能の健全化
　鉛やメチル水銀などの有害重金属の曝露に関しては，環境保健，産業保健，食品衛生などの面からの対策が最も重要であることはいうまでもない．

人工透析に伴うアルミニウム脳症の防止には,透析液からのアルミニウムの除去が必須である.

2) ミネラルの補給・補完による脳機能の健全化

ミネラルは脳の働きに深く関わっているので,その欠乏が脳の器質的あるいは機能的異常をもたらす恐れがある.

例えば,動物実験では,母体が強い亜鉛欠乏状態にあると,胎仔の脳に神経管閉鎖不全（二分脊椎,髄膜脊髄瘤,無脳体など）が生じる.しかし,バングラデシュにおけるランダム化比較試験（randomized controlled trial；RCT）では,プラセボ群の母親の子供に比べて,亜鉛補給を受けた妊婦から生まれた乳児は精神発達および精神運動発達の評点がむしろ低下していた[19].妊婦への亜鉛単品の補給には問題がありそうである.

ダイエタリー・サプリメントや健康食品などの有効性および安全性の科学的根拠に関する情報源の1つ Natural Medicines Comprehensive Database（NMCD, http://www.naturaldatabase.com./naturaldatabase）では,鉄の服用は鉄欠乏の小児や青年の認知機能の改善に"恐らく有効"（possibly effective）と評価されている.同データベースは質・量ともに豊富で,現時点では最も信頼性が高い情報源といえる.主にRCTのデータをもとに,有効性が effective, likely effective, possibly effective, possibly ineffective, likely ineffective, ineffective の6段階で,また安全性はsafeを除く5段階で評価されている.信頼できる情報が不足の場合は,その旨の記載がある.NMCDの引用論文では,鉄の経口投与が貧血のない鉄欠乏の青年期女子における言語の学習や記憶の改善に有効であること[20],また鉄欠乏小児の発達障害や学習障害の修復に有効である可能性[21]が示されている.

一方,NMCDの記載はないが,下肢静止不能症候群（restless legs syndrome；むずむず脚症候群）の治療指針[22]は,鉄投与を選択肢の1つとしている.この疾患では,特に就寝時に,下腿,時に大腿に,むずむず感,だるさ,しびれ,鈍痛,灼熱感などの漠然とした不快感が現れる.不快感を取ろうと足を意識的に動かすので,入眠が妨げられ,患者のQOLは低下する.なお,脳における鉄欠乏がこの疾患の病因の一部に関わるらし

い[23)]が，最近のRCTでは鉄投与の有効性が必ずしも認められていない[24)]ので，留意を要する．

　NMCDでは，マグネシウムの服用は注意欠陥多動障害（attention deficit/hyperactivity disorder；ADHD）に"恐らく有効"とされている．ADHDの発症メカニズムは不明であるが，多因子の関与が推定され，食品添加物などの有害成分の混入や栄養素の不足のような食事性因子が関わる可能性も指摘されている．マグネシウム欠乏の認められたADHDの小児では，6か月間のマグネシウム（200mg/日）の服用により，多動症状が改善されている[25)]．なお，マグネシウム欠乏のない症例での有効性は不明である．

　以上のほか，ミネラル補給による脳機能の健全化に関し，科学的根拠が最も高い例として，月経前症候群（premenstrual syndrome；PMS）があげられる．PMSでは排卵後の黄体期に，周期的に種々の症状が出現し，月経発来とともに速やかに消失する．*Cochrane Database Systematic Review* では，重症PMSの第一選択薬として抗うつ作用をもつ選択的セロトニン再取り込み阻害薬を推奨している[26)]．一方，PMS, 低カルシウム血症，副甲状腺機能亢進症の間には，精神症状に類似点が認められる（表3.23）．こうした背景から，カルシウムの有効性評価のためのRCTがなされ，その1つに全米12病院で行われた割合に規模の大きな試験（18～45歳の対象者466名）がある[27)]．炭酸カルシウム（カルシウムとして1 200mg/日）を3か月間服用した群では，17のパラメーターからなるPMS症状の評点が48％低下し，プラセボ群との間に有意差が認められている[28)]．こうした知見に基づき，NMCDは，カルシウムの服用はPMSの症状軽減に"ほぼ有効"（likely effective）との高ランクを与えている．

　PMSに見られる気分変調などに対するマグネシウムの有効性を示す報告[29)]もあり，NMCDは，マグネシウムの服用はPMSの症状の緩和に"恐らく有効"としている．また，同じくNMCDによれば，カルシウムと併用した場合，マンガンの服用はPMSの症状に対して"恐らく有効"とされている．

　PMSの病因や，カルシウムがその症状改善になぜ有効なのかは不明で

表 3.23 月経前症候群の一般症状および低カルシウム血症・副甲状腺機能亢進症の神経精神症状

月経前症候群		低カルシウム血症	副甲状腺機能亢進症
●情動症状	●体液平衡	●中枢神経症状	●神経精神症状
過敏性（易怒性・イライラ） 不安 抑うつ 悲哀感 気分変動性	浮腫・むくみ ●痛み 腹部痙攣 頭痛 持続性のない断続的な全身の痛み	精神症状 　過敏性（易怒性・イライラ） 　不安，興奮，錯乱，せん妄，妄想，幻覚，人格障害，抑うつ，感情鈍麻，痴呆など てんかん様発作	軽度の人格障害，不安，錯乱，抑うつ
●自律神経症状			易疲労感，集中困難，緊張，悲哀感，記憶力低下
疲労 嗜眠 食物嗜癖 不眠	●行動症状 動機づけ低下 社会的孤立	●末梢神経症状 異常感覚，神経筋過敏性，筋クランプ（こむらがえり），テタニー	精神病，偏執狂，強迫行動，器質性脳症候群

文献 17), 18) をもとに作成した.

ある．しかし，PMS 患者では，対照に比べて，血清イオン化カルシウム濃度が低値である一方，副甲状腺ホルモン（PTH）レベルは高値であり，さらに黄体形成ホルモンのサージに伴ってそのレベルが上昇するという成績が示されている（図 3.21）[17]．PMS における精神症状の発現には，こうしたカルシウム・ホメオスタシスの変調が絡むと考えるのが妥当のようである．カルシウム・パラドックスに類似の機構のほか，症状軽減に二価陽イオンであるマグネシウムやマンガンの効果も認められることから，ニューロンの興奮性の乱れなどが関わっている可能性も推定される．テレビやインターネットで，「カルシウムが不足するとイライラする」，「眠りを妨げるイライラにはカルシウムを」といったメッセージを見聞きすることがある．何となく疑わしい感じがするが，上記のように，その科学的根拠は割合にしっかりしているといえる．

本節で述べたように，ミネラルは脳・神経系において多彩な生理機能を担っている．一方，ミネラルがもつこのような必須性の裏には，有害性が見え隠れする．わが国では，ミネラル含有量の高い錠剤やカプセル剤が健

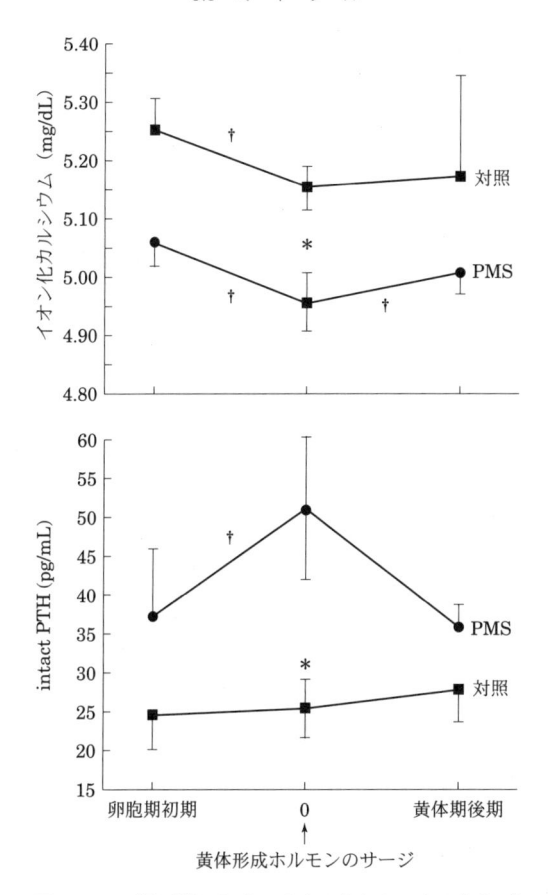

図 3.21 月経周期におけるイオン化カルシウムおよび副甲状腺ホルモンの血漿レベルの変動：月経前症候群（PMS）をもつ被験者と無症状の被験者（対照）の比較

† 卵胞期初期から0日，あるいは0日から黄体期後期にかけて有意な変動のあることを示す（$p<0.01$）．＊ PMS群と対照群との間に有意差あり（$p<0.05$）．

康食品などの形で販売されており，上手く使えばミネラルの補給・補完に役立つ．ミネラルのもつ二面性を十分に考慮して，健康食品などを利用する際は，許容上限摂取量を守るように心掛ける必要がある．

引用文献

1) L. M. Sayre et al. : *Cell Mol. Biol.*, **46**, 731 (2000)
2) 志村二三夫, 濱口恵子：栄養と健康のライフサイエンス, **4**, 275 (1999)
3) C. J. Frederickson et al. : *J. Nutr.*, **130** (5 Suppl.), 1471S (2000)
4) C. J. Frederickson and A. I. Bush : *Biometals*, **14**, 353 (2001)
5) P. Lipton : *Physiol. Rev.*, **79**, 1431 (1999)
6) P. Lyden and N. G. Wahlgren : *J. Stroke Cardiovas. Dis.*, **9**, 9 (2000)
7) T. Fujita et al. : *J. Bone Miner. Metab.*, **18**, 109 (2000)
8) D. Strausak et al. : *Brain Res. Bull.*, **55**, 175 (2001)
9) M. Ebadi et al. : *J. Neurosci. Res.*, **67**, 285 (2002)
10) A. I. Bush : *Curr. Opin. Chem. Biol.*, **4**, 184 (2000)
11) B. L. Kagan et al. : *Peptides*, **23**, 311 (2002)
12) H. A. Lashuel et al. : *Nature*, **418**, 291 (2002)
13) C. Opazo et al. : *J. Biol. Chem.*, **277**, 40302 (2002)
14) J. Y. Lee et al. : *Proc. Natl. Acad. Sci. USA*, **99**, 7705 (2002)
15) A. I. Bush et al. : *Proc. Natl. Acad. Sci. USA*, **99**, 7317 (2002)
16) A. E. Finefrock et al. : *J. Am. Geriatr. Soc.*, **51**, 1143 (2003)
17) S. B. Prusiner : *N. Engl. J. Med.*, **344**, 516 (2001)
18) D. R. Brown : *Brain Res. Bull.*, **55**, 165 (2001)
19) J. D. Hamadani et al. : *Lancet*, **360**, 290 (2002)
20) A. B. Bruner et al. : *Lancet*, **348**, 992 (1996)
21) S. Soewondo : *Kobe J. Med. Sci.*, **41**, 1 (1995)
22) A. L. Chesson, Jr. et al. : *Sleep*, **22**, 951 (1999)
23) J. Krieger et al. : *Sleep Med. Rev.*, **5**, 277 (2001)
24) B. J. Davis et al. : *Eur. Neurol.*, **43**, 70 (2000)
25) B. Starobrat-Hermelin et al. : *Magnes. Res.*, **10**, 149 (1997)
26) K. M. Wyatt et al. : *Cochrane Database Syst. Rev.*, **4**, CD 001396 (2002)
27) S. Thys-Jacobs et al. : *Am. J. Obstet. Gynecol.*, **179**, 444 (1998)
28) F. Facchinetti et al. : *Obstet. Gynecol.*, **78**, 177 (1991)
29) E. R. Kandel and S. A. Siegelbaum : Principles of Neural Science, 4th Ed., E. R. Kandel, J. H. Schwarz and T. M. Jessel eds., p.19, McGraw-Hill (2000)
30) E. Tiffany-Castiglion and Y. Qian : *Neurotoxicology*, **22**, 577 (2001)
31) A. E. West et al. : *Proc. Natl. Acad. Sci. USA*, **98**, 11024 (2001)
32) M. Yasui et al. eds. : Mineral and Metal Neurotoxicology, CRC Press LLC (1997)
33) B. Sarkar : Heavy Metals in the Environment, Marcel Dekker (2002)
34) 鈴木継美, 和田 攻：ミネラル・微量元素の栄養学, 第一出版 (1994)

35) 特集 必須微量元素の臨床,日本臨床, **698** (1996)
36) J. E. Riggs : *Neurol. Clin.*, **20**, 227 (2002)
37) C. Y. Yung : *Pharmacol. Biochem. Behav.*, **21** (suppl.1), 71 (1984)
38) J. H. Menkes : Mineral and Metal Neurotoxicology, M. Yasui *et al.* eds., p.5, CRC Press LLC (1997)
39) S. Thys-Jacobs : *J. Am. Coll. Nutr.*, **19**, 220 (2000)

〔志村二三夫〕

第4章　脳機能と栄養条件
—脳と栄養の接点—

4.1　食欲・摂食調節—タンパク質およびリジン欠乏の場合—

4.1.1　脳によるホメオスタシスの維持

　食事の際，我々は視覚，嗅覚および咀嚼中を通して知覚する味覚の微妙な相違により，摂取した食物が好ましい味であると判断すれば食が進み，また腐敗などの好ましくない味の場合は摂取を中断する．また，個々の食物の特有な形，におい，味，そして含まれる栄養素の組成をすでに情報として記憶しており，毎日の食事によってこの記憶は強化される．このように過去に得た食体験から個々の食べ物の最も好ましい状態を記憶している．例えば，実際に食べて大脳皮質味覚野で認知した味の情報と過去の記憶との相異を判断し，期待に応えた味であればより食が進み，逆の場合は食欲が減退し他の食べ物に興味が移ることになる．"食べる"という行為は，空腹感を満足させる歓びであり，人間のような雑食性動物が生命を維持し健康な生活を営むうえで，選択と摂取，食物の適切な質的量的調節は，個々の栄養素の消費と摂取のバランス（栄養バランス）をとりつつホメオスタシス（homeostasis；生体恒常性）を維持することにつながる．ホメオスタシス失調が生じる可能性を認知すると食欲を調整，抑制し嗜好性を変化させて対応する．

　文明の高度化により食糧の生産が増大し，加工，調理，保存技術や流通の発達によりさまざまな嗜好性の高い食品が容易に入手できるようになり，その結果として一部の先進国では，過食による高脂血症，糖尿病，狭心症の発症頻度が増加している．世界最長寿国の1つであるわが国も例外ではない．欧米の白人に比べて米飯を中心とした食習慣を持つ日本人の

インスリン分泌能は低く,食生活の欧風化によるインスリン非依存性糖尿病発症率は米国とほぼ同水準と言える.しかし,発展途上国は食糧増産計画の実行,推進にもかかわらず人口の増加の方が早く,低所得者層を中心にタンパク質や必須アミノ酸の欠乏に伴う成長の抑制や免疫機能低下などの数多くの問題が残されている.

各栄養素に対する生理的要求を正確に充足させるには,運動したらエネルギー源となる糖質を余分に摂ろうとするように,個々人の活動レベルに合わせて消費した各々の栄養素を摂取して補足すれば良いことはいうまでもない.しかし,我々の食事は長年の試行錯誤の末に生み出された食文化を基本として,異なる栄養素を含む種々の食物を組み合わせ調理して食べているので,眼の前の料理の中で何をどれだけ選択して食べるかという点については,食事中に厳密に行うことは困難である.消化吸収過程を通じて摂取された各栄養素(各種アミノ酸)の組成における過剰と不足を脳が認知し,次にとるべき食行動の指示を出す.これら一連の摂食行動をヒトの場合,食欲や嗜好性として認識される.

病的状態の例として,糖尿病に罹患すると末梢組織で十分にグルコースを取り込み利用することが不可能となり,脳は血糖値を高めてグルコースの利用性を改善するように甘い物(グルコース源)を強く嗜好するようになる.著者らは必須アミノ酸の1つであるリジンの欠乏症にかかったラットが,各種栄養素の中から苦味の強いリジンを含有する餌や水溶液を自ら選択し,欠乏に見合う量を摂取する現象を見出した.これらの現象を脳によるホメオスタシスの維持機構,すなわち「食情報調節」の良いモデルと考え,脳内機序を含めた「食情報調節」の解明を試みた(図4.1)[1].

4.1.2 ホメオスタシスの維持機構と生体の欲求

一般に体温,血圧,体液のpH,浸透圧,そして電解質やアミノ酸などの栄養素の濃度は,食事の摂取とは無関係に1日中厳密にコントロールされている.食事性タンパク質の中に一番多く含まれているアミノ酸はグルタミン酸および,そのアミドであるグルタミンである.高タンパク食をラットに与え自由に食べさせても,血漿中の各アミノ酸濃度は,食事性タン

4.1 食欲・摂食調節

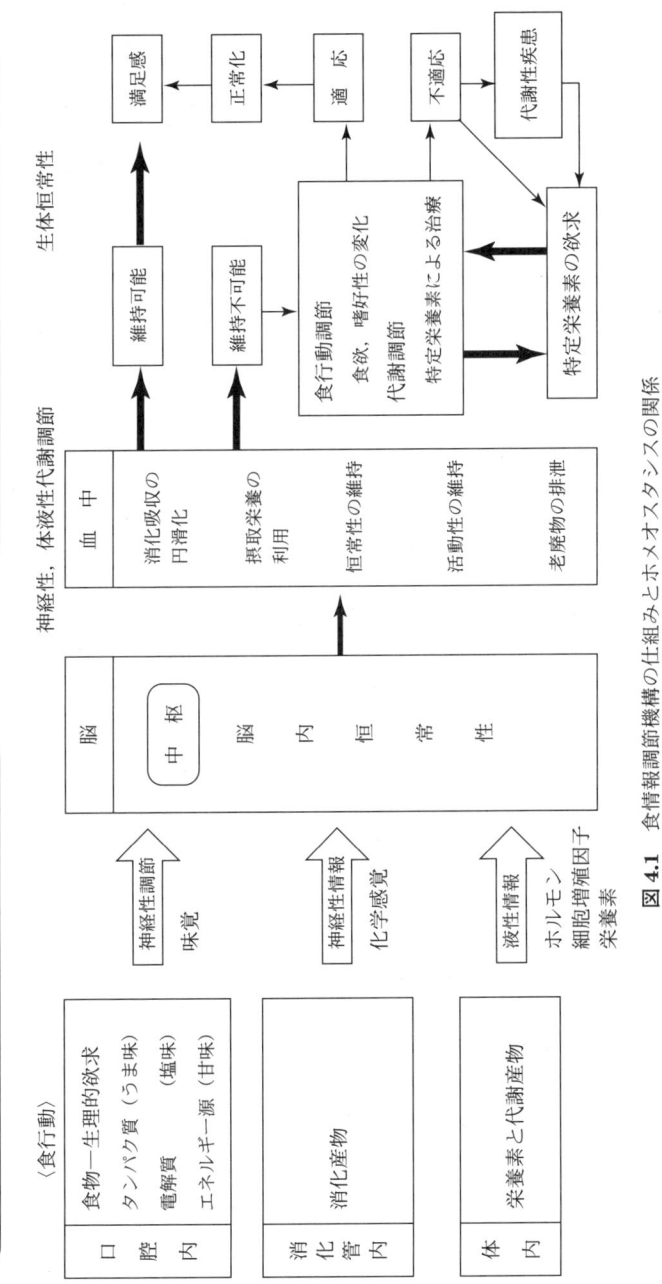

図 4.1 食情報調節機構の仕組みとホメオスタシスの関係
食情報の脳への入力とホメオスタシスを維持するうえでの脳による調節を矢印で示した。

パク質の1/3〜1/4を占めるグルタミン酸を含めて1日中ほぼ一定である．そして，脳の場合は末梢組織と異なり脳内のグルタミン酸はすべてグルコースから合成され，そのうえ，血液脳関門（blood-brain barrier）により血中のグルタミン酸は生理的条件下では脳へ移行できず，何らかの原因で血中グルタミン酸濃度の変動が生じても，脳内濃度は極めて狭い水準で一定に保たれる（図4.2）．これは，脳内のグルタミン酸がニューロンの主要な伝達物質であり，脳が高度な情報処理をするうえで非常に厳密に脳内濃度がコントロールされている必要があるからである．他のアミノ酸の血中や脳内の濃度もグルタミン酸と同様にホメオスタシスがよく保たれており，食事による変動が生じても速やかに回復するよう代謝調節されている．

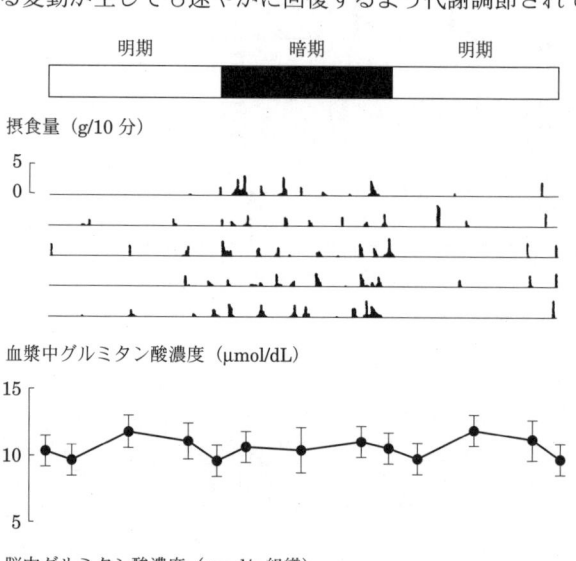

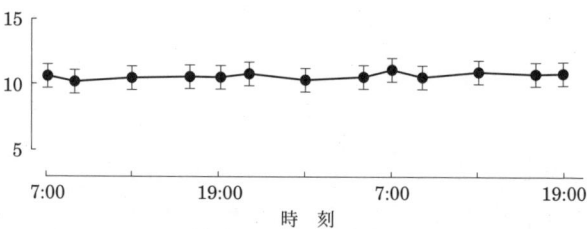

図4.2 高タンパク飼料を摂取させたラットの食行動，血中および脳内グルタミン酸濃度の日内変動

一方,血中のグルコースや遊離脂肪酸濃度は空腹や満腹の状態に応じて変動し,視床下部はグルコース濃度の低下や遊離脂肪酸濃度の上昇で空腹を感じるように食欲を調節している.したがって,炭水化物や脂質の場合,過剰摂取になりやすく,そのために高血糖や高脂血症になりやすいと言える.また,食事とともに大量の栄養素が体内に流入し体液の浸透圧を上昇させる.体液の浸透圧は一定に保つ必要があるため,飲水による希釈が必要となり体液総量は増大し,結果として血圧も軽度上昇する.以上のことから,糖尿病,動脈硬化症,高血圧症などの生活習慣病は食生活習慣病と言える.

次に,生体欲求をどの程度正確に理解して摂取できるのかということについて考えてみたい.成長期の4週齢 Sprague-Dawley (SD) 系雄性ラットに理想的食餌性タンパク質である精製全卵タンパク質を0% (w/w,無タンパク食) から最高30%まで含有する飼料を与えると,食餌性タンパク質が増えるに従って,直線的に飼料摂取量が増加(食欲が高進)し,12.5%以上では一定(正常成長に必要なタンパク質摂取量)になった.そこで,5%と45%の全卵タンパク質を含む2つの飼料を同時に与えてラットに自由に選ばせたところ,飼料の平均食餌性タンパク質濃度は13.2%で,要求量を少し超える水準であった.増体重により成長を比較すると,実験開始時の体重はほとんど同じ水準であるが,1週間後では食餌性タンパク質の摂取増大とともに増加し,摂食量と同様に12.5%以上では一定になった.2種の飼料を選択させた群では,食餌性タンパク質の増大に伴う体重の増加が平坦になる変曲点に位置付けさせた.このことは,成長期のラットが極めて見事にタンパク質含量の異なる2つの飼料を選び,生理的に必要なタンパク質(要求量)を摂取することができるという能力を持つことを示している.正常な成長に必要な精製全卵タンパク質要求量は,成長に伴って12.5%(4週齢)から5〜6%(10週齢)程度に低下する.5%と45%の全卵タンパク質を含む2つの飼料を自由に選択させた場合の平均タンパク質摂取量も,常にこの要求量を少し超える水準で維持されていた.すなわち,ラットはタンパク質の生体欲求が成長とともに低下することに対応しながら上記2種の飼料を選択摂取し,食餌性タンパク質を調節す

る能力が成長期を通して継続していることが明らかになった（図4.3）[1,3].

　タンパク質摂取が要求量を上回り必須アミノ酸の過不足がないタンパク栄養状態が良好な場合では，ラットはうま味物質であるグルタミン酸のほか，グルタミン，アルギニンを強く嗜好し，食塩は嗜好しなかった．これら3種のアミノ酸を摂取することにより，血中や脳内のアンモニア濃度を1/2～1/3に下げる効果も確認されている．一方，タンパク質が欠乏した状態では，スレオニンとグリシン，そして食塩を強く嗜好することが明らかになった．スレオニンとグリシンは，タンパク質欠乏状態で体タンパク質の分解を抑制する効果が知られており，極めて合理的な現象である[2].

　また，タンパク質の摂取状態により食塩嗜好性が変化することも見出した．これは，飼料中の全卵タンパク質の含量が増えるに従って，ラットの食塩の摂取量が低下する現象である．この現象は，塩類代謝に関わるアンギオテンシンやアルドステロンなどのホルモンによるものではなく，低タンパク食摂取状態では食欲が低下しており，食欲を抑制する生理活性物質などの分泌により食塩の嗜好性を高めているのではないかと考えられる．ヒトでの調査によれば，わが国の高度成長期におけるエネルギー摂取量は

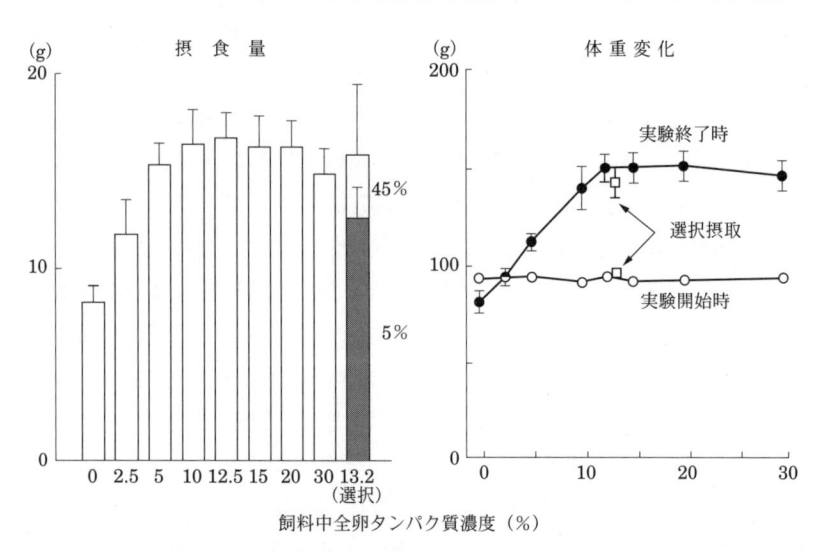

図4.3 全卵タンパク質含量の異なる飼料を摂取させたラットの食欲および成長と低タンパク食および高タンパク食選択摂取時との比較

ほとんど変化しなかったが，動物性タンパク質の摂取が増大しタンパク質栄養状態は年ごとに改善され，並行して食塩摂取が低下した．この結果はラットの実験結果とも一致する．現在，日本人でも米の摂取量に応じて食塩摂取量が直線的に増大することが知られており，タンパク質摂取との関連から見ると大変興味深い現象である．米に含まれるタンパク質は少なく，エネルギー摂取が一定であれば米を大食するほどタンパク質摂取量は低下し，タンパク質やリジン欠乏に陥りやすいと説明することができる[1,3]．

4.1.3 必須栄養素の欠乏の認知と適応

人類が農業生産により穀物を蓄え，家畜を飼育し，日常的な飢餓から開放されたのはホモ・エレクトゥスが立位歩行を始めて以来の400万年を超える歴史の中ではごく最近のことである．穀物はエネルギー源そしてタンパク源として利用されるが，収穫できる作物の種類と生産性は地域ごとの気候風土により限定される．主要な穀物そして豆類に含まれるタンパク質のアミノ酸組成は，動物性タンパク質である牛乳や畜肉とは大きく異なる．リジンやトリプトファンが欠乏しやすい穀物中心の食事をしている地域，例えばインドやパキスタンなどでは人口が増えるに従って，農業技術の向上によりリジン含量の少ない小麦の生産は増大したが，リジン含量の高い豆類の生産は追いつかない．小麦に含まれる主なタンパク質であるグルテンはリジンが少なく，小麦中心の食事ではリジン欠乏になるので，欧米では乳酪製品や畜肉を食べることによってリジンを補っていると考えられるが，今後の人口の増加に見合う畜産物などの動物性タンパク質生産の増大には限界があり，解決策の1つとして穀物へ工業的に生産された安価なリジンを添加することが最も合理的である．現在，中国本土や南西アジアの国々では小麦を主食としている約14億人がリジン欠乏と推定されている．リジンの添加は小児の成長の遅延や免疫機能の低下に伴う高い死亡率などを改善するための切り札として，先進工業国の援助により早期に対応すべき問題である[2-4]．

一方，わが国を含め東アジアの地域では，主たる穀物の栽培は稲作である．特に水稲は連作障害もなく単位面積当たりの収穫量が多く，米のタン

パク質には小麦やトウモロコシに比べてリジン含量も高い．また，食事にはリジン含量の高い大豆などの豆類も広く利用されているので，穀物を家畜に与えて肉や乳として利用する必要は少なく，タンパク質栄養の面を考慮しても穀物中心の食生活が可能となることが説明できる．結果として，米作地帯では栄養学的に考えても巨大な人口を支えることができるわけである．

具体的な例として，わが国では，メチオニンは十分含まれるがリジンの少ない米に，メチオニンは少ないがリジンが十分含まれる大豆製品である納豆をかけて食べたり，精製大豆タンパクである豆腐を副食として組み合わせて食べている．この組み合わせにより食事性タンパク質はほとんど牛肉並のアミノ酸組成になるのである．このような食事でも食事性タンパク質は生理的欲求に応えるには不足がちであるので，よく働いて米由来の余分な炭水化物を活動エネルギーとして消費し，タンパク質を体内で濃縮することによりタンパク質栄養を良好に保ってきた．したがって，食事をすることは米を多く食べることを意味し，「御飯」という風に呼ぶ習慣を持っていると考えられる．このことは人間だけに可能な食行動ではなく，動物全般においても適用できる考え方である．

成長期のSD系雄性ラットを用いて，小麦グルテンに各必須アミノ酸を全卵タンパク質と同等に添加したものを20％含む飼料（リジン正常食）から，リジンと等窒素のグルタミンを添加した飼料（リジン欠乏食）へと切り替えると，食餌性リジン量は約80％低下し，食欲が40％低下して，成長も強く抑制された．消化吸収はリジン欠乏により影響を受けなかったが，窒素の体内貯留，すなわち体タンパク質の蓄積が食餌性リジン量と完全に一致した．ラットは1つの必須アミノ酸欠乏の程度を計算して体タンパク質を合成し，そして成長をコントロールしているのである[1-5]．

このSD系雄性ラットにリジン欠乏食を与えた際に生じる摂食抑制が，どのような仕組みであるかについて考えてみた．ラットは夜行性のため，実験室では人工的に暗期と明期を作って飼育する．ラットにリジン正常食および欠乏食を自由に摂取させたところ，リジン正常食では血中および脳内のすべてのアミノ酸は1日中一定であったが，リジン欠乏食の場合は

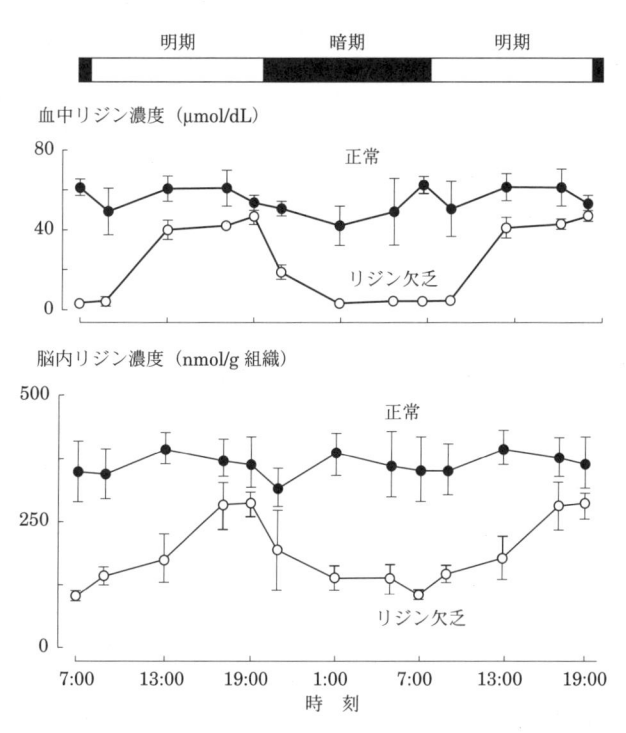

図 4.4 リジン欠乏食およびリジン正常食摂取ラットの血中および脳内リジン濃度の日内変動

アミノ酸の中でリジンのみが摂取時間帯である暗期に血中でほぼ消失した.リジンは脳内でも半減したが,他のアミノ酸は1日中ほぼ一定水準を維持した(図 4.4).ラットは明期には摂食せず就寝するため,体タンパク質の分解によりリジン濃度は血中,脳内ともに上昇し,再び摂食を開始する.暗期直前には正常化したことにより,リジンの恒常性を維持するための強力な体内機構(仕組み)があることが明らかになった[3].

4.1.4 リジン欠乏の認知とリジン嗜好性

リジン欠乏によって飼育されたラットがリジン欠乏を認知し,数多くのアミノ酸水溶液の中からリジンを選択し定量的に摂取する仕組みについて調べた.まず,リジン欠乏の認知とリジンの選択摂取行動についてマイク

ロフローセンサーを用いて経時的に観察した．実験第 1 日目はラットがリジン欠乏食を摂取し，血中および脳内リジン濃度が最低値を示す暗期開始 5～6 時間後にリジン水溶液の摂取が開始され，暗期の間持続的に摂取した．2 日目，3 日目とその摂取は増大した．この段階では，まだタンパク質栄養状態は完全に回復しておらず，グルタミン酸ナトリウムに対する嗜好性はほとんど認められなかった．ところが実験開始 2 週間後には，ラットは与えられた飼料がまずリジン欠乏食であることを認知し，リジン水溶液，並行してグルタミン酸ナトリウム水溶液を飲むというパターンを示した．3 日間同様の食行動を確認した後，飼料をリジン正常食に変えると，リジン水溶液の摂取量が前日に比べ著しく低下したが，グルタミン酸ナトリウムに対する嗜好はタンパク質栄養状態が基本的に変化していないので持続した．ラットはリジン正常食を摂取した際の咀嚼時，そして消化吸収過程でリジンの十分な存在を認知し，リジンの摂取を中断したと考えられる[3,4]．そこで，ラットがこのような合理的行動ができる仕組み，特に神経系の関与について詳細に検討した．濃度の異なるリジン水溶液に対する味覚感受性，味覚情報の第一次入力を受ける延髄孤束核，食欲やホメオスタシス維持に関わる中枢が集まる視床下部，そして味覚認知の場である大脳皮質の味覚野にリジン欠乏に伴って何らかの可塑性が起きているのではないかと考えたからである[12]．

　リジンに対する味覚感受性については，マウスを用い舌先端部の茸状乳頭の味蕾を支配する顔面神経系の鼓索神経から電気生理学的手法にて記録した．舌根部の有郭乳頭や舌側部の葉状乳頭の味蕾を支配する舌咽神経では，味覚閾値および濃度依存的な味覚応答性のリジン欠乏による変化は記録されなかった．延髄孤束核に味覚の情報が入力されるので，個々のニューロンのアミノ酸に対する感受性についても調べた．延髄孤束核は解剖学的制約から無麻酔下での単一ニューロン活動の記録が困難であり，やむを得ず麻酔下で行った．まず，基本的な 5 種の呈味物質［砂糖（甘味），食塩（塩味），塩酸（酸味），塩酸キニーネ（苦味），グルタミン酸ナトリウム（うま味）］を混合した大変まずい水溶液で舌を刺激し応答するニューロンを見出し，これらニューロンの個々の呈味物質やアミノ酸に対する応答性を調

べた．ラットにはリジン欠乏食を与え，飲料水としてリジン水溶液を与えた群と脱イオン水を与えた群で比較した．リジン欠乏食を食べリジン水溶液を飲んでいた前者の場合は，リジン水溶液を自由に摂取しているためリジン欠乏ではない．リジン欠乏でないラット延髄孤束核のニューロンはリジンに対する応答性はそれほど強くない．リジンが欠乏している後者の場合では，リジン水溶液に対して非常に強い応答を示した．おもしろいことに，リジンは強塩基性であり，塩酸で中和したリジン塩酸塩水溶液で与えているので塩酸にもある程度応答した．これもリジンを選択するうえでの手がかりとしていた可能性がある．延髄孤束核は，食塩が不足するとナトリウムに対して感受性を持つニューロンが増えてくることが知られているので，生体内のリジン欠乏を反映して欠乏栄養素の摂取に敏感になるような可塑性を起こし得る機能を持っているということが考えられる．

次に，リジン欠乏食摂取時にリジン水溶液を定量的に摂取するという行動を学習したラットを用いて，リジン欠乏食を与えるとともにリジンを腹腔内に連続注入し，血中や脳内リジン濃度が正常に保たれるように処置した．これはいわゆるリジンクランプと呼ばれる手法であり，リジン欠乏下でのリジン摂取行動を調節する因子が味覚などの外因性か，あるいは血中や脳内リジン濃度などの内因性かについて調べるために用いた．これらのラットは正常食ではほとんどリジン水溶液を摂取しないが，リジン欠乏食を摂取させリジンクランプを行って血中や脳内リジンの濃度を一定に保っても，リジン水溶液を摂取した．ラットは摂取した飼料がリジン欠乏食であることを内臓感覚として認知し，消化吸収後の血中および脳内のリジン濃度の低下を見越して摂食時にリジンを補給する行動をしたと考えられる．したがって，リジン欠乏下でのリジン選択摂取は，血中濃度などの内因性情報より味覚，消化管よりの内臓感覚が有用であると考えられる．

消化器系臓器でのアミノ酸の情報は，迷走神経の求心線維を経て延髄孤束核に入力されるので，麻酔したラットの小腸内にアミノ酸水溶液を注入し，小腸から肝門脈を経て肝に移行する際の迷走神経の求心性線維の応答性を調べた．正常食を摂取したラットでは $0.01\mathrm{mM}$ のリジンに対しては神経応答は生じないが，リジン欠乏食を与えた4日後にはこの濃度のリ

ジンに高い応答が生じるようになった．すなわち，迷走神経のリジンに対する感受性（閾値）が約100倍高まったのである．しかし，リジン（L-リジン）の光学異性体のD-リジンを含め他のアミノ酸に対して感受性はまったく変化しなかった．欠乏しているリジンだけに迷走神経が鋭敏に応答することから，どの必須アミノ酸欠乏の時にも欠乏している必須アミノ酸に対する迷走神経の感受性が高まることが考えられる．迷走神経は消化器系全体を支配しており，消化吸収過程全体でリジン欠乏食か否かを鋭敏に認知し，欠乏栄養素であるリジンを味覚を手がかりに摂取し，消化過程でリジンが消化産物中に十分存在することを認識しているので，血中リジン濃度が変動せずかつ生体欲求を充足していることが明らかとなった[10]．迷走神経の消化器系臓器からの延髄孤束核への入力と消化吸収および代謝調節については，現在鋭意研究を進めている．

4.1.5 脳におけるリジンの欠乏および摂取の認知と液性因子の役割

延髄孤束核には味覚や消化器系からの化学感覚情報が入力しているが，視床下部，視床，辺縁系，皮質各部位での情報伝達は複雑であり，リジン欠乏の認知とリジン摂取に脳のどこが応答するかが全く不明である．そこで，超電導磁石の磁界の強さが4.7テスラで，動物用としては世界最大級の機能型（functional）MRI（fMRI；実験用磁気共鳴装置）を用い，トレーニングにより実験条件によく順化した覚醒状態でも動かない無麻酔下のリジン欠乏ラットへのリジン投与後の脳の機能活動の変化を詳細に観察した．リジン欠乏の認知部位はMRI装置で認められた視床下部基底部の領域の中で，摂食行動を調節している外側野（摂食中枢），腹内側核（満腹中枢），弓状核（両方を調節）が確実に含まれることが明らかとなった．このようなリジン欠乏ラットが示す複雑な適応行動は，リジン欠乏に伴って何らかの因子が脳に働き，リジン欠乏に適応できるよう可塑性が発現している可能性が高い．この生理活性物質の同定をヒドラを用いたアッセイなどで行ったところ，TGF（transforming growth factor）スーパーファミリーのアクチビンAであることが判明した[6-8]．

著者らは，タンパク質やリジン欠乏に伴ってラットの血中および脳内ア

クチビンA活性が増大することに着目した．アクチビンAを構成する2個のβ_Aサブユニット部分ペプチドのマウス抗体を用いて脳内分布を調べたところ，アクチビンAは弓状核，終板器官，最後野に多く，視床下部外側野，腹内側核，延髄孤束核などの摂食に関わる部位のニューロンの細胞体の中に存在した[12]．また，一般にアクチビンA活性を抑制するインヒビンA（$\alpha-\beta_A$）はアクチビンAとともに共存するが，免疫組織化学的手法で血中に存在するアクチビンA活性を不活化する結合タンパク質フォリスタチンの存在を脳内では認めることができなかった[12]．したがって，脳内ではアクチビンAおよびインヒビンAと受容体との相互作用によりアクチビンAの生理活性が調節されていると考えられる[13-15]．

そこで，リジン欠乏の認知部位である視床下部外側野に，アクチビンA，インヒビンA，フォリスタチンをそれぞれ浸透圧ポンプで両側性に微量連続注入している時の，リジン欠乏ラットによる30回のバー押し行動で，リジン1mgを含む50mgペレット1個を報酬として得られるオペラント行動を観察した．リジンを自由に摂取したり，脳内へ両側性に（視床下部外側野）投与した場合と同様に，インヒビンA，フォリスタチンを投与してアクチビンAの作用を抑制したところ，ともに強くバー押し行動を抑制した．しかし，アクチビンA投与では既にリジン欠乏状態での大量のアクチビンAの分泌と重なり，ラットも限度近くバー押し行動をしていることもあり，さらにバー押し速度を高めることは認められなかった．加えてニワトリにアクチビンAを投与して卵黄より得た中和抗体と極微量のリジンを同様に投与したところ，リジン欠乏ラットはほとんどバー押し行動を行わなかった[11]．この結果より，リジン欠乏に伴う食欲抑制は，リジン欠乏を認知する視床下部外側野でインヒビンAが競合的に受容体へのアクチビンAの結合を阻害するか，フォリスタチンがアクチビンA活性を抑制することにより営まれている可能性を示唆している[16]．

同時に，アクチビンAは欠乏したリジンを選択摂取する行動の学習に関与している可能性が明らかになった．著者らは，リジン欠乏ラットの視床下部外側野における単一ニューロン応答性について多連微小ガラス電極にて無麻酔下で調べたところ，電気泳動により微量投与したグルコース，

食塩，アミノ酸などの栄養素に対して神経興奮物質であるグルタミン酸のほかでは，リジンのみに特異的に応答するニューロンも全体の8％程度存在した（図4.5）．加えて，各種栄養素を含む水溶液を摂取させたところ，リジンを意味する2秒間の手掛かり音やリジンの摂取に伴って生じる味覚などの口腔内刺激に特異的に応答するニューロンも出現した（図4.6，図4.7）[17]．すなわち，リジン欠乏に適応して視床下部外側野での内因性情報であるリジンの血中や脳内レベルに応答するニューロン，および外因性

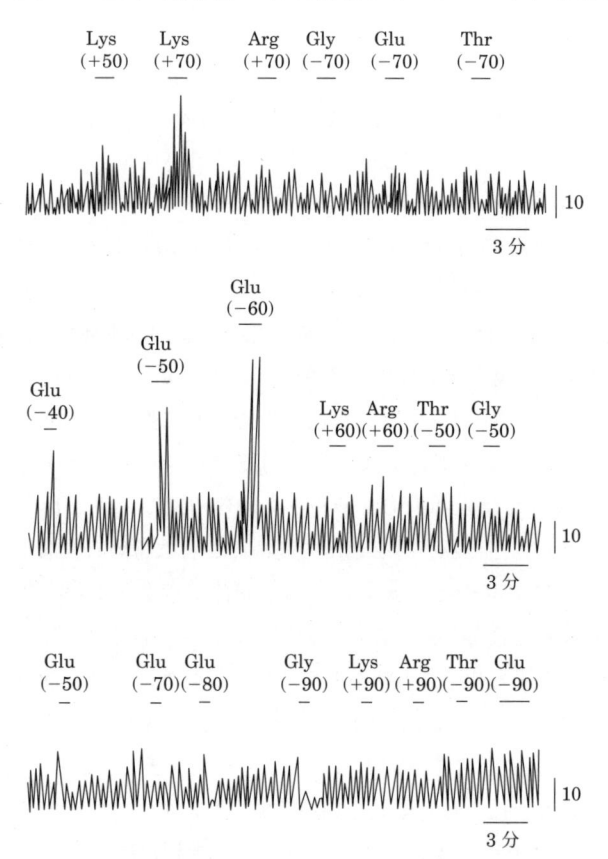

図4.5 リジン欠乏ラット視床下部外側野へアミノ酸を電気
泳動的に微量投与した際の単一ニューロンの応答

リジンに特異的に応答するニューロン（上段），リジンに応答せず神経興奮物質であるグルタミン酸に興奮するニューロン（中段），抑制するニューロン（下段）の例を示した．

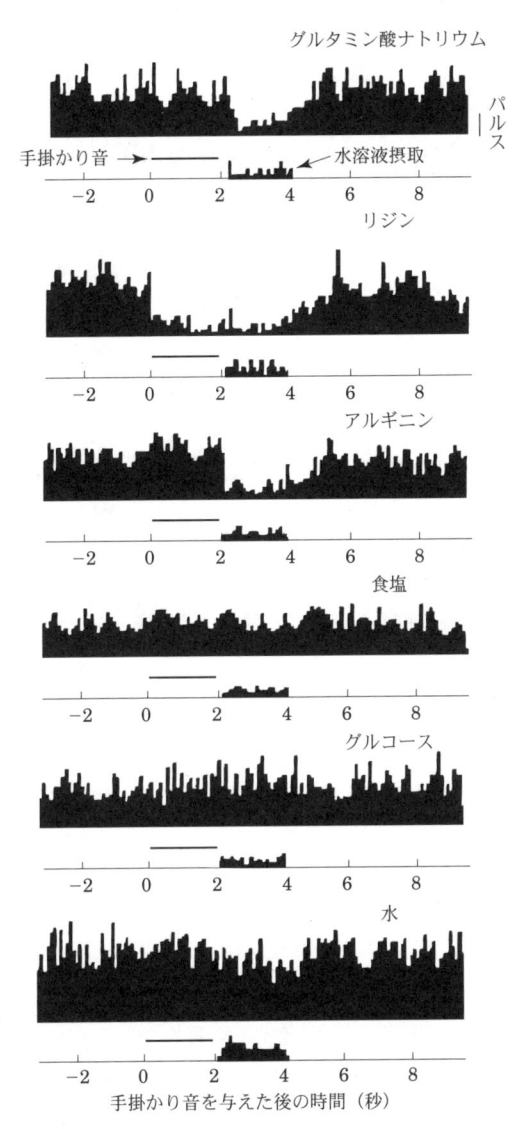

図4.6 手掛かり音，栄養素摂取に伴うリジン欠乏ラットの視床下部外側野（摂食中枢）単一ニューロン応答

手掛かり音（2秒）は図中横向き実線で，各水溶液（2秒）はヒストグラムで示した．リジン欠乏ラットは，リジンの手掛かり音に特異的に応答し，かつ3種のアミノ酸（グルタミン酸ナトリウム，リジン，アルギニン）摂取に伴う共通の味（うま味）にも特異的に応答した．

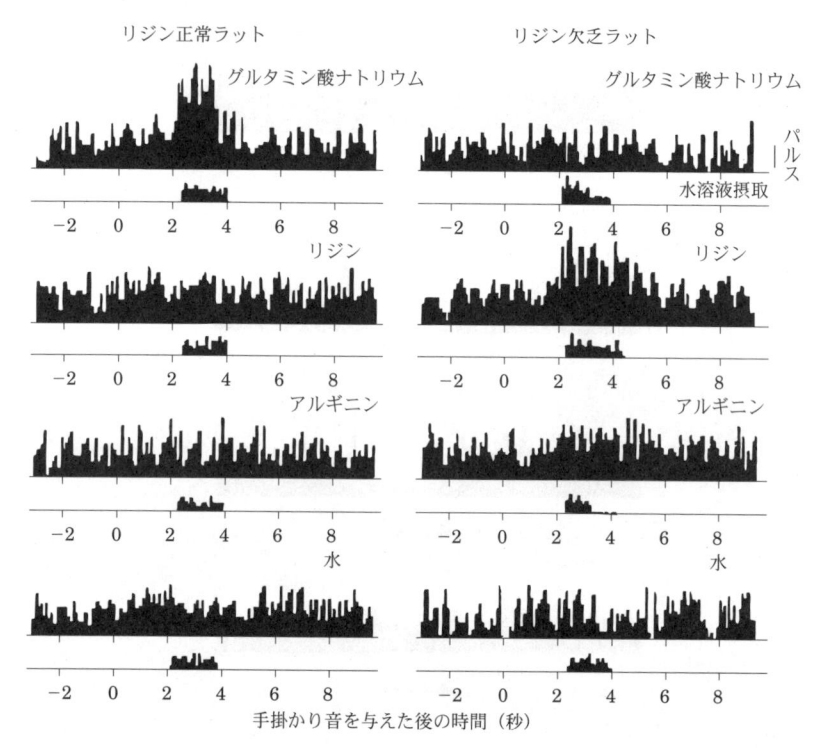

図 4.7 リジン欠乏およびリジン正常ラットにおけるリジンおよびグルタミン酸ナトリウムに対し特異的に応答を示したニューロン［視床下部外側野（摂食中枢）ニューロンの応答］

情報であるリジン摂取に伴う味覚や聴覚に応答するニューロンの出現が，リジン欠乏ラットのリジン選択摂取に関与していることが明らかとなった．これらのニューロンはうま味に応答し，かつ食塩に対してはリジン正常の場合は抑制され，欠乏時は興奮する応答を示し，前に述べた味覚嗜好性と一致した．以上より，タンパク質栄養状態の変化に伴う味覚嗜好性の変化は，視床下部外側野ニューロンの可塑性とアクチビン A 活性が関与することが明らかになった．アクチビン A の分布が認められ味覚の一次入力を受ける延髄孤束核や，満腹中枢である視床下部の腹内側核でも類似の可塑性が生じていることが明らかになりつつある．

著者らはリジン欠乏ラットが自らバーを押してリジン水溶液を摂取する

際の腹内側核（満腹中枢）におけるノルアドレナリン分泌の日内変動パターンが，定量的摂取に重要な役割を持つことを見出した[18]．リジン欠乏を認知しリジンを摂取するという学習の成立後，正常食を与えても，この学習は長期にわたって維持されることはいうまでもない．以上より，必須栄養素欠乏に対して適応する際に脳に可塑的変化が生じ，タンパク質栄養状態の良否認知に関しては脳内アクチビン A 活性が関与していると考えられる．

以上のことを要約すると，リジン欠乏に陥ったラットには，味覚や消化管から化学情報でリジン欠乏食か否かを確認する味覚情報をもとに，延髄孤束核でリジンに対する感受性を高める可塑性を起こし，リジンを含んでいる食物や水溶液を探し出す仕組みがある．その摂食中枢には，可塑性を起こして食欲をコントロールしながら，なおかつ，リジンの味やリジンを意味する手がかりの刺激にも確実に応答し摂取行動を惹起するとともに，血中や脳内リジンにも鋭敏に応答して恒常性を維持するような神経細胞が出現していることが確認された．リジンの血中や脳内の濃度が正常値になるようリジンの摂取を調節することが，必須アミノ酸のホメオスタシスの仕組みであると言える[1,3,4]．本研究より，食物や味覚嗜好性の変化はホメオスタシス失調の前兆であり，不適切な食習慣の持続は重篤(じゅうとく)な疾患に至る可能性を示している．

4.1.6 ホメオスタシスの乱れと代謝性疾患

動物（ヒト）は，幼児期のすり込みや過去の食体験の記憶をもとに，ホメオスタシスに関わる中枢が集まる脳の視床下部を中心に体内の栄養状態の過不足を監視し，おいしいと感じる食べ物を好んで選択し，栄養素の消費と摂取のバランスを保つことができたときに本物の満足感に至るのである．したがって，飽きの来ない常日頃食べ慣れた食事は消化も容易で，最もおいしいものといえるだろう．嗜好性の変化はホメオスタシスの乱れの前兆と考えるのが重要で，適切な対応が代謝性疾患の予防につながると考えられる．成長期の変化に富んだ食事内容が，ホメオスタシス維持の能力を高め，その乱れに適切に適応する仕組みを脳内に築き上げることになる

と考えられる．しかし，加齢とともに脳の可塑性誘導を惹起する神経栄養因子の産生能力は低下するので，生活習慣病などの代謝失調を伴う疾患の抜本的治療法として，厳密な栄養管理に加えて遺伝子工学や脳局所への極微量投与技術の進歩が強く望まれる．

引用文献

1) 鳥居邦夫：嗜好形成とその変化，臨床栄養（臨時増刊号），**76**, 608 (1990)
2) K. Torii : Interaction of the chemical senses with nutrition, M. R. Kare *et al.* eds., p.45, Academic Press, New York (1986)
3) K. Torii *et al.* : *Physiol. Behav.*, **49**, 987 (1991)
4) K. Torii, T. Mimura and Y. Yugari : Umami : A basic taste, Y. Kawamura *et al.* eds., p.513, Marcel Dekker, New York (1987)
5) Q. R. Rogers and A. E. Harper : *J. Comp. Physiol. Psychol.*, **72**, 66 (1970)
6) J. Panksepp and D. A. Booth : *Nature*, **233**, 341 (1971)
7) D. W. Gietzen, L. F. Erecius and Q. R. Rogers : *J. Nutr.*, **128**, 771 (1998)
8) M. J. Wayner *et al.* : *Pharmacol. Biochem. Behav.*, **3** (suppl.1), 85 (1975)
9) K. Torii *et al.* : *Chem. Senses*, **15**, 392 (1990)
10) K. Torii and A. Niijima : *Physiol. Behav.*, **72**, 685 (2001)
11) K. Torii *et al.* : *Physiol. Behav.*, **56**, 1061 (1994)
12) K. Torii *et al.* : *Physiol. Behav.*, **54**, 459 (1993)
13) W. Vale, J. Rivier and J. Vaughan : *Nature*, **321**, 776 (1986)
14) M. Hashimoto *et al.* : *Biochem. Biophys. Res. Commun.*, **173**, 193 (1990)
15) 上野直人：実験医学，**10**, 104 (1992)
16) K. Torii *et al.* : *Brain Res.*, **704**, 1 (1995)
17) K. Torii *et al.* : *Physiol. Behav.*, **49**, 951 (1991)
18) M. Smriga, M. Mori and K. Torii : *J. Nutr.*, **130**, 1641 (2000)

リジン欠乏食におけるリジンに対する嗜好性発現の脳内機序については，新技術事業団（現・科学技術振興事業団）鳥居食情報調節プロジェクトの研究成果の一部を引用した．特に本論文のまとめにご協力戴いた味の素株式会社ライフサイエンス研究所の阪野美穂氏，諏訪なおい氏に深く感謝します．

（鳥居邦夫）

4.2 血圧調節

　生体内での物質輸送は，各種物質を血液に溶かし，血流にのせて身体の各部位に運ぶ循環系でなされている．心臓，血管，血液の状態などにより血圧は変化するが，いずれも血圧調節には重要な因子である．栄養学的な側面では，心臓や血管が丈夫であるかの構成上の寄与が考えられるが，神経性では自律神経系の調節があり，一方，体液性としては，血液中の各種成分の変化による血液の粘度や代謝が関わってくる．生理学から見た血圧調節（循環系）の詳細については，他の総説を見ていただくこととし，本節では，特に中枢性支配と栄養学的な側面を取り上げ，栄養と血圧との相関について述べる．

4.2.1　血圧とは[1-3]

　ヒトの体内には，おおよそ5Lの血液が存在し，心臓は1分間に約0.5Lの速度でこの血液を循環させている．生命体としてのヒトの体は，細胞をその基本単位としているが，血液循環は各細胞がその生命単位としての十分な機能を発揮できるよう，栄養や酸素の補給と老廃物や炭酸ガスの排出を担っている．したがって，血液循環は生体にとって不可欠のものである．

　血液の循環を引き起こす力は血圧であり，血流を正常に保つために血圧の調節が必要なのは当然である．一方，長期にわたり正常な血圧レベルを保つことも健康上必要である．高血圧のように血圧が長期にわたり異常に高い状態が続くと，臓器の障害が引き起こされる．

　血圧は，心拍出量と血管抵抗との間に，以下の式で表わされる関係がある．なお，心拍出量は通常の場合，循環血液量とほぼ比例すると考えてよい．

$$心拍出量＝血圧×血管抵抗$$

　上の式から明らかなように，血管抵抗の上昇や循環血液量の増大は，血圧が高まる原因となる．

　血圧は，平常時には生体が正しく機能するよう調整され，また特殊な状

態に置かれても適切に対応できるよう，さまざまな調節機序が備わっている．そのなかで最も重要なものは，レニン-アンギオテンシン-アルドステロン系による調節と中枢性調節，特に自律神経による調節である．

4.2.2　レニン-アンギオテンシン-アルドステロン系による血圧調節（図4.8）

　レニンは腎臓の傍糸球体細胞（ぼうしきゅうたい）（糸球体に流入する細動脈壁にある）に存在する．レニンはタンパク質分解酵素であり，分泌されると血中に存在するアンギオテンシノーゲンに作用し，デカペプチドのアンギオテンシンIを産生する．アンギオテンシンIは直ちに肺などに分布するアンギオテンシン変換酵素により，末端の2個のアミノ酸を分離しオクタペプチドのアンギオテンシンIIに変えられる．アンギオテンシンIIは，血管を収縮させ血圧を上げる．アンギオテンシンIIはさらに副腎皮質の顆粒層からアルドステロンを分泌させる．アルドステロンは主として腎臓の集合管に働きナトリウムの再吸収を促進させるので，尿中へのナトリウムの排泄は抑えられる．したがってこの系が活性化されると，血圧の上昇とナトリウムの保持に伴う循環血液量の貯留が起こることになる．

　レニンの分泌を生理的に促進するものとして次のようなものがある．(1) 血圧の低下を傍糸球体細胞が感知する，(2) 尿細管の NaCl 濃度の低下を密集斑の細胞が感知し，それを傍糸球体細胞に伝える，または，(3) 交感神経の刺激による．出血，下痢，大量の発汗などは，ここで述べたようなメカニズムを活性化し，レニン-アンギオテンシン-アルドステロン系が活性化されるので，血圧の回復と血液量の保持が起こる．なお，アンギオテンシンIIは口渇も引き起こすので飲水行動が起こり，最終的に血液量の回復となる．

　レニン-アンギオテンシン-アルドステロン系は両生類から見られる．生物が陸上生活に適応するためには，ナトリウムの保持機構と高い血圧の維持機構は不可欠であるが，そのための基本的な機構として，この系が発達してきたと考えられる．

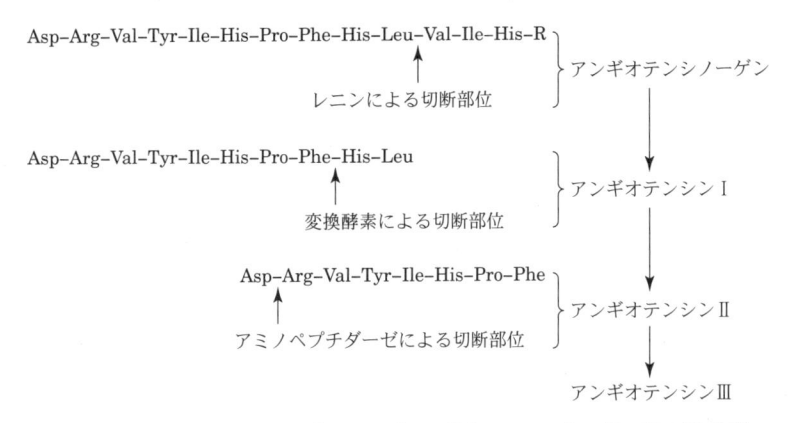

Asp-Arg-Val-Tyr-Ile-His-Pro-Phe-His-Leu-Val-Ile-His-R ⎫
                      ↑ ⎬ アンギオテンシノーゲン
           レニンによる切断部位 ⎭
                      ↓

Asp-Arg-Val-Tyr-Ile-His-Pro-Phe-His-Leu ⎫
              ↑ ⎬ アンギオテンシン I
      変換酵素による切断部位 ⎭
                      ↓

Asp-Arg-Val-Tyr-Ile-His-Pro-Phe ⎫
       ↑ ⎬ アンギオテンシン II
アミノペプチダーゼによる切断部位 ⎭
                      ↓
              アンギオテンシン III

図 4.8 アンギオテンシノーゲンおよびアンギオテンシン I, II, III の N 末端の構造（R：タンパク質の残りの部分）

24 アミノ酸シグナルペプチドが除去された後のネズミのアンギオテンシノーゲンは 453 個のアミノ酸残基をもつ．ヒトのアンギオテンシノーゲンもおそらくここに示す構造と同様であろう．イヌ，ネズミ，その他の動物のアンギオテンシン II の構造はヒトと同じである．ウシとヒツジのアンギオテンシン II は 5 の位置にイソロイシン (Ile) の代わりにバリン (Val) をもつ．

4.2.3 血圧の中枢性調節（図 4.9）

1) 交感神経と副交感神経

中枢神経は，主として交感神経と副交感神経（特に交感神経）を介し血圧を調節する．交感神経系は，交感神経が直接支配するルート（ノルアドレナリンが分泌される）と，交感神経がまず副腎髄質に働きかけ，主としてアドレナリンを分泌させ，それが血流によって運ばれて血圧を変化させるルートの 2 つがある．ほとんどの血管（主要なのは細動脈）は α-アドレナリン受容体を持つので，交感神経系の活性化により血管は収縮し，血管抵抗が増大する．その結果血圧は上がる（上式）．ただし，心臓の冠状血管と骨格筋には β-アドレナリン受容体も分布しているので，交感神経活性化時にも収縮せず，そこへの血流は保たれるか，むしろ増加する．骨格筋にはそのほか血管拡張性の交感神経線維も分布しているが，その神経伝達物質はまだ同定されていない．一方，副交感神経系は，心臓を支配して心拍数を減少させるが，血管系に関しては限られた部位に分布し，そこでの血管を拡張している．

2) 心臓血管中枢

交感神経節後ニューロン（および副腎髄質細胞）の活動を直接支配する交感神経節前ニューロンの神経細胞体は，胸髄から上部腰髄にかけての脊髄の中間外側核にある．この交感神経節前ニューロンは，主として延髄吻側腹外側部のニューロン支配を受ける（その他，いくつかの延髄の核や視床下部室傍核などからも支配を受ける）．この延髄吻側腹外側部が心臓血管系の調節の中枢であると一般に考えられている．この部位のニューロンは，通常一定のインパルスを発生し続けるため，交感神経系は常に一定の活動レベルにあり（緊張性放電），血圧もそれによって保たれている．脊髄を切断すると血圧は 40mmHg にも低下し，生命の維持が不可能になる．

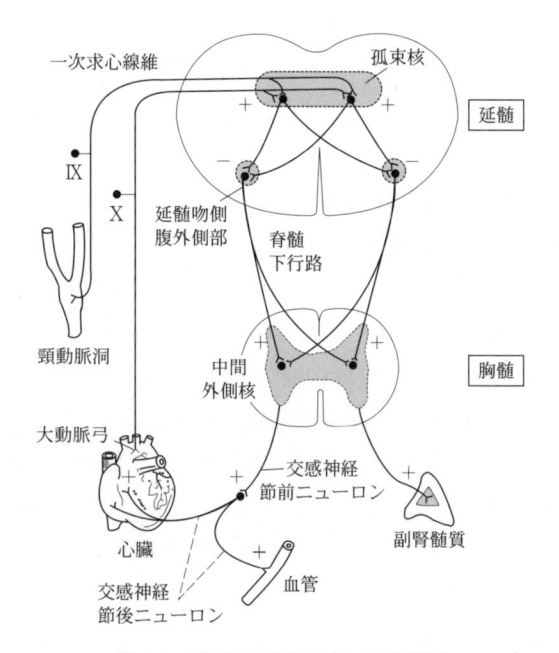

図 4.9 動脈圧受容器反射の神経機構
動脈圧受容器は，頸動脈洞と大動脈弓に分布し，それぞれ第Ⅸ（舌咽神経）および第Ⅹ（迷走神経）脳神経が求心性神経である．中枢内の反射経路は，図に示すように「孤束核→延髄吻側腹外側部→中間外側核反射→交感神経」である．このうち「孤束核→延髄吻側腹外側部」の部分には，抑制性の中間ニューロンが存在することが分かっている．各神経回路に記した＋－符号は，それぞれ興奮性および抑制性回路を表わす．動脈圧受容器反射の遠心路となる交感神経は心臓交感神経，血管収縮線維，副腎交感神経である．反射経路として，図に示していないが「孤束核→迷走神経運動核→心臓迷走神経」という経路もある．

3) 循環反射

　自律神経を介した血圧反射が，血圧を調節している．その血圧受容体は，頸動脈洞と大動脈弓にある動脈圧受容器（高圧受容器）である．これらの受容器は血管壁内に存在する伸展受容器で，血圧上昇に伴い血管壁が伸展すると活性化される．動脈圧受容器からの求心性神経線維は，延髄の孤束核に投射する．ここからのいくつかのシナプスを経て，先ほどの延髄吻側腹外側部から交感神経系へとつながっている．血圧上昇によるこの反射経路の活性化は，交感神経の活動を抑制するように効果を及ぼすので，緊張性の血管収縮は抑えられ血管抵抗が減少する．交感神経活動の抑制は心拍数・心収縮性も低下させるので，心拍出量の低下も起こる．結局，血圧は低下し元に戻る．いわゆるネガティブフィードバック系として機能している．孤束核を介して疑核の神経細胞を活性化する回路もあるので，疑核から延びている心臓迷走神経の活動が増加し，それも心拍数を減少させる．血圧低下の場合はその反対の効果が引き起こされる．

　頸動脈洞と大動脈弓には，動脈圧受容器に近接して動脈化学受容器がある．化学受容器は主として血液の酸素分圧の低下を感受し，その結果，圧受容器反射とほぼ同じ神経経路を介して交感神経系に働き（この場合は活性化），血圧を上昇させる．これらの圧および化学受容器は，最も重要な臓器である脳への血流と酸素補給とを監視しているといえる．

4) 血圧調節における上位中枢神経の役割

　大脳皮質において，内側前頭前野および内臓感覚や味覚情報が集められる島(とう)は自律神経に投射していること，この部位の電気的化学的刺激により血圧が変化することが知られており，興味が持たれている．その他，情動反応と関連の深い扁桃体(へんとうたい)の刺激により交感神経が活性化され"驚愕(きょうがく)反応"が引き起こされる．すなわち，血圧上昇，心拍数増加，骨格筋血管拡張，内臓血管収縮が起こる．小脳にも刺激により血圧の上昇や低下を引き起こす部位がある．そのほかにも視床下部室傍核など，いくつかのニューロンが心臓血管中枢（延髄吻側腹外側部）や交感神経節前ニューロンに投射していることが知られているが，血圧調節における役割は確定していない．

　本態性高血圧発症に中枢神経が何らかの関与をしているのか，もし関与

しているとしたら、動脈圧受容器反射などによるフィードバックによる調節の目標設定値が変化したためか、などに関しては今後の研究課題と考えられる。

4.2.4 インパルス発射頻度と前駆物質

脳内には約50種類ともいわれる神経伝達物質があり、それらが全て栄養制御を受けるとは考えられない。しかし前述（3.3節）したように、トリプトファン、チロシン、コリンは、それぞれセロトニン、カテコールアミン、アセチルコリンといった神経伝達物質の前駆物質であり、これらの摂取により、脳内濃度が変動することは明らかである。その結果、これらの伝達物質を放出するニューロンの活性も影響を受ける可能性がある。

まず、前駆物質の摂取（栄養条件の変化）により、シナプス前部ニューロン終末部での神経伝達物質合成に変化がおきても、それがシナプス間隙を介してシナプス後部に影響を及ぼすかを確かめなくてはならない。すなわち、脳組織中の神経伝達物質量が増えた場合、一定時間内にニューロンから放出される伝達物質の量も増えているのかを調べる必要がある。これまでの知見では、放出される神経伝達物質の量は、ニューロン内の神経伝達物質の含量、シナプスの数、インパルスの発射頻度、および1回のインパルス当たりに放出される伝達物質の量などにより決まると考えられている。BierkamperとGoldbergは[4]、運動神経細胞を培養し、コリンの添加量と放出されるアセチルコリン量との間には、正の相関のあることを示した。また、コリンの投与は、アドレナリン合成に関与するチロシンモノオキシゲナーゼ活性にも影響し、相互に作用し合っていることが分かった。すなわち、神経伝達物質の前駆物質を投与すると、伝達物質の合成量が増え、また放出も促進されることにより、シナプス後部ニューロンへの影響を増強することになる。一方、前駆物質投与により、シナプス数、インパルスの発射頻度、神経伝達物質の放出量との間には、図4.10に示すような相互関係の可能性が考えられる。あくまで仮の考え方を示したものであるが、正常なニューロンは1秒間に4回のインパルス発射を行い、各シナプスでは1回のインパルスごとに3個の神経伝達物質を放出すると仮

	シナプスの数	インパルスの発射頻度（毎秒当たり）	単一シナプスから1回のインパルス発射で放出される伝達物質	1秒間に放出される全伝達物質の量
正　常				
退行性疾患				
前駆物質投与を受けた退行性疾患				
正常で前駆物質投与を受けたとき	①			
	②			
	③			
	④			

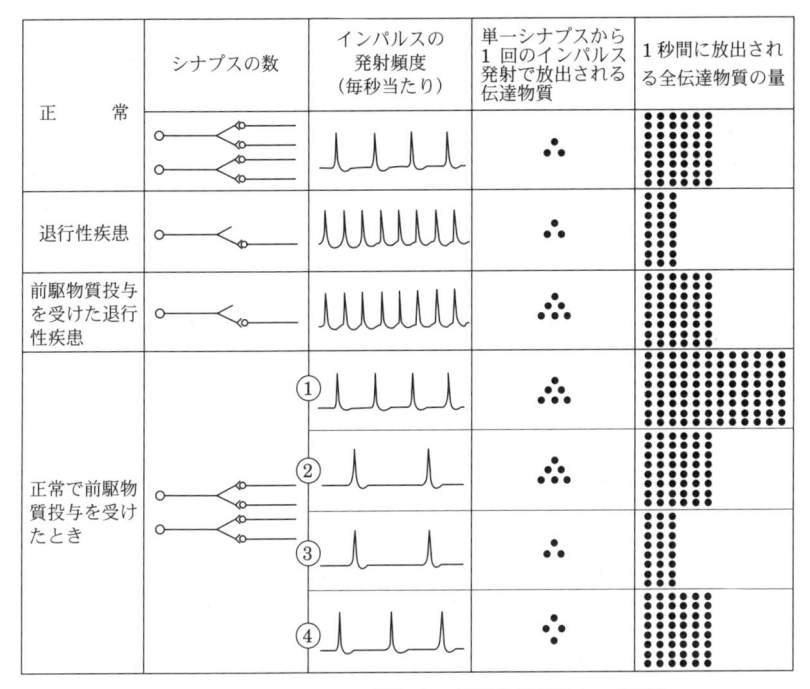

図 4.10 インパルスの発射頻度と前駆物質供給との関係[4]

4つの仮想上の正常なシナプスを最上段に示した．ニューロンは1秒間に4回インパルスを発射し，各シナプスで3個の伝達物質分子が1発のインパルス発射ごとに放出されるとする．その結果，1秒間に48分子が放出されることになる．次に，ある退行性疾患ではニューロンとシナプスの数が減少すると仮定する（上から2段目）．残ったニューロンはいっそう頻繁にインパルスを発射するようになるが，伝達物質の放出量はなお不十分である．前駆物質を投与，追加してやると（3段目），1発のインパルス発射ごとに放出される伝達物質の数は増して，全体としての分泌量は正常に近くなる．もし正常のニューロン群に前駆物質を追加投与したとすると（最下段），その反応は異なったものになる．最初は伝達物質の合成が増え，インパルス発射ごとに放出される分子数が増えるので，一時的に総放出量は増大する（①）．しかし間もなく，ニューロンのインパルス発射頻度は低下し，伝達物質の放出量も正常値に低下する（②）．インパルス発射頻度の低下は，なぜかニューロンの前駆物質の追加供給に対する反応性を低下させ，1発のインパルス発射ごとに放出される伝達物質の量も減ってくる（③）．結局，インパルス発射頻度の変化と発射ごとの放出量の変化が組み合わさると，放出される伝達物質の総量は正常の値を維持するようになる（④）．

定すると，1秒間に48個の分子が放出される．退行性疾患の場合には，ニューロンとシナプス数が減っていると考えると，残ったニューロンは代償作用として最大限にインパルス発射を行うが，1秒間当たりの神経伝達物質の放出量は，なお不足する．その際に，伝達物質の前駆物質を投与すると，シナプス前部ニューロン終末部での伝達物質の合成量は増え，1回

のインパルス当たりの放出量も増えて，全体として正常に近い量になる．もし正常なニューロンの状態で，前駆物質を投与した場合には，色々な可能性が考えられる．① のケースは，伝達物質の合成量も放出量も増える場合で，総放出量はかなり増加する．② は，インパルスの発射頻度が適応して低下する場合で，全体の放出量も正常に近づく．③ は，インパルスの発射頻度と伝達物質の放出量に適応が見られ，全体的には正常時よりも少なくなる場合．④ のケースは，1秒間当たりの伝達物質の放出量を一定に維持するために，インパルスの発射頻度と伝達物質の放出量が変化した場合である．恐らく，個々のケースで，これらの調節が働いていると思われる．

1) チロシンの効果

ニューロンからのドーパミンやノルアドレナリンなどのカテコールアミンの放出を調べるのに，その代謝産物であるホモバニリン酸を測定する方法がある．Hefti と Melamed は[5]，ラットの片方の大脳半球の黒質線条体路ニューロンを 75% 破壊したところ，傷害を受けた側の生き残ったニューロンでは，ホモバニリン酸含量が高くなっており，インパルス発射が促進されていることが分かった．また，その際にチロシンを投与すると，傷害を受けた側ではホモバニリン酸が顕著に増加したが，健全な側では変化がなかった．チロシンをラットに投与した場合，インパルスの発射頻度が変化するときと，しない場合とがあり，このことと血圧調節との関連が調べられた[6]．正常血圧のラットにチロシンを投与しても血圧に変化はないが，高血圧や低血圧ラットの場合には，変化が観察される．高血圧自然発症ラット（spontaneously hypertensive rats；SHR）では，脳は血圧を下げようと，特に脳幹でのノルアドレナリンの放出頻度を高めている．このときには，ニューロンから放出されるノルアドレナリンは血圧抑制物質として働いており，脊髄中の交感神経系節前線維のインパルスの発射頻度を抑制し，交感神経節の細胞や副腎髄質のクロマフィン細胞の活性を低下させる．チロシンを投与すると，脳幹でのノルアドレナリン合成が増え，インパルスにより発射されて抑制効果を増強する（図 4.11）．本来，ノルアドレナリンやアドレナリンは血管を収縮させて血圧を上昇させる方向に作用

4.2 血圧調節

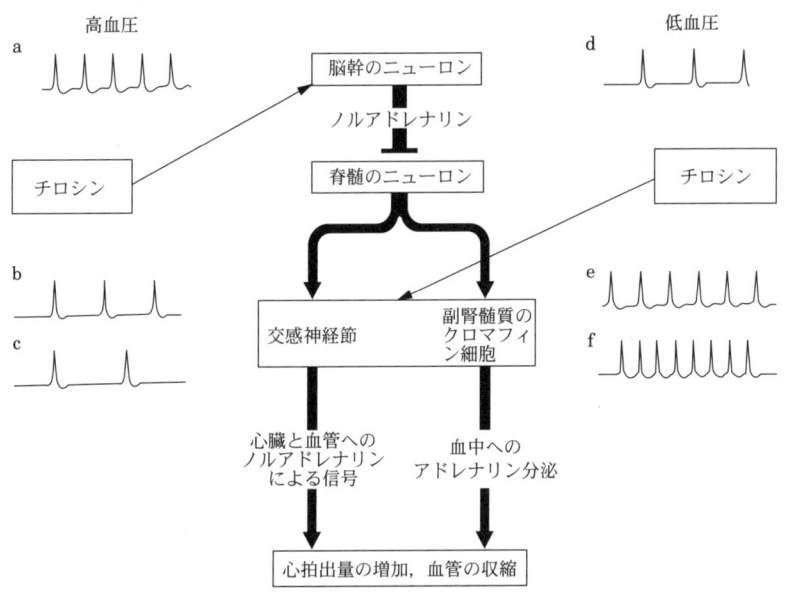

図 4.11 チロシンの血圧に対する効果

チロシンが降圧と昇圧の両面に効果を示すのは，それぞれ別の細胞群に作用すると考えれば説明がつく．高血圧時には，脳幹部のノルアドレナリン放出ニューロン群でインパルスの発射頻度が高まっている (a)．これらのニューロンから放出されるノルアドレナリンの効果は抑制性であり，脊髄中の交感神経系節前線維のインパルス発射頻度を抑制して交感神経節の細胞や副腎髄質のクロマフィン細胞の活性を低下させる (b)．これらの細胞の活動は基本的には血圧の維持や上昇に役立っている．チロシンを投与すると頻繁にインパルスを発射している脳幹のニューロンに作用して，より多くのノルアドレナリンを合成させる．そのため，ニューロンの抑制的な効果は増強され (c)，血圧は低下する．低血圧の場合，脳幹のニューロンのインパルス発射は減少している (d)．その結果，抑制性の作用は弱まり，交感神経節の細胞や副腎髄質細胞の活動は増大する (e)．そこで，活動の高まった交感神経細胞やクロマフィン細胞は，投与されて増加したチロシンに感受性をもつようになり，活性はさらに増強されて (f) 血圧は上昇する．

するが，高血圧時には，末梢交感神経（ノルアドレナリン）や副腎髄質クロマフィン細胞（アドレナリン）などの活動が低下している．それゆえ，脳幹ニューロンでのインパルス発射による抑制性の影響だけが機能すると思われる．一方，ショック状態や血液を約20%除いた低血圧ラットでは，脳幹でのインパルス発射は減少し，その結果，抑制効果は弱まるために，逆に交感神経細胞や副腎髄質のクロマフィン細胞の活性は高まる．チロシンを投与すると，選択的にこれらの細胞からのカテコールアミンの放出が促進されるなど，活性が増強され，血圧は上昇すると考えられる．このよ

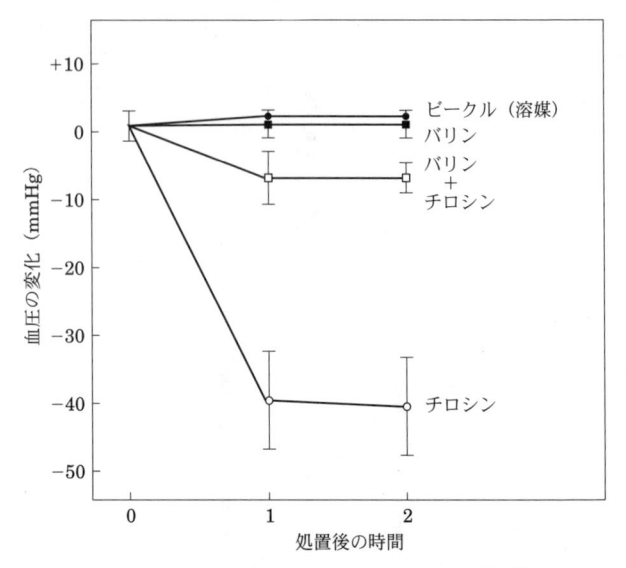

図 4.12 SHR ラットにおける L-チロシンの血圧低下作用に及ぼすバリンの影響[6]

4匹の SHR ラットのグループに，チロシン（100mg/kg；0.55mmol/kg；○），バリン（0.55mmol/kg；■），チロシン+バリン（各々 0.55mmol/kg；□），あるいはビークル（●）を投与した．血圧は投与直後およびその後1時間間隔で測定した．実験結果は基準値からの変化を平均値±SEM で表わした．チロシンの投与は血圧の有意な低下を引き起こした（$p<0.01$）．チロシン+バリンの投与はわずかに血圧を低下させた（$p<0.05$）が，この効果はチロシン単独投与の場合（$p<0.01$）ほどではない．バリンの投与は血圧に影響しなかった．実験結果は分散分析（ANOVA）および Newman–Keuls 検定により解析した．

うに，チロシンには血圧低下と上昇の両面の効果がある（図 4.11）．血液脳関門での栄養学的な側面を考えると，チロシンの脳内への取り込みは L 系を介しており，長鎖中性アミノ酸はその取り込みを抑制する．それを確かめるために，SHR ラットにチロシンおよびバリンを投与して，血圧低下作用を調べた結果，チロシンの血圧低下作用がバリンの同時投与により阻害された（図 4.12）[6]．

2) トリプトファンの効果

セロトニン作動性ニューロンは，動脈圧の調節に関わっている．薬理学的にセロトニン作動性ニューロンの活性を高めると，血圧が変化する[7]．しかし，正常なラットに脳内セロトニン量を制御するトリプトファンを腹

腔内投与しても血圧に変化はなかったが，SHRラットにトリプトファンを投与すると，血圧低下が観察された[7]．表4.1にトリプトファンの投与量と血圧低下作用の関係を示した．この現象と関連することとして，トリプトファンの血圧低下作用に関しては，セロトニン受容体の拮抗剤やセロトニン合成の阻害剤（p-クロロフェニルアラニン）

表4.1 SHRラットにおけるトリプトファン投与の血圧に及ぼす影響[7]

トリプトファン投与量 (mg/kg)	血圧の変化 (mmHg)
0	-6 ± 3
25	-11 ± 3
50	$-23\pm5^*$
100	$-28\pm5^*$

SHRラットの5匹のグループに，基準血圧を測定後，直ちにトリプトファンを腹腔内投与した．トリプトファンを投与し，血圧低下作用が最大となる2時間後に再び血圧を測定した．実験結果は基準値からの変化を平均値±SEMで表わした．
* 投与量0mg/kgに対して$p<0.05$で有意差あり．

によりトリプトファンの効果が消失すること，セロトニンの再取り込みの阻害剤（fluoxetine）でこの効果が増強されること，セロトニン作動性ニューロンの活性を高める薬剤により血圧低下作用が強まること，そして，血液脳関門でトリプトファンと拮抗するアミノ酸の同時投与によりトリプトファンの効果が軽減されることなどが挙げられる[8-10]．

4.2.5 栄養条件による血圧調節の重要性

血圧は，ヒトや動物の生命維持にとって極めて重要であり，その調節は色々な機構によってなされている．また，生理的な必要性から血圧が変化していると考えられるので，血圧が高いからといって，急に血圧を下げることが果たして良いのかは分からない．血圧を変動させることの是非はともかく，本節では，栄養条件によって血圧が影響を受けるかについて，特に脳内神経伝達物質の側面より述べた．常態時には，神経伝達物質の前駆物質の投与によっては影響を受けないものの，高血圧とか低血圧といった非常態時には，影響の出ることが分かり，正常な血圧を維持するための食品開発に一石を投じている．

引用文献

1) 本郷利憲，廣重　力：標準生理学，第5版，医学書院（2000）

2) 山下　博，河南　洋，前田正信：脳と循環—血圧は脳によって調節される，ブレインサイエンス・シリーズ20，共立出版（1998）
3) G. Pocock and C. D. Richards : Human Physiology ; The basis of medicine, Oxford University Press (1999)
4) G. G. Bierkamper and A. M. Goldberg : *Brain Res.*, **202**, 234 (1980)
5) E. Melamed, F. Hefti and R. J. Wurtman : *Proc. Natl. Acad. Sci. USA*, **77**, 4305 (1980)
6) A. F. Sved, J. D. Fernstrom and R. J. Wurtman : *Proc. Natl. Acad. Sci. USA*, **76**, 3511 (1979)
7) A. F. Sved et al. : *J. Pharmacol. Exp. Ther.*, **221**, 329 (1982)
8) D. M. Kuhn, W. A. Wolf and W. Lovenberg : *Hypertension*, **2**, 243 (1980)
9) M. J. Antonaccio and R. D. Robson : *J. Pharm. Pharmacol.*, **25**, 495 (1973)
10) P. L. Nolan : *Clin. Exp. Pharmacol. Physiol.*, **4**, 579 (1977)

〔鈴木裕一・横越英彦〕

4.3　記　憶・学　習　能

　脳が果たす高次機能の最も著明な働きは記憶および学習能力である．この機能が完全に働くためには，脳を支えている種々の栄養源が大切である．そして，これらの栄養源は脳組織を構成し，かつ完全な機能を行うにはなくてはならないものである．ここでは直接，記憶および学習能力に関与する栄養源について述べる．

4.3.1　脳の記憶・学習能と栄養成分

　脳は体重のわずか2％の重量しかない臓器であるが，実に心臓から流出した15％の血流が脳には必要である．さらに，酸素消費量は全身の20％が必要である．このことは，脳がいかに重要な大きい仕事をしているかを物語っている．平常はこれらの詳細な数値を知らなくても，頭を打撲したとか，脳外傷が起きたと言っては過剰に心配をする．これは，脳がいかに壊れやすくかつ障害を受けやすく，覚えていた事実や過去の記憶が損なわれたという事実があることを知っているからである．そして，脳は最も重要な記憶・学習能力を維持し，また全身を統合するという重要な働きを行

っていて,脳に悪い影響を及ぼすもの全ての側面に細心の注意を払っているのである.脳の命令を受けて,心臓が動き,呼吸をし続け,食べるもの飲むものを忘れずに摂取している.たった1つのことでも忘れて機能しないと,ヒトの身体は生き続けることができず,生命を維持することができなくなるのである.脳を構成している種々の化学物質は,全て食物から摂取する栄養成分に依存している.したがって,食物が万全であり十分な必要量が摂取できていれば何も問題がない.しかし,過不足なく日々の質的量的な問題が解決していることは希有で,必ずや種々の問題が起きてくるのである.

1) 炭水化物

主にエネルギー源として使われている炭水化物のうち,単糖類であるブドウ糖(グルコース)がその主役を演じている.ブドウ糖が脳のエネルギー源として脳実質に取り込まれて代謝エネルギーとして働く.そして,十分な脳血流量があってはじめて脳のあらゆる機能は十分に達成される.

2) タンパク質

脳内におよそ9%あるタンパク質は種々のアミノ酸から構成されている.特に,ヒトでは必須アミノ酸は食物から摂取しなければならないので,十分量を食事から得なければならない.ここでは,種々伝達物質として記憶・学習に働くアミノ酸および,これらアミノ酸を基質として形成されるアミンとペプチドについて述べる.

(1) アミノ酸

非必須アミノ酸はヒトの身体で合成できるアミノ酸である.したがって,タンパク質を含む食物をまんべんなく摂取していれば不足することはない.基本的には骨格筋などを構成しているタンパク質はこれらアミノ酸から形成されている.そして,一部のアミノ酸が神経系に取り込まれ,神経伝達物質として神経系の機能発現に使われる.これらアミノ酸の中で,アスパラギン酸やグルタミン酸などは,それ自体が神経伝達物質の働きを持っている.また,神経系に大きく関与しているチロシンがある.水酸化酵素によりドーパ(DOPA),さらに脱炭酸酵素により,アミンであるドーパミンが形成される.ノルアドレナリンおよびアドレナリンも形成される.

これらをカテコールアミンと呼ぶ.

必須アミノ酸はヒトの身体で合成できないアミノ酸である.したがって,これらアミノ酸を含むタンパク質を食物から必ず摂取しなければならない.8種類が存在する中で,フェニルアラニンおよびトリプトファンは神経伝達物質の働きを示すアミンなので,特に大切である.フェニルアラニンはチロシンに代謝されて,カテコールアミンが形成される.一方,トリプトファンは水酸化酵素と脱炭酸酵素によりインドールアミンであるセロトニンが形成される.そして,セロトニン作動性神経系の伝達物質として全身の調節に関与している[1-3].

(2) ペプチド

多数存在するペプチドの中で,コレシストキニン (CCK) など脳の機能発現を修飾して,多くの機能に関与しているものがあり,学習能への影響があることはよく知られている.

3) 脂　　肪

脂肪の大部分は,ヒトが自分の身体で生成できない必須脂肪酸から構成されている.したがって,これらは全て食物から摂取しなければならない.動物性の脂肪は身体に悪くて,植物性の脂肪が良いなどといわれるが,内容を詳細に考えてみるとそう単純なことではない.リノール酸と呼ばれている必須脂肪酸がある.これは,身体の成長を促し,血中コレステロールを減らす働きのある大切な物質である.欠乏すると,不妊の原因になり,皮膚の病気を起こし毛が抜けたりする.しかし,多く取り過ぎても悪いことが分かっている.血液が固まりやすくなり血栓が脳や心臓にできて成人病の原因になるのである.リノール酸が代謝されて生じるロイコトリエンは喘息やアトピー性皮膚炎などのアレルギー性疾患の原因にもなる.α-リノレン酸は構造的には,リノール酸のn-6位に対してn-3位という違いがあり,働きは全く異なる.すなわち,α-リノレン酸は血栓の生成を抑えるので,脳や心臓に起きる血管性の成人病にかかりにくくする.また,血圧を下げたり,アレルギー性疾患にかかりにくくしている.そして,これら脂肪酸が記憶・学習能に直接関与すると考える研究がよくなされているので,学習能力が高くなる結果を4.3.4項で紹介する[4].

4) ビタミンとミネラル

 上記の3大栄養素は，言わば生物が生きてゆくためには必ず必要な原料になる物質である．これに，ビタミンやミネラルが働いて，はじめてそれぞれの栄養素が活性化されて働くことができるようになる．なかでも，ナイアシン欠乏は皮膚，消化器，精神・神経障害を伴うペラグラを引き起こす．このペラグラは，ヒトの知的障害を起こすことが報告されており，それを実験で証明した成績を4.3.4項で示す[5,6]．

5) 食物繊維

 最近特に話題になっている食品成分に食物繊維がある．食物繊維は野菜や果物として自然と摂取していたが，腸の全面的な掃除を必要とするという考えから，重要視されている．記憶と学習能力への直接的な関与は，ビタミンおよびミネラルとともに詳細は不明である．

4.3.2 記憶・学習能力を学習課題から直接知る

1) 正 の 学 習

 学習課題は大きく分けて，条件刺激に対して条件反応をする時に，その条件反応の有無に対して，反応をすると餌などの報酬を与える「正の学習」と次に述べる「負の学習」がある[7,8]．

 Skinnerが考案した学習箱を用い，前面の光呈示窓にあるランプの点灯および非点灯を弁別学習させて成績を評価する課題である．点灯（S+）時にレバー押しをすれば餌ペレットが提示され（R+），非点灯（S−）時には餌が提示されない（R−）．学習課題の成績は正反応率 $[(R+)/\{(R+)+(R-)\}]\times 100$ として，パーセント(%)で表示して評価する[1]．

 「正の学習」を行うのは非常に大変である．まず初めに，スキナー箱で餌をどのようにして獲得するかを，実験動物に習得させなければならない．そして，連日同一条件下で同じ実験を繰り返し行う．1週間前後で，すぐに覚えてくれれば良いが，ラットやマウスでは2〜3週間は連日行わないと学習の完成が認められない．この時期になって80%の正反応率を示し，呈示された条件刺激に対して，明らかに確実な条件反応ができたという成績を示すのである．この段階で学習課題を覚え記憶したと言うことができ

る.しっかりと覚えた動物の脳内に,学習課題の記憶が集積されているのである.この記憶の本体が何であるかを解明するのが,永年考え続けて来た研究目標である.

2) 負の学習

この場合は,条件刺激が身体にとって不愉快なものであり,条件反応を行わないでいると,不愉快な罰を受けてしまう.この罰から逃れて,ショックを受けないように逃げたり(逃避),避けたり(回避)を強要されるのである.これを「負の学習」と言う[9,10].実験動物で,いくら目的にかなったとされる結果を得たとしても,その成績をヒトに置き換えることができない.ヒトに応用されて,役立ってはじめて意味があるのが実験だと考えている.それゆえ著者は,「負の学習」実験の結果を,どちらかといえば否定する立場をとっている.

「負の学習」は実験動物に前処置をほとんどすることなく,本実験に容易に入れる.例えば,もともと不愉快な電気ショックを受けるのは耐えられないから,少しでも早く逃避しようとして,回避反応をするので,これらの反応は容易に形成される.これらの実験手法それ自体は否定しないが,成績を評価する時に困るのである.例えば,上手く逃げた個体の成績が,良い学習成績の結果と考えるのであるが,それで良いのかという疑問が残る.また,電気刺激に強い個体が平然と向かって行って,成績の良い結果を示す.しかし,頭が良くて,立派な反応ができるにもかかわらず,臆病でビクビクしていたのでは,課題は理解できていても,成績に繋がらない.したがって,著者が負の学習課題を否定し続けて来た理由がここにもある.人間は種々の物事を記憶しているために平穏に生きていける.しかし,ある日突然,今まで覚えていたこと,また,しなければならないことができなくなる.何が起きたのか.ヒトの脳の中は,見たくても覗くことはできないのである.

近年,高度に技術開発が進み,CT や機能型 MRI(fMRI)などの装置により,生きたヒトの脳の活動状態が画像処理を通して観察することが可能になった.しかし,これらは全て,脳内で起きた種々の変化の痕跡を見ているにすぎない.脳内のどの部位のどの細胞群が,どのような変化をし

ているのかは未知のままである．できれば血流の変化以上に，種々の神経伝達物質の働きを裏づける量的な変化を可視化したい．そして，何が脳内で不足しているのか即座に知ることができれば，足りない物質をその場で補充して治療に対応する可能性が生まれるのである．例えば，アセチルコリンが足りないとか，ドーパミンが多いとかが分かれば，それに対応した治療処置ができる．有名なパーキンソン病の治療に使われているドーパミンの応用そのものが可能になるのである[11]．

3) 水迷路学習

操作の簡単なことからよく使われる学習課題に，水迷路学習がある[12]．これは，水面下に見えない踏み台（プラットホーム）があり，これを見つければ，この台の上でひと休みできる．しかし，見つけることができないと泳ぎ続けなくてはならない課題である．操作が簡単なので，多くの研究者がいろいろな場面で多用しているが，結果の解釈はそう簡単なものではない．動物は水中に入れられて平穏であるはずがない．水中などは体験したことがない上に，大変なストレスがかかる．これらの状況を，ヒトに置き換えて評価しようとするのは，とんでもないことである．「ぼけ」があるからと言って，水中に飛び込んで良くなるはずがない．それよりも水中に入れられるストレスが，どんな悪影響を与えているかを考える方が重要である．これは，電気ショックなどの罰を与える「負の学習」にも同様に言えることである[13]．

4.3.3 学習実験の実例

1) 必須アミノ酸含有量の変化による神経伝達物質の変動

実験動物に出生時からTrp（トリプトファン）欠乏食を与えてTrp欠乏ラットを作製する．これは，ヒトのペラグラという疾患のモデル実験系で，皮膚症状に加えて知能障害があるとされており，実際に学習実験で学習能の低下が証明された[1,14]．Trp欠乏ラットは，脳内で種々のインドールアミン物質の欠乏症状が起き，記憶・学習能力の低下を引き起こした疾患動物である．図4.13にその学習成績を示した．これは先に述べた正の学習課題（オペラント型明度弁別学習試験）で調べた結果であるが，正常食を摂

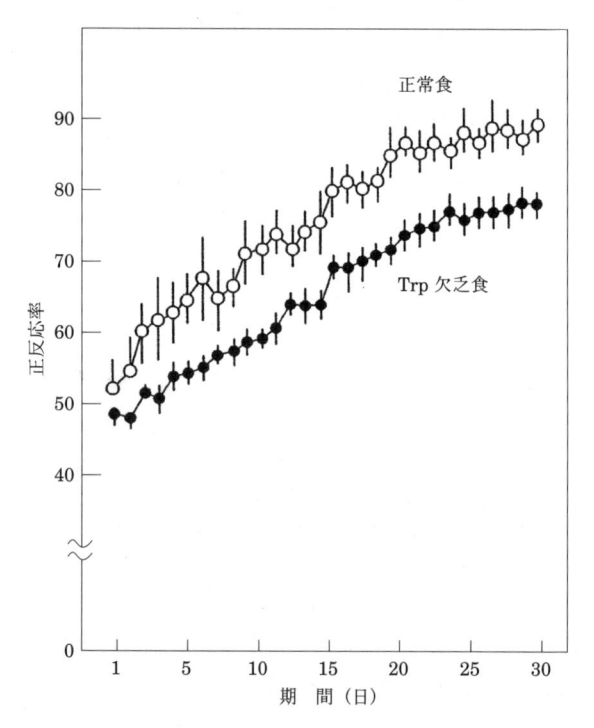

図 4.13 トリプトファン欠乏食飼育ラットと正常食飼育ラットの弁別学習成績の比較
正反応率 $[(R+)/\{(R+)+(R-)\}]\times 100$ で示した.

取した場合,学習開始時の正解率は50％程度であったのが,30日間の学習で正解率は90％近くになった.一方Trp欠乏食を与えた時には,学習後の正解率は80％以下と有意に低い値を示し,学習能力の劣っていることが示唆された.

2) 脂肪酸含有量を変化させた学習実験

油は食餌として摂取する種類によって,脳の学習能力に変化を起こす.リノール酸はベニバナの種子から取ったサフラワー(safflower)油には80％含まれている.一方,シソ(perilla)油にはリノール酸は13％で α-リノレン酸を65％含む.これらを使って,両者の含有量の違いを対比させて調べた.それぞれの学習成績を図4.14に示した.すなわち,α-リノレ

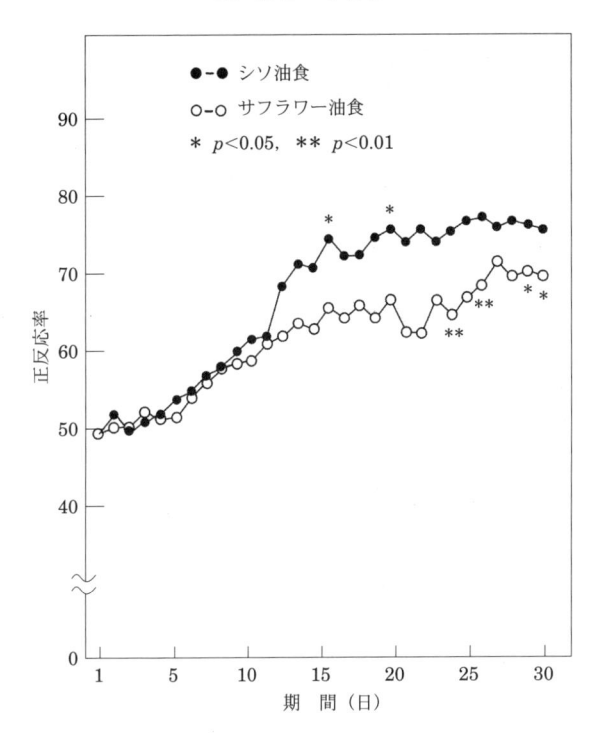

図 4.14 α-リノレン酸の多いシソ油およびリノール酸の多いサフラワー油で飼育したラットの弁別学習成績の比較
正反応率 [(R+)/{(R+)+(R−)}]×100 で示した．

ン酸を多く含む餌（シソ油）で飼育したラットの弁別学習成績は，リノール酸の多い餌（サフラワー油）に比較して明らかに良い結果を示した[4,15]．

4.3.4 学習実験成績の解析

以上のことから，種々の栄養条件下で飼育した動物と，学習試験の成績には相関性のあることが明らかになった．さらに，これらの栄養条件の下で，脳内にどのような物質変化を伴い，学習・記憶に関与しているかは，実際に学習課題遂行時にどのような変化が起きているかを，同時に脳内で測定をすれば明らかになる．これは，学習をしているその間に，これらを

支えている活性物質をリアルタイムで測定し,定量すればよいことになる.この手法の1つが脳微小透析法（brain microdialysis）で,その結果によれば,それらの化学物質の量的な変化が,学習行動と学習成績を規定していることが明白に証明され,画期的な成績であると言うことができる[16,17].

引用文献

1) 野村正彦：神経化学, **19**, 210（1980）
2) M. Nomura : *Res. Commun. Psychiat. Behav.*, **9**, 373 (1984)
3) H. Yokogoshi and M. Nomura : *Physiol. Behav.*, **50**, 1227 (1991)
4) 奥山治美：油, このおいしくて不安なもの, 農文協出版（1989）
5) O. Rudin : *Biol. Psychiat.*, **19**, 837 (1981)
6) 野村正彦：餌中の脳内活性物質含有量の脳発達障害におよぼす影響, 厚生省精神・神経疾患委託研究, p.25（1991）
7) B. F. Skinner : The behaviour of organisms, Appleton-Century Crofts, New York (1938)
8) 野村正彦：必須アミノ酸研究, **159**, 15（2000）
9) E. Lipman and E. Celler : *Am. J. Psychol.*, **51**, 109 (1938)
10) D. S. Olton and R. J. Samuelson : *J. Exp. Psychol.*, **2**, 97 (1976)
11) B. A. Meyerson et al. : *Life Sci.*, **46**, 301 (1990)
12) R. G. M. Morris : *J. Neurosci. Meth.*, **11**, 47 (1984)
13) E. H. Owen et al. : *Neurosci.*, **80**, 1087 (1997)
14) 野村正彦：蛋白質核酸酵素, **26**, 1735（1981）
15) N. Yamamoto et al. : *J. Lipid Res.*, **28**, 144 (1987)
16) K. Hori et al. : *Brain Res.*, **621**, 296 (1993)
17) 野村正彦：日本生理学雑誌, **62**, 13（2000）

〔野村正彦〕

4.4 精神活動・ストレス

4.4.1 ストレスとは

現代社会は, 高ストレス社会ともいわれるように, 誰もが様々なストレス状態にある. 例えば, 生まれたばかりの乳児でも, 母乳が思うように飲めなかったり, オムツの交換が遅れた場合には不快感で泣く. 幼稚園児は, 初めて親の庇護から離れ集団生活をすると, 自分の思うようにはいかずス

トレスを感じる．小・中・高校では，イジメといわれるような友人関係，試験など，大学生や社会人となっても，健康，仕事や恋愛など，また，年をとると人生に対する不安や死の恐怖など，各ライフステージで様々な問題が生じる．そのようなときには，必ず何らかの異常行動を伴っており，多くの場合は，脳神経系の働きが関与している．

　ストレスという言葉が初めて提唱されたのは，1936年のセリエ（Hans Selye）による．生体内のすべての細胞は，外部環境が変化しても内部環境の諸性質を常に恒常的に維持・調節している．ベルナール（Claude Bernard）は，これを内部環境の恒常性と呼び，キャノン（W. B. Cannon）は，ホメオスタシス（homeostasis；生体恒常性）と名づけた．セリエは，生体の恒常性を乱すもの，あるいはその歪みを回復しようとする種々の反応を含めた歪みの状態をストレス（stress）と呼び，ストレス学説を唱えた．その後，多くの学者により輝かしい研究成果が上げられた．ストレスの原因となる外部からの有害作用因子をストレッサー（stresser）と呼ぶ．ストレッサーとしては，肉体的および物理的要因として，寒冷，熱傷，外傷，出血，手術，感染症，悪性腫瘍，放射線，筋肉労働など，また，精神的要因としては肉親との死別のような悲しみ，不安，緊張，怒り，失望，焦燥などが考えられる．これらストレス状態では，体内代謝の変動を介した栄養問題も誘導され，また，情動の変化も含めた種々の行動の変化が起こる．現代社会においては，ストレスはますますその重要性が認識され，栄養と脳機能との関連からも注目されている．

4.4.2　ストレス反応のメカニズム

　生体に種々のストレッサーが加わった際，症状として反応が現れるまでには，内分泌系，自律神経系，免疫系，運動，情動などでの次の生理的過程が考えられる．すなわち，ストレッサー→大脳皮質→大脳辺縁系→視床・視床下部→自律神経・内分泌中枢→末梢自律神経・内分泌腺を介し，生体諸機能全体に影響する．これらの諸機能は脳の中枢神経系で調節されており，近年の脳機能の解明からストレスの生体への影響のしかたは，具体的には次の3段階にまとめられる．すなわち，セリエは，この生体防

御機構を，汎（全身）適応症侯群（general adaptation syndrome；GAS）と名づけ，時間経過と症状の違いにより警告反応期（stage of alarm reaction），抵抗期（stage of resistance），および消耗期（疲弊期；stage of exhaustion）の3つの段階に分けた．

① 警告反応期：ストレッサーにさらされたときの初期の反応で，多かれ少なかれショック状態を伴う．体温降下，血圧低下，筋緊張の低下，胃腸潰瘍の形成，血糖値の低下などが起こり，アシドーシス（acidosis），出血，好酸球減少，低カリウム血症，低塩素血症，副腎髄質からのアドレナリン分泌などの変化も起こる（ショック相）．このショック相の長さは刺激の強さにより異なるが，いずれにしてもショック相を過ぎ，刺激が脳下垂体-副腎皮質系に作動してくると，積極的な生体防衛機構が働く．すなわち，下垂体前葉からACTH（adrenocorticotropic hormone；副腎皮質刺激ホルモン）が分泌され，アドレナリンやグルココルチコイドなどの副腎皮質ホルモンが増加し，生体の抵抗力が高まり，体温，血圧，血糖値も回復する（反ショック相，抗ショック相）．

② 抵抗期：この時期は，ストレス刺激に対して順応性，抵抗性を獲得する時で，一定の緊張状態で安定している．生体内では，間脳視床下部の興奮，下垂体前葉の興奮，副腎髄質からのアドレナリン分泌の増加，副腎皮質ホルモンの分泌増加，自律神経の働きなどにより，抵抗力を維持している．そのため，この時期は，新たなストレスに対する抵抗力は弱い．

③ 消耗期：生体の適応能力にも限界があり，長い間ストレス状態が続くと，再び警告反応期の症状が現れ，適応エネルギーは消耗し尽くされ，抵抗性を失い，ついには刺激に堪えられない状態になる．副腎皮質機能不全に陥り，命を失うことにもなる．

このようにストレス反応には段階があるが，一般的にはストレス状態がたびたび繰り返されるうちに，反応する態勢が強くなり体質的に強くなる．刺激が大脳の興奮を引き出すと，次いで交感神経の働きが強化され，同時に副腎髄質ホルモンの分泌が増す．また下垂体前葉ホルモンの分泌の増加により，副腎皮質ホルモンの分泌も増加する．一方，副交感神経系の

機能も増すことによりストレス態勢を強化し，全体としての防御体制を整えている．

4.4.3　ストレス時の脳代謝

　ヒトや動物は，ストレス状態におかれると，自律神経系，内分泌系，免疫系，各種行動や情動の変化など様々な影響が観察される．ストレス時には，主にACTHの合成や分泌を促進する視床下部ホルモンのCRH (corticotropin-releasing hormone；ACTH放出ホルモン) が深く関わっている．例えば，ストレス時には食欲が低下する場合がある．摂食行動の調節中枢は視床下部の腹内側核（満腹中枢）と視床下部外側野（摂食中枢）に存在する．そこで，それらの部位を電気刺激したり破壊することにより，摂食行動の調節が調べられている．これまでに，これら中枢に作用する物質としては，血糖，遊離脂肪酸，有機酸，CRHやオピオイドペプチドなどの多くのペプチドが知られている．一方，CRHをラットの脳室内に投与すると摂食行動や飲水行動は抑制され，下垂体摘出ラットでは阻止されることから，脳内のCRH受容体を介した作用の重要性が考えられる．

4.4.4　ストレス時の行動変化と疾患

　ストレス状態時の体内の反応を見てみると，第一にCRHによる下垂体-副腎皮質を介する中枢作用やストレス応答反応，第二に交感神経-副腎髄質系におけるノルアドレナリンによる不安や恐怖といった情動に関すること，第三に視床下部を中心としたサイトカインによる免疫系があり，特に睡眠や食欲といった基本的な生理作用に関与している．これら自律神経系，内分泌系を介する諸臓器への影響が疾患として現れる場合がある．そのうちの幾つかについては，他の節で取り扱うので，以下には項目を挙げるにとどめる．

1)　ストレスと疲労

　疲労とは，肉体的にも精神的にも生体機能が低下し，その結果，心身の疲労感，生理機能の変調や労働意欲などの低下した状態である．自覚症状としては，眠気とだるさ，注意力や集中力の低下，そして体の違和感など

が現れる．過労とは，その症状が大変ひどい場合をいう．疲労には，肉体的疲労（muscle fatigue）と精神的疲労（mental fatigue）とがあり，また，部位別には全身疲労（中枢性）と局所疲労に分けられる．また，疲労の現れ方により急性疲労と慢性疲労にも分けられる．心身の疲労の回復には休養が必要である．

2) ストレスと成長障害

ストレスは種々の神経伝達物質などの作用を介して成長ホルモンの分泌に影響を及ぼす．それゆえ，長期間ストレス状態にさらされた場合，成長障害の起こることが知られている．栄養不足を伴い，骨形成異常，内分泌機能の異常（成長ホルモン，甲状腺ホルモン，性ホルモン）などが原因と思われる．

3) ストレスと甲状腺・副甲状腺機能障害

甲状腺機能は，間脳-下垂体-甲状腺系で調節されており，中枢神経系の影響を受けやすい．極度のストレスにさらされたときにバセドウ病（Basedow's disease）患者が増加するとの報告がある．また，ある種の統合失調症（精神分裂病）の場合，甲状腺機能の亢進している場合がある．このようなことから，ストレスと甲状腺機能とは大いに関係がある．

4) ストレスと循環器系疾患

心理的ストレスが血圧を上昇させることはよく知られている．このように，ストレスは高血圧の発症に関わる環境因子の1つであり，交感神経・副腎髄質系の機能亢進と関連がある．また，心理的ストレス以外の原因により高血圧を生じることもあるが，これらはいずれも，交感神経系やレニン-アンギオテンシン系の活性亢進と考えられている．

5) ストレスと消化管病

消化器官は一般にストレスの影響を受けやすい器官であり，ストレス性の消化管潰瘍は最も代表的なストレス病である．過敏性大腸症侯群や潰瘍性大腸炎などもストレスに原因がある．ストレス状態では高ガストリン血症をきたし，胃液分泌およびペプシン活性の亢進が攻撃因子の増強をもたらし，潰瘍を発生させる．また，ストレス時には下痢を伴うことが多く，これはホルモン性作用と消化管血流などの異常と関連がある．

6) ストレスと心および精神的疾患

　ストレスと精神疾患とは関連が深く，心身症や神経症，あるいは軽症のうつ病の原因と考えられている．これらの発症には遺伝的要素も含まれるが，それだけでなく，統合失調症や老年期の痴呆などに対しても心理的ストレスが重要な因子になる場合が多い．動物実験では，ストレス負荷により血中コルチコステロンが増加し，また，恐怖や不安などの情動や自律神経系の活性と関連のあるカテコールアミンの代謝（視床下部，扁桃核，青斑核）が亢進する．

7) ストレスとがん

　精神状態が生体の防御機能（免疫系）に影響を及ぼすことが明らかにされ，特に，免疫系と視床下部−下垂体−副腎系の間には密接な関連がある．ストレス状態では，血中コルチゾールが増加し，末梢血のリンパ球が減少し，胸腺の萎縮することが報告されている．また，NK（ナチュラルキラー）細胞活性の抑制も起こる．ある種のがん患者の治療にあたっては，化学療法と精神療法（がん患者の不安の解消，疼痛の軽減など）とを併用する方が生存率が高い．

4.4.5　ストレス反応に対する栄養の効果

　食品成分の違いによって幾つかの行動も影響を受けることが分かってきた．それでは，ストレスによって起こる行動の変化，特に害作用を，食事により軽減あるいは改善することができるのであろうか．ストレス下では，視床下部や脳幹，青斑核などにノルアドレナリン量の減少が観察される．一方，ストレス負荷後の行動の変化としては，逃避行動や自発運動量などが低下することが知られている．このような神経化学的変化と行動変化をつなぐ実験例として，次のようなものがある．チロシンからノルアドレナリンを作る酵素の阻害剤を投与すると，ノルアドレナリンの濃度が低下すると同時に，上記の行動も減少する．一方，ノルアドレナリンを分解する酵素の阻害剤を投与すると，ノルアドレナリンが増えるため，これらの行動も増加するのである．そこで，ストレスによって引き起こされる行動の減少を抑えるためには，ノルアドレナリンが減少しないような条件にすれ

ば良いと考えた.

1) ストレス反応に対するチロシン投与の効果

(1) 電気ショックストレスの場合

Wurtmanらは,普通の食餌,あるいはノルアドレナリンの材料であるチロシンを添加した食餌をラットに与えて数日間飼育した.このラットの尾に1時間の電気ショック(5秒間刺激,5秒間休息を繰り返す)を与えてストレスを起こし,10分間休息させた後,10分間の行動を調べた.行動は,どれだけ歩いたかという運動量(locomotion),穴をのぞいた回数(hole-poking),前足を上げて立ち上がった回数(standing on the kindlimbs),そして毛づくろいをした回数(grooming)を調べた.結果を図4.15に示した[1].普通の食餌でストレスがない群(NN群)に比べて,普通の食餌でストレスを負荷した群(NS群)では,毛づくろいを除いて行動が有意に減少した.これに対して,飼料にチロシンを添加すると[TN群(ストレスを与えない群),TS群],ストレスを与えたとき(TS群)でも行動量に減少は見られなかった.ストレスによる行動の減少が,チロシンによって抑制されたのである.このとき,チロシンの脳内への取り込みで競合するバリンを同時に添加すると(TVS群),この効果は観察されなかった.その時の脳内各部位のノルアドレナリン量を測定した結果が図4.16である.視床下部のノルアドレナリン量(NE)を見るとストレスによって減少し

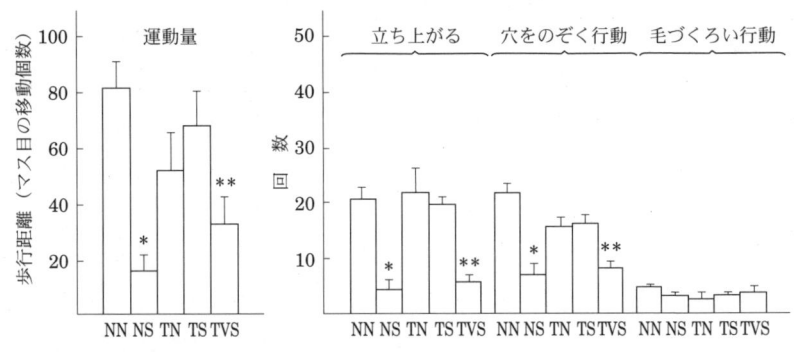

* 他の全グループと比較して有意差あり(TVSを除く).
** TSと比較して有意差あり.

図 4.15 電気ショックストレス反応に対するチロシン投与の効果[1]

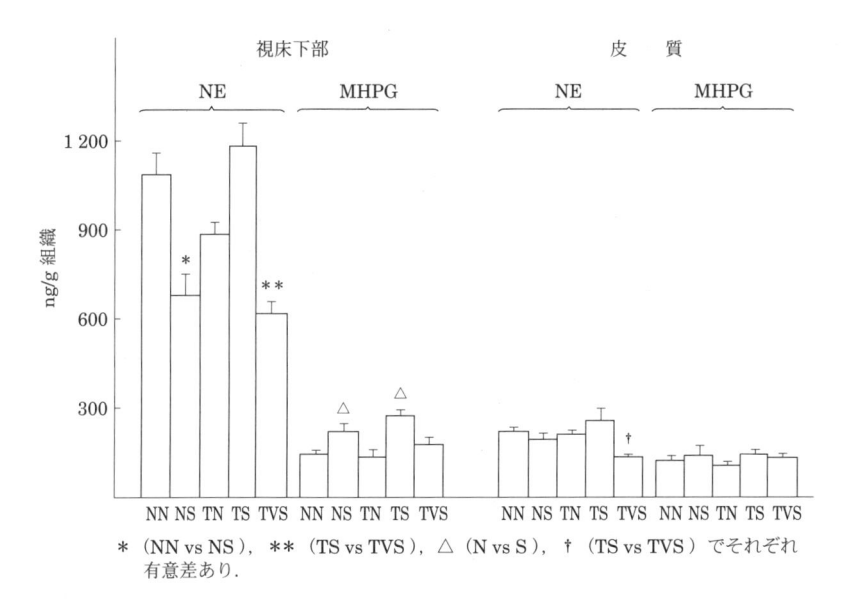

図 4.16 電気ショックストレス負荷時の脳内ノルアドレナリン量[1]

* (NN vs NS), ** (TS vs TVS), △ (N vs S), † (TS vs TVS) でそれぞれ有意差あり.

ているが（NS群），チロシンを添加するとこの減少が抑えられている（TS群）．ノルアドレナリンの代謝産物であるMHPG（3–methoxy–4–hydroxy-phenylethyleneglycol）は，ノルアドレナリンが分泌されて分解すると生成する．飼料へのチロシンの添加の有無にかかわらず，ストレスがあるとMHPG量が増えていることから，ストレスによるノルアドレナリンの代謝亢進の起こっていることが分かる．また，チロシンの添加によって脳内でのノルアドレナリンの合成が増えていることが示唆された．

(2) 冷水中で泳がせるストレスの場合

氷水の中で2分間ラットを泳がせるストレスを与えた場合についても同様の実験を行った（表4.2）[2]．この場合は，先の実験結果と異なり，ストレスによる行動の抑制に対しても，脳内のノルアドレナリン濃度に対しても，チロシンの添加による効果は見られなかった．

(3) 運動抑制と低温ストレスの場合

ラットを狭い箱に入れ，4℃の低温ストレスを2時間与えたときの行動の変化に対するチロシンの添加効果を調べた．その結果では，チロシン添

表 4.2 ラットを氷水中で泳がせたときのストレスに対するチロシンの投与効果[2]

	普通飼料		高チロシン飼料	
	ストレスなし	ストレス負荷	ストレスなし	ストレス負荷
行動指標				
運動量	123.6	67.0	101.7	55.3
穴をのぞいた回数	46.7	14.0	35.0	13.0
立ち上がった回数	28.0	9.3	41.3	9.3
毛づくろいの回数	11.0	12.3	12.7	13.0
チロシン (ng/g)				
視床下部	46.5	40.2	86.9	99.4
青斑核	50.3	50.8	97.4	100.2
ノルアドレナリン (μg/g)				
視床下部	1.65	1.56	1.81	1.88
青斑核	0.66	0.77	0.81	0.77
ドーパミン (μg/g)				
視床下部	0.442	0.465	0.404	0.444
MHPG–SO_4* (ng/g)				
視床下部	0.342	0.337	0.378	0.374
青斑核	0.351	0.422	0.398	0.440
コルチコステロン (ng/mL)				
血漿	63.4	83.8	73.0	87.8

* 3–methoxy–4–hydroxyphenylethyleneglycol–sulfate.

表 4.3 運動抑制と低温ストレスに対するチロシンの投与効果[2]

	普通飼料		高チロシン飼料	
	ストレスなし	ストレス負荷	ストレスなし	ストレス負荷
行動指標				
運動量	183±15	79±19	153±25	178±19
穴をのぞいた回数	61± 6	31± 7	61± 7	71± 8
立ち上がった回数	50± 4	22± 6	48± 2	55± 5
毛づくろいの回数	7± 2	4± 2	3± 2	7± 2
神経化学的指標				
視床下部中の NE* (μg/g)	1.524	1.464	1.338	1.257
青斑核中の NE* (μg/g)	0.682	0.654	0.611	0.556
視床下部中の DA* (μg/g)	0.257	0.270	0.218	0.232

実験飼料を投与して 7 日後:
　4℃ の冷蔵室で 2 時間運動抑制→ 10 分間休憩→ 10 分間録画.
　* NE : ノルアドレナリン, DA : ドーパミン.

加により行動の減少が抑えられている (表 4.3)[2]. しかし, 脳内のノルアドレナリン量では, 普通の飼料を与えたものでもストレスによって減少し

ておらず,チロシンの効果は見られなかった.

こうしてみると,チロシンによるストレス反応抑制効果が見られるのは,ある一部のストレスにおいてのみかもしれない.

4.4.6 ストレスに対する食物の影響

本節では,人間の生活について回る神経活動を反映した精神活動とストレスに対する栄養の関与を述べた.従来,食物が脳機能あるいは精神や心に影響を及ぼすとは考えにくかったが,栄養素は情報伝達機構に密接に関係しており,それゆえ,健全な生活を保証するためにも栄養に注意したい.また,食べたものが効率よく消化・吸収され利用されるには,副交感神経系が活性化されている状態がよく,これはリラックスした楽しい食事から生まれる.ストレスにさらされているときこそ,バランスの良い,美味しい食事を心がけたい.

引用文献

1) R. J. Wurtman *et al.* : *Life Sci.*, **34**, 2225 (1984)
2) 横越英彦,R. J. Wurtman : 第40回日本栄養・食糧学会総会講演要旨集,p.187 (1986)

(横越英彦)

4.5 情　　動

4.5.1 情　動　と　は

情動(感情)は,まず,怒り,恐れ,不安,安心,緊張,喜び,悲しみ,愛などを心理的に体験することに端を発する(情動の体験).続いて,このような情動が生じた結果,攻撃,防御,怯え,探索,満足,愛撫などの情動行動や,動悸や血圧の変化といった身体的な自律反応が生じる(情動の表出).このように,情動は「情動体験」と「情動表出」の2つの側面から構成される.本節では,このような情動に関して説明し,情動制御と栄養素との関係を解説する.

4.5.2 情動体験と情動表出の制御

外界や内界からの信号は，大脳新皮質の感覚野から連合皮質を介して（下行性回路），あるいは，大脳新皮質を通らずに視床や海馬を介して（皮質前回路），扁桃体，帯状体，梨状葉などを含む辺縁前脳に入力される．この過程で，これらの入力信号を統合して情動的な評価を行う，すなわち情動体験を産み出す主要な部位は扁桃体である．一方，出力，すなわち情動表出を産み出す上での中心的な役割を果たすのは視床下部である．辺縁前脳領域からの情報は視床下部に送られ，視床下部から自律神経系，内分泌系，および運動系の3方向に出力される．

1) 自律神経系による情動表出制御

自律神経系を介する情動表出は，交感神経系と副交感神経系とを制御することで発揮される．延髄および脊髄に存在する交感神経系には主に視床下部から，延髄に存在する副交感神経系には視床下部，室傍核，扁桃体などから出力が送られる．生体内には，これら2つの神経系による拮抗的な二重支配を受ける組織が多く，実際には，瞳孔の収縮，涙腺や唾液腺からの分泌，気管支の収縮，心拍数，胃，小腸や大腸の運動，インスリンやグルカゴンの分泌，グリコーゲンの合成・分解，生殖器の反応などが制御を受ける．これらの出力系において，アセチルコリン，アドレナリン，ノルアドレナリンなどが神経伝達物質として中心的な役割を果たしている．

2) 神経内分泌経路による情動表出制御

神経内分泌系を介する情動表出は，視床下部からの出力により下垂体からのホルモン分泌がコントロールされ，その結果引き起こされる自律反応のことである．実際には，2種類の出力経路が存在している．視床下部腹内側部で合成されたホルモンが正中隆起から血流により下垂体前葉に運ばれ，前葉からのホルモン合成・分泌を制御する出力系と，視床下部の室傍核や視索上核の神経細胞において合成されたバソプレッシンやオキシトキシンが，軸索輸送により投射先の下垂体後葉に運ばれ，終末から血中に分泌される出力系とがある．

3) 運動系による情動行動制御

情動が運動行動へと変換されるには，情動体験に基づいて，運動が計画

され，実行される必要がある．このような運動系を介する情動表出には，顔の表情の変化から運動動作に至る反応までが含まれるため，その制御機構は複雑である．

実際には，扁桃体や中隔野の辺縁前脳領域や視床下部からは，直接的に，あるいは中脳腹側被蓋野(ふくそくひがいや)を通って，側坐核に出力が伝えられる．さらに，側坐核からは淡蒼球を通って，運動系の脳部位へと出力が伝達される．

中脳腹側被蓋野を電気刺激すると攻撃，摂食，飲水などの行動が起こり，破壊すると攻撃行動が消失する．実際にはドーパミン産生ニューロンが中脳腹側被蓋野から側坐核へと投射しており，このドーパミン経路により歩行運動，摂食，飲水が調節されている．また，中脳腹側被蓋野や淡蒼球はGABA産生ニューロンからの投射を受けており，GABA（γ-アミノ酪酸）は歩行運動（行動活性）を抑制の方向に導いている．

一方，大脳皮質連合野は，外界の状況変化や出来事に対応して情動経験の記憶を想起させて，対応する行動を決定する．この場合には，皮質連合野からの出力が，尾状核を経て淡蒼球に達すると考えられている．この行動制御は高度な認知機能を必要としており，高等動物でより発達している．

4.5.3　情動行動の制御機構
1)　攻撃性と怒り

攻撃行動制御で中心的な役割を果たすのは視床下部である．攻撃行動は威嚇攻撃(いかく)（あるいは，防御反応，感情攻撃）と捕食攻撃との2種類に大別される．威嚇攻撃には，恐怖誘発性の攻撃，なわばりを侵害されたいらだちから誘発される攻撃，なわばりを守る攻撃，子を守るための攻撃なども含まれると考えられている．

このような威嚇攻撃と捕食攻撃の制御に関わる脳部位が視床下部であることは，脳の切除実験や脳各部位への電気刺激による実験から明らかにされた．詳細な解析から，威嚇攻撃には，内側視床下部から中脳中心灰白質(かいはくしつ)に至る神経経路が，捕食攻撃には，外側視床下部から中脳腹側被蓋野に至る神経経路が重要であることが示された．また，扁桃体，海馬，中隔野，

前頭前野なども，攻撃性の調節に関与している．

　視床下部を中心とした脳内へアゴニストやアンタゴニストを微量注入した実験から，攻撃性の発現や制御に関わる情報伝達経路が明らかにされている．威嚇攻撃に対しては，ノルアドレナリン系，ドーパミン系，アセチルコリン系は促進的な作用を示すが，セロトニン系は抑制的な作用を示す[1-5]．一方，捕食攻撃に対しては，アセチルコリン系は促進的に作用するが，ノルアドレナリン系，ドーパミン系，セロトニン系は抑制的な作用を示す[6-9]．

　また，性ステロイドホルモンも攻撃性に関与しており，男性ホルモン（アンドロゲン）の血中濃度が高いほど攻撃的になると言われている．視床下部，扁桃体にはアンドロゲン受容体ばかりではなく，女性ホルモン（エストロゲン）受容体も発現している．アンドロゲンは脳内でエストロゲンに代謝された後にエストロゲン受容体を介して攻撃性制御に関わっている可能性も考えられており，実際にエストロゲン受容体 α 遺伝子欠損マウスの雄では攻撃性が低下している[10]．

2） 喜び・快楽

　喜び・快楽といった情動は，脳内自己刺激行動（intracranial self-stimulation；ICSS）を指標にして解析されている．この ICSS は次のように観察することができる．例えば，ラットの脳に電線を挿入し，ラットがレバーを押すと電気刺激を与えてやる．ラットが電気刺激に快感を覚えたならば，ラットは電気刺激が与えられる限りレバーを押し続ける．このような実験の結果，報酬効果を示す脳内領域は，中脳被蓋の腹外側部から外側視床下部に至る内側前脳束を中心とする領域であることが明らかとなった．また，扁桃体，海馬，中隔野，前頭前野なども報酬効果を示す．

　現在，この報酬効果に関与する情報伝達経路として，ドーパミン系，ノルアドレナリン系，あるいは，オピオイドなどの神経ペプチド群などが候補に挙げられているが，実際のメカニズムは明らかにされていない．

3） 不安・恐怖

　不安・恐怖といった情動も，2）と同様の実験で，脳内への電気刺激に対する嫌悪あるいは回避行動から解析されている．この場合には，ラット

がレバーを押せば，繰り返し与えられている電気刺激が中断するようにしておく．この実験の結果，嫌悪効果を示す脳内領域は，腹側視床，視床下部腹内側核などの背側縦束(はいそくじゅうそく)を中心とする室周線維系領域であることが明らかにされた．

また，情動，特に条件性の恐怖経験に関する記憶形成には扁桃体が必須である．例えば，ラットやマウスは音刺激と外的な電気ショック（恐怖）を同時に与えられると，音と恐怖とを関連づけて学習し，以降は音刺激のみを与えても恐怖記憶を想起して，すくみ反応と呼ばれる生理反応を示す．このような条件づけられた恐怖に対する反応を行う際に，扁桃体は中心的な役割を果たしており，視床下部，中脳，皮質連合野といった部位に出力して様々な反応を引き起こす．

抗不安剤や抗うつ剤のターゲットとなっていることから明らかなように，不安や恐怖の情動制御にはセロトニン系が重要な役割を果たしている．例えば，主要な抗うつ剤であるSSRIは，セロトニン輸送体（transporter）をターゲットとしており，セロトニンの代謝を遅らせて，セロトニンの効果を長引かせる．また，ノルアドレナリン系，アドレナリン系，ドーパミン系，アセチルコリン系も不安・恐怖に関係している．

ストレスを受けた場合には，下垂体・副腎皮質刺激ホルモン（ACTH）-副腎皮質ホルモン（グルココルチコイド）経路が活性化される．実際には，CRF（コルチコトロピン放出因子）が視床下部室傍核ニューロンから正中隆起へ放出され，下垂体ACTH産生細胞からのACTHの分泌を亢進させて，最終的には，血中グルココルチコイド濃度を上昇させる．最近のCRF受容体遺伝子欠損マウス[11,12]やグルココルチコイド受容体遺伝子欠損マウス[13]の解析から，この経路は不安行動を亢進させていることが明らかになっている．したがって，このCRFを起点とした情報伝達経路も情動行動に強い影響を与えている．

4.5.4 情動と栄養素との関係

上記のように，情動に関わる神経伝達物質として，モノアミン類（セロトニン），カテコールアミン類（ドーパミン，ノルアドレナリン），アセチル

コリン，GABA，神経ペプチド群などが挙げられる．これら神経伝達物質は各々を放出する特異的なニューロンにおいて生合成され，刺激に反応してシナプス前膜から放出され，シナプス後膜に存在する特異的受容体に結合して生理作用を発揮する．さらに，シナプス間隙に残存する神経伝達物質は，シナプス前膜に存在する特異的な輸送体により細胞内に回収され，情報伝達が終了する．これら神経伝達物質による情報伝達経路に対して，栄養素は主に神経伝達物質の生合成に関与しており，生合成経路の出発物質や補助因子として機能を発揮する．このような神経伝達物質の生合成経路に対する栄養素の役割といった観点から，栄養素と情動との関係を以下に解説する．

1） セロトニン

　セロトニンは，怒り，攻撃性や不安などの情動以外にも，認知，学習・記憶，睡眠，摂食などの多様な脳機能制御に関わっている．セロトニン産生細胞を破壊したラットでは，攻撃性および不安が上昇することから，セロトニンと攻撃性との強い関係は明らかである．

　セロトニンは，必須アミノ酸トリプトファンを出発物質として合成される．トリプトファンはトリプトファン5-ヒドロキシラーゼによって水酸化されて5-ヒドロキシトリプトファンとなり，続いて，芳香族-L-アミノ酸（ドーパミン）デカルボキシラーゼによって脱炭酸されてセロトニン（5-ヒドロキシトリプタミン）となる（図4.17）．

　このセロトニン合成の第一段階であるトリプトファン5-ヒドロキシラーゼはセロトニン合成の律速酵素である．しかし，実際には，脳内のトリプトファン濃度はこの酵素の反応を飽和させるまでに至っておらず，脳内におけるセロトニン生成量は脳内のトリプトファン量に依存することが分かっている．例えば，ヒトがトリプトファンを含まないアミノ酸混合水溶液を摂取すると，速やかに血中トリプトファン濃度が低下することが明らかにされている[14]．ラットにおいても，トリプトファン摂取量が低下すると最も影響を受けやすいのが，血中トリプトファン濃度および脳内のトリプトファン含量であり，脳内のトリプトファン濃度の低下は，直ちにセロトニン生成量の減少に繋がることが生化学的に詳細に示されている[15-17]．

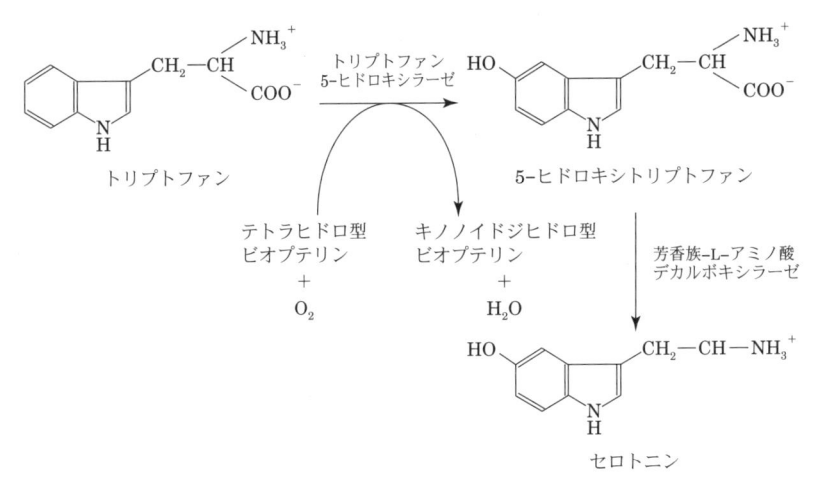

図 4.17 セロトニンの合成系

以上のように,脳内セロトニン量はトリプトファン摂取量に正に相関する.したがって,トリプトファン摂取量が脳内のセロトニン生成量を決定していると言えよう.実際に,トリプトファン摂取を制限した場合の情動行動に及ぼす影響については 4.7 節で述べる.

また,トリプトファン 5-ヒドロキシラーゼは α カルシウムカルモジュリン依存性キナーゼⅡ(αCaMKII)によってリン酸化され,活性化される[18].つまり,セロトニン産生ニューロンでは,細胞刺激によるカルシウム濃度上昇に応じてセロトニン合成が促進されている.また,この酵素反応にはテトラヒドロビオプテリン(H_4BP)が補酵素として必須である[19].

2) カテコールアミン類

中脳辺縁経路におけるドーパミン系は情動行動や薬物依存に関与しており,この経路の障害が統合失調症(精神分裂病)の一因ではないかと考えられている.一方,黒質-線条体におけるドーパミン系は,主として運動機能と関係しており,運動機能障害疾患であるパーキンソン病は黒質ドーパミン産生ニューロンの変性や脱落と関連すると考えられている.また,ノルアドレナリンは不安などの情動や,認知機能と関係することが示唆されている.

ドーパミン，ノルアドレナリン，アドレナリンのカテコールアミン類はアミノ酸のチロシンを出発物質として，一連の生合成経路により合成される．しかし，セロトニン合成の場合と異なり，チロシンが欠乏することはほとんど起こらないために，チロシンが原因となる障害などは報告されていない．しかし，フェニルケトン尿症では，フェニルアラニンヒドロキシラーゼの遺伝的な変異により，フェニルアラニンの過剰とチロシンの欠乏が起こる．特に悪化した場合に，カテコールアミンやセロトニンの生合成に障害が生じ，知能障害，情緒不安定，情動異常，パーキンソン病的な症状などが観察される．

チロシンは，まずチロシンヒドロキシラーゼによって水酸化されてL-ジヒドロキシフェニルアラニン（L-DOPA）となる（図4.18）．この反応はカテコールアミン合成経路における律速段階となっている．また，この反応によってチロシンヒドロキシラーゼは不活性化型となるが，補酵素であるテトラヒドロビオプテリン（H_4BP）によって再び活性化型となる．この反応に対して，ドーパミンやノルアドレナリンはH_4BPと拮抗して反応を阻害する[20, 21]．つまり，生成産物によるフィードバック阻害によってカテコールアミン合成が調節されている．このH_4BPは低濃度で存在しているため，H_4BPの濃度も酵素活性を制限する一因ではないかと考えられている．さらに，チロシンヒドロキシラーゼはトリプトファン5-ヒドロキシラーゼと同様にαCaMKIIによってリン酸化される[22]．また，PKA（Aキナーゼ）によってもリン酸化されることが知られており，リン酸化によってノルアドレナリンによるフィードバック阻害を受けにくくなり，酵素は活性化状態で維持される[21]．

続いて，L-DOPAは，セロトニン合成経路と共通する芳香族-L-アミノ酸（ドーパミン）デカルボキシラーゼによって脱炭酸されてドーパミンとなる．この段階でドーパミンは小胞に蓄積されて放出に備えられる．続いて，ノルアドレナリン産生ニューロンでは，この小胞中において，ドーパミンはドーパミンβ-ヒドロキシラーゼによって水酸化されノルアドレナリンとなる．このドーパミンβ-ヒドロキシラーゼによる酵素反応は，ビタミンCを必要とする[23]．さらに，アドレナリン産生ニューロンでは，

4.5 情動

```
                COOH
HO─⟨  ⟩─CH₂─CHNH₂   チロシン
```

テトラヒドロ型ビオプテリン+O₂ ┐
                              ├→ チロシンヒドロキシラーゼ ←┈┈┈ フィードバック阻害
キノノイドジヒドロ型ビオプテリン+H₂O ┘

```
HO   COOH
  ⟨  ⟩─CH₂C─NH₂   3,4-ジヒドロキシ
HO                ファニルアラニン
                  (L-DOPA)
```

↓ DOPAデカルボキシラーゼ

```
HO
  ⟨  ⟩─CH₂CH₂NH₂   ドーパミン
HO
```

還元型アスコルビン酸 ┐
                    ├→ ドーパミン β-ヒドロキシラーゼ
酸化型アスコルビン酸 ┘

```
HO
  ⟨  ⟩─CHCH₂NH₂   ノルアドレナリン ┈┈┈┈┐
HO      │                                │
        OH                               │
```

S-アデノシルメチオニン ┐
                      ├→ フェニルエタノールアミン
S-アデノシルホモシステイン ┘   N-メチルトランスフェラーゼ

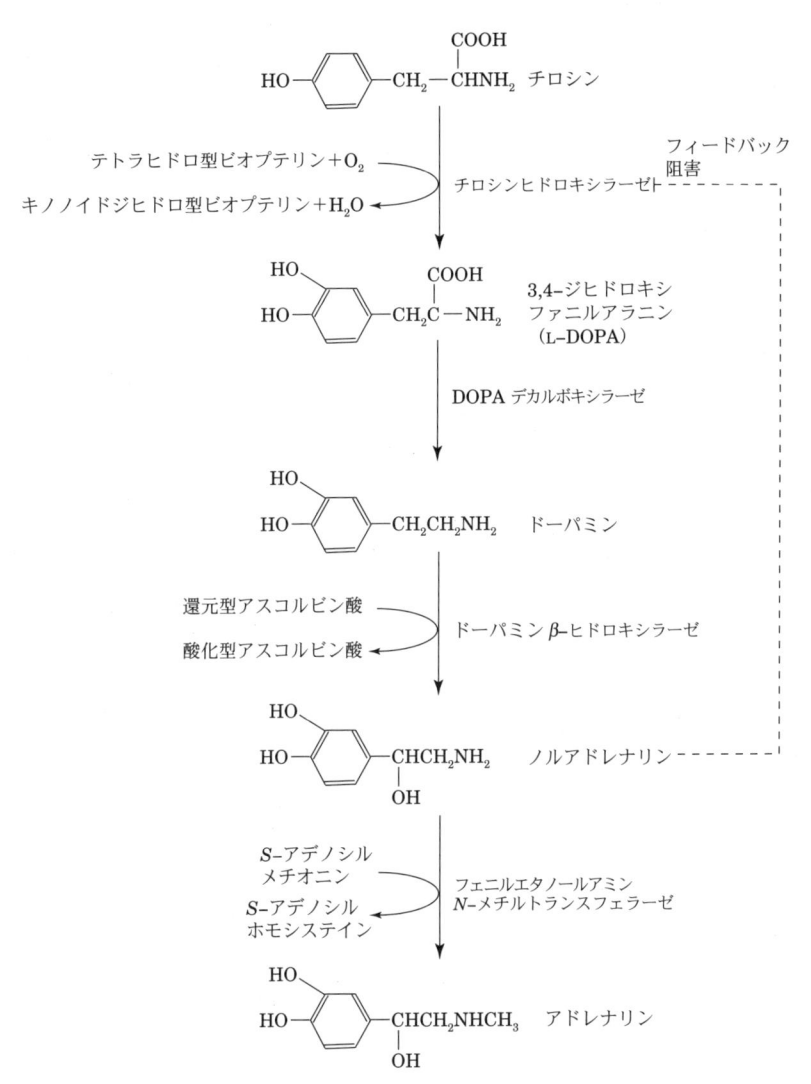

```
HO
  ⟨  ⟩─CHCH₂NHCH₃   アドレナリン
HO      │
        OH
```

図 4.18 カテコールアミンの合成系

この段階でノルアドレナリンはいったん細胞質に戻り，フェニルエタノールアミン N-メチルトランスフェラーゼによるメチル基転移反応によって，アドレナリンが合成される．合成されたアドレナリンは再度小胞に戻り，蓄積される．

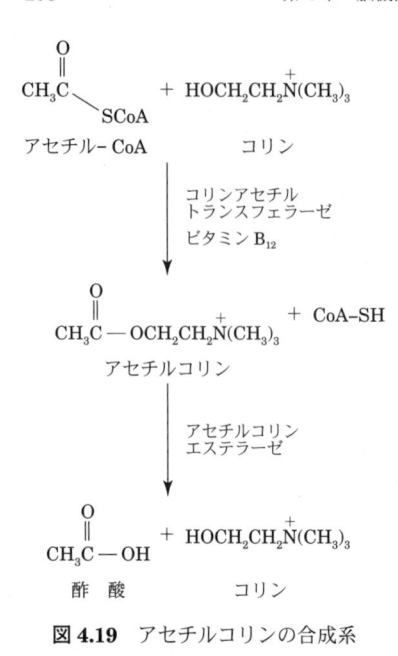

3) アセチルコリン

アセチルコリンは，報酬をはじめとして，認知，睡眠，記憶・学習など多様な脳機能と関係している．

アセチルコリンは，アセチルコリン産生ニューロンにおいてコリンアセチルトランスフェラーゼによってアセチル–CoAからコリンへアセチル基が転移されることで合成される（図4.19）．この酵素反応には，ビタミンB_{12}が必要とされ，酵素反応を促進する[24]．シナプス前膜から放出されたアセチルコリンは，シナプス間隙において，細胞膜に結合しているアセチルコリンエステラーゼによって酢酸とコリンに加水分解される．コリンはシナプス前膜に存在する特異的なナトリウムイオン共役型の輸送体によって細胞内に取り込まれるが，この再取り込みがアセチルコリン生成の律速段階になっていると考えられている．

図4.19 アセチルコリンの合成系

4) GABA

GABA（γ-アミノ酪酸）は抑制性の神経伝達物質であり，リガンド依存性イオンチャネルである$GABA_A$受容体と，代謝型である$GABA_B$受容体の2種類の受容体が存在している．$GABA_A$受容体はGABAとの結合により細胞内に塩素イオンを通過させて過分極を導く．

GABA産生ニューロンにおいて，GABAはグルタミン酸デカルボキシラーゼによってグルタミン酸が脱炭酸されて生成される（図4.20）．続いて，GABAはGABAグルタミン酸トランスアミナーゼ，さらに，コハク酸セミアルデヒドデヒドロゲナーゼによって代謝されて，コハク酸となる．以上の生合成経路は，収支でみれば，α-ケトグルタル酸からコハク酸を生成する反応となっており，通常の酸化的脱炭酸経路と区別する意味で，

4.5 情　動

グルタミン酸　　　γ-アミノ酪酸　　　コハク酸
　　　　　　　　　　(GABA)　　　　セミアルデヒド　　　　　　コハク酸

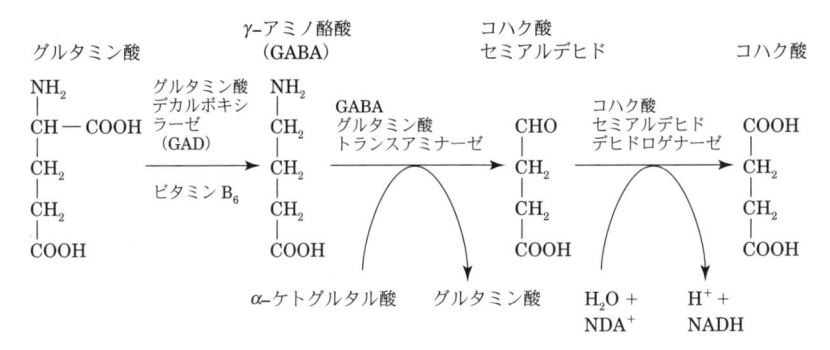

```
NH₂        グルタミン酸      NH₂                            
 |         デカルボキシ       |       GABA                                    コハク酸
CH—COOH    ラーゼ            CH₂     グルタミン酸            CHO             セミアルデヒド         COOH
 |         (GAD)             |       トランスアミナーゼ       |              デヒドロゲナーゼ        |
CH₂        ───────→          CH₂     ─────────────→        CH₂             ─────────────→        CH₂
 |         ビタミンB₆          |                              |                                    |
CH₂                          CH₂                            CH₂                                  CH₂
 |                            |                              |                                    |
COOH                         COOH                           COOH                                 COOH
```

α-ケトグルタル酸　　グルタミン酸　　H_2O +　　H^+ +
　　　　　　　　　　　　　　　　　　　　NDA$^+$　　NADH

図 4.20　GABAの合成系

GABAシャントと呼ばれている．この中で，グルタミン酸デカルボキシラーゼによる酵素反応はビタミンB_6を必要とする[25]．ビタミンB_6の欠乏はGABAによる抑制系を解除し，痙攣や行動活性の上昇を導くため，情動にも影響を及ぼしていると考えられる．

5) ビタミンA

第3章(3.4節)で記したように，ビタミンAの代謝産物であるレチノイン酸の受容体遺伝子欠損マウスには行動活性の低下が観察されており，これはドーパミン受容体群の発現量の低下が原因であると考えられている[26]．また，マウスの薬理学的解析では，レチノイン酸を過剰投与すると，不安や攻撃性の上昇が観察される[27]．したがって，レチノイン酸が情動状態の決定に大きな役割を果たしているものと考えられる．

引用文献

1) D. J. Reis : *Res. Publ. Assoc. Res. Nerv. Ment. Dis.*, **50**, 266 (1972)
2) D. J. Reis : *Res. Publ. Assoc. Res. Nerv. Ment. Dis.*, **52**, 119 (1974)
3) G. Baggio and F. Ferrari : *Psychopharmacology*, **70**, 63 (1980)
4) C. E. Lints and J. A. Harvey : *J. Comp. Physiol. Psychol.*, **67**, 23 (1969)
5) G. L. Brown et al. : *Am. J. Psychiat.*, **139**, 741 (1982)
6) R. J. Bandler : *Brain Res.*, **20**, 409 (1970)
7) R. T. Waldbilling : *Brain Res.*, **160**, 341 (1979)
8) K. A. Miczek et al. : *Pharm. Biochem. Behav.*, **3**, 355 (1975)
9) M. Vergnes and E. Kempt : *Pharm. Biochem. Behav.*, **14** (suppl.1), 19

(1981)
10) S. Ogawa et al. : *Proc. Natl. Acad. Sci. USA*, **96**, 12887 (1999)
11) T. Kishimoto et al. : *Nat. Genet.*, **24**, 415 (2000)
12) T. L. Bale et al. : *Nat. Genet.*, **24**, 410 (2000)
13) F. Tronche et al. : *Nat. Genet.*, **23**, 99 (1999)
14) R. C. Zimmermann et al. : *J. Clin. Endocrinol. Metab.*, **76**, 1160 (1993)
15) G. L. Gessa et al. : *J. Neurochem.*, **22**, 869 (1974)
16) G. L. Gessa et al. : *Acta. Vitaminol. Enzymol.*, **29**, 72 (1975)
17) R. Stancampiano et al. : *Am. J. Physiol.*, **272**, R991 (1997)
18) M. Ehret et al. : *J. Neurochem.*, **52**, 1886 (1989)
19) M. Sawada : *J. Neurochem.*, **47**, 1544 (1986)
20) P. Ribeiro et al. : *Proc. Natl. Acad. Sci. USA*, **89**, 9593 (1992)
21) B. Almas et al. : *Eur. J. Biochem.*, **209**, 249 (1992)
22) J. Atkinson et al. : *J. Neurochem.*, **49**, 1241 (1987)
23) B. G. Huyghe and J. P. Klinman : *J. Biol. Chem.*, **266**, 11544 (1991)
24) A. Nadeau and A. G. Roberge : *Int. J. Vitam. Nutr. Res.*, **58**, 402 (1998)
25) S. B. Martin and D. L. Martin : *J. Neurochem.*, **33**, 1275 (1979)
26) W. Krezel et al. : *Science*, **279**, 863 (1998)
27) 喜田　聡, 内田周作, 舛重正一：細胞, **34**, 12（2002）

参 考 図 書
1. 堀　哲朗：脳と情動, 共立出版（1991）
2. 森　寿他：脳神経科学イラストレイテッド, 羊土社（2000）

（喜田　聡）

4.6　自　律　神　経

　本節の本来の主題は自律神経の機能と栄養条件であるが，自律神経の作用は多岐にわたり，その全てについて解説するのは困難である．そこで自律神経と食品や栄養素の関わりに関する研究の方向について述べることにしたい．

　自律神経は，19世紀末に提唱され，これまで解剖学的あるいは神経内分泌学的に様々な視点からの性格付けがなされている．自律神経は，狭義には内臓への遠心性ニューロン群と考えられ，機能的に互いに拮抗する交感神経と副交感神経に分けられ，臓器の生理機能が調節される．

これまでの食品成分と自律神経の研究では，主として，カフェインやトウガラシ，青ネギ，茶，あるいは香り成分などの，いわば特殊な食品の刺激が自律神経に与える影響が観察されてきた．

4.6.1 自律神経の調節機能

自律神経は交感神経と副交感神経の2系統からなる．それぞれが，奏功器官に対してブレーキとアクセルの役割を果たしている．また，ブレーキの強弱やアクセルの強弱でも，かなりの調節が可能である．一般に，危機やストレスに対して，交感神経の立ち上がりは鋭く，これを解除するために副交感神経がゆっくりと上昇するパターンが見られる．藤原と谷口[1]は主な自律神経奏功器官と自律神経刺激に対する反応の方向を表4.4のようにまとめている．

自律神経の活度とは，自律神経を介した調節の方向とそのダイナミズムを評価するものである．運動選手の自律神経による内臓機能調節や代謝調節は一般的に活発で正負どちらにもダイナミックであるが，運動しない人や糖尿病患者などでは調節域が顕著に狭い．心拍の調節や，体温，血圧・血流なども同様である．ストレスのような特殊な状態が去ると，両神経系のバランスを保つために，両者は常に基準となる中間状態に戻す方向に増減しようと調節する．交感神経活度が高くなると，通常は副交感神経がこれを抑制する方向に準備を始める．このようなバランス状態が長期にわたって崩れることや，バランス維持のための調節速度が遅れることは，自律神経調節の不調としてしばしば観察される．自律神経系が系統的に長期間障害された症状の代表例[2]を表4.5に示す．

通常の調節の例として，軽い運動を始めると，心拍は上昇し，血流や体温にも変化が現れる．一般に運動時には，交感神経による様々な適応が起こると考えられていたが，この応答は副交感神経の活度が抑制された結果であることが明らかになっている．アクセルが踏まれたのではなくブレーキが解除された結果と表現することもできる．交感神経系の作用が顕著になってくるのは，かなり強い運動が続いたときであり，エネルギー基質が脂肪酸からグルコースに代わり乳酸閾値(いきち)を越える頃とほぼ一致することが

表 4.4 主な自律神経奏効器官の自律神経刺激に対する反応[1]

奏効器官		アドレナリン作動性神経		コリン作動性神経
		受容体	反応	反応
眼	虹彩散大筋	α_1	収縮（散瞳）	—
	虹彩括約筋		—	収縮（縮瞳）
	毛様体筋	β_2	弛緩（遠方視）	収縮（近接視）
心臓	洞房結節	β_1	心拍数増加	心拍数減少
	心房	β_1	収縮力, 伝導速度増大	収縮力低下, 活動電位持続時間短縮
	房室結節	β_1	自動能, 伝導速度増大	伝導速度低下, 房室ブロック
	心室	β_1	収縮力, 伝導速度増大	収縮力軽度低下
小動脈	冠状	$\alpha_1, \alpha_2 ; \beta_2$	収縮；拡張（優位）	収縮
	皮膚, 粘膜	α_1, α_2	収縮	拡張
	骨格筋	$\alpha ; \beta_2$	収縮；拡張	拡張
	脳	α_1	収縮（軽度）	拡張
	肺	$\alpha_1 ; \beta_2$	収縮；拡張	拡張
	腹部内臓	$\alpha_1 ; \beta_2$	収縮（優位）；拡張	—
	唾液腺	α_1, β_2	収縮	拡張
	腎	$\alpha_1, \alpha_2 ; \beta_1, \beta_2$	収縮（優位）；拡張	—
静脈		$\alpha_1 ; \beta_2$	収縮；拡張	—
肺	気管支筋	β_2	弛緩	収縮
	気管支分泌腺	$\alpha_1 ; \beta_2$	抑制；促進	促進
胃	運動, 緊張	$\alpha_1, \alpha_2 ; \beta_2$	低下	亢進
	括約筋	α_1	収縮	弛緩
	分泌	$\alpha_1 ; \alpha_2$	抑制	促進
腸	運動, 緊張	$\alpha_1, \alpha_2 ; \beta_1, \beta_2$	低下	亢進
	括約筋	α_1	収縮	弛緩
	分泌	α_2	抑制	促進
胆嚢	胆管	β_2	弛緩	収縮
腎	レニン分泌	$\alpha_1 ; \beta_2$	減少；増加	—
膀胱	排尿筋	β_2	弛緩	収縮
	三角筋, 括約筋	α_1	収縮	弛緩
尿管	運動, 緊張	α_1	亢進	亢進（？）
子宮		$\alpha_1 ; \beta_2$	妊娠時：収縮（α_1）；弛緩（β_2） 非妊娠時：弛緩（β_2）	不定
男性器		α_1	射精	勃起
皮膚	立毛筋	α_1	収縮	—
	汗腺	α_1	局部的分泌	全身的分泌
脾臓被膜		$\alpha_1 ; \beta_2$	収縮；弛緩	—
副腎髄質		—		アドレナリン, ノルアドレナリンの分泌（ニコチン受容体刺激効果）
骨格筋		β_2	収縮力増大, グリコーゲン分解, K^+ 吸収	—

（つづく）

奏効器官		アドレナリン作動性神経		コリン作動性神経
		受容体	反応	反応
肝臓		$\alpha;\beta_2$	グリコーゲン分解と糖新生促進	—
脾臓	小葉	α	分泌抑制	分泌促進
	島（β細胞）	α_2	分泌抑制	—
		β_2	分泌促進	—
脂肪細胞		$\alpha;\beta_1,\beta_3$	脂肪分解	—
唾液腺		α_1	カリウムと水分泌	カリウムと水分泌
		β	アミラーゼ分泌	
涙腺		α	分泌	分泌
鼻咽喉腺		—	—	分泌
松果腺		β	メラトニン合成	—
下垂体後葉		β_1	抗利尿ホルモン分泌	—

表 4.5 汎自律神経障害（pandysautonomia）に見られる自律神経症状[2]

1. 瞳孔・調節系
   散瞳・瞳孔強直（羞明），緊張性瞳孔，調節麻痺（近見時霧視），Horner症候群
2. 腺分泌系
   涙液分泌低下（角膜異物・乾燥感），唾液分泌低下（口腔内乾燥感）
3. 循環器系
   起立性低血圧（起立時失神発作，眼前暗黒，立ちくらみ，頸部痛，頭痛），食後性低血圧，夜間低血圧，発作性高血圧，末梢血管運動症状（手足チアノーゼ・皮膚温低下，浮腫）
4. 発汗系
   全身性発汗消失ないし低下，代償性発汗過多，高温環境不耐性 heat intolerance（夏ばて様症状）
5. 消化器系
   嘔吐，便秘，下痢，腹痛，過敏性大腸様症状，麻痺性イレウス
6. 呼吸器系
   発作性神経性咳嗽，吃逆
7. 泌尿・生殖器系
   排尿障害（頻尿，夜間尿，尿意切迫，尿失禁，排尿困難，尿閉），陰萎
8. その他
   皮膚栄養障害（皮膚乾燥・萎縮・潰瘍），陰嚢のシワの消失，causalgia 様疼痛，体温調節障害

報告されている．このような，交感神経と副交感神経の活度の評価は，心臓の自律神経によって心拍間隔が変動する現象を解析することによって行われている．また，運動ほど顕著な動きは見られないが，食品成分による影響も観察されている．

4.6.2 自律神経活度の解析

1) パワースペクトル解析

自律神経の活度を評価する実験例として，心拍間隔の解析を紹介する．自律神経の機能を解析する理学的検査には，他にも色々な方法があるが，非侵襲的で簡便であることに加え，食品や栄養素の影響という微小な変化を検出する感度の高い方法として心拍間隔の解析は有望である．

心拍間隔は一定ではなく，自律神経の影響で様々に変化する．運動時には心臓からの大量の血液拍出が必要であり，心拍間隔は狭くなり心拍数は増す．この1拍ごとの心拍間隔（R波間の間隔）データを採取し，その中の波成分を数学的処理によって解析するのがパワースペクトル解析である（図4.21）．R–R間隔の変動が糖尿病患者で減少することが注目され，その後さまざまな病態[3,4]や運動選手[5]について自律神経系に与える影響を解析する手法として利用されてきた．森谷ら[5]によると，心拍間隔は小さなゆらぎとやや大きなうねりの波成分によって変動するが，一般的に，交感神経はうねりに影響し，小さなゆらぎは呼吸と同調した副交感神経の影響が大きい．ゆらぎ成分は高血圧，喫煙，肥満，耐糖能低下，運動不足などによって低下する[3]．

心拍間隔データをフーリエ解析し波成分に分離した後，0.15 Hz以下のゆっくりしたうねりの波成分の面積を交感神経活度（Lo成分）と考える．それ以上の波長の短い波成分は呼吸に同期して現れるが，これを副交感神経活度（Hi成分）の指標としている．交感神経に相当する部分には副交感神経由来の波成分もわずかに混入するため，両者は次のような指標に変換されることが多い．

　　　　PNS（副交感神経活度の指標）＝ Hi成分の面積／全成分の面積
　　　　SNS（交感神経活度の指標）＝ Lo成分の面積／Hi成分の面積

ラットやマウスを用いた解析のプログラムも作られている．動物を用いる場合は，人間が近くにいるような環境では測定できないので，心拍データを送信するテレメトリーを実験動物の腹腔に埋め込んでデータを採取する[6]．

ヒトの研究では，運動選手は安静時の両神経活度が高く，ブレーキ，ア

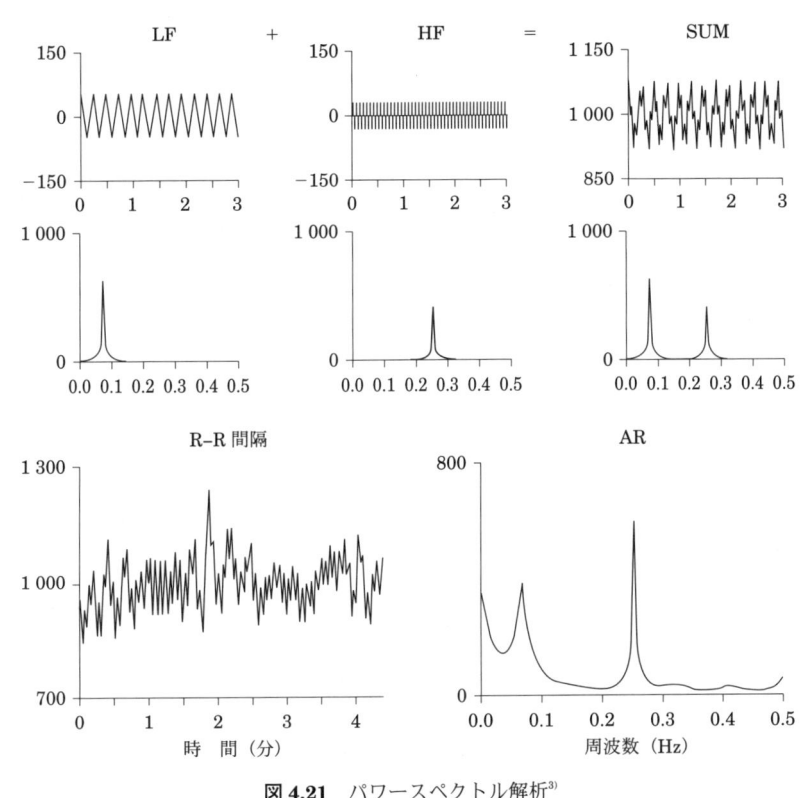

図 4.21 パワースペクトル解析[3]

上段：心拍 R–R 間隔は波長の長い成分（LF）と短い成分（HF）の 2 つの成分の合成（SUM）として表わされる．
下段：R–R 間隔をすべてプロットしたものをフーリエ変換することによって波の成分に分離できる．

クセル共に調節能が大きいことを示している．ブレーキとアクセルを十分に使って心拍が調節されているのである．糖尿病患者ではこのゆらぎがわずかであり，調整可能域が小さい[7]（図 4.22）．また，加齢によってこれら神経系の活度がともに低下することも報告されている[8]．

同様の方法を用いて，日々野ら[9]は，コーヒーに含まれるカフェインが，摂取後 30 分頃から副交感神経活度を増加させることを明らかにした．2mg/kg のカフェイン投与が，副交感神経の活度を上昇させた．この実験ではカフェイン水溶液の他に，コーヒーにカフェインを添加する実験も行われ，味覚の違いを調整するため，対照としてカフェイン抜きのコーヒー

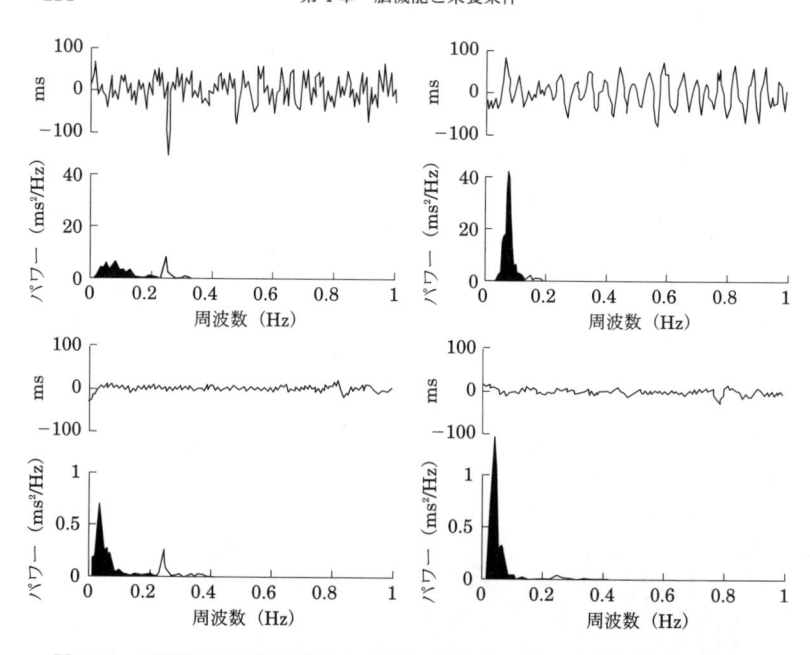

図 4.22 受動的体位変換（頭を 60 度上に傾ける）に伴う自律神経活動の変化[6]
上段：26 歳・健常人，下段：67 歳・糖尿病性自律神経障害を有する患者．
左側：安静仰臥位，右側：頭を 60 度上に傾けた体位．
自律神経障害患者においても健常者同様，交感神経活動の亢進と副交感神経の抑制が見られるが，そのパワーは顕著に小さい．

を用い，カフェインを添加した試料と比較している（図 4.23）．交感神経の上昇はコーヒー飲用時の筋肉運動時にのみ一過性に観察されるが，その後は有意ではない．同様の手法で，食品成分としては，青ネギの交感神経刺激作用や茶の成分による副交感神経活性化なども報告されている．

　ストレスを強く感じている状態では，交感神経が優位になっている．このとき副交感神経の活度を高めればリラックスにつながる．一般的に，運動選手は，緊張時に顔などを激しく叩いて，痛みによって交感神経を一時的に最大に高め，その反作用による副交感神経の上昇を期待する行動をとる．交感神経の過剰な上昇に対しては副交感神経が緩やかに抑制に働く．また，西嶋ら[9]は，30 分間走行運動を負荷して交感神経系を刺激すると，カフェイン投与による副交感神経の応答が顕著に現れることを明らかにしている．

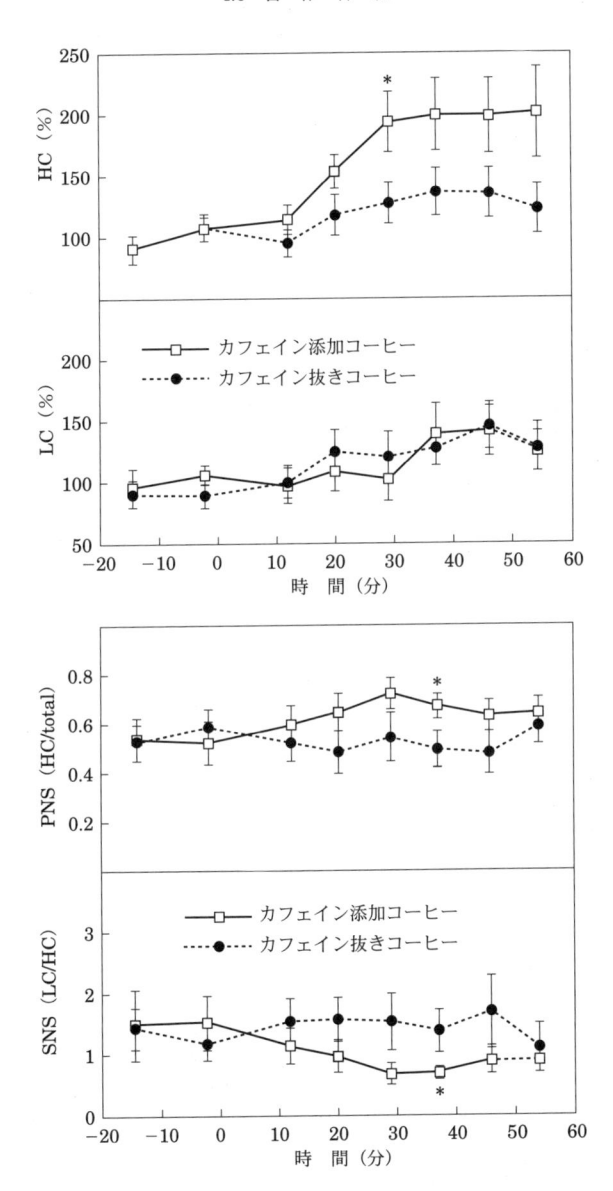

図 4.23 カフェインの摂取による自律神経活度のパワースペクトル解析[8]

LC：低周波成分, HC：高周波成分, PNS：副交感神経活度の指標, SNS：交感神経活度の指標. ＊ $p<0.05$.

井上ら[11]は，ストレス時のリラックスを惹起する目的で，ジャスミン茶など，鎮静化作用が謳われている成分の香りを吸引させることによって，副交感神経の活度の上昇を観察している．特に，単純計算などのストレスの後で，ジャスミン茶の香気の吸引による作業効率の上昇が観察された．これらの自立神経の活度の変化と主観的な感覚状態の尺度の変化には相関性が見られた．

トウガラシや辛味成分カプサイシンの摂取は著しく交感神経を刺激することが報告されているが[12]，カプサイシンの摂取によって，交感神経活度が上昇し，同時に呼吸商の上昇と糖質燃焼量の増加が観察された[6]．

2) トーンエントロピー解析

一方，例えば交感神経活動が非常に活発になると，心拍間隔は一方的に短くなるので，ゆらぎやうねりが見えなくなる．食品成分の影響のような弱い刺激なら問題は少ないが，心拍数が著しく増加する運動中の自律神経活度などを測定するのにはパワースペクトル解析では困難である．そこで，新たに，笠田[13]によってトーンエントロピー解析が考案された．心拍間隔データを採取するのは同様であるが，心拍数の制御を加速と減速の2つの基本的なコントロールと捉えるところがパワースペクトル解析と根本的に異なる．ある時点での心拍間隔とその直後の心拍間隔の差を取り，正の値なら心拍数は高くなり負の値ならば低くなると考える．この差を先のR-R間隔に対する百分率で表わしたものがPI (percentage index) である．

$$PI(n) = \{H(n) - H(n+1)\} \times 100/H(n)$$

H：心拍間隔
n：心拍のシリアル番号

一定時間心拍数を測定するとPIの時系列の分布が得られる．その平均値をトーンと呼び，交感-副交感神経活動のバランスを表わす．トーンは通常負の値をとるが，負の絶対値が大きいほど副交感神経の寄与が大きい．一方，PIの時系列の分布の広がりをエントロピーと呼び，心臓自律神経系全体の活度を示している．エントロピーの値が大きいと自律神経系全体の活動が大きく調節がダイナミックである．

3) その他の解析手法

自律神経の活度の変化をリアルタイムで測定する方法ではないが，自律

神経の状態を評価する方法は多い．理学的検査法には，上記の R–R 間隔解析のほかに，多くの方法が提案されている．全てを網羅することは不可能であるが，代表的な方法として，微小神経電図法，脳波，発汗，皮膚温，血圧，皮膚血流，瞳孔検査などの測定があり，負荷の方法として，計算・暗算負荷試験，回転などの内耳刺激，血管作動薬による圧受容器反射機能検査，手指を氷水に浸したときの皮膚温変化測定，冷水に手を浸して血圧の反射性上昇を観察する寒冷昇圧試験などがある[14]．いずれも，自律神経機能障害を伴う患者の臨床検査として用いられてきており，食品や栄養素の摂取と自律神経系の関係を系統的に研究した例はないが，これらの方法を組み合わせることも可能であろう．

また，血中代謝産物の測定による自律神経の機能評価としては，血液中のカテコールアミン量や血漿ドーパミン水酸化酵素（DBH）などの測定がある[15]．ノルアドレナリンは，例えば，安静仰臥時の値が交感神経の緊張度の指標として用いられてきた．測定には主に HPLC が汎用されているが，血中カテコールアミンは採血条件によって変動することもあり，測定精度とともに注意が必要である．安静時の血漿ノルアドレナリンは加齢とともに上昇することが知られており，糖尿病性の末梢神経障害では低下する場合が多い．代謝産物ではないが，視床下部ホルモン，神経ペプチド，下垂体ホルモン，メラトニンなどの測定も行われている．

自律神経系調節の不調による症状は多種多様であり，研究方法も多岐にわたる．食品成分や栄養素との関係をそれぞれ個別に解析する方法や，自律神経機能全体を巨視的に捉える方法があるが，目的に応じた選択や組み合わせが重要である．また，得られた結果の持つ意味と限界を常に考慮することも大切であろう．

引用文献
1) 藤原元始，谷口隆之：自律神経疾患―基礎と臨床―，宇尾野公義他編，p.146，金原出版（1992）
2) 筒井末春：自律神経疾患―基礎と臨床―，宇尾野公義他編，p.159，金原

出版（1992）
3) 早野順一郎：自律神経機能検査，第 2 版，日本自律神経学会編，p.57, 文光堂（1995）
4) B. Pomeranz et al. : *Am. J. Physiol.*, **248**, H151 (1985)
5) T. Moritani et al. : *J. Sports Med. Sci.*, **7**, 31 (1993)
6) K. Ohnuki et al. : *Biosci. Biotechnol. Biochem.*, **65**, 638 (2001)
7) 林 達也他：運動生化学，**1**, 6 (1994)
8) E. Oida et al. : *J. Gerontol.*, **54A**, M212, (1999)
9) G. Hibino et al. : *J. Nutr.*, **127**, 1422 (1997)
10) Y. Nishijima et al. : *Eur. J. Appl. Physiol.*, **87**, 475 (2002)
11) N. Inoue et al. : *Biosci. Biotechol. Biochem.*, **67**, 1206 (2003)
12) 川崎博己：トウガラシ―辛味の科学，岩井和夫，渡辺達夫編，p.148, 幸書房（2000）
13) E. Oida et al. : *J. Appl. Physiol.*, **82**, 1794 (1997)
14) 林 理之他：自律神経機能検査，第 2 版，日本自律神経学会編，p.2, 文光堂（1995）
15) 渡邉晴雄，小川徳雄：自律神経疾患―基礎と臨床―，宇尾野公義他編，p.110, 金原出版（1992）

〔伏木　亨・井上尚彦・柴草哲朗〕

4.7 栄養不足と行動異常

　栄養素の脳機能に対する役割を明らかにするには，それぞれの栄養素の欠乏状態での脳機能を解析すればよい．しかし，これはあくまでも机上の話であり，実際には何らかの必須栄養素が欠乏すると，脳以外にも様々な障害が発生し，最終的には死に至る．このような瀕死の状態に陥ってしまうと，栄養素の欠乏という条件は満たされたとしても，脳以外の組織が正常であることを前提とする脳機能解析は不可能である．例えば，ビタミンA 欠乏ラットの作製は比較的容易に行えるものの，A 欠乏ラットは非常に衰弱しており，情動行動や学習・記憶などの行動解析に使えるほどの元気はない．また，脳機能は個体レベルではじめて発揮されるため，生化学反応に対する栄養素の機能解析のように試験管内での再構成系を利用して，栄養素の必要性を証明することも不可能である．さらに，欠乏動物を作製

することが難しい栄養素も多い．以上のような理由から，栄養素の脳機能に対する役割を行動レベルで解析した例は少ないのが現状である．

本節では，このような背景の中で，食餌条件をうまく工夫することで可能となったビタミン B_1，ビタミン A（レチノイン酸），トリプトファンの脳機能に対する役割解析の結果を紹介する．

4.7.1 ビタミン B_1 の学習・記憶能力に対する役割

第 3 章（3.4 節）で記したように，ビタミン B_1 欠乏によって生じるヒトの疾患として，ウェルニッケ-コルサコフ症候群が有名である．特に，この症状が悪化した場合には，記銘力障害や健忘症といった記憶能力の低下が観察される．また，輸液で栄養補給する場合にも，ビタミン B_1 を添加しない輸液を使い続けた場合には，新規記憶を形成できなくなることが知られている．しかし，ビタミン B_1 欠乏によって，学習・記憶能力にどのような種類の障害が生じるのか，詳細な解析がなされていないのが現状である．そこで，最近，心理学の領域でよく用いられており，そのメカニズムの解析も進んでいる行動学的手法を用いて，ビタミン B_1 の学習・記憶能力に対する役割を解析した．

ビタミン B_1（チアミン）欠乏食をマウスに給餌すると，2 週間ほどで立ち上がれなくなり，死んでしまう．したがって，ビタミン B_1 欠乏マウスを用いて行動解析を行うことは不可能である．そこで，マウスにビタミン B_1 欠乏食を給餌して一時的なビタミン B_1 欠乏を引き起こさせ，その後，通常食を給餌してビタミン B_1 欠乏から回復させたビタミン B_1 欠乏回復マウスを用いて行動解析を行った．

実際には，マウスにビタミン B_1 欠乏食を 10 日間給餌し，さらに，この間チアミンの拮抗剤（アンタゴニスト）であるピリチアミン（0.5mg/kg）を毎日投与することにより，B_1 欠乏状態を引き起こした．続いて，11 日目に塩酸チアミン（100mg/kg）を投与し，その後，通常食で 3 週間以上飼育し，ビタミン B_1 欠乏から回復させたマウスをビタミン B_1 欠乏回復群（PTD）とした．

恐怖条件づけ文脈学習（contextual fear conditioning test）は，マウスに

恐怖と文脈（場所）を関係づけて学習させ，条件づけ（記憶）が成立すれば，恐怖からすくみ反応（freezing）を示すことを指標として，学習・記憶能力を検討する課題である．また，この課題の学習・記憶には海馬が中心的な役割を果たすので，海馬依存的学習課題とされている．この課題において，B_1欠乏回復マウスは短期的な記憶（短期記憶）は正常であるものの，長期記憶形成能力に障害を示すことが明らかとなった（図4.24a）．

音刺激による恐怖条件づけ学習（cued fear conditioning test）は，恐怖（電気ショック）と音（ブザー音）とを関連づけて学習させる，扁桃体依存的な学習課題である．この課題においては，ビタミンB_1欠乏回復マウスの学習・記憶能力に異常は観察されなかった（図4.24b）．また，同様に扁桃体依存的な学習課題である条件づけ回避課題（conditioned taste aversion）においても，ビタミンB_1欠乏回復マウスには学習・記憶能力に異常は観察されなかった．

モリス水迷路テストは，空間学習能力を評価する海馬依存的学習課題である．このテストでは，4方向が明確な部屋の中央に，直径1.2mの円形のプールを設置し，さらにプールの縁から30cmの地点の水面下1cmに，直径12cmの円形のプラットフォームを設置する．マウスを縁からプール

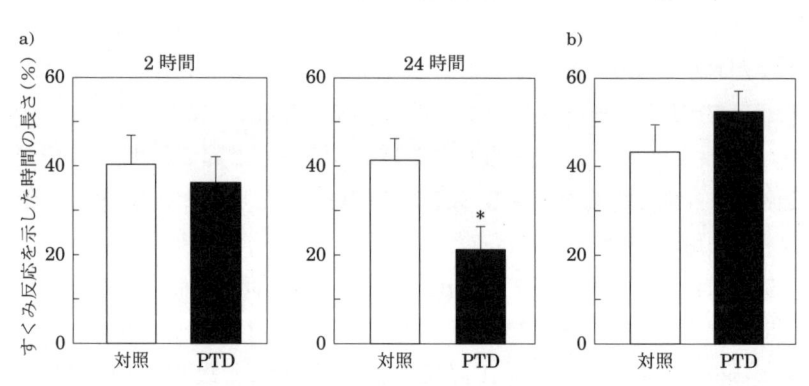

図4.24 恐怖条件づけ学習によるビタミンB_1欠乏回復マウス（PTD）の学習・記憶能力の評価

a) 恐怖条件づけ文脈学習課題：トレーニングの2時間後（短期記憶）あるいは24時間後（長期記憶）に電気ショックを受けたチャンバーに5分間戻した時に示したすくみ反応の長さ．＊ $p=0.05$．

b) 音刺激による恐怖条件づけ学習課題：トレーニング24時間後に，電気ショックを受けた時と同一の音を3分間聞かせたときに示したすくみ反応の長さ．

に入れてやると，最初は，泳ぎ回るうちに偶然プラットフォームを発見する．しかし，回数を重ねると，マウスは部屋の四方にある目印を手がかりにして，プラットフォームのある位置を学習し，プラットフォームにたどり着くまでの時間が減少する．このプラットフォームまでの到達時間が学習・記憶能力を評価する指標となる．この課題において，対照群のマウスは，トレーニングを重ねるにつれて，プラットフォームにたどり着くまでの時間を減少させたのに対して，ビタミン B_1 欠乏回復マウスは，対照群よりもプラットフォームにたどり着くまでに有意に長い時間を必要とした．以上の結果から，B_1 欠乏回復マウスは海馬依存的な学習・記憶能力に障害を示すことが明らかとなった．

　以上の解析をまとめると，ビタミン B_1 欠乏マウスは，海馬依存的な学習・記憶能力，特に長期記憶形成能力に障害を示すことが明らかとなった．今後，ビタミン B_1 の海馬における役割を重点的に解析することが必要であろう．

4.7.2　レチノイン酸による情動行動制御

　第3章で記したように，$RAR\beta$ と $RXR\beta$ または γ の二重遺伝子欠損マウスでは，行動活性の低下が観察され，この結果は，この変異型マウスが情動に異常を示すことを示唆している[1]．一方，著者らは，一連の核内受容体群のリガンドを投与したマウスの行動解析から，核内受容体のリガンド投与により，社会行動に影響が生じることを明らかにしていた．そこで，レチノイン酸に関しても，過剰投与することによって，レチノイン酸の情動行動に対する役割を行動学的に解析した[2]．

　ケージ内に初対面のマウスを入れると，なわばり意識や他のマウスに対する興味から，相手のマウスのにおいを嗅いだり舐めたりする（interaction）．これは，マウスの本能的習性であり，マウスの社会行動の一種である．特に，成熟マウスと幼若マウスを1つのケージに入れると，成熟マウスから幼若マウスへの一方的な接触を容易に観察でき，決まった時間内（3分間）での接触した時間の長さ（social interaction time）が測定可能である．この接触時間は，マウスの情動状態と密接に関係しており，マウ

スが不安な状態に陥るとこの時間が短くなることが分かっている．この実験系において，全 trans-レチノイン酸（ATRA）やレチノイン酸受容体（RAR）の合成アゴニストである Am80 投与後の接触時間を測定したところ，ATRA や Am80 を投与すると，対照群と比較して接触時間が短くなることが明らかとなった（図 4.25a）．この結果から，レチノイン酸を起点とする情報伝達経路が社会行動と密接に関係すること，レチノイン酸投与により不安が亢進することが示唆された．

オープンフィールドテストは，床の一辺が 30cm の正方形で，四方が壁で囲まれた箱の中にマウスを 5 分間入れ，マウスの新環境に対する探索行動の様子を調べるテストであり，総移動距離（行動活性）は不安行動を測る指標となる．この解析では，ATRA や Am80 を投与すると，対照群と比較して移動距離が有意に短くなり，不安が亢進していることが示唆された（図 4.25b）．

高架式ゼロ迷路テストでは，外周に壁のある路とない路が交互に存在する直径 50cm の環状の迷路が，床から 60cm の高さに設置されており，この迷路上でのマウスの行動を 5 分間観察する．マウスは壁がない路では高さを認識して恐怖をおぼえるため，通常，壁のない路を好まない．そこで，壁のない路に滞在する時間が短いほど不安であると判断する．このテストにおいても，ATRA や Am80 の投与により，壁のない路での滞在時間が有意に短くなり，不安が亢進したことが示唆された．以上の結果と社会行動解析の結果から，RAR のアゴニストの投与により，マウスの不安が高まることが強く示唆された（図 4.25c）．

社会的優勢度測定試験（social dominance tube test）では，マウスの優勢度を測ることによりマウスの攻撃性を判断する．このテストでは，直径 5cm の透明のプラスチック製の筒の両側から，マウスをそれぞれ頭から入れて対峙させ，筒の中から逃げ出したマウスを負けとする．このテストでは，ATRA や Am80 を投与した群は，対照群よりも勝率が有意に高くなり，RAR のアゴニスト投与により，マウスの攻撃性が高まることが示唆された．

以上までの結果から，RAR のアゴニストを投与するとマウスの不安や

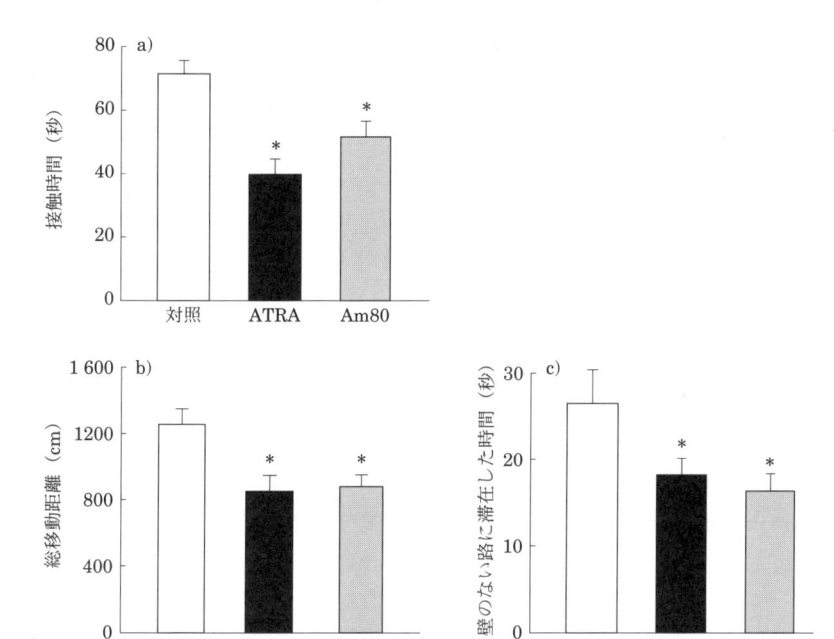

図 4.25 レチノイン酸過剰投与の情動行動に対する影響
a) 接触時間（social interaction time）：3 分間の試行中の接触時間の長さ．
b) オープンフィールドテスト：5 分間の試行中のマウスの総移動距離．
c) 高架式ゼロ迷路テスト：5 分間の試行中，壁のない路に滞在した時間の長さ．
＊ $p=0.05$.

攻撃性が上昇することが明らかとなり，ビタミン A による情報伝達経路が情動や社会行動に影響を及ぼし得ることが示された．この実験は，過剰投与によってレチノイン酸の情動行動に対する役割を示したものであるが，栄養素の役割が明確に解析された例として記した．

4.7.3 トリプトファン摂取制限による情動行動の変化

4.5 節で記したように，セロトニン（5 HT）は，怒り，攻撃性や不安などの情動に関わっている．セロトニンは，必須アミノ酸トリプトファンを出発物質として合成される．トリプトファン摂取量と脳内のトリプトファン含量，さらには，セロトニン生成量とは正の相関を示すため，トリプトファン摂取量が脳におけるセロトニン量を決定していると言える．この関

係は，トリプトファンがアミノ酸としてタンパク質の原料となっているばかりではなく，必須栄養素として脳機能に密接に関わっていることを意味している．

一方，セロトニンは単一物質であるのに対して，セロトニン受容体は少なくとも14種類存在している．ファミリーのそれぞれが脳内において特異的な発現を示す．また，分子機能に関しても，アデニル酸シクラーゼ系活性化型，アデニル酸シクラーゼ系抑制型，イオンチャネル結合型などが存在し，ファミリーのそれぞれが特異的な機能を示す．例えば，$5\,HT_4$, $5\,HT_6$, $5\,HT_7$ 受容体はアデニル酸シクラーゼを活性化して，cAMP情報伝達系を正に制御するのに対して，$5\,HT_{1A}$, $5\,HT_{1B}$, $5\,HT_{1D}$ は逆にアデニル酸シクラーゼを抑制して，cAMP情報伝達系を負に制御する．しかも，cAMP情報伝達系をそれぞれ正，負に制御するこれらセロトニン受容体が脳内の同一部位に発現しているケースも存在する．以上のようなセロトニン受容体の多様性は，セロトニンによる情報伝達系が部位特異的に複雑に脳機能を制御していることを示している．例えば，セロトニン受容体遺伝子群のノックアウトマウスも作製されているが，破壊する受容体遺伝子ごとに表現型は異なっている．したがって，脳内トリプトファン量が上下した場合に脳内セロトニン含量も変化することは確かであるものの，トリプトファン含量の変化に対して脳機能が最終的にどのような影響を受けるかを予測するのは困難である．

以上のような背景のもとで，トリプトファンの情動に対する役割を明らかにする目的で，トリプトファン摂取制限食（低トリプトファン食）を給餌したマウスを用いて行動学的解析を行った[3]．通常食は0.2％，低トリプトファン食は0.13％のトリプトファンを含むように調整した．低トリプトファン食を2週間以上給餌すると，脳中トリプトファン含量が20％低下した．このようなトリプトファン摂取制限はマウスの体重変化には影響を及ぼさず，しかも，1年以上トリプトファン摂取制限を続けてもマウスは外見上健康であった．したがって，このトリプトファン摂取制限マウスを用いることによって，恒常的なトリプトファン摂取制限の情動に与える影響を観察することが可能となる．

オープンフィールドテストでは，低トリプトファン食摂取マウス群は，対照群に比較して，より高い行動活性を示した．また，低トリプトファン食群は，テスト中の毛づくろいの回数は変わらなかったものの，伸びの回数は有意に多かった．以上の結果は，低トリプトファン食摂取マウス群は新環境におかれると，落ち着きなく動き回る性質を表わしており，低トリプトファン食摂取によって情動行動に影響が現れたことを示唆するものである（図4.26a）．

高架式ゼロ迷路テストでは，低トリプトファン食摂取マウスは対照群に比べて壁のない路に滞在する時間が有意に短く，高さに恐怖を感じていたことが示され，低トリプトファン食摂取により不安が亢進することが示唆された（図4.26b）．

社会的優勢度測定試験では，対照群に対して，低トリプトファン食摂取群はより強い優勢度を示した．この結果から，低トリプトファン食摂取マウスが，相手マウスに対して非常に好奇心を示すこと，または，攻撃的であることが示唆された（図4.26c）．

Resident-intruder test は，マウスが個飼いにされ続けると攻撃性が高まる習性を利用して，攻撃性を直接評価する解析手法である．数週間個飼いで飼育されたマウス（resident）が居住しているケージに，初対面のマウス（intruder）を3分間入れて，resident が攻撃をしかけるまでの時間，攻撃回数あるいは，逃げた回数を測定する．この実験では，低トリプトフ

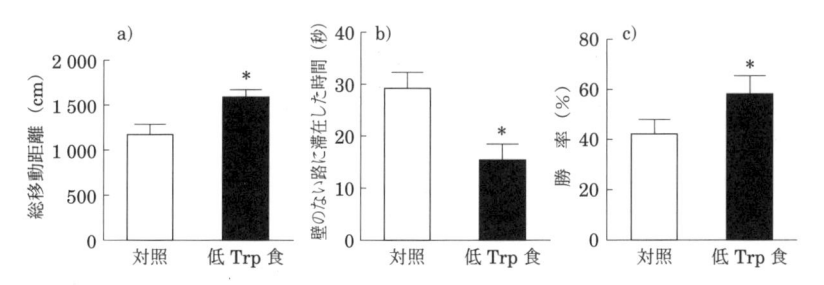

図4.26 トリプトファン（Trp）摂取制限による情動変化
 a) オープンフィールドテストにおける総移動距離．
 b) 高架式ゼロ迷路テストにおける壁のない路に滞在した時間．
 c) 社会的優勢度測定試験における勝率．
 * $p=0.05$.

ァン食摂取群の攻撃性に異常は観察されなかったが，低トリプトファン食摂取群は，intruderから逃げている時間が有意に長かった．マウスの一般的性質として，恐怖感やなわばり意識から相手を攻撃することが明らかになっている．したがって，低トリプトファン食摂取マウスは，少なくとも，相手マウスに対する恐怖を感じているが，攻撃性が亢進するまでには至っていないことが示唆される．

以上までの解析結果から，トリプトファン摂取を制限することによって，情動行動に変化が現れ，特に恐怖・不安の亢進，社会行動の異常，行動活性の増大が観察されることが明らかとなった．しかし，一般的には恐怖・不安が増大すると，オープンフィールドテストにおける行動活性は低下するのに対して，低トリプトファン食摂取マウスでは，逆に行動活性が上昇していた．現時点でこの現象のメカニズムを説明することは難しいが，低トリプトファン食摂取マウスは，新環境におかれた時に，逃げ道を探し回った，つまり，一種のパニックに陥ったと解釈することもできる．少なくとも，セロトニン量が低下したからといって，一般的に観察されるような，不安，攻撃性および行動活性の関係は成り立たないようである．この結果の解釈には，生化学的解析を含めた今後の研究が必要であるように思われるが，トリプトファン摂取制限が情動に強い影響を与えることは明確である．

4.7.4 今後の展望

以上までの解析は，栄養素の一時的な欠乏，摂取制限，過剰投与を利用して，栄養素の脳機能に対する役割を明らかにした例である．いずれの場合も，行動解析を行う時点では，マウスが病的な状態に陥っているようなことはない．しかし，どの栄養素に関しても，このような方法が適用できるわけではなく，ここで紹介した方法に関しても，実験条件を変えると結果が異なる可能性も否定できない．したがって，どの栄養素にも適用できるような実験手法の確立も今後の課題であろう．最後に，今後の課題に関してまとめておく．

1) マウス遺伝学的手法の重要性

　はじめに記したように，動物実験で栄養素の脳機能に対する役割を明らかにすることは簡単ではない．しかし，このような問題点を解決する糸口を示したのが，マウス遺伝学的手法の発達である．栄養素の作用機序に必須な遺伝子が明らかにされていれば，この遺伝子を欠損させることにより，栄養素欠乏と同等の状態を人工的に作り出すことが可能である．例えば，最近ビタミンCの脳機能に対する重要性が示されたが，これはビタミンCを細胞に取り込む輸送体の遺伝子欠損マウスを使って初めて明らかにされたものである[4]．また，第3章で記したビタミンAの脳機能に対する役割の解析は，ビタミンA研究が数十年以上行われていたにもかかわらず，ここ数年来の成果である．特に最近，組織・時期特異的なコンディショナル変異を用いることが可能となってきたため[5]，この技術をうまく利用すれば，成体の特定の組織において標的遺伝子の変異を誘導し，組織・時期特異的な疑似栄養素欠乏状態を作り出すことも可能であろう．

　現在のところ，脳機能との関係が明確にされていない栄養素も多いが，栄養素の分子機能が明らかにされれば，関連遺伝子の解析から栄養素の脳機能に対する役割の解析も容易になると考えられる．

2) ヒトの脳機能に対する役割の解析

　栄養素不足や欠乏から，ヒトの行動に異常が生じたことを報告した例は非常に多い．しかし，ヒトの脳が対象である以上，栄養学的，生化学的，さらに遺伝学的な解析には制限がつきまとう．一方，遺伝子操作マウスや欠乏動物を使った解析では，多彩な手法を導入して，様々な視点から栄養素の機能解析を行うことが可能であるものの，精神障害のように脳のより高次な機能と関係すればするほど，モデル動物を用いた解析には限界が生じる．そこで，その限界を少しでも超えられるように，実験動物の新規評価系の開発も常に視野に入れられるべきであろう．

引用文献

1) W. Krezel *et al.* : *Science.*, **279**, 863 (1998)
2) 喜田　聡, 内田周作, 舛重正一：細胞, **34**, 12（2002）

3) 喜田　聡：食品工業, **44**, 18（2001）
4) S. Sotiriou *et al.* : *Nat. Med.*, **8**, 514 (2002)
5) 喜田　聡：*BRAIN MEDICAL*, **13**, 35（2001）

〈喜田　聡〉

4.8 疲　　　労

4.8.1 疲労とは―中枢性疲労と末梢性疲労

　疲労とは種々の原因によって心身が消耗し，休息を必要としている状態である．基本的には，休息すると正常な状態に復帰することから，疲労は疾病とは異なると考えられる．ストレスとは外部あるいは内部環境の変化による刺激であり，大きなストレスは身体に対して簡単には対応できない変化を引き起こす．緊張を強いる人間関係などは典型的なストレスである．また，運動も心身に大きな変化を引き起こすという意味ではストレスである．文字通り個体を取り巻くあらゆる刺激がストレスを引き起こすもの（ストレッサー）にあたり，一般にストレスと呼ばれているものはその中でも非常に強いストレスと見なすことができる．疲労とは，強いストレスに自身が持つ種々の資源を消費しながら身体が対応し，その過程で消耗し修復を必要とする状態が知覚されたものと思われる．疲れが大きいということは，それだけ修復に大きなコストが必要であることを意味していると考えられる．生物の活動は時々刻々と変動する環境に対して応答し，恒常性を維持することでもある．それゆえ，ストレスを受ける組織は全身の組織であり，あらゆる部分が疲労する可能性がある．

　疲労している時は身体の消耗によって機能が確かに低下している．しかし，ただ単に機能が低下しているだけではなく，身体のそれ以上の損傷を防いだり，修復に適した環境とするため，中枢神経系はむしろ積極的に疲労感を生成している面があるように思われる．例えば長時間運動する場合，ある程度運動を行った時点で「もうこの運動を止めたい」，「疲れた」という感覚が生じる．このような感覚が生じるのは，身体が完全に疲労困憊に至るはるか以前の時点であり，疲労感が身体の損傷を防ぐ防御機構の一環

として働いている.このような感覚,疲労感を中枢性疲労と考えても良いだろう.これに対して,骨格筋の疲労に代表されるような末梢組織の疲労を末梢性疲労と呼ぶ.しかしながら,両者は実際には不可分であり,純粋にどちらか一方だけの疲労は通常存在しえない.

本節では,中枢性疲労が生じるメカニズムとしてどのようなものが考えられているかを概説し,脳内の transforming growth factor-β（TGF-β；形質転換増殖因子）が疲労感生成に重要であると思われること,そしてこれが全身に及ぼす影響について述べる.

4.8.2 中枢性疲労の発生機構
1) セロトニン仮説

中枢性疲労の発生機構はいまだよく分かっていない.Newsholme らは,運動時に発生する中枢性疲労に脳内セロトニン作動性神経の活動が関与しているとする報告を行っている.そのメカニズムとは以下のようなものである[1,2].(1) 長時間の運動を行うとエネルギー基質として脂肪酸が動員される.(2) 大量の脂肪酸は血中輸送担体である血清アルブミンに結合して運搬される.(3) 血清アルブミンが物質を結合する能力には限りがあるため,同じくこれを輸送担体とするアミノ酸の一種トリプトファンが追い出され,血中の非結合型トリプトファン濃度が上昇する.(4) 脳内に流入するトリプトファン量が増大する.(5) 神経伝達物質でもあるセロトニンはトリプトファンをその前駆体とする.脳内でのセロトニン合成は基質,すなわちトリプトファンの供給段階が律速となっているため,結果的に脳内トリプトファン濃度の増大に伴ってセロトニン合成量が増大する.(6) セロトニン作動性神経が活性化され,中枢性疲労が生成する.

セロトニンの流入に拮抗する分岐鎖アミノ酸をあらかじめ投与したり,セロトニンアンタゴニストを投与すると持久運動の成績が上がることから,この説は正しいと考えられる[3,4].しかしながら,脂肪酸が動員される状況は比較的長時間の運動であり,肉体的な疲労をほとんど伴わない疲労感の説明ができない.また,うつ病患者にも強い疲労感・倦怠感があるが,その治療に用いられるセロトニン選択的再取り込み阻害剤はシナプス

間隙のセロトニン濃度を高める働きがあり，セロトニン濃度を高めて疲労感が軽減される状況は先の Newsholme らの説とは全く逆の動きである．これらのことから，疲労におけるセロトニンの関与が全てを説明するものではないことは明らかである．

2) 炎症性サイトカイン

発熱を伴う感染時には強い疲労感がある．この状態は通常の疲労とは異なり，原因は感染にあることは明らかである．しかし感染を一種のストレスと見なせば，非常に大きなストレスであり，身体が負担せざるを得ない感染排除にかかるコストは莫大で，強い疲労感が生じても当然なのかも知れない．

発熱に関係するサイトカインを治療目的で投与した時に起きる副作用に疲労感がある．このため炎症性サイトカインが疲労感の生成に関与していると考える研究者も多い．インターフェロンやインターロイキン2を治療目的で投与すると，急性期反応として発熱などの副作用が起こる．これらは通常の解熱剤（シクロオキシゲナーゼ阻害剤）によって軽減されることが分かっている．さらに長期的に服用を続けると疲労感やうつなど精神神経症状が現れてくる．病的な疲労感のある慢性疲労症候群患者の白血球で，インターフェロンが誘導する酵素群の活性が増大していたとする報告があるが[5-8]，これらサイトカインが誘導する下流のタンパク質／酵素群が神経系に対し何らかの作用を及ぼし，その一部が疲労感を形成しているのかも知れない．しかしながら，それがどのような機構で疲労感のような高次の脳機能の変化を引き起こすかは分かっていない．感染時や治療においてサイトカインが投与された場合と同様に，通常の疲労感が起こっている時にも，程度はずっと低いがこれらの経路と共通の機構が作動している可能性はあるだろう．

3) TGF-β 仮説

(1) 疲労感発生メカニズムへの新たなアプローチ

著者は，これまでの中枢性疲労発生機構の説明に疑問を持ち，この機構を明らかにするためには，これまで行われてきた研究とは別のアプローチを試みる必要があると考えた．その狙いは肉体的疲労の少ない，現代人に

よくあるタイプの疲労感がどのようなメカニズムで発生するかを明らかにすることであったが，このような疲労を動物でモデル化することが難しかったため，まず運動によって疲労を引き起こすこととした．どのような運動による疲労であっても，必ずそこに中枢性成分が存在すると考えられたためである．

まず作業仮説として，疲労感を引き起こす物質は疲労が起きる状況で脳内で産生されていると考えた．そして，このような物質は脳を取り巻く環境である脳脊髄液中にある程度漏れて出てくると想像した．すなわち，疲労した動物の脳脊髄液を取り出せば，その中に脳に働いて疲労感を引き起こす物質が存在すると考えたのである．疲労感がある時は何もやる気が起きず，動きたくないことを経験する．実験動物で疲労感を測定するには，このような動きたくないという感覚の現れ，つまり自発的な行動の低下によって評価できるのではないかと考えた．

(2) 中枢性疲労を引き起こす物質の発見

ラットを流水プール中で十分に疲労させた後，その脳脊髄液を採取した．この脳脊髄液を安静状態にあったマウスの脳内（大槽と呼ばれる部分）に投与し，マウスにとって新規な環境であるケージで自発行動量を測定した．コントロールとして安静ラットの脳脊髄液を投与された群を用いた．疲労ラット脳脊髄液を投与された群の自発行動量はコントロールに比べて有意に低い値を示した．マウス自体は運動していないので肉体的な疲労はないはずであり，この結果から疲労ラット脳脊髄液の投与によりマウスに"疲れた"という感覚が生じ，自発的には動かなかったと想像できた[9]．また普段，狭いケージで飼育し，1日に3時間程度だけ回転カゴにアクセスできるようにしたマウスでは，その3時間休むことなく回転カゴで走行するようトレーニングできる．このようなマウスでラット脳脊髄液の効果を調べても，疲労ラット脳脊髄液は自発運動を抑制することが分かった．トレーニングしたマウスでは回転カゴで走る意欲が高いはずだが，疲労ラット脳脊髄液はこの意欲を減退させたと推察された[10]．これらの実験から，疲労したラット脳脊髄液中には（おそらく疲労感を生成して）自発行動を抑制する物質があることが分かった．

(3) TGF-β の疲労への関与の発見

自発行動の抑制を起こす活性物質は分子量 10 000 以上で，加熱処理により失活することから既知の低分子神経伝達物質ではなく，タンパク質性のものであることが予測できた．しかしながら，脳脊髄液のような希薄な溶液で，しかも採取量が限られているような材料から未知のタンパク質を生成・同定することは非常に困難が伴うことが予測された．このような条件で感度良く目的の物質を検出する方法として，淡水産腔腸動物であるヒドラの摂食行動を利用したバイオアッセイがあった．共同研究者である京都府立医科大学の花井教授が開発した方法で，ヒドラの応答は生理活性を持ったペプチドに対して鋭敏であり，ペプチドごとに特有の反応パターンを持つことから，このパターンを調べることで目的の物質の同定が可能である．この方法を用いて安静ラットと疲労ラット脳脊髄液を比較すると，そのパターンは明らかに異なることが分かった．これまでの蓄積された種々の生理活性ペプチドによる反応パターンのデータから，疲労ラットのそれには TGF-β が存在することが予測された[11-13]．TGF-β は細胞の増殖を調節する重要なペプチドで[14]，多くの細胞に対して増殖抑制作用を示す．免疫担当細胞に対しても作用するサイトカインでもある．TGF-β は生合成されてから，その活性をマスクするようにタンパク質の前半が活性型の TGF-β を覆い隠すような部分（latency associated protein；LAP）となり，そのような2分子が会合した潜在型 TGF-β として分泌される．何らかのメカニズムにより LAP が外れることで初めて TGF-β の活性が現れる．これは多彩な生理活性を持つ TGF-β が，身体の色々な部分で勝手にその活性を現さないようにする制御機構である．哺乳類では TGF-β は互いにその構造が似通った TGF-β1, TGF-β2, TGF-β3 の3種類のアイソフォームが知られている．

(4) TGF-β の疲労への関与の証明[15]

これまで疲労感の生成など高次の行動を調節する作用に関して，TGF-β については全く報告されてこなかった．このため，これが候補として浮かび上がってきた時も全く想定外の物質であった．しかし，ミンク肺上皮細胞（Mv1 Lu）を用いたバイオアッセイで脳脊髄液中に含まれる TGF-β の

濃度を測定したところ，潜在型と活性型両者を合わせた全体の TGF-β 濃度に差はなかったが，疲労ラット脳脊髄液中では活性型 TGF-β の濃度が有意に増加していた．そこで再び動物の行動でその作用を確認した．まず，疲労ラット脳脊髄液を抗 TGF-β 抗体で処理し，そこに含まれているはずの TGF-β を除去したものをマウスの脳内に投与すると，本来その脳脊髄液が持っていたマウスの自発行動を抑制する活性が失われていた．これは脳脊髄液中の TGF-β が自発行動抑制に重要な役割を果たしていることを示している．次に，純品の TGF-β を脳内に投与すると，疲労ラット脳脊髄液と同じようにマウスの自発行動を抑制し，さらに用量依存性があった．また，ラットに負荷する運動を安静，軽い運動（3 セットの水泳運動），疲労困憊に至る運動（9 セットの水泳運動）と変化させ，それぞれの運動終了後に採取した脳脊髄液をマウスに投与すると，運動の負荷が大きいほど，すなわちラットが疲れていればいるほどマウスの自発行動を抑制する活性が大きいことが分かった．また，その脳脊髄液に含まれている活性型 TGF-β の濃度は，運動負荷が大きいほど高くなることが分かった．これら一連の実験により，運動負荷が大きくなり疲労度が高いと思われるほど脳脊髄液中の活性型 TGF-β の濃度が高くなること，そしてその濃度が高いほど自発行動の抑制が高まる

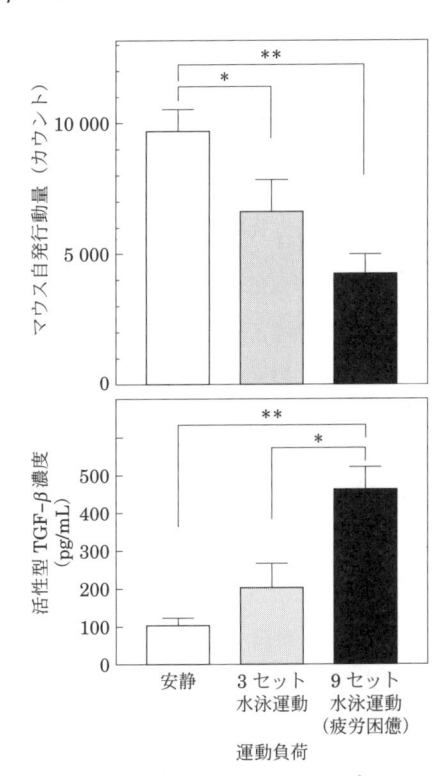

図 4.27 運動負荷が自発行動量および脳内 TGF-β 濃度に及ぼす影響

ラットに負荷する運動が強ければ，それだけその脳脊髄液中活性型 TGF-β 濃度が増大する．またその脳脊髄液はマウスの脳内に投与した時，運動負荷の大きさに応じてその自発行動を抑制する活性が強くなった．* $p<0.05$，** $p<0.01$．

ことが分かり（図4.27），TGF-βが疲労感を生成して自発行動を抑制していることが強く示唆された．

(5) TGF-βの脳への作用

TGF-βが実際に脳に対して作用していることを確認するため，TGF-β受容体の発現部位を検討し，脳内に投与した時の各神経伝達物質のターンオーバーが変化すること，さらに脳波についても影響を受けることを明らかにした[16]．TGF-β受容体は海馬などに存在し，TGF-βが脳内に投与された時は脳波のうちα波の割合が減り，θ波の割合が増大した．また，視床下部などの部位で神経伝達物質のターンオーバーが変化した．脳波の変化，神経伝達物質のターンオーバーが亢進した部位は，運動による変化とオーバーラップするものだった．これらのことから，TGF-βは確かに脳に対して作用し，視床下部など重要な脳部位に対して影響を及ぼすことが分かった．

(6) 脳内投与されたTGF-βの末梢組織への作用[17]

疲労が起こっているとき，ただ各組織の消耗によって機能が阻害されているだけでなく，その場では全体の方向が機能の修復に向けて大きく修正されている．自発行動が抑制される意味として，動かないことは，効率良く組織の修復が行えるようにするための環境を整える反応の一環と考えられる．TGF-βは脳で作用し，自発行動を抑制することが分かった．全身の代謝状態を監視している視床下部での神経伝達物質のターンオーバーが，TGF-βの脳内投与で変化することから，末梢組織に対しても作用し，全身を疲労に対抗する方向に向けている可能性があった．そこで動物の脳内にTGF-βを投与し，それが末梢組織に対して作用するか，作用するならばどのような変化を引き起こすのかを検討した．

① 呼吸商：呼吸商とは，呼気中の二酸化炭素と消費した酸素量の比であり，体内でどのような基質が酸化されているかを示す指標である．比較的長時間の運動をすると，基質として脂肪組織より脂肪酸が動員され，呼吸商が低下すること，運動後に運動前のベースラインに比べ呼吸商が低下し，それが持続することが知られている．著者らは，ラットの脳室（大槽）内にTGF-βを投与して呼吸商の変化を測定した．この時30％の脂質を

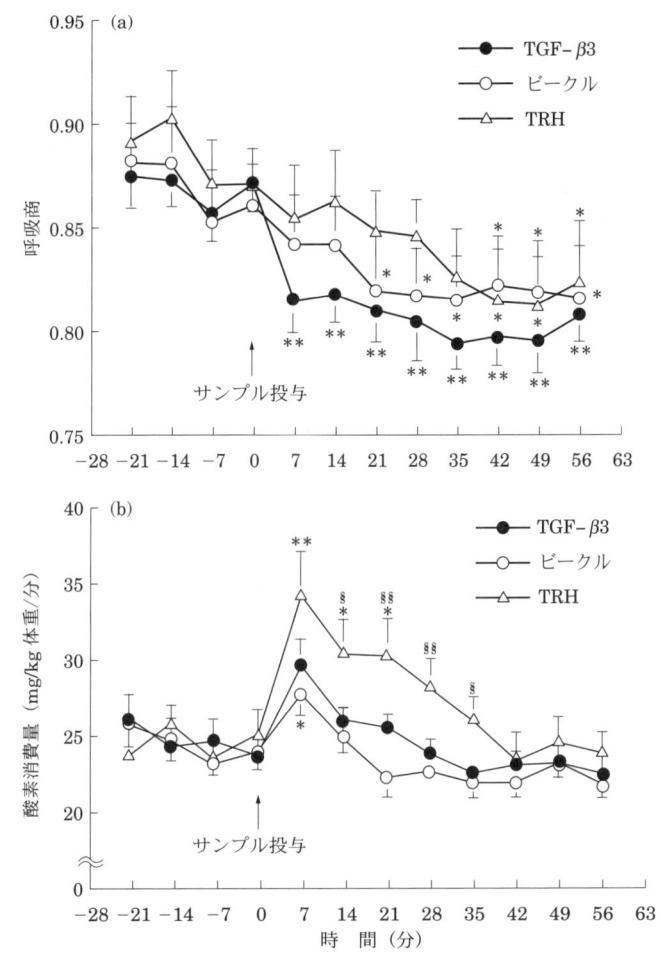

図 4.28 TGF-β の脳内投与の呼吸商に及ぼす影響

ラット脳内(大槽)に TGF-β を投与した時の呼吸商と酸素消費量の変化.ビークル (vehicle) は TGF-β を溶解するのに用いた溶液のみの投与,TRH(甲状腺刺激ホルモン放出ホルモン)はポジティブコントロールとして投与した.(a) は呼吸商の変化を,(b) は酸素消費量の変化を示した.* $p<0.05$,** $p<0.01$(各々投与前の基礎値に対して),§ $p<0.05$,§§ $p<0.01$(ビークル投与群の対応する時間の値に対して).

含む飼料で飼育し,呼吸商が安定して 0.85 くらいになるように調整した.これにより呼吸商が高くなっても低くなっても,その変化がよく分かるようになる.脳内に TGF-β を投与されたラットでは酸素消費量,すなわち

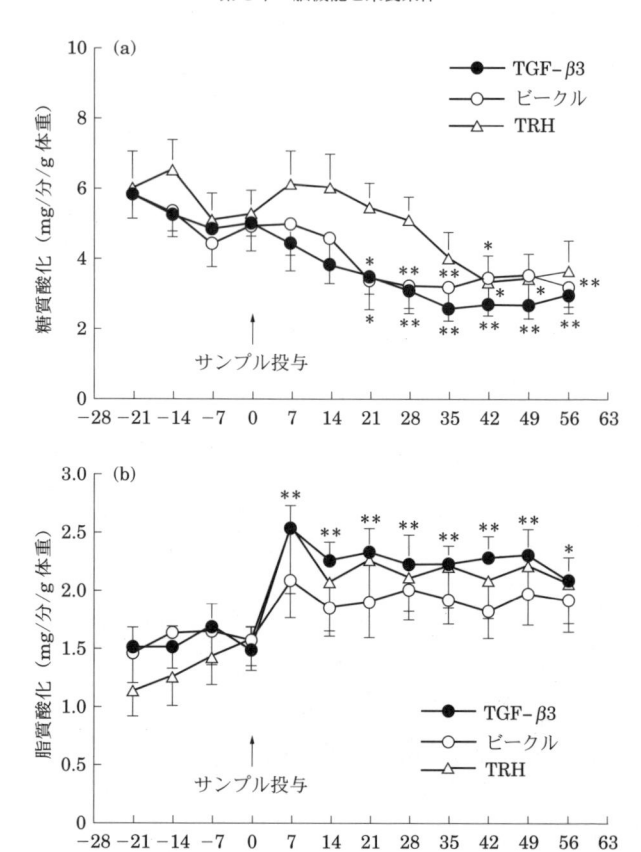

図 4.29 TGF-β の脳内投与がエネルギー基質の酸化に及ぼす影響
ラット脳内(大槽)に TGF-β を投与した時,体内でどのようなエネルギー基質が利用されているかを示した.(a)は糖質利用の変化を,(b)は脂質利用の変化を示した. * $p<0.05$, ** $p<0.01$(同一群の投与前の値に対して).

エネルギー消費量に変化はなかった.しかし,その投与前の値に比べ呼吸商は低下した(図 4.28).糖質と脂質燃焼の割合を求めると,糖質燃焼量はコントロールと比べて差がなかったが,脂質の燃焼量は有意に増大した(図 4.29).

② 脂質燃焼量増大のメカニズム:上記の脂質燃焼割合増大のメカニズムを調べるため,血液中のエネルギー基質などを測定した.TGF-β 投与後 14, 28, 56 分に血液を採取し,種々のパラメーターを測定した.糖質代

謝に関係する血糖値，乳酸濃度はTGF-β投与群とコントロール群間に差はなかった．これに対し血中トリグリセリド濃度，遊離脂肪酸濃度は，TGF-β投与群で有意に高くなる時点があり，また脂肪酸の不完全な代謝物であるケトン体の値がTGF-β投与群で高い値を示した．実際に脂肪酸を消費する器官として骨格筋を想定し，細胞内に脂肪酸を取り込む活性を有するリポタンパク質リパーゼ（LPL）

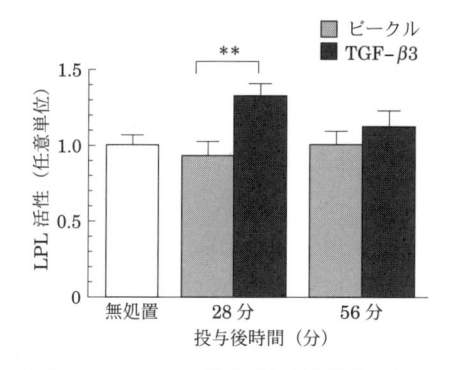

図 4.30 TGF-βの脳内投与が骨格筋におけるLPL活性に及ぼす影響
ラット脳内（大槽）にTGF-βを投与した時，骨格筋（腓腹筋）でのLPL活性がどのように変化するかを示した．** $p<0.01$（ビークル投与群に対して）．

の活性を測定したところ，TGF-β投与後28分でその活性が上昇していた．コントロール群では全く活性は変動しなかった（図4.30）．この時の血中ホルモン濃度は，アドレナリン，ノルアドレナリン，インスリンなど，いずれも有意な差は見られなかった．このことから，骨格筋でのリポタンパク質リパーゼの活性を調節しているのは血中のホルモンではなく，脳を経由して骨格筋を支配している自律神経系の働きだと考えられる．ただ，リポタンパク質リパーゼの活性は56分の時点でコントロールと同程度に低下しているため，脂質燃焼割合が1時間以上高い値を示していることの説明にならない．血中ケトン体の値が1時間以上高い値を示していることから，肝臓での脂質酸化が増大していることが予測される．

③ エネルギー基質の切り替え：このように脳内に投与されたTGF-βが，脂質燃焼割合を増大させることにどのような意味があるのだろうか．運動・疲労時に脳内で活性化されたTGF-βの濃度が，どのようなタイムコースで消長するかまだ明らかになってはいないが，予備実験的には運動開始後，比較的短時間で活性型TGF-βが現れてくることが分かっている．このことから，TGF-βは運動後のみならず運動中からその作用を発揮していると考えられる．運動が長くなると，糖質から脂肪へエネルギー基質

として利用される割合の変換が起こり，糖質の利用が節約される．この現象はよく知られているが，そのメカニズムは詳しくは分かっていない．脳内での TGF-β の活性化とその作用は，運動したときに疲労感を形成し，身体の損傷を防ぐとともに，運動を止めることができない場合は（敵から逃げる，あるいは獲物を捕らえようとしている時など），できるだけダメージを少なくするようエネルギー源の切り替え（骨格筋内のグリコーゲンの枯渇は，他の臓器のタンパク質を分解して，そのアミノ酸を酸化したり糖新生に利用したりすることにつながる）を行っているのかもしれない．

④ 甘味嗜好性：運動をして疲れたとき甘いものが欲しくなるのは，よく経験する欲求である．この現象に TGF-β が関与しているかどうか検討した．マウスに 2 種類の味溶液を短時間提示して選択させる訓練を行った．その後 5% のスクロース（ショ糖）溶液と 1% のコーンオイル溶液の 2 瓶選択をさせると，マウスは両者を通常ほぼ等量摂取する．このように訓練されたマウスに 30 分の遊泳運動を課し，次に同じ条件で 2 瓶選択させるとスクロース溶液の方を有意に選択することが分かった．これは運動後の甘味嗜好性の増大をよく再現するものだと考えられる．次に，マウスの脳内に TGF-β を投与して 2 瓶選択させるとスクロース溶液を有意に選択した．コントロールとしてビークル（溶媒）を投与したマウスでは摂取量は 5% スクロースおよび 1% コーンオイルともほぼ等量であった．呼吸商を調べた実験で，脳内に TGF-β を投与することで脂質燃焼量が増大することを述べた．この現象はエネルギーを得る基質を切り替えて糖質を節約する働きの一環と考えられた．本実験で得られた結果は，脳内の TGF-β が中枢に作用して，一方で糖質を節約しつつ，甘味に対する欲求を高めてその補給を促進している現象だと考えられる．このように脳内で疲労感の生成に関与する TGF-β は，単に自発行動を抑制するだけでなく，末梢組織に対しても作用して，疲労に対抗するような方向に全身を向ける働きがあるように思われる．

4.8.3 疲労と栄養

1) 疲労をごまかすよりは休息を

　肉体の疲労と疲労感は密接に関連している．例えば，覚醒剤を使えば疲労感が遮断され，肉体的な疲労がどれだけ蓄積していても休養を取る必要が感じられず，最終的には身体を損傷してしまう．この例から考えても，単に疲労感を軽減することは，健康を維持する上で必ずしも適切な方策とは言えない．疲労感がある時は，身体の欲求に従って休息を取ることが最も有効な回復策といえる．睡眠をとることにより身体の疲れが取れることはもちろん，精神的にもリフレッシュされる．睡眠中にどのようなメカニズムで脳がリフレッシュされるのか，非常に興味深いテーマであるが詳細は全く分かっていない．睡眠がいかにして心身を回復させるかという問題は，今後重大な研究テーマとなるだろう．

2) 修復を助ける食事

　脳内で活性化された $TGF-\beta$ が疲労と深く関わっていることが推察できる．これが疲労を測定する指標の1つとして利用できる可能性はあるだろう．広く出回っている疲労回復を謳った食品・飲料が実際に効果があるかどうかを検証する手段として，$TGF-\beta$ の脳内での濃度との関係を調べることで，より客観的な疲労回復の度合いを測定できるかも知れない．

　疲労感を軽減させる食品はあるのだろうか．覚醒剤が疲労感を遮断することが分かっているので，同じような経路を活性化する食品があれば疲労感の軽減には役立つだろう．しかし，覚醒剤が非常に強い依存性を持つことから分かるように，脳の機能を直接駆動するような成分を摂取することは危険ですらある．たいていの疲労は肉体的な疲労と精神的な疲労とが混合されたものであるため，実際には肉体的疲労を速やかに回復できる食品とその処方が有効であると考えられる．より客観的な疲労の指標と組み合わせて，そのような食品の評価が行われるようになることが望まれる．

引用文献

1) E. Blomstrand *et al.* : *Acta Physiol. Scand.*, **133**, 115 (1988)
2) E. Blomstrand *et al.* : *Acta Physiol. Scand.*, **136**, 473 (1989)

3) S. P. Bailey *et al.* : *Acta Physiol. Scand.*, **145**, 75 (1992)
4) S. P. Bailey *et al.* : *J. Appl. Physiol.*, **74**, 3006 (1993)
5) R. J. Suhadolnik *et al.* : *Clin. Infect. Dis.*, **18** (Suppl.1), S96 (1994)
6) R. J. Suhadolnik *et al.* : *J. Interferon Cytokine Res.*, **17**, 377 (1997)
7) A. Vojdani and C. W. Lapp : *Immunopharmacol. Immunotoxicol.*, **21**, 175 (1999)
8) S. E. Shetzline *et al.* : *J. Interferon Cytokine Res.*, **22**, 443 (2002)
9) K. Inoue *et al.* : *Physiol. Behav.*, **64**, 185 (1998)
10) 山崎（明田）英恵他：未発表データ．
11) Y. Manabe *et al.* : *Biomed. Res.*, **21**, 191 (2000)
12) Y. Manabe *et al.* : *Brain Res. Protocol*, **5**, 312 (2000)
13) Y. Manabe *et al.* : *Chem. Senses*, **25**, 173 (2000)
14) J. Massagué : *Annu. Rev. Cell Biol.*, **1990**, 597.
15) K. Inoue *et al.* : *Brain Res.*, **846**, 145 (1999)
16) M. Arai *et al.* : *Prog. Neuro-Psychopharmacol. Biol. Psychiat.*, **26**, 307 (2002)
17) H. Yamazaki *et al.* : *Am. J. Physiol. Endocrinol. Metab.*, **283**, E536 (2002)

〔井上和生〕

4.9 睡　　眠

4.9.1　睡眠のメカニズム

　睡眠は単一の生命現象ではない．睡眠の発現や出現様式は，生体リズムの1つである約24時間の日周期リズム（サーカディアンリズム，circadian rhythm）や，月経周期に代表される月周期リズム，季節性変動を示す年周期リズムの影響下にある．また，睡眠現象にしても，ノンレム睡眠（NREM sleep）とレム睡眠（REM sleep）に大別される．さらに，ノンレム睡眠，レム睡眠においても，それぞれ種々の生体現象が法則性をもって特有の変動を示している．睡眠は，ある意味では複雑系に属する生命現象と考えておくと理解しやすい．なお，睡眠の現象については他の成書[1]を参照されたい．

1）睡眠とサーカディアンリズム

　最近の国内外の睡眠科学研究は，睡眠とサーカディアンリズム現象の間

に密接な関係があることを明らかにした.Borbéry[2]は,睡眠がどのような条件で出現するかという仮説を提唱したが,その仮説は広く支持され,2過程モデル(two process model)と呼ばれている.この仮説では,睡眠の起こりやすさ,言い換えれば眠りやすさは,サーカディアンリズムに強く規定されている(プロセスC).一方で,睡眠の発現や持続には恒常性(ホメオスタシス)過程の影響も強く,砂時計のように睡眠圧が蓄積すると,睡眠の起こりやすさ,あるいは覚醒の維持のしにくさはそれに対応して上昇する(プロセスS).プロセスSについては,徹夜や睡眠不足が長く続いた場合の経験を思い浮かべると理解できる.プロセスCについては,海外に旅行した時の時差ぼけや,早い時間に眠ろうとして眠れない経験などを想起すれば理解しやすい.小さな子供ではプロセスCの影響が成人より著しく強く,外出先で普段の就寝時刻を過ぎた場合,望ましくない時に眠ってしまう状況などが,この仮説の妥当性を説明する.

2) サーカディアンリズム発振機構

ヒトの体内に存在し,サーカディアンリズムを発生させる生物時計の1つは,脳内の視床下部の視交差上核(suprachiasmatic nucleus;SCN)に存在する[3].しかし,様々なサーカディアンリズム現象の観察から,ヒトは2つ以上のタイプの発振機構をもっていると推定されている[4,5].第一のタイプは,サーカディアンリズム現象と強くカップリングし,松果体からのメラトニン(melatonin)分泌リズム,副腎皮質のコルチゾール分泌リズム,深部体温リズムやレム睡眠の出現傾向リズムなどを支配している.第二のタイプは,睡眠・覚醒リズムを支配し,第一のタイプのサーカディアンリズム現象とのカップリングがやや弱い時計機構である.さらにごく最近,肝臓などの臓器に存在し,食物摂取のタイミングにより,その位相の同調がコントロールされている第三のタイプの末梢型発振機構が報告されている[6].これらの発振機構は,同調機構の働きにより環境周期への同調を示す.サーカディアンリズムを環境周期に同調させる因子を同調因子(time cue, Zeitgeber)と呼び,ヒトでは2500 lux以上の光や運動,規則的な食事や社会的接触などが知られている[7,8].睡眠機構とサーカディアンリズム機構との関係の概略を図4.31に示す.

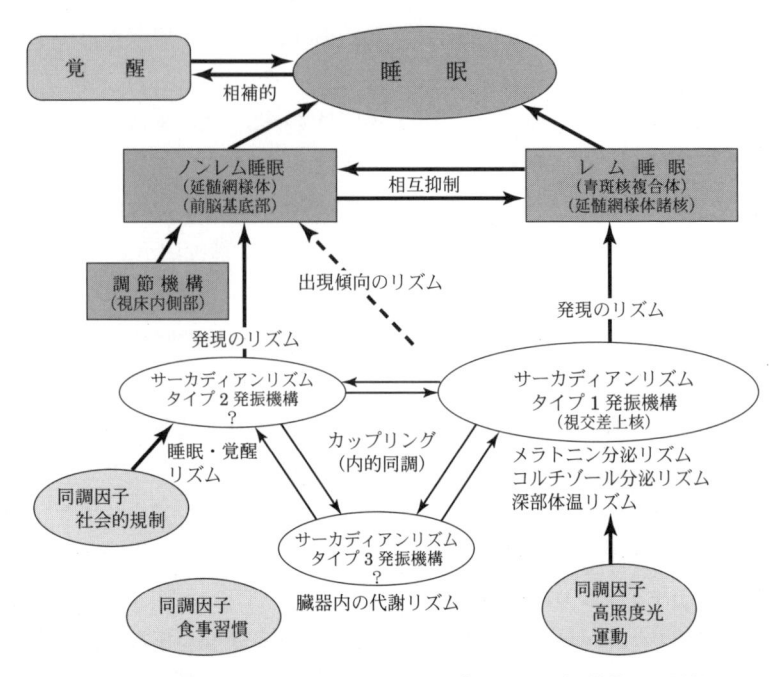

図 4.31 睡眠発現のメカニズムとサーカディアンリズム機構との関係

3) 睡眠の神経発現機構

　睡眠を発現させる神経機構は，覚醒を発現させる神経機構と密接な関係があり，両者の相互作用あるいは活動のバランスの結果として睡眠が起こってくると推論されている．すなわち，覚醒機構の活動が優位になると覚醒が起こり，睡眠機構が優位になると睡眠が起こると考えられる．この考えは，睡眠と覚醒が常に相互補完的な関係にあるという事実を説明しうる仮説である．睡眠を発現させるノンレム睡眠とレム睡眠の神経機構は，その大部分が間脳，中脳，橋，延髄などの脳幹部にあり，大脳を効果的に休息させるための働きをしていると考えられている．

　現在のところ，ノンレム睡眠の神経機構は，様々な破壊実験や電気刺激実験から，ネコやラットでは視床下部前部の視索前野とさらに前方の前脳基底部に存在し（前脳上部調節系），視床内側部には徐波睡眠や睡眠紡錘の発現機構が存在すると考えられている．また，延髄網様体にもノンレム睡

眠の発現に関与する神経機構（縫線核群など）が存在することも判明している[9]．ノンレム睡眠の発現に関与している脳内神経伝達物質は，以前はセロトニンが有力であった．しかし，Jouvet が唱えた，脳幹部の縫線核を起始核とするセロトニンニューロン群がノンレム睡眠の主たる神経機構であるとする説は，縫線核のセロトニンニューロンが覚醒時活動ニューロンであることなどもあり，現在では否定されている．セロトニンの役割としては，液性伝達機構を通して前脳上部調節系の睡眠発現に関与する物質機構に働きかけている可能性が有力である．最近の学説では，ノンレム睡眠に関連した神経伝達物質あるいは液性情報伝達物質として，γ-アミノ酪酸（GABA）や，コリン作動性ニューロンの伝達活動をシナプスレベルで抑制するアデノシンなどが有力である．

一方，レム睡眠の発現機構に関しては，その動態の特異性から，多くの研究者が解明に関与してきた．レム睡眠の中枢は，脳の切断実験や破壊実験から橋・延髄の下位脳幹に存在するとほぼ合意されている[10]．レム睡眠に特有の様々な生理現象である急速眼球運動の出現や筋の弛緩，および呼吸・心拍の乱れなども，この部位にその中枢が存在する．脳波は覚醒状態に近い状態にあるにもかかわらず明らかに眠っているので，動物では逆説睡眠と呼ばれることもある．Sakai ら[11]は，レム睡眠やレム睡眠中に出現する特異な生体現象が，積極的にその発現と維持をつかさどっている実行系と，通常はその発現を抑制しているが，その抑制作用の解除によって発現を促進したり可能にしたりする許容系から構成されていることを報告している．このレム睡眠の発現に関連した神経機構は，大部分が橋背内側被蓋野に存在する青斑核アルファ傍核などの青斑核複合体と延髄網様体諸核に分布することが明らかになってきた．これらの部位の破壊により，筋緊張の消失や脳波の賦活，動物で観察される急速眼球運動に先立って主に後頭部に連続的に出現する，スパイク様の脳波である PGO（橋-膝状体-後頭葉）波などのレム睡眠中の諸現象が一部現れなくなったり，完全に消失したりすることが確認されている．また，神経伝達物質としては，レム睡眠実行系にはアセチルコリンやグルタミン酸が関係しているものと推定されている．

4) 睡眠の液性機構

　断眠後や睡眠中の動物の脳や体液中の抽出物が，睡眠を引き起こすことは古くから研究されてきた．その中でも，デルタ睡眠誘発ペプチド，ムラミルペプチド，酸化型グルタチオン，ウリジンなどはよく知られている．また，最近では幾つかのペプチドホルモンやプロスタグランジンにも注目がよせられている．日本では，井上が中心となって研究が進められてきた酸化型グルタチオンの睡眠修飾作用[12]や，早石が発見し中心となって研究が行われてきたプロスタグランジンの催眠効果と睡眠修飾作用[13]がよく知られている．酸化型グルタチオンは，ラットでは休息期の明期に多く暗期に減少し，脳内に酸化型グルタチオンに対して感受性を持つ神経細胞が存在し，睡眠調節に関係している内側視索前野，視交差上核に分布している．また，微小透析（microdialysis）的に視床下部に注入すると，興奮性の神経伝達物質であるグルタミン酸が減少し睡眠が増加することが判明している．井上らは，酸化型グルタチオンは興奮系であるグルタミン酸作動系に作用し，シナプスレベルで神経伝達を抑制し睡眠を誘発あるいは推進すると考えている．さらに，酸化型グルタチオンは神経細胞の過活動で生じる神経毒を解毒する作用を有し，覚醒によって蓄積した神経毒を，眠ることで酸化型グルタチオンが解毒し，神経細胞が壊死することを防御している可能性を指摘している．すなわち，前述のBorbéry[2]の2過程モデルにおけるプロセスSや睡眠中の脳の疲労回復機能が，睡眠の液性機構に対応していると考えれば，理解は早い．プロスタグランジン（PG）には主なサブタイプとしてPGD_2, PGE_2, $PGF_{2\alpha}$があり，前脳基底部の脳膜にPGD_2のレセプターが存在する．レセプターに結合したPGD_2の信号は，アデノシンにより腹側外側視索前野のアデノシンA_{2A}レセプターに伝えられる．腹側外側視索前野の神経細胞の発火が盛んになると，GABA作動性とガラニン作動性のニューロンを通して，視床下部後部にあり覚醒機構の1つである乳頭結節（tuberomammillary nucleus）の神経活動が抑制され，ノンレム睡眠が誘発される現象が判明している．最近，オレキシン（orexin/hypocretin）とレム睡眠の異常を主症状とするナルコレプシーとの関係が注目されている．ナルコレプシーを容易に起こすイヌでは，オレキ

シンレセプター (orexin-2/hypocretin-2 receptor, OX_2R/hcrtr2) の遺伝子に突然変異が生じていること，代表的な覚醒剤でナルコレプシーの治療に用いられているモダフィニールが乳頭結節の神経活動を増加させること，一方でヒスタミン作動性神経細胞が分布する乳頭結節には，OX_2R/hcrtr2 の大量の分布が見られることも報告されている．Orexin/hypocretin 含有細胞は，視床下部外側部に存在し，大脳皮質，大脳辺縁系，レム睡眠や覚醒と関連する青斑核や縫線核に終末を高密度に投射していることも判明している．これらの事実は，orexin/hypocretin とそのレセプターが，覚醒維持とレム睡眠の調節や制御に何らかの重要な役割を果たしている可能性を示すものである．睡眠の液性機構は，睡眠のメカニズムの分子遺伝学的解明に最も近接した研究分野であり，現代睡眠研究の中心課題の1つとなっている．

4.9.2 睡眠の役割

睡眠障害の健康へ及ぼす影響を調べることで，ヒトでの睡眠の役割を知る努力がなされてきた．睡眠障害は意欲を低下させ高齢者の社会的活動を阻害し QOL (quality of life) を悪化させる原因となっていること[14, 15]，記憶・学習機能を低下させること[16]，脳機能を障害しヒューマンエラーを増加させ，家庭内外での事故発生の危険率を増大させること[17, 18]などが知られている．痴呆高齢者に見られるような薄明期に起きやすいせん妄や行動異常 (sundown syndrome)，夜間徘徊なども生体リズム異常が起因と考えられている[19]が，直接的には覚醒への睡眠の混入あるいは睡眠への覚醒の混入がその原因となっている．さらに，睡眠障害により引き起こされる生体防御機能や生体維持機能の低下[20]は，感染症に対する抵抗性を低下させ，特に高齢者において感染リスクを増大させる．また，睡眠時呼吸障害は，心臓・血管系疾患発症のリスクを上昇させ，高血圧や期外収縮，虚血性心疾患や血管性痴呆の重大な要因の1つであることが，多くの報告[21]により指摘されている．100万人以上を対象とした Kripke ら[22]のコホート研究において，6時間30分未満あるいは8時間以上の睡眠時間の者では，健康リスクが有意に増大すると報告されている．

4.9.3 日本人の睡眠事情

　全国の総合病院に来院した3～99歳の外来新患患者6 466名を対象とした睡眠障害の実態調査の結果が，旧厚生省研究班から1996年に報告[23]された．睡眠障害愁訴を有する患者は，男性の18.7％，女性の20.3％，全体では19.6％とほぼ5人に1人という高率であった．1か月以上持続する「長期不眠」は，男性患者で11.0％，女性患者で12.1％，全体で11.7％と高い頻度を示し，年齢階級別では50歳代で15％を越え，60歳代の女性患者では20％を越えていた．初老期以降の多くの患者が，長期持続する不眠により，睡眠が障害されていることが判明した．さらに，日本で初めて行われたKimら[24]による全国20歳以上3 030人の一般住民を対象とした層別無作為抽出法による不眠愁訴発生頻度の調査では，1か月以内に何らかの不眠を経験した者は21.4％であった．不眠の原因としては，加齢の影響，習慣的な運動の不足，健康不全感，精神的ストレスとその対処の困難性などが指摘されている．

　肥満を重要な病因とする睡眠時無呼吸症候群は，疫学研究が最も精力的に行われている睡眠障害である．岡田ら[25]は，15～99歳の地域住民910名からアンケートを回収し，習慣性いびきがあり，過眠や不眠などを伴う男性11.2％，女性2.1％の睡眠時無呼吸高危険群の中からサンプリングし確定診断を行い，調査集団の有病率を算定した．男性の3.28％，女性の0.5％に閉塞性睡眠時無呼吸症候群が存在すると推定した．

　睡眠障害は明らかに年々増大している．習慣的な運動の不足，健康不全感，精神的ストレスとその対処の困難性など，都市型生活での生活習慣と人間をとりまく精神環境の悪化が，大きな要因となっている．国民生活時間調査[26]で，日本人の平均睡眠時間は1960年には8.2時間であったが，2000年には7.4時間と大幅に短くなり，10時以前に就寝していた者の率も，66％から23％へと激減し，夜型化の生活習慣に移行してきたことが判明している．さらに，2000年の調査で，30代男女，40代，50代女性の平均睡眠時間は7時間を切っており，健康被害が生じる6時間30分未満の睡眠時間の国民が急増している．この傾向は，東京圏や大阪などの都市部で顕著であり，国民のより快適な睡眠欲求増大の背景となっている．

4.9.4 睡眠と食欲

公立小・中・高等学校の 13 485 名の児童・生徒を対象として,東京都教育委員会が 1992 年に行った健康実態調査[27]で,朝食を必ず食べている中学生は 70.4%,高校生では 67.5% にすぎないことが判明した.同じ調査で睡眠不足を訴える中学生は 62.8%,高校生は 71.5% となっており,朝食の欠食と睡眠不足との関係を疑わせる結果であった.

著者らの中学生の生活習慣と睡眠および心身の健康についての調査[28]からも,就床・起床時刻が不規則な生徒は,睡眠健康が悪化していること,睡眠健康悪化群では睡眠不足愁訴,朝の気分の悪化に加え,朝食欠食の割合が有意に多いことも判明している.

これらの調査は,睡眠と朝の食欲が密接に関連していることを示しており,眠気が強い場合は,食欲の抑制が生じていると考えられる.4.9.1 項の睡眠の液性機構で示した $OX_2R/hcrtr2$ の感度が,睡眠や眠気に関係が深いと考えられているが,よく知られているように,orexin/hypocretin は食欲とも密接な関係を持つ[29]. Orexin/hypocretin は,食行動,血圧,免疫機能の中枢性調節に関係することが古くから知られており,含有神経細胞は視床下部の外側,後部,弓状辺縁部に局在し,中枢に広く投射している.Orexin/hypocretin は,それぞれ orexin–A, –B(hypocretin–1, –2)が存在し,その前駆物質である prepro-orexin/prepro-hypocretin の遺伝子座(chromosome 17q21)もほぼ同定されている神経ペプチドである.食と睡眠は古くて新しい研究分野であり,orexin/hypocretin のように現在注目され,今後,急速な研究の進展が見込まれているものもあるが,現代的な手法を用いた科学的研究がまだまだ不十分な分野である.

引用文献

1) M. H. Kryger, T. Roth and W. C. Dement eds. : Principles and practice of sleep medicine, 3rd Ed., W. B. Saunders Co., Philaderphia (2000)
2) A. A. Borbéry : *Hum. Neurobiol.*, **1**, 195 (1982)
3) D. F. Swaab, E. Fliers and T. S. Partiman : *Brain Res.*, **342**, 37 (1985)
4) R. A. Wever : The circadian system of man, Springer-Verlag, New York (1979)

5) 本間さと：神経進歩, **5**, 775 (2001)
6) K. A. Stokkan et al. : *Science*, **291**, 490 (2001)
7) R. Y. Moore : Progress in Brain Research, Vol.93, D. F. Swaab et al. eds., p.101, Elsevier, Amsterdam (1992)
8) J. M. Waterhouse : *Brit. Med. J.*, **306**, 448 (1993)
9) B. E. Jones : Principles and practice of sleep medicine, 3rd Ed., M. H. Kryger, T. Roth and W. C. Dement eds., p.134, W. B. Saunders Co., Philaderphia (2000)
10) J. M. Siegel : Principles and practice of sleep medicine, 3rd Ed., M. H. Kryger, T. Roth and W. C. Dement eds., p.112, W. B. Saunders Co., Philaderphia (2000)
11) K. Sakai, S. Crochet and H. Onoe : *Arch. Ital. Biol.*, **139**, 93 (2001)
12) S. Inoue et al. : Sleep and sleep disorder ; From molecule to behavior, O. Hayaishi and S. Inoue eds., p.401, Academic Press, Tokyo (1997)
13) O. Hayaishi : *J. Appl. Physiol.*, **92**, 863 (2002)
14) A. A. Monjan et al. : Wake Up America: A National Sleep Alert, Vol.2, Report of the National Commission on Sleep Disorders Research, W. C. Demen., Chairman, p.182, U.S. Department Health and Human Service (1994)
15) 白川修一郎：最新 脳と神経科学シリーズ，第10巻 睡眠とその障害，高橋 徹，設楽信行，清水輝夫編，p.188, メジカルビュー社 (1998)
16) M. H. Bonnet : Principles and practice of sleep medicine, M. H. Kryger, T. Roth and W. C. Dement eds., p.50, W. B. Saunders Co., Philaderphia (1994)
17) D. F. Dinges : *J. Sleep Res.*, **4** (suppl. 2), 4 (1995)
18) B. Vellas and J. L. Albarede : Sleep Disorders and Insomnia in the Elderly, J. L. Albarede et al. eds., p.77, Nankodo, Tokyo (1993)
19) M. Okawa et al. : *Sleep*, **14**, 478 (1991)
20) D. F. Dings et al. : *Advan. Neuroimmunol.*, **5**, 97 (1995)
21) J. P. Kiley et al. : Wake Up America : A National Sleep Alert, Vol.2, Report of the National Commission on Sleep Disorders Research, W. C. Dement, Chairman, p.10, U. S. Department Health and Human Service (1994)
22) D. F. Kripke et al. : *Arch. Gen. Psychiat.*, **59**, 131 (2002)
23) 白川修一郎他：全国総合病院外来における睡眠障害と睡眠習慣の実態調査，平成7年度厚生省精神神経疾患研究委託費「睡眠障害の診断・治療及び疫学に関する研究（主任研究者： 大川匡子）」研究報告書，p.7 (1996)

24) K. Kim et al. : *Sleep*, **23**, 41 (2000)
25) 岡田　保他：神経進歩, **39**, 149（1995）
26) NHK放送文化研究所編：日本人の生活時間・2000, NHK国民生活時間調査, 日本放送出版協会（2002）
27) 東京都教育委員会：学齢期からの健康づくりのために―東京都公立学校児童・生徒の健康実態等調査結果報告書, 東京都教育庁体育部保健給食課（1993）
28) 白川修一郎他：学校メンタルヘルス, **3**, 57（2000）
29) E. Mignot : *Neuropsychopharmacology*, **25** (5 Suppl.), S5 (2001)

（白川修一郎）

4.10　免　　疫

　栄養状態が免疫機能やアレルギーに大きな影響を及ぼしていることはよく知られている．近年，わが国ではアレルギー疾患や自己免疫疾患の増加が深刻な問題となっており，その原因の1つとして食生活の変化が示唆されている．わが国の栄養摂取量の推移を見ると，戦前から昭和30年頃まではタンパク質や脂肪の摂取量が少なく，糖質は主に米や果物，野菜から摂取していたのに対し，近年は，動物性タンパク質，脂肪の摂取量が増加し，糖質はお菓子などに含まれる砂糖や甘味料からの摂取量が増加しており，欧米型食生活に変化している．現在，多くの人が食と健康に関心を持つようになり，免疫と栄養に関する研究が進み，種々の機能性食品が開発されているが，摂取する食物の量や質，栄養状態によって生体防御機構である免疫系が強く影響を受けることが明らかになっている[1]．

　免疫系は従来，神経系とは独立して働いていると考えられていたが，現在では神経‐内分泌‐免疫系として相互に密接なクロストークのあることが明らかになっている[2]．免疫反応は時に，発熱，発疹，じんま疹，関節症状，下痢，ショック症状を伴うこともある．また，花粉症やアトピーなどのアレルギー，自己免疫疾患，臓器移植のときの拒絶反応といった面倒な反応を引き起こすこともある．これら免疫系の異常は，中枢機能にも様々な影響を及ぼし，種々の心理的・行動学的変化を引き起こす．また心理的，精神的な要因が免疫系を中心とする生体防御機構に様々な影響を及

ぼすことも明らかになっている．本節では免疫系における栄養と脳機能の関連を考察する．

4.10.1 免疫応答と脳免疫系連関

　免疫機能とは，体に侵入した異物，あるいは体内で変異した細胞に対して防御，攻撃し，除去する機能である．この機能は，自律神経系や内分泌系とともにホメオスタシスのために重大な役割を果たしている．免疫機能は，主に4つの段階に分けることができる．第1段階では，皮膚や粘膜が非自己である異物の侵入を防いでいる．この段階で防御しきれなかった場合，第2段階として，すでに体液中にある補体や抗体，リンパ球の一種であるナチュラルキラー（NK）細胞などが侵入してきた異物に結合し，破壊する．第3段階では，血液中の好酸球が動員され，組織のマクロファージとともに貪食作用によって微生物を処理する．ここまでは自然免疫といわれる段階で，対象を確定せず無差別に働く防御である．第4段階では，T細胞やB細胞などのリンパ球が働き始める．これは，獲得免疫といわれる段階で，対象を確定してから活性化され，それぞれの異物に対して個別化した攻撃と記憶によって発揮する防御である．異物の侵入から抗体ができるまでは10〜14日程度かかる．また，体内から異物がなくなると，攻撃の過程抑制がかかり，免疫機能は解除される．第4段階で一部のT細胞やB細胞には攻撃した異物の記憶が残り，次に同じ種類の異物が侵入してきたときにはより早く対応することができる．

　免疫系細胞は自律神経系の調節を受けており，ノルアドレナリンやアセチルコリンといった神経伝達物質の受容体を発現している．また，種々の神経ペプチドの受容体も有している．一方，神経細胞は末梢の免疫情報を自律神経，あるいは脳室周囲器官や血管内皮細胞を介して受け取っている．また，神経細胞も免疫担当細胞が産生放出するサイトカイン類に対する受容体をもっている．脳内でも種々のサイトカインが産生放出されている．

　フリーラジカル，炎症性サイトカイン，エンドトキシン，紫外線，ウイルス，あるいは抗原刺激は，redox-modulated transcription factors

（レドックス関連転写因子）の1つである nuclear factor κB（NF-κB）という転写因子を標的細胞において誘導する．NF-κB は，炎症性酵素，炎症性サイトカイン，ケモカイン，接着因子などの発現を促し，炎症反応や免疫反応の引き金となる．炎症性ストレスとしてウイルス感染のモデルの poly-IC を腹腔内投与すると中枢神経系の視床下部や大脳皮質でも NF-κB カスケードが誘導される．その結果，インターフェロンなどの炎症性サイトカインが脳内とくに視床下部に強く発現する．拘束ストレスなどの非炎症性ストレスでもインターロイキン-1β（IL-1β）などのサイトカインが視床下部諸核やその他の中枢領域に発現する（図 4.32）[3]．これらの中枢サイトカインは局所においてグルタミン酸レベルを上昇させ，プロスタグランジンや一酸化窒素の産生を促し，ノルアドレナリンの放出を促す（図 4.33）[3]．セロトニン，ヒスタミン，さらには視床下部ペプチドのコルチコトロピン放出ホルモンやバソプレッシンなどの放出も促し，覚醒反応，痛覚の修飾，発熱や食欲不振など，様々なストレス応答を誘発する．

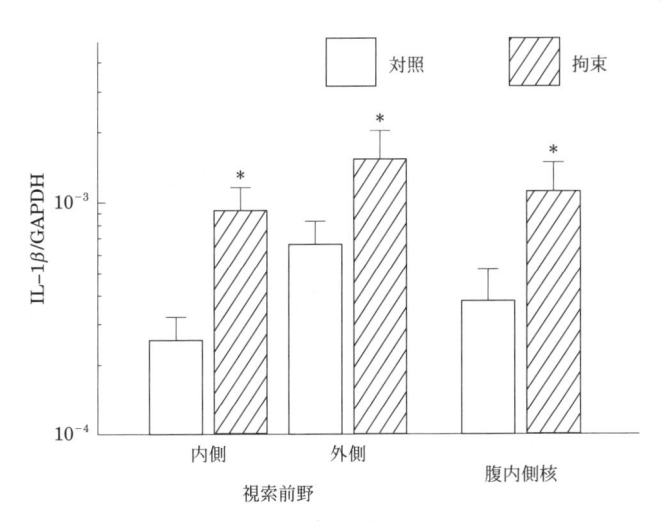

図 4.32　拘束ストレスにより視床下部で誘導されるインターロイキン-1β mRNA

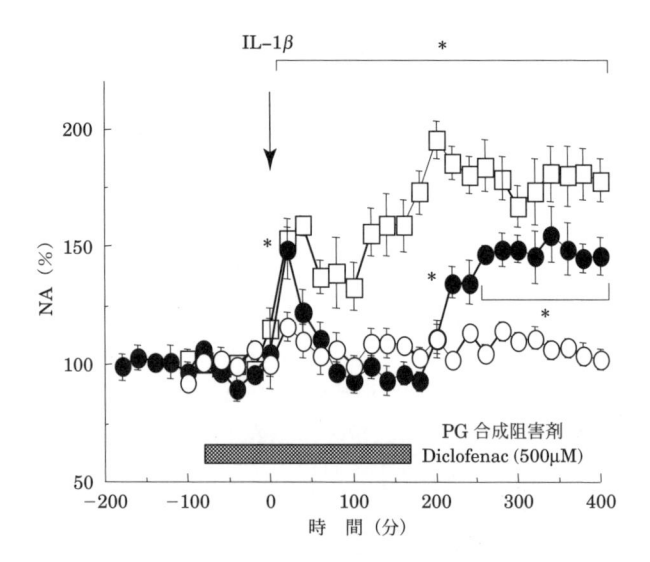

図 4.33 インターロイキン–1βによる前頭前野ノルアドレナリン（NA）放出の上昇とそのプロスタグランジン（PG）合成阻害剤による抑制

4.10.2 栄養過多と免疫異常

栄養不良は，主に栄養素が供給不足になる栄養不足と栄養素が供給過剰になる栄養過多に分けられる．近年，わが国では肥満の人や，糖尿病，高血圧，心疾患，がんなどの生活習慣病の患者数が増加しており，この主要な原因は栄養過多である．栄養過多は，過食，運動不足，食事療法の過剰処方（主にピリドキシン，ナイアシン），ビタミンAとDの過剰摂取，微量ミネラルの過剰摂取が主な原因として考えられる．肥満による高コレステロール血症はマクロファージの貪食能やリンパ球幼若化反応を低下させる．好中球や抗原の処理能力は肥満による影響を受けず，貪食能だけが低下することが分かっている[1]．

4.10.3 栄養不足による免疫不全

免疫不全症を伴う栄養不良と感染症が発展途上国における乳幼児死亡の最大の原因であることから，栄養不足は早急に解決しなければならない深

刻な問題である．体重が期待平均値の80％をきるほどの栄養不良では，免疫機能に何らかの障害を及ぼしており，70％未満の場合には免疫機能に重度の障害が起こる．栄養不良に陥っている人の多くは，呼吸器感染，ウイルス性疾患，胃腸炎にかかりやすい．これらの感染症は代謝必要量を高め，食欲を感じなくさせるので，さらなる栄養不良と免疫不全を引き起こす悪循環となる．その他にも，体重減少，皮膚アレルギー，胸腺萎縮，T細胞レベルの低下，細胞性免疫の低下，食細胞の貪食作用の低下などが見られる．皮下脂肪は体の保温機能とともに生体防御にも重要な役割を果たしていることも明らかになっている．免疫機能の障害の程度は栄養不良の程度と継続期間，基礎疾患（感染，その他の栄養欠乏）と関係する．栄養不良の回復とともに免疫学的な障害は急速に回復する．

4.10.4 カロリー制限による免疫促進

栄養不足も栄養過多も免疫機能に障害を及ぼすが，栄養不足にならない程度のカロリー制限（低栄養）を行うことで外来抗原に対する免疫機能を維持し，病気の発症を抑制し，寿命を延長させることが様々な実験で明らかになっている[4]．

1) 総カロリーと脂肪摂取量との関係

6週齢の自己免疫病発症マウスを，(1) 高カロリー・高炭水化物摂取群（カロリーの約70％は炭水化物），(2) 高カロリー・高脂肪食摂取群（カロリーの約70％は脂肪），(3) 低カロリー・高炭水化物摂取群（高カロリー群の60％カロリー摂取），(4) 低カロリー・高脂肪食摂取群，(5) 対照群の5群に分けて免疫能を調べると，低カロリー群は高カロリー群より抗DNA抗体，免疫複合体の産生が抑制されており，栄養の質に関係なく，カロリー制限することで自己免疫疾患の発症が抑えられる[4]．自己免疫疾患の進行のもう1つの指標として尿中タンパク質の推移を調べると，高カロリー群は栄養成分の違いにかかわらず，5か月から尿タンパク陽性となり，9か月までに全て陽性になる．低カロリー群では，低カロリー・高脂肪食摂取群は17か月で90％の陽性率であったのに対し，低カロリー・高炭水化物摂取群は27か月で40％の陽性率にすぎない．低カロリー群においては，

12か月以降に栄養の質が病気の進行に及ぼす影響の差異が認められ，生存率を調べると，カロリー制限をすることで寿命は2倍に，カロリー制限と同時に脂肪摂取量を制限することで約3倍に延びる．自己免疫疾患の発症や進行，寿命に及ぼす最も大きな因子は，総カロリー摂取量で，次に脂肪摂取量が挙げられる．

2) 総カロリーとタンパク摂取量との関係

上記マウスを高カロリー群・高タンパク質（食餌成分の50％），高カロリー群・低タンパク質（食餌成分の15％），低カロリー群（高カロリー群の60％カロリー摂取量）・高タンパク質，低カロリー群・低タンパク質の4群に分けて免疫機能を調べると，タンパク摂取量に関係なくカロリーを制限することで脾細胞のIL-2（インターロイキン-2）産生能，PHA（passive hemagglutination）に対する反応性，T細胞などの細胞性免疫機能は高く保持される[4]．また，高カロリー群はタンパク摂取量に関係なく6か月から尿タンパク陽性となり，10か月までに100％陽性となった．低カロリー群も，タンパク摂取量に関係なく10か月より徐々に尿タンパク陽性となり，18か月で80％陽性となる．平均寿命も，高カロリー群で高タンパク質279日，低タンパク質295日，低カロリー群は，高タンパク質502日，低タンパク質573日であり，両群ともタンパク摂取量はほとんど関連がない．以上のことから，病気の進行にタンパク摂取量は大きな影響はなく，カロリー摂取量が大きな影響を及ぼしているといえる．

3) 食事制限を開始する時期の影響

T細胞増殖を起こす遺伝子を持ったマウスは，全身のリンパ節腫脹，リウマチ様関節炎，間質性肺炎，肉芽腫性血管炎などを起こし，これらの進行は早く，平均寿命は6か月である．このマウスを，2週齢から低カロリーを与え続けた群と，初め低カロリーで3週齢から高カロリーを与えた群，2週齢から高カロリーを与え続けた群と，初め高カロリーで自己免疫病の発症が見られる3週齢から低カロリーを与えた群の4群に分けた．そこでの体重，尿中タンパク質の量の変化，生存率を調べた．その結果，発症前の早期からカロリー制限することで，自己免疫疾患の発症は抑制され，免疫機能は保持され，寿命は2倍以上延びた[4]．また，発症後にカロ

リー制限しても，発症前から制限していた群ほどではないが，病気の進展は抑制され，寿命が2倍近く延びることが明らかになっている．

4) カロリー制限の免疫促進機序

過酸化水素分解酵素であるカタラーゼは，高カロリー・高炭水化物群において低下したが，高カロリー・高脂肪食群では低下せず，寿命と活性酸素毒に関する酵素との間には，はっきりとした関連は見られない．また，5週齢のマウスを高カロリー摂取群と低カロリー摂取群に分けて細胞周期（cell cycle）を観察すると，脾のリンパ球は低カロリー群に比べ高カロリー群においてS期，G_2+M期は増加し，G_1期は減少する．骨髄のリンパ球では違いが見られない．末梢リンパ系組織においてカロリー制限によって細胞分裂の割合が抑えられていることになる．

以上をまとめると，① 自己免疫病発症マウスの病気の進展を抑え，寿命を延ばす栄養学的方法は，総カロリー，脂肪などの摂取を制限することである．② 栄養不足でない程度の栄養制限によって，外来抗原に対する通常の免疫機能は保持され，また，自己抗体の産生は抑制され，寿命は2倍以上延長される．③ 栄養のうちで，総カロリー摂取量が最も重要な因子であり，次いで脂肪摂取量である．④ タンパク摂取量は，病気の進行や免疫機能に大きな影響を及ぼさない．しかし，脂肪やタンパク質の違いによって，免疫機能，自己抗体の産生や病気の進行に差異が見られる．⑤ 病気の発症後でも，初期であればカロリー制限により病気の進行は抑えられる．⑥ カロリー摂取量は，マウスの種類によって異なり，カロリー制限の最大の効果は自由摂取群の60％前後で認められる．⑦ カロリー制限によって，末梢血リンパ系組織における細胞分裂の割合が抑制されていると考えられる．

4.10.5 脳と栄養と免疫

カロリー制限で免疫能が賦活化されるが，そのメカニズムの少なくとも一部に中枢神経系が関与している．カロリー制限により摂食中枢の視床下部外側野は活動が亢進することが予想される．摂食中枢の視床下部外側野を刺激するとNK細胞の活性が促進される[5]．満腹中枢の視床下部腹内側

核を破壊すると初期にはNK細胞活性が抑制されるが,4週後で肥満が成立した状態ではNK細胞活性が上昇する[6]．これらの知見は食欲を調節する視床下部領域が免疫能を調節していることを強く示唆する結果であり,カロリー制限の免疫促進作用と符合する結果である．

感染や炎症で中枢および末梢のサイトカイン系が作動すると,発熱や食欲不振,睡眠が誘発される．発熱物質は食欲抑制物質であり,睡眠物質として作用する．その主要標的細胞は視床下部のグルコース・エストロゲン・温度受容ニューロンであり,感染や炎症における発熱や食欲不振,あるいは抑うつ反応は病的反応として治療の対象になる．しかし,動物実験で感染発熱時に解熱剤を投与して平熱にすると,かえって致死率が増加する．また,感染やエンドトキシンの投与で食欲不振に陥ったとき,健常時と同量の食物を摂取させると,やはり致死率が増加する．感染や炎症で生じる発熱と食欲不振は,一見病的な反応のようであるが,生体にとってはプラスの効果があることになる．ヒトでも小児に解熱剤を投与すると,感染症発病から治癒までの期間が延長するという報告もある．これらの知見を総合して判断すると,視床下部の摂食調節系は生体防御システムとしても重要な役割を果たしているものと思われる．

不規則でストレスの多い現代人にとって,健康管理のために必要な情報を身につけることは大切である．また近年,花粉症,アトピーなどのアレルギー患者の増加,肥満や糖尿病,高血圧,心疾患,がんなどの生活習慣病にかかる人が増えていることからも,栄養と免疫に関する研究は有益であるといえる．しかし,これらの疾患は,単に1つの因子からなるのではなく,複数の因子が長年積み重なって発症する場合が多い．よって,疾患を予防する場合や研究を進めるうえで栄養,睡眠,精神的ストレス,休養,運動,自然環境など多角的なアプローチが必要不可欠であり,それらの正しい情報が求められている．

引用文献

1) R. K. Chandra : *Eur. J. Clin. Nutr.*, **56** (Suppl. 3), S73 (2002)

2) 粟生修司, 堀 哲郎：神経・内分泌学の基礎, 神経内分泌免疫学, 井村裕夫, 堀 哲郎, 松村 繁編, p.10, 朝倉書店 (1993)
3) H. Kamikawa et al.：*Am. J. Physiol.*, **275**, R803 (1998)
4) C. Kubo et al.：*Proc. Soc. Exp. Biol. Med.*, **201**, 192 (1992)
5) H. Iimori et al.：*Neuroimmunomodulation*, **5**, 221 (1998)
6) T. Katafuchi et al.：*Brain Res.*, **652**, 164 (1994)
7) S. Aou：Thermotherapy：Principles and Practice ― Applications in Neoplasia, Inflammation, and Pain ―, M. Kosaka et al. eds, p.63, Springer-Verlag, Tokyo (2001)

〈粟生修司・内田典子・久保千春〉

4.11 性　欲

　性欲は食欲と密接な機能連関があり，さらに体温調節機構とも関係があり，環境変化に応じて相互に干渉し，かつ調和的に制御されている．例えば，雌が発情するときは血液中のエストロゲンが上昇するが，その結果，脳内の糖利用率とエネルギー消費が増え，行動が活動的になり，体温が上昇する．食欲はこのとき低下する．満腹状態でグルコースが上昇すると，エネルギー消費と熱産生が上昇すると同時に，エストロゲン受容体は増加し，雌の生殖機能が上昇する．逆に，絶食は性周期を止めるとともに，睡眠時の体温低下を増強し，エネルギー消費を節約しようとする．寒くなると，人間も動物も食欲が増加する．特に脂肪に対する嗜好性が増す．脂肪を多く食べると熱保持が良くなり，脂肪量に応じてレプチンも増加する．レプチンが増えると，交感神経の活動が促進し，熱産生を高め，同時に生殖機能も上昇する．一方，暑熱時は食欲が低下し，脂肪に対する嗜好性も低下する．また，夏期不妊性という言葉があるが，男性の精子の活性が低下する．つまり摂食，生殖，体温調節機能は相互に関連しながら作動する．視床下部はこの機能連関の場として重要な役割を果たしている[1]．本節では性欲における脳機能と栄養の関連を考察する．

4.11.1　視床下部における生殖と摂食および体温調節の機能連関

　視床下部には生殖，摂食ならび体温調節に関する行動および生体内調節

機構が共存している（表 4.6）．視床下部亜核を刺激したり破壊すると，状況に応じて複数の生体反応が誘発されたり消失したりする．

視床下部外側野の刺激は摂食行動を最も強く誘発する部位であるが，雄の性行動を誘発できる場所でもある[2]．目の前にあるランプが点灯した時にレバーを押せば餌が出るというレバー押し摂食課題をサルに訓練しておくと，満腹時はランプが点灯してもまったくレバーを押さないが，視床下部外側野を刺激すると，満腹でもレバー押し摂食行動が誘発される．レバーを押すまではいかない場合でも，餌を見せるとそれを手で取って食べるという行動を誘発する．つまり，視床下部外側野の刺激は雌ザルがいると

表 4.6 視床下部亜核の諸機能と特徴的ニューロン

亜　　核	役　　割	特徴的ニューロン
視索前野／前視下野（POA/AH）	「雄性中枢」，「体温調節中枢」，母性行動，飲水調節，免疫調節，睡眠調節	性ホルモン取り込み細胞，性的二型核，温度感受性ニューロン，浸透圧感受性ニューロン，Gn-RH
視交差上核（SCN）	概日リズム（サーカディアンリズム）	体内時計
視索上核（SON）	神経内分泌	バソプレッシンニューロン，オキシトシンニューロン
室傍核（PVN）	神経内分泌，自律神経調節，摂食抑制，ストレス応答，免疫調節，情動	大細胞部：バソプレッシン，オキシトシン 小細胞部：TRH，CRH 他
腹内側核（VMH）	「満腹中枢」，「雌性中枢」，主として交感神経興奮（エネルギー消費），情動	グルコース受容ニューロン，エストロゲン取り込み細胞
背内側核（DMH）	摂食調節，雄性行動促進	グルコース受容ニューロンおよびグルコース感受性ニューロン
外側野（LHA）	「摂食中枢」，飲水調節，探索行動，報酬系，学習促進，主として副交感神経興奮	グルコース感受性ニューロン，浸透圧感受性ニューロン，MCH，オレキシン
弓状核（ARC）	摂食および代謝調節，生殖調節	内側：NPY/アグチ関連ペプチド/グルコース感受性ニューロン 外側：POMC/CART/グルコース受容ニューロン
乳頭体／後視床下部（MB/PH）	体温調節，覚醒，記憶，ストレス応答	ヒスタミンニューロン（結節乳頭核）

雄の性行動を引き起こし,餌が目の前にあると摂食行動を誘発することになる.

　視床下部外側野のすぐ内側にある視床下部腹内側核は,満腹中枢として摂食を抑制する場所であり,雌の性中枢でもある[1,2].レバー押し摂食課題を訓練したサルは,空腹時に課題開始の合図のランプを点灯するとすぐにレバー押し行動を始める.腹内側核を刺激すると,レバー押し摂食行動が電流の強さに応じて抑制される.電気刺激だけでなく,神経細胞を興奮させる興奮性伝達物質であるグルタミン酸を微量注入しても,レバー押し摂食行動が用量依存的に抑制される.したがって,視床下部腹内側核の神経細胞が興奮すると確かに摂食行動が停止する.空腹時の電気刺激で摂食が抑制される領域は視床下部外側野の内側にもあるが,グルタミン酸を入れて摂食を抑制するところは腹内側核と背内側核に限局しており,外側部に投与しても効果はない.餌の代わりに雄をおいて雌ザルの視床下部腹内側核を刺激すると,雌の性行動であるプレゼンティングが誘発される.あらかじめレバー押しを訓練しておくと,雄を身近に引き寄せるためのレバー押し行動も引き起こす.つまり性行動だけでなく,雄を近くに引き寄せたいという欲求も引き起こしていることになる.実際の性行動中に雌ザルの視床下部腹内側核の神経活動を記録すると,プレゼンティングに一致して活動が上昇する.しかもプレゼンティングを繰り返すうちに活動が次第に大きくなっていき,ピークに達した後,雄の射精が起きて一連の交尾行動が終わる.

　内側視索前野は雄の性中枢と呼ばれているところであり,なおかつ体温調節中枢がある場所でもある.発情した雌ザルを目の前において雄ザルの視床下部を刺激すると雌の方に手を延ばして腰をたぐり寄せようとするタッチング行動を誘発する.雄のタッチングに応じて雌が臀部を雄に向けるプレゼンティングという姿勢をとると,雄は雌の足首をつかんで背後から乗りかかるマウンティングを行う.視床下部のかなり広範な領域でタッチング行動が誘発されるが,視索前野を刺激すると陰茎の挿入から腰の前後運動であるスラストまで誘発できる.

4.11.2 視床下部細胞におけるグルコース・エストロゲン・温度共受容機構

　視床下部腹内側核の約2割の神経細胞は，女性ホルモンのエストラジオールに対して膜電位が脱分極し，神経活動が上昇する．その興奮作用はサイクリックAMPを介していることが，その産生を増やすフォルスコリンなどを用いた薬理的な研究で明らかにされている．ここにはグルコースに対して興奮する細胞も約3割存在する．腹内側核の神経細胞を形態学的に分類すると，1) 大型で4本以上の樹状突起が広く広がっているもの，2) 小型の紡錘形で樹状突起が2, 3本しかないもの，3) その中間，という3つのタイプに分けられる．エストロゲンで興奮する神経細胞とグルコースで興奮する神経細胞はどちらも1) のタイプで，このタイプの細胞もやはり2割から3割ぐらいの比率で観察される．つまり，同じタイプの細胞がグルコースとエストロゲンの両方に興奮することになる．視床下部腹内側核のエストロゲン受容体は，絶食や糖尿病状態で糖利用が障害されると減少することも分かっている．以上のことから，視床下部腹内側核の2, 3割を占める大型の細胞の少なくとも一部はエストロゲンにもグルコースにも興奮性に応答し，お互いにそれぞれの反応を増強しあう作用があると考えられる．

　視床下部腹内側核は雌の性中枢とも満腹中枢とも言われ，その活動が増すと雌の性行動が促進され摂食行動が抑制されるが，同じ細胞が一方で食欲を抑え，他方で雌の性行動を促進するように働いていることが考えられる．視床下部腹内側核のグルコース受容ニューロンは，エストロゲンだけでなく内因性の発熱物質であるインターフェロンαやインターロイキン-1β (IL-1β) などのサイトカインに対しても非常によく反応し，逆にグルコースに反応しないニューロンは，エストロゲンにもサイトカインにもあまり反応しない．つまり視床下部腹内側核の大型で樹状突起の発達した神経細胞の少なくとも一部は，グルコース，エストロゲン，発熱物質の共受容機構を持っていると思われる[1]．

　雄の性中枢である視索前野は体温調節中枢でもあり，温度感受性ニューロンが存在している．温度が高くなると活動が亢進する温ニューロンは，エストロゲンに対してもよく興奮し，細胞周囲のグルコースを下げても興

奮する．さらに，サイトカインである腫瘍壊死因子（TNF）や IL–1β では活動が抑制される．つまり，グルコース感受性機構と性ホルモン受容機構，および温度機構に機能的なリンクがあることになる．視床下部外側野のグルコース感受性ニューロンもグルコースの低下で興奮し，上昇で抑制されるが，上記の炎症性サイトカインで強力に抑制される．

　視床下部には，体温調節に重要な役割をしている温度感受性ニューロン，摂食調節をしているグルコース受容ニューロンとグルコース感受性ニューロン，さらに性行動に関係しているエストロゲン受容ニューロンがあるが，同じニューロンが2つまたは3つの情報を同時に受容していると思われる．食欲と性欲と体温調節の機能連関は，個体および組織レベルだけでなく細胞レベルでも発現していることになる[1]．

4.11.3　性欲と栄養をつなぐメディエーター

　性欲と食欲の調節機構は種々の神経伝達物質，ホルモン，サイトカインなどで調節されており，正常な環境あるいはストレス環境など状況に応じて異なる信号伝達機構が作動する（図4.34参照）．このうち，多くの生理活性物質は生殖および摂食調節の両者に関与している．

　ニューロペプチドYは摂食促進ペプチドであり，視床下部内側弓状核のニューロペプチドYニューロンは室傍核や脳弓周囲部に投射し，Y_1 あるいは Y_5 受容体に作用して摂食，特に炭水化物の摂取を促進する．Clarkらはラットにアルコールを長期投与し，性機能の低下，性ホルモンレベルの低下を認めている[3]．このときニューロペプチドYの発現部位に変化が認められ，特に正中隆起，後室周囲核でのレベルが上昇していることを報告していることから，このペプチドの性中枢への関与がうかがえる．

　レプチンは摂食抑制ペプチドであり，摂食後増加するインスリンなどの作用により脂肪細胞で産生および分泌が促され，摂食を抑制し，エネルギー消費を促進する．血液中のレプチンは脈絡叢から脳脊髄液に入り，また正中隆起部からも脳室に取り込まれ弓状核から腹内側核，室傍核さらには視床下部外側野に作用し，ニューロペプチドYやMCH（melanin-concentrating hormone）の産生放出を抑制する．レプチンは最近，月経調節のメ

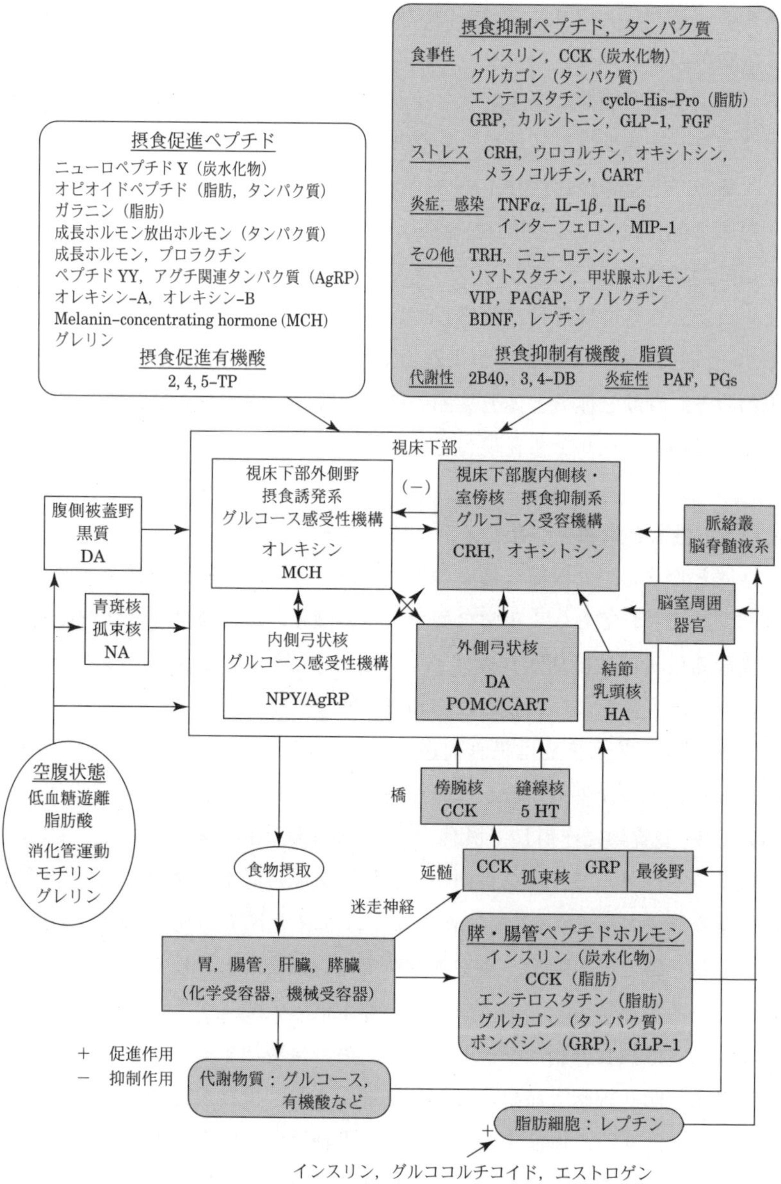

摂食促進ペプチド
ニューロペプチド Y（炭水化物）
オピオイドペプチド（脂肪, タンパク質）
ガラニン（脂肪）
成長ホルモン放出ホルモン（タンパク質）
成長ホルモン, プロラクチン
ペプチド YY, アグチ関連タンパク質（AgRP）
オレキシン-A, オレキシン-B
Melanin-concentrating hormone (MCH)
グレリン

摂食促進有機酸
2, 4, 5-TP

摂食抑制ペプチド, タンパク質
食事性　インスリン, CCK（炭水化物）
　　　　グルカゴン（タンパク質）
　　　　エンテロスタチン, cyclo-His-Pro（脂肪）
　　　　GRP, カルシトニン, GLP-1, FGF

ストレス　CRH, ウロコルチン, オキシトシン,
　　　　　メラノコルチン, CART

炎症, 感染　TNFα, IL-1β, IL-6
　　　　　　インターフェロン, MIP-1

その他　TRH, ニューロテンシン,
　　　　ソマトスタチン, 甲状腺ホルモン
　　　　VIP, PACAP, アノレクチン
　　　　BDNF, レプチン

摂食抑制有機酸, 脂質
代謝性　2B40, 3, 4-DB　　炎症性　PAF, PGs

視床下部
- 視床下部外側野　摂食誘発系　グルコース感受性機構　オレキシン　MCH
- 視床下部腹内側核・室傍核　摂食抑制系　グルコース受容機構　CRH, オキシトシン
- 内側弓状核　グルコース感受性機構　NPY/AgRP
- 外側弓状核　DA　POMC/CART

腹側被蓋野　黒質　DA
青斑核　孤束核　NA
結節乳頭核　HA
脈絡叢　脳脊髄液系
脳室周囲器官

空腹状態
低血糖遊離脂肪酸
消化管運動
モチリン
グレリン

橋　傍腕核　CCK　縫線核　5 HT
延髄　CCK　孤束核　GRP　最後野

食物摂取
迷走神経

胃, 腸管, 肝臓, 膵臓
（化学受容器, 機械受容器）

膵・腸管ペプチドホルモン
インスリン（炭水化物）
CCK（脂肪）
エンテロスタチン（脂肪）
グルカゴン（タンパク質）
ボンベシン（GRP）, GLP-1

代謝物質：グルコース, 有機酸など

脂肪細胞：レプチン

インスリン, グルココルチコイド, エストロゲン

＋　促進作用
－　抑制作用

図 4.34　摂食調節機構および摂食調節物質

ディエーターとしても注目されている[4]. 月経は体脂肪量に依存し, 体脂肪量が一定のレベルを越えて減少すると月経が停止する. レプチンは視床下部に作用して摂食を抑えるとともに性成熟や性周期の発現を促進する作用をもつことが明らかになっている.

Gn–RH（性腺刺激ホルモン放出ホルモン）は本来性腺刺激ホルモンを放出するホルモンで視床下部にて生産されるが, 実際には脳の他の部位はもとより全身のいろいろな部位で分泌されており, その作用も多様であるが詳しいことは未解明である. 栄養状態と性活動を調節するメディエーターとして, Wade らはこの Gn–RH の関与を仮定している[5]. 食料事情などによる栄養摂取状態の性活動に与える影響は, 終脳における Gn–RH 分泌ニューロンの活性の変化により調節されている可能性を述べている.

4.11.4 性 と 栄 養

性活動が人間の本能行動の 1 つである以上, その正常な働きを維持するための栄養源が必要であるのは当然である. 表 4.7 に不足状態において性活動に影響を及ぼすと報告されている栄養素を一覧にして掲げた[6]. 特定の成分が特定の性活動に大きく作用するというより, むしろどの栄養成分も全般的なホメオスタシスの維持に関わり, その一部分として性欲, 性ホルモン, 生殖, 性機能など性活動全般にも広く関わっているという傾向を示している.

成分過剰摂取の生殖毒性に関する研究として, Bataineh らは成熟雄ラットにマンガン, アルミニウム, 鉛, 銅を飲料水に混ぜて投与し, いずれも性活動が低下したと報告している[7]. また, 成分を投与する時期が毒性発現に重要だとする報告もある. Mirzahosseini らはビタミン D_3 を新生児ラットに過剰投与し, 成熟後の性活動が低下したと述べている[8]. Csaba らは同様にビタミン A, E, K を新生児ラットに過剰投与し, 特にビタミン A, E において, 成熟後の雄の性活動に顕著な低下が見られたとしている[9,10]. Carlos らは逆にラットの新生児期に授乳を制限したところ, その後の雄の生殖器に発育不良が認められたとしている[11]. いずれにしても新生児期における物質の摂取とその影響に関しては非常に重要な問題が

表 4.7 栄養摂取と性機能

	不足状態により性機能に与える影響		所要量 日本 (1994)	推奨1日摂取量 米国RDA (1989)	補給源
	欠乏症状*	要注意症状**			
エネルギー		生理が無くなる, 性欲減退			
タンパク質	性欲減退, 生理不順	不妊			魚介, 肉, 卵, 大豆, 乳製品, ナッツ
ビタミンB_2 (リボフラビン)	生理不順, 性欲減退, 生殖器炎症	性ホルモン分泌低下, 性器未発達	1.1mg	1.7mg	レバー, 乳製品, 魚, 卵, 納豆, アーモンド
ビタミンB_5 (パントテン酸)	性欲減退	生殖機能障害, 奇形児出産の心配		4〜7mg	レバー, 魚, 肉, 卵, 玄米, 牛乳, メロン
ビタミンB_6 (ピリドキシン)	月経異常, 妊婦の吐き気	月経前のむくみ, 生理痛, つわり		2.0mg	魚, レバー, いも, バナナ, 玄米
ビタミンB_{12} (コバラミン)	性欲減退, インポテンツ	月経異常, 奇形児出産の心配		2μg	レバー, もつ, 魚介, 肉
ビタミンC (アスコルビン酸)		性欲減退, 卵巣減弱, 生理不順, 生理過多, 妊娠中毒, 流産	50mg	60mg	果実, 野菜, グアバ, キウイ, レモン, ブロッコリー
ビタミンA (レチノール)	生殖機能低下, 不妊, 卵巣発育不良, 精子生産不良	女性ホルモン分泌減, 流産しやすい, 子宮粘膜が弱る	2 000単位	5 000単位	ウナギ, レバー, 緑黄野菜, ホタルイカ
ビタミンE (トコフェロール)	生殖機能低下, 不妊, 睾丸老化, 男性不妊	精子運動低下, 精巣変形, 生理過多, 生理痛, 早産しやすい	10mg	10mg	種実, 植物油, 魚類, アーモンド, タラコ
ビタミンK (フィロキノン)		月経過多, 流産		70μg	野菜, 納豆, 肉
葉 酸	流産しやすい, 難産, 奇形児出産の心配	生理痛, 不妊		200μg	レバー, 野菜, きな粉, サツマイモ, インゲン
p-アミノ安息香酸		性欲減退, 不妊, 生殖機能障害			レバー, 玄米, 卵, 牛乳, キャベツ
必須脂肪酸	生殖機能障害	不妊, 月経障害, 前立腺障害			ヒマワリ種子, クルミ, エゴマ油, マグロトロ
亜 鉛 (Zn)	性成熟遅延, 生理不順, 性器発育不全, 性腺機能低下, 前立腺肥大, インポテンツ	月経異常, 膣炎, つわり, 無毛症, 性欲減退, 精子減少, 不妊, 難産, 男性ホルモン分泌減		15mg	カキ, カニ, ホタテ, 肉, レバー, ナッツ
カルシウム (Ca)	生理不順	生理痛, 妊娠中毒, 流産, 早産, 難産	600mg	1 200mg	小魚, 乳製品, 大豆, 海藻, 野菜
カリウム (K)		月経困難, 生殖力低下		2 000mg	果実, いも, 野菜, 豆, 魚
マンガン (Mn)	不妊, 出産障害	生殖機能障害, 性機能低下, 不能		2〜5mg	抹茶, 煎茶, 大豆, クリ, 玄米
セレン (Se)		男性不妊, 精子減少, インポテンツ		70μg	カニ, ホヤ, カツオ

* 欠乏により発現する症状.
** 欠乏により発現の可能性のある症状.

[文献 6) を改変]

存在する可能性があり，それが明らかになるには今後の多くの実験データの蓄積が必要であろう．

現代社会では，エネルギー利用と化学合成の技術が発展する一方で，生体内外の環境が大きく変化している．生体内の調節は，視床下部のホメオスタシス系が中心的な役割を果たしており，体温，睡眠，免疫系，生殖，飲水のホメオスタシス系があり，温度，グルコース，エストロゲンに対する受容機構がある．外界環境の変化が内界環境の調節機構に大きな影響を及ぼし，様々な健康問題を起こしている可能性に今後さらに注目していく必要がある．

引用文献

1) S. Aou : Thermotherapy : Principles and Practice — Applications in Neoplasia, Inflammation, and Pain —, M. Kosaka *et al.* eds, p.63, Springer-Verlag, Tokyo (2001)
2) 粟生修司，堀　哲郎：日本生理誌，**57**（増刊号），155（1995）
3) J. T. Clark *et al.* : *Regul. Pept.*, **25**, 75 (1998)
4) F. F. Chehab, M. E. Lim and R. Lu : *Natur. Gen.*, **12**, 318 (1996)
5) G. N. Wade, J. E. Schneider and H. Y. Li : *Am. J. Physiol.*, **270**, E1 (1996)
6) 福井　透：薬剤師がすすめるビタミン・ミネラルの摂り方，丸善（1997）
7) H. Bataineh, M. H. Al-Hamood and A. M. Elbetieha : *Hum. Exp. Toxicol.*, **17**, 570 (1998)
8) S. Mirzahosseini, C. Karabelyos and O. Dobozy : *Hum. Exp. Toxicol.*, **15**, 573 (1996)
9) G. Csaba and A. Gaal : *Hum. Exp. Toxicol.*, **16**, 193 (1997)
10) G. Csaba and C. S. Karabelyos : *Acta Physiol. Hung.*, **87**, 25 (2000)
11) C. P. Carlos *et al.* : *Physiol. Behav.*, **59**, 147 (1996)

〔粟生修司・藤本哲也〕

第5章 脳機能活性で注目される食品成分

　日常摂取する食品中には，栄養素のみならず非栄養素などの色々な成分，例えば，食物繊維，環境ホルモン，食品添加物，薬物，環境汚染物質などが含まれていることが多い．本章では，食品中にもともと含まれており，脳機能の活性化に関連があると注目され，その生理機能が明らかにされてきた食品成分について，また，新たな食品開発のために人工的に合成され広範囲に利用されている物質の脳神経系への影響について取り上げた．これまでは，非栄養素ということで余り注目されなかった成分，あるいは，微量にしか含まれていないことからその重要性が認識されなかった成分が，高次の脳神経活動に対して影響を及ぼすということは大変興味深く，今後とも，新たな生理機能物質の探索と作用機序の解明が期待される．

5.1　ホスファチジルセリンと脳機能

5.1.1　ホスファチジルセリンとは

　中国には「以類補類」といって，「ある臓器の働きが弱まった時には健康な動物の同じ臓器を食べれば良い」という考えがある．現在の科学知識から見ると正しくない場合もあろうが，中国の人々は経験的に「特定の臓器に特定の栄養素が局在している」ことを知っていたとも解釈できる．

　この考えに従えば，「弱った脳の機能を改善するには健康な動物の脳を摂れば良い」ことになるが，ホスファチジルセリン（phosphatidylserine；PS）は脳に特に多く含まれるリン脂質であり，発見当初より「脳機能」との関連が注目されてきた．

　PSは，1941年にFolch[1]がウシ脳セファリン画分より分離同定した，極性基としてセリンを持つグリセロリン脂質である．PSは動物，高等植

物および微生物に広く分布する酸性リン脂質であるが,動物の形質膜では脂質二重層の内側に局在し,全リン脂質の10～20％を占めている.動物細胞には2種類のPS合成酵素が存在し[2],ホスファチジルコリン,ホスファチジルエタノールアミンなどの極性基部分がセリンと交換反応を起こすことによりPSが合成される.

PSの摂取が脳機能に与える影響として,例えば1970年代には脳Na^+,K^+–ATPase活性の増強や脳内グルコース濃度の上昇作用,また1980年代になると動物実験により記憶障害の回復作用が明らかにされた.そして,1986年にはDelwaideら[3]によって,ウシ脳PS(ウシの脳から抽出したPS)の経口投与により老人性痴呆症が改善することが始めて明らかとなり,以来,脳の機能を改善する素材として注目されている.

以下に,PSと脳機能との関係について,著者らが大豆レシチンとL-セリンを原料に製造した大豆転移PS(SB-tPS)のデータもまじえて紹介する.

5.1.2 ウシ脳PSに関する臨床試験

Delwaideら[3]の報告以後,欧米で10件を超える二重盲検臨床試験が行われ,いずれも老人性痴呆症に対する有効性が示されている.

Cenacchiら[4]が行った臨床試験では,中程度ないし重度の知能低下を示す215人の患者に1日300mgのウシ脳PSを6か月間経口投与して,210名のプラセボ投与群と比較している.それによると,PS投与群では知的能力に関するスコアが有意に向上し,感情に関するスコアも改善されていた.なお,6か月の投与期間中PSが原因と考えられる副作用はほとんど見られず,あっても臨床的に重要なものではなかった.

Heissら[5]は,アルツハイマー病患者に1日400mgのウシ脳PSを6か月間投与し,知能を評価するとともにPET(positron emission tomography)により脳のグルコース代謝を測定した.その結果,知的訓練だけの患者では知的能力はほとんど変化せず,グルコース代謝は低下傾向にあったが,訓練とともにPSを投与した患者では,知的能力に関するスコアが有意に改善され,調べた全ての部位で投与前に比べてグルコース代謝が活

発化していた.

PSの効果は「物忘れ」に近い概念である"age-associated memory impairment (AAMI)"に対しても認められている. Crookら[6]は, 1日300mgのウシ脳PSを12週間投与することにより「名前と顔の関連づけ」や「電話番号の記憶」など, 日常生活に関わる学習記憶のスコアが2ポイント向上(12歳若返ったのに相当する)することを報告している.

痴呆症の改善や記憶障害の回復以外にも, PSにはうつ病[7]やパーキンソン病[8]の症状を軽減することが報告されている. また, ストレス時の血中ACTH(副腎皮質刺激ホルモン)上昇を抑制すること[9]や注意欠陥多動性障害(ADHD)[10]に対する効果も報告されており, 痴呆症の改善や記憶障害の回復以外の効果も期待できる.

5.1.3 大豆転移PSの脳機能改善作用
1) 大豆転移PS

このようにPSは脳の機能を改善する食品素材として期待されるが, 天然物中で最も含量が多いとされるウシの脳の場合でも, 脳1個から得られるPSは1g程度に過ぎず, 製造コストや原料確保の点で問題がある. また, ウシの脳はウシ海綿状脳症(狂牛病)を媒介する恐れもあり, 食品としての利用は実際上不可能である.

リン脂質加水分解酵素の一種であるホスホリパーゼD(PLD)にはホスファチジル基転移反応を触媒するものが存在し, この反応を利用してPSを調製することができる. 著者らはウシ脳PSの問題点を解決するため, 微生物由来のPLDを用いて大豆レシチンとL-セリンとを原料にPS(大豆転移PS)を大量製造する技術[11]を開発した(図5.1).

なお, 転移PSの調製に際しては, ヘキサン, トルエン, 酢酸エチルなどの有機溶媒が用いられてきたが, 食品衛生法により日本国内で流通するPS含有食品の製造には使用することができない. 著者らは, これらの有機溶媒を使用しない転移PSの製造法を確立している.

脂肪酸分析の結果, 大豆転移PSの主要構成脂肪酸は1位がパルミチン酸(16:0)またはリノール酸(18:2), 2位はリノール酸であった. これに

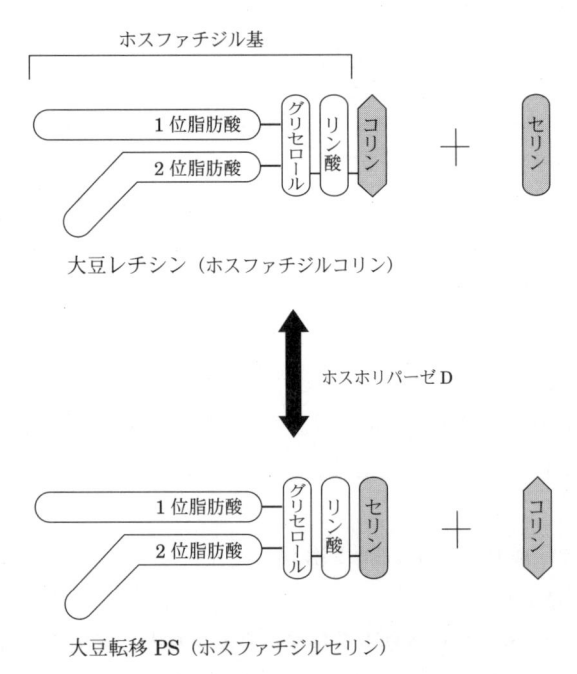

図 5.1 ホスファチジル基転移反応を利用した大豆転移 PS 製造法[11]

対して，試薬として入手したウシ脳 PS の脂肪酸組成は 1 位がステアリン酸（18:0），2 位はオレイン酸（18:1）が大部分であり，両者は PS という共通の構造を持ち炭素鎖長も近いものの，異なる分子構造であった[12]．

2) 薬物で誘発した記憶障害の回復

著者らは，スコポラミン（アセチルコリン遮断薬）で誘発したマウスの記憶障害が，大豆転移 PS の経口投与により回復することを観察している[13]．同様の作用は記憶障害をシクロヘキシミド（タンパク質合成阻害剤）で誘発した場合にも認められ[13]，アリセプト™ に代表されるアセチルコリン分解酵素阻害剤とは異なる作用様式で働くことが示唆された．

なお，大豆転移 PS の効果はマウスの脳室内に直接投与した際にも観察され，末梢組織で代謝されることなく脳に直接作用しうることが明らかとなった[14]．

3) 学習能力の向上

Zanottiら[15]は，老齢ラットに1日当たり50mg/kgのウシ脳PSを7週間連続で経口投与することにより，モリス水迷路試験の学習成績が向上することを報告しているが，著者ら[16]の研究から，大豆転移PSを老齢ラットに投与した場合にも同様の学習向上効果を持つことが示された（図5.2）．また，脳機能の生化学的指標であるシナプトソームからのアセチルコリン放出およびNa^+, K^+-ATPase活性も，若齢動物に近い水準に回復していた．

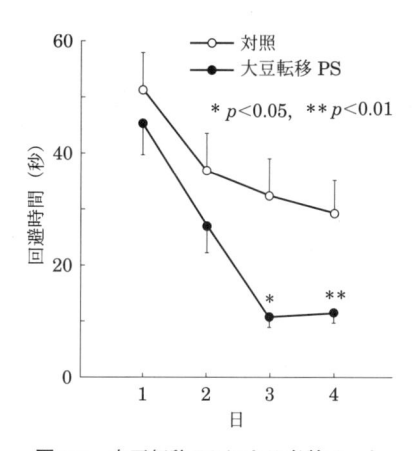

図5.2 大豆転移PSによる老齢ラットの学習能改善作用[16]

学習能力の低下した老齢ラットに大豆転移PSを60日間経口投与（60mg/kg/日）した後，モリス水迷路試験を実施し，回避時間を測定した．

以上の結果から，大豆転移PSはウシ脳PSと同様に，薬物による記憶障害の回復のみならず，加齢に伴う脳機能低下に対しても有効と結論することができる．なお，著者らが行った最近の研究によれば，大豆転移PSの経口投与により若齢動物の学習能力が向上することも認められており，PSは痴呆症患者だけでなく健常人の脳機能を高めることも期待される．

4) 虚血性脳障害の予防

PSは一酸化窒素合成酵素（NOS）の活性および誘導を抑制すること[17,18]，$TNF\alpha$（腫瘍壊死因子）の分泌を抑制すること[19]が報告されており，これらの機構を介して虚血による神経細胞死を抑制する可能性も考えられる．事実，著者らのグループでは，スナネズミに大豆転移PSを5日間経口投与することにより，海馬CA1領域錐体細胞の遅延細胞死が軽減されることを観察しており[20]（表5.1），PSには脳梗塞などの虚血性脳障害や老人性痴呆の原因の1つとされる脳血管性痴呆に対しての予防効果も期待される．

表 5.1 海馬錐体細胞の遅延細胞死に対する大豆転移 PS の効果
（細胞傷害スコアの分布）

	細胞傷害スコア			
	Ⅰ (0〜10%)	Ⅱ (10〜50%)	Ⅲ (50〜90%)	Ⅳ (90〜100%)
対　照	2	1	2	19
大豆転移 PS	3	0	19	6

5) 安 全 性

ウシ脳 PS に関して実施された 20 例を超える臨床試験の中で，重要な副作用は報告されておらず，また食品を通じて広く摂取していることなどから PS は安全な物質と言うことができる．大豆転移 PS は狂牛病感染の恐れもなく，変異原性試験，単回投与試験，1 か月の反復投与試験のいずれでも毒性は認められていない．

5.1.4 体 内 動 態

経口投与された PS は膵ホスホリパーゼ A_2 によりリゾ PS となり，消化管から吸収されて内膜に到達した時点で再アシル化されて PS に戻ると考えられる．PS は経口投与 30 分後には血流中に出現するが，同位体標識された PS をラットの静脈内に投与した実験では，放射能の多くは肝臓や高密度リポタンパク質に取り込まれており，脳には 0.1 % が分布するとの報告[21]がある．

5.1.5 作 用 機 構

PS の脳機能改善機構についてはまだ十分に解明されていないが，ウシ脳 PS を中心にこれまでに報告された知見を紹介する．

1) アセチルコリン放出

PS はスコポラミンによる記憶障害を回復させることから，脳内のアセチルコリン動態に影響する可能性が考えられる．

Pepeu ら[22]は，老齢ラットに PS を腹腔内投与して微小透析法により脳内アセチルコリンの動きを調べた．その結果，PS 非投与の老齢ラットで

は，大脳皮質，海馬，線条体のいずれの部位においてもアセチルコリン濃度が若齢に比べて低値を示したが，ウシ脳PSを投与した場合には若齢ラットに近いレベルにまで回復していた．

また，田中ら[23]はマウスの脳より調製したシナプトソームからのアセチルコリン放出が，10μM以下の濃度のPSあるいはホスファチジルコリン添加により上昇することを報告しており，作用機構解析の糸口として注目される．著者ら[24]も大豆転移PS添加によりアセチルコリンの放出が上昇することを見ているが，アセチルコリン合成はほとんど変化しないことから，PSは特に放出過程に影響すると考えられる．

2) 脂質過酸化

PSは，脂質過酸化反応を抑制する[25]，フリーラジカルによる線維芽細胞の傷害を軽減する[26]などの報告があり，脂質過酸化反応の抑制を介して脳機能を改善する可能性が考えられる．

ところで，アルミニウムが痴呆症の一因となることが指摘されているが，アルミニウムは脳リン脂質の中でPSの過酸化反応のみを選択的に促進するとの報告[27]があり，痴呆脳におけるPSの過酸化状態，特にPS投与の影響に興味が持たれる．

3) 神経細胞の形態

スパイン（spine）は神経細胞の樹状突起に存在する突起物であり，この部分に多くのシナプスが形成される．Nunziら[28]によれば，ラット海馬錐体細胞のスパイン密度は加齢に伴って低下する．これに対して若齢時からPSを飲料水に混ぜて毎日飲ませた場合には，スパイン密度は高いレベルに維持されており，神経伝達効率の改善を説明する情報として注目される．

4) 生体膜機能への影響

神経細胞の活動は細胞内を陰性とする静止膜電位に依存している．Tanakaら[29]によれば，老齢マウス・シナプトソームの静止膜電位は若齢に比べて低いが，これは膜電位の維持に働くイオンポンプであるNa^+, K^+-ATPase活性の低下によると考えられる．

加齢に伴うNa^+, K^+-ATPase活性低下機構の1つとして，酵素周囲の

膜流動性の低下があげられる．*in vitro* で添加された PS が膜流動性に影響してシナプトソーム膜の Na^+, K^+–ATPase 活性を増強するとの報告[30]があり，PS が生体膜の微小環境に影響して神経細胞の働きを改善する可能性もある．また，著者らが行った経口投与試験[16]において，老齢ラットで低下したシナプトソーム Na^+, K^+–ATPase 活性が大豆転移 PS 投与群で若齢に近いレベルに回復することを見ており，この考えを支持する．

PS はまた synaptotagmin, rabphilin–3A, annexin, myristoylated alanine rich C–kinase substrate（MARCKS）などの膜結合タンパク質へ影響して，神経伝達物質の開口放出を促進することも考えられる．

5) その他のメカニズム

本節で紹介した以外にも，PS はタウタンパク質の異常なリン酸化[31]，アポトーシス[32]，細胞内情報伝達系やホルモンの分泌など脳の機能に関わる様々な現象に影響を与える可能性があり，このうちのどれが痴呆症の改善に重要なものであるか，今後明らかにする必要がある．

PS は脂質二重層の内側に局在する形で生体内の至る所に分布しているので，1 つのメカニズムによるのではなく，いくつかの作用が統合された結果として脳機能を改善していることも考えられる．

5.1.6 食品と PS

多くの臨床試験では 1 日に 300mg の PS が投与されているが，最近の報告では 100mg でも長期間投与すれば痴呆症状に有効とされている．欧米型の食事では 1 日に約 80mg の PS を摂取していると計算され，献立の工夫により数十 mg を上乗せすることは十分に可能と考えられる．

図 5.3 に示すように，PS は脳以外では特にサバの血合肉に多く含まれている[33]．青背の魚には頭を良くすると言われるドコサヘキサエン酸（DHA）が豊富に含まれるが，痴呆症予防に関しては血合肉が特に有効かもしれない．

著者らの知る限りでは，PS 含量の多い食品素材を網羅的に探索した例はまだない．今後さらに PS を多く含む食品素材が見出され，日常の食事を通して PS が利用されることも期待される．

5.1 ホスファチジルセリンと脳機能

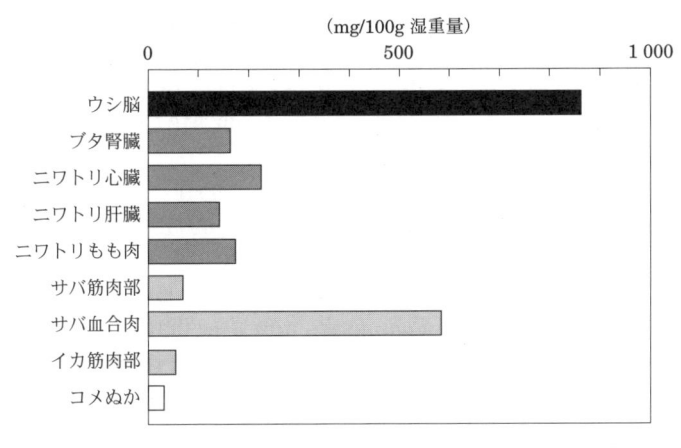

図 5.3 食品素材中のホスファチジルセリン含量[33]

ウシ脳 PS は臨床試験に加え動物実験も豊富で,老人性痴呆症への有効性は既に確立されたものと考えられる.大豆転移 PS も,本節で紹介した動物実験データや米国で行われた大豆由来 PS の臨床試験結果[34] などから,ウシ脳 PS とほぼ同等な効果を持つと考えられる.

加齢に伴う記憶障害や痴呆などを,安全な PS で予防あるいは軽減できることは,高齢化社会に向けての「生活の質向上」や「介護者の負担や医療費の軽減」の観点からも意義のあることと思われる.

引用文献

1) J. Folch and H. A. Schneider : *J. Biol. Chem.*, **137**, 51 (1941)
2) 久下 理 : 生化学, **71**, 1 (1999)
3) P. J. Delwaide et al. : *Acta Neurol. Scand.*, **73**, 136 (1986)
4) T. Cenacchi et al. : *Aging Clin. Exp. Res.*, **5**, 123 (1993)
5) W. D. Heiss et al. : *Dementia*, **5**, 88 (1994)
6) T. H. Crook et al. : *Neurology*, **41**, 644 (1991)
7) E. W. Funfgeld et al. : *Prog. Clin. Biol. Res.*, **317**, 1235 (1989)
8) F. Brambilla et al. : *Neuropsychobiology*, **34**, 18 (1996)
9) P. Monteleone et al. : *Neuroendocrinology*, **52**, 243 (1990)
10) P. M. Kidd : *Alten. Med., Rev.*, **5**, 402 (2000)
11) 工藤 聰,黒田彰夫 : *BIOINDUSTRY*, **7**, 494 (1990)

12) M. Sakai *et al.* : *J. Nutr. Sci. Vitaminol.*, **42**, 47 (1996)
13) M. Furushiro *et al.* : *Jpn. J. Pharmacol.*, **75**, 447 (1997)
14) S. Suzuki *et al.* : *Jpn. J. Pharmacol.*, **84**, 86 (2000)
15) A. Zanotti *et al.* : *Psychopharmacol. Berl.*, **99**, 316 (1989)
16) S. Suzuki *et al.* : *J. Nutr.*, **131**, 2951 (2001)
17) C. Calderon *et al.* : *J. Exp. Med.*, **180**, 945 (1994)
18) R. C. Venema *et al.* : *J. Biol. Chem.*, **270**, 14705 (1995)
19) G. Monastra *et al.* : *Neurology*, **43**, 153 (1993)
20) S. Suzuki *et al.* : *Jpn. J. Pharmacol.*, **81**, 237 (1999)
21) P. Palatini *et al.* : *Br. J. Pharmacol.*, **102**, 345 (1991)
22) G. Pepeu *et al.* : *Neurosci. Res. Commun.*, **13**, S63 (1993)
23) 田中康一他:脂質栄養学, **2**, 27 (1993)
24) H. Yamatoya *et al.* : *Jpn. J. Pharmacol.*, **84**, 93 (2000)
25) K. Yoshida *et al.* : *Biochem. Biophys. Res. Commun.*, **179**, 1077 (1991)
26) L. Amaducci *et al.* : *Ann. N. Y. Acad. Sci.*, **640**, 245 (1991)
27) C. X. Xie *et al.* : *Arch. Biochem. Biophys.*, **327**, 222 (1996)
28) M. G. Nunzi *et al.* : *Aging*, **8**, 501 (1987)
29) Y. Tanaka and S. Ando : *Brain Res.*, **506**, 46 (1990)
30) S. Tsakiris and G. Deliconstantions : *Biochem. J.*, **220**, 301 (1984)
31) T. B. Shea : *J. Neurosci. Res.*, **50**, 114 (1997)
32) K. Uchida *et al.* : *J. Biochem.* (Tokyo), **123**, 1073 (1998)
33) J. L. Weihrauch and Y. S. Son : *J. Am. Oil Chem. Soc.*, **60**, 1971 (1983)
34) T. H. Crook and B. D. Adderly : The Memory Cure, p.55, Pocket Books, New York (1998)

〔酒井正士〕

5.2 DHA と脳機能

5.2.1 DHA と は

　DHA は,直鎖高度不飽和脂肪酸の一種であるドコサヘキサエン酸 (docosahexaenoic acid) の略称で,炭素を 22 個,二重結合を 6 個もつものである.正式には,cis-4,7,10,13,16,19-ドコサヘキサエン酸 ($C_{22}H_{32}O_2$) であり,分子量は 328 である.純粋なものは室温で無色透明な液体で無臭である.この脂肪酸は分子構造上,その C 末端から数えて 3 番目の炭素同士の結合のところに初めて二重結合があることから ω3 系(n-3 系)

といわれ，α-リノレン酸，エイコサペンタエン酸（eicosapentaenoic acid；EPA）などと同族のものである．したがって，DHAを22:6 n-3と略して記載することが多い．なお，最近では，ω3よりもn-3と記述される場合が多い．動物体内ではα-リノレン酸からEPAを介してDHAが合成されたり，DHAからEPAが合成される．近年，魚油（DHA）の生理機能が精力的に研究され，動脈硬化症，心筋梗塞，脳梗塞などの心血管系疾患の予防効果，視覚機能向上作用，抗炎症作用，抗がん作用などが明らかにされている[1]が，ここでは，特にDHA摂取と脳機能に関する知見を中心に述べる．

5.2.2 食品中のDHA

DHAの前駆物質であるα-リノレン酸は，シソ油（エゴマ油），ナタネ油，大豆油に比較的多く含まれている．また，DHAは植物性食品や畜産食品にはほとんど含まれておらず，主として，魚介類の脂質に含まれている．DHAを100g当たり0.6g以上含む魚介類は，「日本食品脂溶性成分表」[2]によると，クロマグロ脂身，ブリ，サバ，サンマ，ウナギ，マイワシ，ニジマス，サケ，マアジ，アナゴ，ウルメイワシ，イカナゴなどである．このDHAの含有量は季節や漁獲場所などにより異なることも知られている．例えば，カツオの場合，4〜5月のものよりも9月以後ものの方が脂質含量が多く，DHAの含有量も多い．また，天然魚では脂肪が少ないマダイやヒラメなどの場合，養殖魚の方が脂質含量が多く，DHAも豊富に含まれている．DHAは，上記の筋肉の部分以外にも卵や内臓に豊富なものがあり，その代表的なものに，イクラ，スジコ，アンコウの肝，イカの内臓がある．

5.2.3 DHAの消化吸収と脳内への移行

DHAは，そのままの分子形態を保ち，遊離脂肪酸またはモノグリセリドとして摂取量の大半が吸収される．この消化吸収に影響する食物因子については十分明らかにされていないが，一般に脂質の吸収を抑制する食物繊維とともに摂取した場合には，その吸収が若干低下することが考えられ

る．また，1日8gの脂肪摂取（低脂肪食）のヒトでは，DHAエチルエステルの吸収率が20％程度であることが報告されている[3]．小腸で吸収されたDHAは，小腸細胞内でトリグリセリドの一部となり，カイロミクロン（キロミクロン）となってリンパ管に移り，静脈流に移行する．

DHAを豊富に含む魚油を摂取すると，血漿脂質中のDHAが増加することが多く報告されている．例えば，イワシ油やサケ油を5％含む飼料でマウスを1か月間飼育すると，血漿総脂肪酸中のDHAはそれぞれ9.4％および9.1％で，同時に実験したパーム油食やラード食を摂取したマウスの9倍もしくはそれ以上である．このときの脳内脂肪酸組成の変化を見ると，やはり，イワシ油食やサケ油食群のマウスでは，パーム油食やラード食のものに比べ，DHAの割合が30％以上増加し，有意な差が認められている．そこで，次に，ほぼ90％の純度に精製したα-リノレン酸，EPA，DHAを5％含む飼料でマウスを6日間飼育し，その血漿および脳脂質脂肪酸に占めるDHAの割合を測定した結果，DHA食を摂取したマウスで血漿および脳内のDHAが明らかに増加することが報告されている[4]．また，このような魚油摂取による変化は若齢動物よりも高齢動物の方が大きく，高齢動物のDHAの割合を若齢なものと同等なところまで上昇させることも示されている[5]．

脳内に取り込まれたDHAは，亜細胞画分の上清画分にはほとんど存在せず，ミクロソーム画分，シナプトソーム画分，ミトコンドリア画分に取り込まれ，6日後も30日後も同様の分布パターンを示すこと[4]から，これらの画分に迅速に取り込まれるものと考えられている．さらに，5％のイワシ油食を12か月間摂取したマウスでは，そのシナプス膜の流動性が高まり，若齢マウスのレベルにまで達する[6]．また，3世代にわたり魚油を与えないで飼育した若齢ラットにDHA（300mg/kg/日）の経口投与を12週間行ったところ，大脳皮質のシナプスの膜流動性が向上することが認められている[7]．さらに，2世代にわたりシソ油（エゴマ油）食を摂取したラットの記憶学習実験終了後，その海馬CA1領域の微細構造を電子顕微鏡により観察したところ，シナプス小胞の密度が，同様に実験したサフラワー油（DHA欠乏）食を摂取したものより30％ほど高いことが報告さ

れている[8].

5.2.4　DHAと記憶学習能

　n−3系の高度不飽和脂肪酸を含まないサフラワー油（DHA欠乏）食と，α−リノレン酸を含むがEPAとDHAを含まない大豆油（DHA非欠乏）食を母仔2世代のラットに与え，その仔ラットの記憶学習能をY迷路学習実験により検討した結果が20数年前に報告されている．その結果は，大豆油食群の方がサフラワー油食群に比べ，正解率が高く，学習能が優るというものである[9]．その10数年後には，シソ油（エゴマ油）食，サフラワー油食，普通食を母仔2世代にわたり摂取させた後，その仔ラットの学習能を明度識別学習実験により検討した結果，サフラワー油食群に比べ，シソ油食や普通食群で正答率が高いことが認められている[10]．また，水面下の足台の位置を覚えさせる水迷路学習実験でもn−3系の高度不飽和脂肪酸をほとんど含まないラード食に比べ，大豆油食を摂取したラットで学習能が高いことが示されている[11]．さらに，大豆油食またはサフラワー油食を母仔2世代のラットに摂取させ，その仔ラットを用いて電気ショックによる条件回避学習能を検討した結果でも，サフラワー油食群に比べ大豆油食群で回避率が高く，学習能が高いことが報告されている[12]．

　これらの研究成果により，脳内のDHA量の上昇と記憶学習能の高さとの関係が推察されるようになり，DHAそのものを含む魚油を用いた検討が行われた．サフラワー油食でラットを飼育し，出産後，DHA添加食，α−リノレン酸添加食およびサフラワー油食で15週齢まで飼育し，明度識別学習実験を行ったところ，その正答率の向上度合いはDHA添加食群＞α−リノレン酸添加食群＞サフラワー油食群であることが報告されている[13]．また，水迷路学習実験でも，コントロール食群に比べ，魚油食群で記憶学習能が優れていることが認められている[14]．

　最近では，マウスの迷路内での行動をモニターカメラで追い，パーソナルコンピューターで画像処理を行う記憶学習能解析装置を用いた研究が多く行われている．まず始めに，母仔2世代ではなく，1世代のマウスを用いて，5％魚油食またはパーム油（DHA欠乏）食を12か月間摂取させた

後，袋小路が3つある簡単な迷路で学習実験を行い，記憶学習能の相違を明らかにしている．実験に使用したマウスはすべて絶水による条件づけがなされ，迷路の入口に行くと水がある出口に向かうようになっている．その実験の結果，パーム油食群のマウスに比べ，魚油食群のマウスでは第1回目の試行から出口に到着するまでの時間が短く，かつ，袋小路に迷い込む回数も少なく，その4日後に行った第2回目の試行でも，迷路の出口に到着する時間がより短く，袋小路に迷い込む回数もより少なくなることが観察されている[6]．このことは，魚油を大量に長期間摂取した場合に，パーム油食を同様に摂取する場合よりも出口を捜す能力（判断力，集中力など）や記憶学習能が高いことを示している．

さらに，袋小路が7つあるより複雑な迷路を用いた研究では，記憶学習能の変化がどの程度の期間および摂取量により生ずるものなのかを検討している．ここでは，約90％の純度に精製したDHAエチルエステルを2％含有する飼料（3％パーム油を含む）と5％パーム油食を1週間，2週間，1か月，3か月間摂取させ，上記と同様に記憶学習能を測定している．その結果，DHA食群とパーム油食群の間には1～2週間目では記憶学習能に差は見られないが，1か月以後に有意差が認められている．また，このとき，DHA食群の脳内総脂肪酸に占めるDHAの割合は2週間目に上昇し，その後は若干上昇するものの有意差は認められていない[15]．このことは，脳内にDHAが取り込まれてからさらに2週間ほどして記憶学習能の変化が見られることを示しており，脳内DHAの取り込みと記憶学習能発現との間にタイムラグがあることを示唆している．また，DHAエチルエステルを0.5％，1％，2％含む飼料（それぞれパーム油を4.5％，4％，3％含有）を3か月間摂取させた後に，上記と同様の記憶学習能実験を行った結果，1％以下の飼料では記憶学習能の向上は十分には認められず，2％DHAエチルエステル飼料群でコントロール（パーム油）食群に比べ記憶学習能が高い結果が得られている．このとき，血液中や脳内の総脂肪酸に占めるDHAの割合と，迷路の出口に到着するまでの時間や袋小路に迷い込む回数（3回の試行の合計）との間には負の相関が認められている[16]（図5.4）．また，若齢および高齢マウスにDHAエチルエステルを単独ではなく，卵

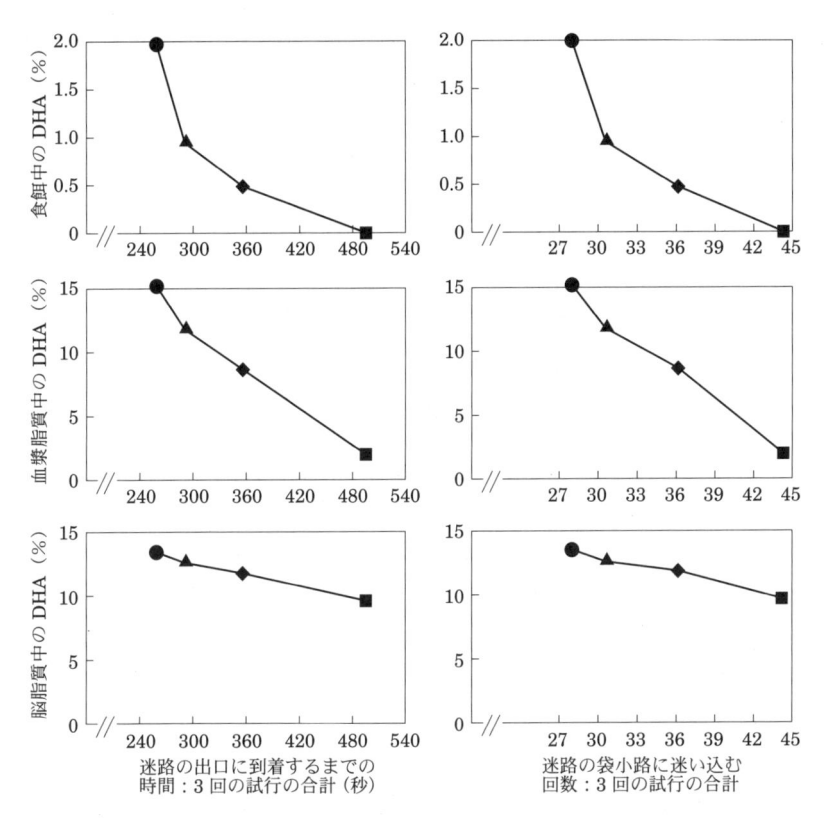

図 5.4 食餌中の DHA，血漿および脳脂質中の DHA の割合と迷路内の行動パターンの関係[16]
■ DHA 0%, ◆ DHA 0.5%, ▲ DHA 1%, ● DHA 2%.

ホスファチジルコリンと同時に 4 か月間摂取させた実験では，同時摂取による強い相乗効果は認められないものの，相加的な効果が期待できることが報告されている[17]．

放射状迷路を用いた実験では，3 世代にわたり魚油なしの飼料で飼育した若齢ラットに 10 日間，高純度の DHA（300mg/kg/日）を経口投与したところ，学習課題試行により評価された参照記憶エラー数（飼料のない所に入り込んだ回数）は有意に低下すること[18]，また，高齢ラットでは海馬シナプスの長期増強が低下するが，8 週間の DHA 摂取により，高齢ラットの長期増強が若齢ラットのレベルまで回復することが報告されている[19]．

高分解能動物用ポジトロン放出核種断層装置（PET；positron emission tomograph）を用いて，アカゲザルの脳機能に及ぼす影響が検討されている．高齢のサルは若齢のサルに比べて，脳血流量および脳でのグルコース代謝率は低いが，体性感覚刺激を与えると脳血流反応やグルコース代謝反応は上昇する．しかし，この刺激を与えた場合も，高齢サルの方が若齢サルよりその反応の程度は低い．そこで，老齢サルに150mg/kg体重のDHAを含む豆乳を4週間摂取させたところ，体性感覚刺激に対する脳血流反応が上昇し，若齢サルのレベルに近づくことが認められている[20]．

5.2.5 ヒトの脳機能とDHA摂取の有効性

子供の脳の発達や脳機能に及ぼすDHA摂取の影響については，主として海外で多くの研究が行われている．臨床的には，早産児（未熟児）での研究が多く見られる．例えば，DHAを強化していない人工乳を摂取した早産児では，その脳の発達や機能に悪影響が生じ，8歳になった時の知能指数（IQ）がDHAを含む母乳を摂取した早産児に比べ低いことが報告されている[21]．さらに，人工乳に母乳レベルのDHAを加えることにより，早産児の成長を損なわずに，血漿リン脂質のDHA量が母乳児の場合に匹敵するようになることも認められている[22]．

正常出産児の研究でも，母乳を摂取していた方が大脳皮質のリン脂質中のDHAの割合が高いこと[23]，多価不飽和脂肪酸とコレステロールを添加した人工乳を摂取することにより，母乳を摂取した場合に近い脂質や脂肪酸組成を血液中で維持可能なこと[24]，母親が出産3か月前から魚油を摂取することで，新生児は体内のDHAを高く保つことができ，脳神経系機能の発達に有利であることが示されている[25]．また，9歳になった時の神経学的機能に及ぼす母乳と人工乳の影響を検討した結果でも，母乳の優位性がわずかではあるが認められている[26]．さらに，多価不飽和脂肪酸を添加した人工乳を摂取した乳児では，通常の人工乳を摂取したものに比べ，精神活動の発達度合いが高いことが報告されている[27]．また，DHAを強化した調製乳を摂取することにより，子供の問題解決能力が高まる可能性も指摘されている[28]．これらの研究成果から，子供の脳の発達や脳機能の維

持向上にはDHAが必要かつ不可欠であることは,ほぼ間違いないものと考えられている.

　高齢者の脳機能と魚油やDHA摂取の関係についても研究データが蓄積されつつある.この研究のきっかけは,魚介類の摂取頻度が高く,毎日魚介類を摂取している高齢者の方が,ほとんど魚介類を摂取していない高齢者に比べて,アルツハイマー型痴呆症になりにくいという疫学データ[29]と,アルツハイマー型痴呆症になって死亡した高齢者の脳海馬リン脂質中のDHAの割合が,アルツハイマー型痴呆症にならずに死亡した高齢者のものに比べて少ないという実験データ[30]が発表されたことである.しかし,高齢者の脳でDHAの割合が減少したためにアルツハイマー型痴呆症になったのか,アルツハイマー型痴呆症になったためにその結果としてDHAの割合が減少したのかは不明である.ところが,アルツハイマー型痴呆症の患者でも脳内には正常な神経細胞が多く存在しているので,この脳神経細胞をDHAの摂取で活性化し,症状の改善に役立つ可能性が考えられた.そこで,痴呆症患者にDHAカプセル(1日当たりDHA 1 400mg)を6か月間摂取させた結果,脳血管型痴呆症患者では13名中10名が改善傾向を示し,アルツハイマー型痴呆症患者では5名全員がやや改善したことが報告されている[31].また,中等度の脳血管型痴呆症患者12名がDHAカプセル(1日当たりDHA 720mg)を1年間摂取したところ,痴呆度の改善が認められている[32].

　さらに,脳血管型痴呆症患者12名(平均72歳)にDHA入り豆腐1/2丁(1日当たりDHA 500mg)を6か月間,毎日摂取させたところ,その痴呆度は3名で改善,3名で不変,5名が悪化(1名は中止)という結果が報告されている[33].この結果には,豆腐で摂取したDHAの量が少ないことが原因している可能性がある.また,特別養護老人ホームの高齢者30名(平均78歳)に無臭のDHAオイル(1日当たりDHA 640~800mg)を6か月間,毎日摂取してもらい,その摂取前後の痴呆度を測定したところ,18名が改善,3名が不変,9名が悪化という結果が得られ,60%の高齢者の脳機能が向上することが認められている[34].

　健常者97名(平均64歳)を対象としたDHAカプセル(1日当たり

DHA 900mg)の6か月間摂取実験では,その摂取前後で痴呆度テストの点数を比較したところ,46.4%の人で増加,15.5%の人は不変,38.1%の人は減少したこと[33]から,明確な結果ではないが,健常な高齢者でもDHAの摂取により脳機能が向上する可能性があると考えられている.また,健常者2名(平均42歳)がDHA 1 000mg入り豆乳を毎日1か月間摂取し,その前後における頭部PET検査を行ったところ,2名とも脳全体でグルコースの取り込みが増加することが認められている[35].健常者の脳機能に及ぼすDHA摂取の影響については多人数のボランティアによる詳細な研究が望まれる.

最近では,精神活動と魚油(DHA)摂取の関係が検討されている.うつ病の場合,その症状と赤血球膜リン脂質中の n–3 系高度不飽和脂肪酸の低値との間に何らかの関係があることが示唆されている[36].また,ペルオキシソーム疾患の患者に見られるDHAの欠乏症が,この疾患特有の認識能力や網膜機能の低下に関係しているという可能性が示されたこと[37]から,その患者6名にDHAを摂取させたところ,その症状の改善が見られたことも報告されている[38].さらに,学生ボランティアによる魚油カプセル(1日当たりDHA 1 500~1 800mg)摂取実験では,ストレスにより誘引される敵意性が抑えられること[39],また,中高年でもDHAの摂取により敵意性が抑制されることが報告されている[40].今後は,精神活動とDHA摂取の有効性についての作用機構の解明など,詳細な検討が行われるものと思われる.

引用文献

1) 鈴木平光:日本油化学会誌, **48**, 1017 (1999)
2) 科学技術庁資源調査会:科学技術庁資源調査会報告第112号,日本食品脂溶性成分表 (1989)
3) L. D. Lawson and B. C. Hughes : *Biochem. Biophys. Res. Commun.*, **156**, 960 (1988)
4) H. Suzuki *et al.* : *Int. J. Vit. Nutr. Res.*, **67**, 272 (1997)
5) H. Suzuki *et al.* : *Mech. Age. Develop.*, **50**, 17 (1989)
6) H. Suzuki *et al.* : *Mech. Age. Develop.*, **101**, 119 (1998)
7) 藤井由己他:脂質栄養学, **10**, 110 (2001)

8) S. Yoshida et al. : *J. Neurochem.*, **68**, 1261 (1997)
9) M. S. Lamptey and B. L. Walker : *J. Nutr.*, **106**, 86 (1976)
10) N. Yamamoto et al. : *J. Lipid Res.*, **28**, 144 (1987)
11) D. V. Cosina et al. : *Life Sci.*, **38**, 1789 (1986)
12) 横田明重：日本産科婦人科学会雑誌，**45**, 15 （1993）
13) 鈴木平光：バイオサイエンスとインダストリー，**49**, 486 （1991）
14) A. Yonekubo et al. : *Biosci. Biotech. Biochem.*, **58**, 799 (1994)
15) S. Y. Lim and H. Suzuki : *J. Nutr.*, **131**, 319 (2001)
16) S. Y. Lim and H. Suzuki : *Int. J. Vit. Nutr. Res.*, **72**, 77 (2002)
17) S. Y. Lim and H. Suzuki : *J. Nutr.*, **130**, 1629 (2000)
18) S. Gamoh et al. : *Neurosci.*, **93**, 237 (1999)
19) B. M. McGahon et al. : *Neurosci.*, **94**, 305 (1999)
20) H. Tsukada et al. : *Brain Res.*, **862**, 180 (2000)
21) A. Lucas et al. : *Lancet*, **339**, 261 (1992)
22) B. Koletzko et al. : *J. Pediatr. Gastroenterol. Nutr.*, **21**, 200 (1995)
23) J. Farquharson et al. : *Lancet*, **340**, 810 (1992)
24) C. Agostoni et al. : *J. Am. Coll. Nutr.*, **13**, 658 (1994)
25) A. C. van Hauwelingen et al. : *Br. J. Nutr.*, **74**, 723 (1995)
26) C. I. Lanting et al. : *Lancet*, **344**, 1319 (1994)
27) C. Agostoni et al. : *Pediatr. Res.*, **38**, 262 (1995)
28) P. Willatts et al. : *Lancet*, **352**, 688 (1998)
29) 平山　雄：中外医薬，**45**, 157 （1992）
30) M. Söderberg et al. : *Lipids*, **26**, 421 (1991)
31) 宮永和夫他：臨床医薬，**11**, 881 （1995）
32) T. Terano et al. : *Lipids*, **34**, S345 (1999)
33) 宮永和夫：食の科学，No.252, 84 （1999）
34) H. Suzuki et al. : *World Rev. Nutr. Diet.*, **88**, 68 (2001)
35) 宮永和夫：老化抑制と食品，p.208，アイピーシー (2002)
36) P. B. Adams et al. : *Lipids*, **31**, S157 (1996)
37) A. B. Moser et al. : *Neurochem. Res.*, **24**, 187 (1999)
38) M. Martinez : *Lipids*, **31**, S145 (1996)
39) T. Hamazaki et al. : *J. Clin. Invest.*, **97**, 1129 (1996)
40) T. Hamazaki et al. : *Nutr. Neurosci.*, **5**, 37 (2002)

参 考 図 書

1. 原　健次：生理活性脂質 EPA・DHA の生化学と応用，p.111，幸書房 (1996)

（鈴木平光）

5.3 ハーブと脳機能

ハーブの利用法は多様であるが，我々はハーブの生体に対する作用や効果をその実効以上に過大評価し，期待することがある．なぜ，ハーブの利用がすたれることなく，連綿と続くのかといえば，代替医療としてのメリットが大きいということも1つの要因であると思われる．すなわち，西洋薬のようなシャープな薬理効果は期待できないにしても，副作用が少なく，医薬品よりも相対的に安価であり，法律的な取り扱いが簡便であるために手に入りやすいなど，さまざまな利用者側のメリットがある．

しかし，長い歴史の中で培われてきたハーブの効用と利用方法の本質が科学的に検証されるような時代になり，時には想像を超える事実が明らかになってきた．このように，科学技術の発達により，経験的に使用していたハーブの効用が，成分と機能という面から解析されるようになったことは，今後のハーブ利用に大きな変革をもたらすであろう．

本節では，科学的根拠に基づいたハーブの脳機能に対する作用の報告例を紹介する．

5.3.1 脳機能に関与する主なハーブ類

ハーブは多様な成分を含むので，それら個々の成分の生体への作用の集積が，結果として何らかの効果を示す機能を指標とし，症状に応じて我々は利用している．したがって，本節で述べる脳機能の作用に関与するハーブも，他の部位（臓器や器官など）にも何らかの作用を及ぼす場合も少なくないが，ここでは脳機能に対する効果に限定し，主なハーブ名とその利用部位，代表的な成分，期待される効果などをまとめ，表5.2に示した．

以下に著者らが研究しているイチョウ葉エキスをはじめ，セントジョンズワートなど世界的にも広範囲に使用され，話題性があるハーブをいくつか取り上げる[1]．

5.3.2 脳機能障害改善作用に関係するハーブ（イチョウ葉エキス）

現存するイチョウ（*Ginkgo biloba* L.）は，中生代に繁茂した種のうち，

5.3 ハーブと脳機能

表 5.2 脳機能に関与する主なハーブ類

ハーブ名	植物分類	利用部位	主な成分	期待される効果 (脳機能に関して)
イチョウ	イチョウ科	葉	ginkgolide 類, flavonoid 類	血流改善, 脳機能障害改善
オートムギ (エンバク)	イネ科	種子	gramine	緩和な鎮静, 催眠
カカオ	アオギリ科	果実中の種子	caffeine, theobromine	興奮作用
カバ	コショウ科	根, 根茎	kavain 誘導体	鎮静・精神安定, 不眠軽減
カモミール	キク科	花	apigenin	抗不安, 抗ストレス, 不眠軽減
コカ	コカノキ科	葉	cocain	興奮
コーヒー, 紅茶	アカネ科/ツバキ科	葉, 種子/葉	caffeine	興奮
コーラナット	アオギリ科	種子	caffeine, theobromine	神経性不眠症軽減
サフラン	アヤメ科	雌しべ	crocin	入眠促進, 記憶力亢進
セントジョンズワート	オトギリソウ科	開花時の地上部	hypericin, hyperforin	神経強壮, 不眠軽減, 抑うつ
ツボクサ	セリ科	全草, 葉	asiaticoside	学習記憶能力改善
ヒメツルニチニチソウ	キョウチクトウ科	全草	vincamin	脳血流増大, 記憶障害改善
トウガラシ	ナス科	成熟果実	capsaicin	痛覚鈍麻作用
チョウセンニンジン	ウコギ科	根, 根茎	ginsenoside 類	抗ストレス作用, 中枢性摂食抑制, 脳循環改善, 記憶学習能力亢進
ネトル	イラクサ科	地上部, 根	flavonoid 類	鎮静効果
パッションフラワー	トケイソウ科	地上部	isovitexin	鎮静, 不眠軽減
バレリアン	オミナエシ科	根	valerenic acid	緩和な中枢抑制, 鎮静
ビルベリー	ツツジ科	果実	anthocyanin 類	視覚サイクル改善
フィーバーフュー	キク科	葉	parthenolide	偏頭痛改善
ブラックコホッシュ	キンポウゲ科	根, 根茎	acetin, cimicifugoside	中枢神経刺激, 頭痛軽減
緑茶	ツバキ科	葉	teanin, caffeine	鎮静, 興奮
ローズマリー	シソ科	葉, 花	carunosol, rosmanol	鎮痛, 鎮静

唯一地球上に生き残った種といわれている．植物分類学上は1科1属1種であり，「生きた化石」とも呼ばれる．近縁植物がないため，他の植物にはない，種特有の成分が多数報告されている[2]．また，このような特殊性から様々な分野で科学的な研究がなされており，植物分類学や植物生理学的研究，また成分や生理活性などの優れた総説がある[3,4]．

イチョウは日本，中国などで嗜好食品として摂取される種子（ギンナン）と，血流改善・記憶学習障害改善作用を示す葉部（葉のエキス：ドイツ，フランスなどで医薬品）が利用される主要部位である．イチョウ葉エキス（extract of *G. biloba* ; EGB）の薬理学的研究が行われたのは1960年代からであり，当初は血管拡張・鎮痙作用（1966年）[5]に関するものであった．その後，1970年代に精力的にEGBの血流改善作用と血管への作用に関しての報告[6,7]がなされた．これらの研究の特徴は，実験動物の研究成果と並行して多数の臨床試験[8-10]が報告されている点であり，EGBの脳機能に対する作用の発見から短期間のうちにEGBの臨床的な利用が始まっている点である．EGBは欧州で1970年代から医薬品として，めまい，耳鳴り，頭痛，記憶力減退，不安感を伴う情緒不安など脳機能障害，末梢動脈血行障害の治療に処方されている．これらの効果の根拠は，低酸素状態に対する組織耐性の増加，脳浮腫の軽減，血流改善，老化に伴う受容体活動変化の抑制などが科学的に証明されていることにある．

EGBは含有する特有成分の多様性と特殊性から，特にbilobalideやginkgolide類のようなテルペンラクトン類およびフラボノイド類が注目された（図5.5，図5.6）．

Ginkgolide類のPAF（platelet activating factor；血小板活性化因子）アンタゴニストとしての作用が1980年代に明らかになり，Braquetらの精力的な研究により，血流改善作用や呼吸器系アナフィラキシーに対する改善効果が明らかになった[11,12]．一方，二重盲検法による客観的なデータをもとにした臨床試験[13,14]や，動物実験におけるEGBの脳保護作用[15]に関する研究も多数報告され，血流改善作用から脳機能障害改善および脳保護作用へとEGB研究の関心が変化した．

現在，EGBは血流障害に伴う脳機能障害のほかに，アルツハイマー型

	R_1	R_2	R_3
ginkgolide A	H	OH	H
ginkgolide B	H	OH	OH
ginkgolide C	OH	OH	OH

図 5.5 イチョウ葉エキス中のテルペンラクトン類

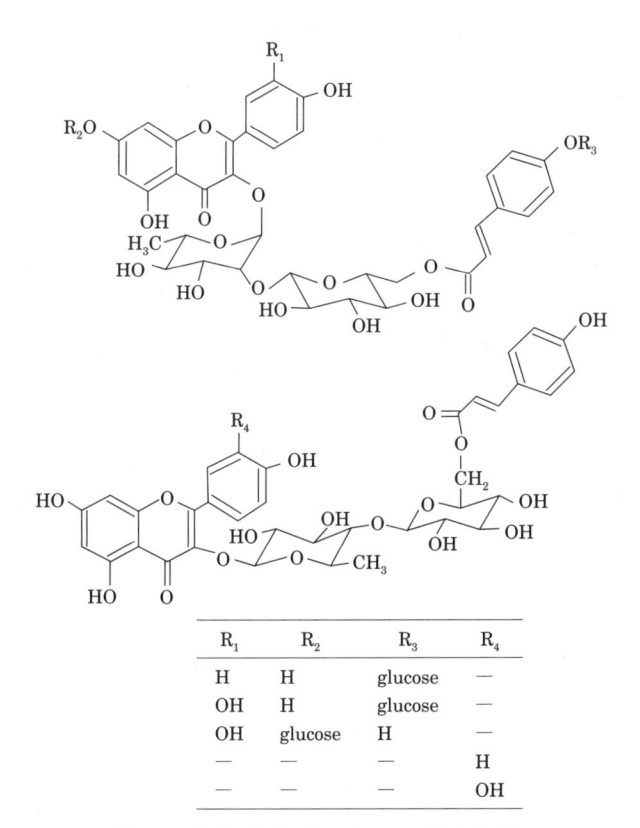

R_1	R_2	R_3	R_4
H	H	glucose	—
OH	H	glucose	—
OH	glucose	H	—
—	—	—	H
—	—	—	OH

図 5.6 イチョウ葉エキス中のフラボノイド類

の痴呆症にも改善効果があるとの報告もあり，脳機能障害改善効果に期待が高まっている．特に1997年，軽度から中等度のアルツハイマー病あるいは多発性脳梗塞（のうこうそく）の外来患者に対する約1年間のEGB投与による改善効果の報告[16]は，現在，痴呆症の特効薬がないことから注目されている．さらに，視神経系障害を主徴とする多発性梗塞の改善効果[17]，術後虚血性再還流障害の防護効果[18]，間欠性跛行（はこう）に対する治療効果[19]，緑内障治療薬としての可能性[20]などが報告されている．実験動物では，活性酸素[21]やNO誘導毒性に対する保護作用[22]，抗痙攣（けいれん）作用[23, 24]，糖尿病合併症予防効果[25]など多数報告されている．

また，EGBを添加した食餌を4週間自由摂取させたマウスの脳の機能性タンパク質の発現を指標とした研究で，mRNAの量的変化を検索したところ，トランスサイレチン（甲状腺ホルモン輸送タンパク質）が顕著に海馬領域で発現していることが最近判明した[26]．このタンパク質は，アルツハイマー病において脳内に蓄積して神経細胞死を引き起こすとされるアミロイドβタンパク質の蓄積を防ぎ，除去する作用があるといわれており，アルツハイマー病患者ではトランスサイレチンが有意に減少しているという事実もあり，EGBの機能が支持される研究成果である．一方，短期記憶障害の改善や耳鳴りの改善効果[27]および記憶障害改善作用[28]に対して，効果がないとする研究結果が最近報告されたが，それらの効果に対する科学的判定方法は，未だ不十分であり，痴呆症などに対する効果も含め科学的客観性のある評価が難しいことから，治療効果の有用性には今後もより確実な効果の判定方法を開発し，慎重な研究調査が不可欠である．

このように，EGBは多様な科学的根拠をもとに利用されていることから，ハーブとしての範疇（はんちゅう）を超えた医薬品に限りなく近い位置づけとみなされている．しかし，製品が多様化していることによる品質の優劣も含め，検証されていない効果や医薬品との相互作用などを考慮し，その利用は慎重にすべきである．

5.3.3 抗うつ作用を示すハーブ（セントジョンズワート）

セントジョンズワート（St. John's wort；SJW）はオトギリソウ科セイヨ

ウオトギリであり，西欧では外傷治療など外用剤として古くから民間療法に使用されてきた[29]．一方，6月下旬頃に開花する地上部を抗うつ剤の代替療法に利用することが欧米で爆発的に流行した．これは最近，Linde らが SJW 療法による過去の臨床試験の調査報告をまとめ，総患者数 1 757 例において SJW に抗うつ作用として有効性が認められたこと，既存の抗うつ薬と比較し同等以上の効果が期待できることなどを報告[30]したことに起因する．花部に含まれる赤色色素（hypericin 類）の hypericin（図 5.7）が抗うつ作用の本体と見なされ，抗うつ作用は hypericin による MAO（モノアミンオキシダーゼ）阻害[31]，COMT（カテコール O–メチルトランスフェラーゼ）拮抗作用[32]，SSRI（選択的セロトニン再取り込み阻害）作用[33]などによるとされていたが，最近は hyperforin（図 5.8）も抗うつ作用[34]を示すとする論文が増加しており，作用本体は明確ではない．従来の抗うつ薬による治療の効果，副作用，費用の面から代替医薬として爆発的に売り上げが増加した典型的なハーブの1つである．

一方，2000 年 2 月に英国では SJW を継続して摂取すると，インジナビル（抗 HIV 薬），シクロスポリン（免疫抑制剤），ジゴキシン（強心薬），テオフィリン（気管支拡張薬），ワルファリン（血液凝固防止薬）などの効果が減弱すると警告を出した．これは SJW を継続的に摂取すると，これらの薬剤の薬物代謝酵素であるチトクロム

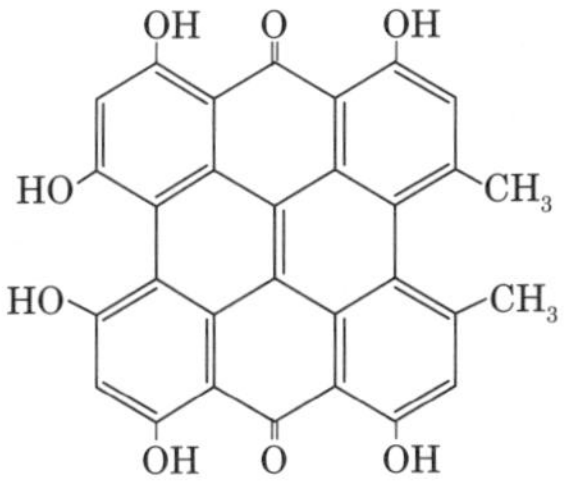

図 5.7 Hypericin の化学構造

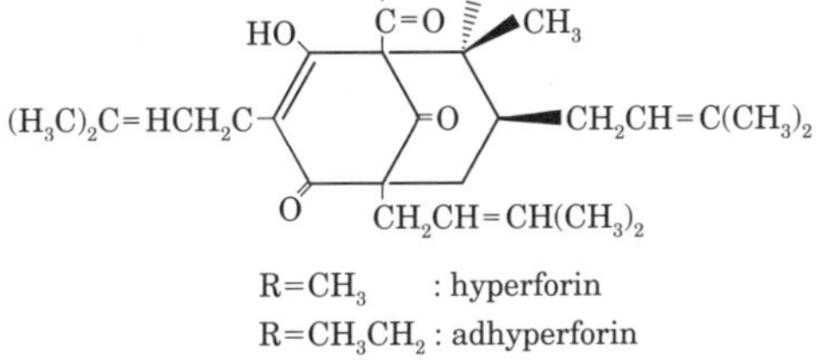

R=CH$_3$: hyperforin
R=CH$_3$CH$_2$: adhyperforin

図 5.8 Hyperforin の化学構造

P–450のサブタイプのCYP3A4およびCYP1A2が誘導されることにより，薬剤の代謝促進が起こり，薬物効果が減弱すると予測されたためである．厚生労働省（旧厚生省）医薬品・医療用具等安全性情報160号では，SJWを摂取後10日〜2週間程度で，薬物の血中濃度の有意な減少が認められた報告例を紹介している．その一方で，薬物効果の減少はP–糖タンパク質（薬物排出輸送体の一種で，がん細胞の多剤耐性に関与しているタンパク質）の誘導によるとするメカニズムが，SJWとジゴキシンの相互作用で提唱されている[35]．

5.3.4 その他のハーブ

1) カバ（コショウ科：kavaまたはkava-kava）

カバはコショウ科の熱帯植物である．根から作られる飲料は口中の麻痺に始まり，リラックスして平穏な気分になることで，南太平洋諸島でノンアルコール飲料として利用されていた．主に鎮静や不安・不眠の軽減に利用されるほか，動物実験では抗痙攣作用も報告されている[36]．有効成分として，カバイン（kavain）をはじめその一連の誘導体をkava-pyronesと呼び，これらの成分の中枢神経系に対する生理作用が報告されている[37]．一方，ベンゾジアゼピン系の抗不安薬やパーキンソン病治療薬との相互作用と見られる症例報告があったことから，予防的措置として使用禁止に踏み切った国もある．

2) バレリアン（オミナエシ科：セイヨウカノコソウ）

学名は*Valeriana officinalis* L. であり，使用部位は根である．ドイツ国内に広く分布しており，精油を約1%程度含有しており，その主成分はbornylacetateとvalerenic acidである．Valerenic acidは脳内のγ–アミノ酪酸（GABA）の分解を阻害することにより鎮静作用を示すことが明らかになっている[38]．また，根の水溶性画分に相当量のGABAが含まれており，これが直接的に鎮静作用を発現しているとの報告があるが，反論もある．さらにこの植物から発見されたリグナンのhydroxypinoresinolはベンゾジアゼピン受容体に結合することが報告されている[39]．一方，1966年に不揮発性モノテルペンのvalepotriatesが単離され，マウスの自発運

動抑制効果などから中枢神経系の鎮静作用に寄与しているとされたが，メカニズムは明らかになっていない．軽度の精神的な不眠症に適用され効果があるとの報告もある[40]．

しかし，植物自体あるいは製品中の指標となる有効成分含量に大きなばらつきがあるとの報告もあり[41, 42]，エキスの用量と効果との関係から今後エキスの規格基準にさらなる検討が必要である．

5.3.5 ハーブの利用上の注意

長寿社会となり生活習慣病に罹患する比率が増加した先進諸国では，生活習慣病の治療薬の服用期間が長期にわたること，また，その結果としての副作用などからQOL（quality of life；生活の質）の低下が懸念されている．このため，欧米諸国では代替医療（alternative medicines）が急速に普及し，特にハーブを用いた緩和な治療や疾病の予防研究が多数報告され，期待されている．米国や日本における健康食品ブームは，このような背景が要因の1つと思われる．

本節で紹介したハーブは長年の試行錯誤を経て利用されている場合が多い．しかし，ハーブ原料は本来，植物であり，含有する成分，特に有効成分の種類と含量を科学的に明らかにしてはじめて，期待される効果が安定して得られる．また，SJWの項で紹介したように，ハーブ類の継続摂取と他の薬剤との相互作用も1つのリスクファクターとして，製造販売する側も，利用する側も重視しなければならない．今後は，ハーブが持つメリットとデメリットを科学的に明らかにし，客観的に判断し，目的に合ったハーブを安全に活用することを心がけなくてはならない．

引用文献

1) 和田啓爾：*FOOD Style 21*, **5** (5), 67（2001）
2) H. Huh *et al.*：*J. Herbs, Spices Med. Plants*, **1**, 91 (1992)
3) T. Hori *et al.* eds.：*Ginkgo biloba—A Global Treasure*, Springer-Verlag, Tokyo (1997)
4) T. A. van Beek ed.：Ginkgo Biloba, Harwood Academic Publishers (2000)
5) H. Peter *et al.*：*Arzneim.-Forsch.*, **16**, 719 (1966)

6) G. Mussgnug et al. : *Arzneim.-Forsch.*, **18**, 543 (1968)
7) R. Larsen et al. : *Therapie*, **33**, 651 (1978)
8) M. Bartolo : *Minerva Medica*, **64**, (79 Suppl.), 4187 (1973)
9) E. Sorbini : *Minerva Medica*, **64**, (79 Suppl.), 4201 (1973)
10) W. D. Heiss and I. Podreka : *Eur. Neurol.*, **17** (suppl.1), 135 (1978)
11) P. Braquet et al. : *Lancet*, **1** (8444), 1501 (1985)
12) P. Braquet et al. : *Eur. J. Pharmacol.*, **150**, 269 (1988)
13) U. Bauer : *Arzneim.-Forsch.*, **34**, 716 (1984)
14) B. Gessner et al. : *Arzneim.-Forsch.*, **35**, 1459 (1985)
15) G. W. Bielenberg et al. : *Biochem. Pharmacol.*, **35**, 2693 (1986)
16) P. L. Le Bars et al. : *J. Am. Med. Assoc.*, **278**, 1327 (1997)
17) B. Brochet et al. : *J. Neurol. Neurosur. Psychiat.*, **58**, 360 (1995)
18) S. Pietri et al. : *Cardiovascul. Drugs Therapy*, **11**, 121 (1997)
19) M. H. Pittler et al. : *Am. J. Med.*, **108**, 276 (2000)
20) R. Ritch : *Medical Hypotheses*, **54**, 221 (2000)
21) W. Xin et al. : *Toxicology*, **148**, 103 (2000)
22) S. Bastianetto et al. : *J. Neurochem.*, **74**, 2268 (2000)
23) K. Wada et al. : *Mol. Pathol. Pharmacol.*, **96**, 45 (1997)
24) K. Sasaki et al. : *Eur. J. Pharmacol.*, **367**, 165 (1999)
25) K. Welt et al. : *Exp. Toxicol. Pathol.*, **51**, 213 (1999)
26) C. M. Watanabe et al. : *Proc. Natl. Acad. Sci. USA*, **98**, 6577 (2001)
27) D. Shelley and D. Ewart : *Brit. Med. J.*, **322**, 1 (2001)
28) P. R. Solomon et al. : *J. Am. Med. Assoc.*, **288**, 835 (2002)
29) R. F. ヴァイス，山崎　晃訳：植物療法，p.366，八坂書房（1995）
30) K. Linde et al. : *Brit. Med. J.*, **313**, 253 (1996)
31) O. Suzuki et al. : *Planta Medica*, **50**, 272 (1984)
32) H. Thied et al. : *J. Geriat. Psychiat. Neurol.*, **7** (Suppl.1), S54 (1994)
33) S. Perovic et al. : *Arzneim.-Forsch.*, **45**, 1145 (1995)
34) S. T. Kaehler : *Neurosci. Lett.*, **262**, 199 (1999)
35) A. Johne et al. : *Clin. Pharmacol. Therapeu.*, **66**, 338 (1999)
36) C. Jean, 丸元淑生訳：奇跡の食品，p.114，角川春樹事務所（1998）
37) J. Gleitz et al. : *Neuropharmacology*, **34**, 1133 (1995)
38) P. J. Houghton : *J. Pharm. Pharmacol.*, **51**, 505 (1999)
39) J. G. Ortiz et al. : *Neurochem. Res.*, **24**, 1373 (1999)
40) F. Donath et al. : *Pharmacopsychiatry*, **33**, 47 (2000)
41) X. Q. Gai and L. Bjork : *Fitoterapia*, **71**, 19 (2000)
42) D. Shohet et al. : *Pharmazie*, **56**, 860 (2001)

参考図書
1. 常磐植物科学研究所編:機能性ハーブの生理活性,精興社(1999)

(和田啓爾・吉村昭毅)

5.4 酸乳と脳機能

5.4.1 発酵乳の各種生理機能

発酵乳の生理機能に関する研究は,発酵乳を飲用する地域に長寿者が多いことから,フランスのパスツール研究所のMetchnikoffが1900年代に「発酵乳の不老長寿説」を唱えてから数多く行われてきた.「食品の一次機能」としてのタンパク質利用効率の向上,乳糖不耐症軽減,ミネラル吸収などの機能の他に,「食品の三次機能」として整腸効果,抗腫瘍効果,血中コレステロール低減効果,高血圧抑制効果などが主に検討されている.

「カルピス」は脱脂した牛乳を乳酸発酵させて出来た発酵乳(カルピス酸乳:以下「酸乳」と略す)に,砂糖を加えてさらに二次発酵をした後,砂糖・香料を加え加熱殺菌して作られる.この「カルピスの素」である中間段階の酸乳には,寿命延長効果,抗腫瘍効果,免疫賦活効果,疲労回復・ストレス低減効果,血圧降下作用などの生理機能のあることが認められている[1].なかでも,血圧降下作用については,医学・栄養学的に詳細なデータが集められ,血圧が高めの人に適した食品として商品化されている[2,3].

酸乳中の *Lactobacillus helveticus* はタンパク質分解活性が強く,発酵過程で乳タンパク質を分解して多くのペプチドを生成する.その結果,アンギオテンシン変換酵素(ACE)阻害活性のある2種のトリペプチド,Val-Pro-Pro(VPP)およびIle-Pro-Pro(IPP)が生じる.これにより,血圧を降下させる作用を有すると考えられる.

このように酸乳には,発酵過程で生じる色々な成分によって,さまざまな生理機能を有する可能性が考えられる.

これらの効果に加えて,著者らは,酸乳の脳機能への効果に着目し,記憶・学習能力の向上効果をラットに学習課題を与えることにより検討した.さらに,記憶・学習能力に関与すると言われている脳内神経伝達物質

が，酸乳摂取でどのように変動するかを検討した．

5.4.2 オペラント型明度弁別学習試験

記憶・学習能力を測定する方法にはいくつかの試験が用いられているが，ここではオペラント型明度弁別学習試験の結果を紹介する[4,5]．

オペラント型明度弁別学習試験は，オペラント型学習箱（スキナー箱）内の前面にあるランプの点灯および非点灯を弁別する学習課題である（図5.9）．スキナー箱の前面に光呈示窓があり，ランプが点滅する．ランプ点灯時にラットがレバーを押せば，報酬として餌ペレットが獲得できるが，非点灯時は餌が獲得できない．点灯時の反応を正反応，非点灯時の反応を負反応として，正解率（全反応に対する正反応の割合）で評価する．学習課題は，20秒ずつ20回をランダムに組み合わせて，同じ回数の光刺激呈示を行い，これを1日1試行として30日間連続して行った．

実験動物にはウイスター系雄ラット3週齢を用い，実験群は対照食群および10％酸乳ホエー食群の2群を設けた．酸乳ホエー食には，脱脂乳に *L. helveticus* を含むスターターを添加して発酵させてできる酸乳をpH 4.6に調整した後，遠心分離した上清（ホエー）を凍結乾燥して用いた（ホエーは，酸乳からカゼインや菌体などの固形物を除いたもので，発酵過程で

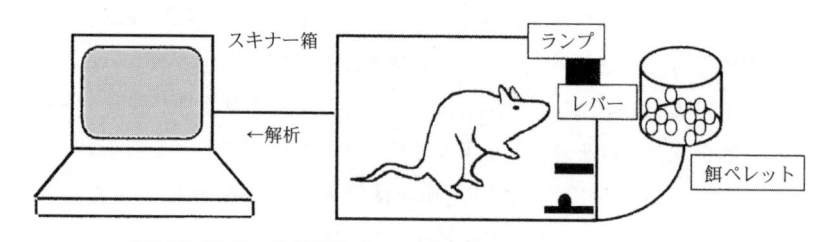

図5.9 オペラント型明度弁別学習試験方法

正解率(%) = (R+)/{(R+)+(R−)}

《正解率の推移で記憶・学習能力を評価》

- ランプ点灯時のレバー押し反応数 ；正解反応数（R+）
- ランプ非点灯時のレバー押し反応数；不正解反応数（R−）

ランプの点灯・非点灯がランダムに呈示

30日間の試験（1日1試行）

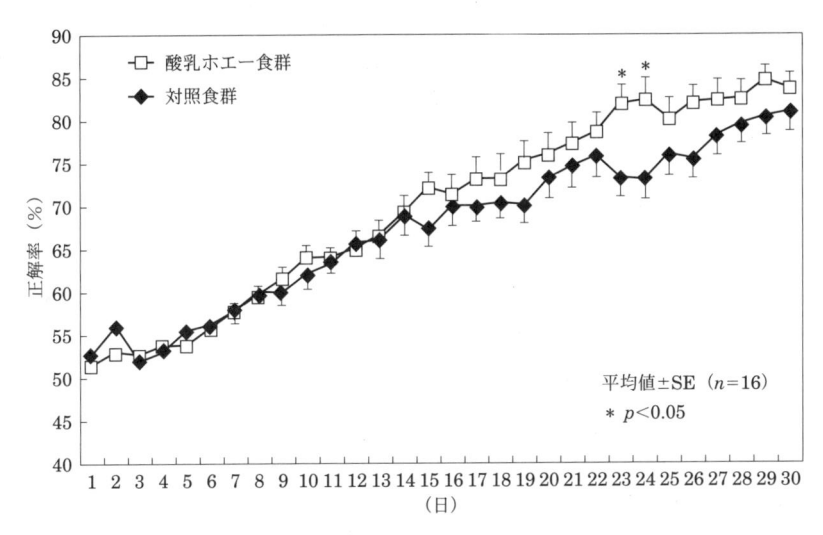

図 5.10 オペラント型明度弁別学習試験成績

出来る可溶性物質を含む).ラットは3週齢より16週齢まで,試験食を自由摂取させた後,20週齢まで制限食を与えた.この制限食摂食期間中にオペラント型明度弁別学習試験を行った.

図 5.10 に試験結果を示した.

縦軸は正解率を表わしているが,2群共に日数を経るごとに正解率が上昇しており,ラットはランプが点灯しているときにレバーを押すと餌が出ることを学習していることが分かる.対照食群と酸乳ホエー食群を比べてみると,酸乳ホエー食群は対照食群に対して,試行15日目以降から高い正解率を示すようになり,試行23,24日では有意に酸乳ホエー食群が高い正解率を示した[6,7].

以上の結果のように,発酵乳である酸乳には,新しい機能として記憶・学習能力を増強する可能性があることが分かった.

5.4.3 モリス水迷路学習試験

オペラント型明度弁別学習試験で認められた酸乳の効果が,他の学習課題の場合にも認められるか,また,効果が発酵によってもたらされるもの

かを検討する目的で，別の学習課題であるモリス水迷路学習試験を行った[8]．

実験群は，対照食群，酸乳ホエー食群，未発酵乳ホエー食群の3群を設定し，ウイスター系雄ラットを3週齢から3か月間飼育した．未発酵乳ホエーには，脱脂乳に乳酸を添加し，酸乳と同様の処理を行って得たホエー粉末を用いた．飼育開始後，1か月目，2か月目，3か月目にモリス水迷路課題を与えた．モリス水迷路課題は，直径160cmのプールの中に直径9cmの避難場所を設置し，避難場所は水面下1cmの所で水面からは見えないようにしておく（図5.11）．

水の入ったプールの中にラットを入水させると，ラットは溺れないように泳ぎまわって，やがて避難場所に到達する．試行を繰り返すごとにラットは周りの環境を手掛かりにして，避難場所の位置を記憶・学習していく．避難場所までの到達時間の推移で，記憶・学習能力を評価した．

図5.12に示したように，それぞれの試験時期において，試行を繰り返すごとに到達時間は短くなっており，避難場所の位置を記憶・学習してい

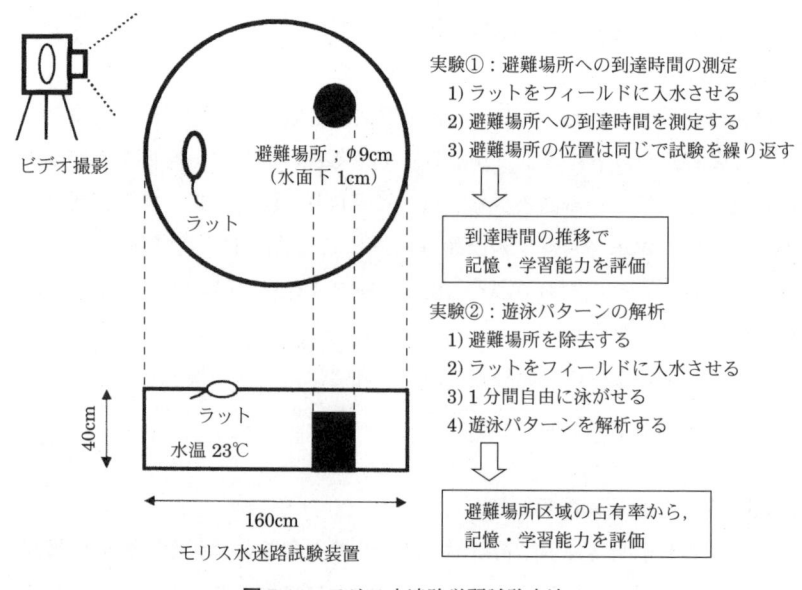

図5.11 モリス水迷路学習試験方法

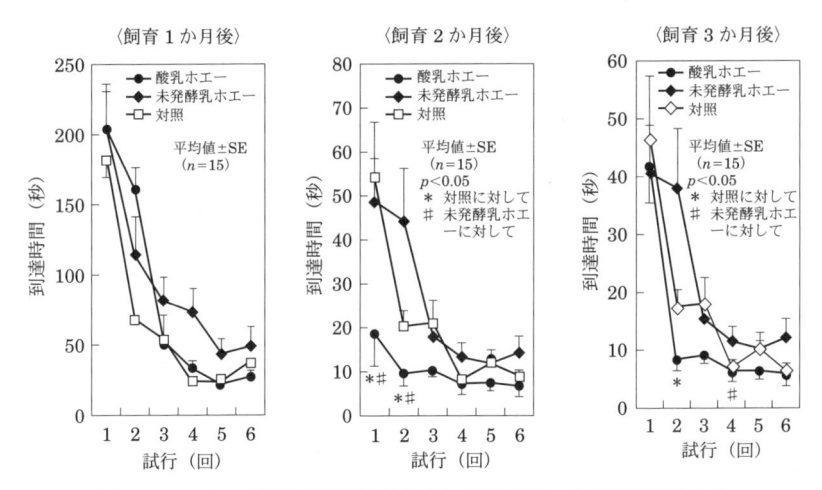

図 **5.12** モリス水迷路学習試験結果 ① : 避難場所への到達時間の推移

ることが分かる．飼育2か月後の試行1, 2で酸乳ホエー群に有意な到達時間の短縮が認められた．飼育3か月後でも試行2, 4で有意差が認められた．飼育2か月後の試行1は試験1（飼育1か月後）から1か月経っており，避難場所の位置を1か月経っても，他群に比べより記憶していたと考えられる．

さらに，避難場所を取り除いてラットを入水させると，周りの状況を手掛かりに避難場所を探すが，もともと避難場所の位置をより正確に記憶しているラットは，避難場所のあった区域を長時間泳ぎ続ける．飼育2か月後ならびに3か月後の，避難場所を取り除いた後の避難場所区域の占有率（全遊泳時間中の比率）は酸乳ホエー群が有意に高くなり，避難場所の位置をより記憶していると考えられた（図5.13）．

これらの効果は，未発酵乳ホエー群では認められず，酸乳の効果は発酵によって生じた効果であると言える．

以上の結果より，酸乳の記憶・学習能力増強効果は，いろいろな学習課題で認められることが分かった．

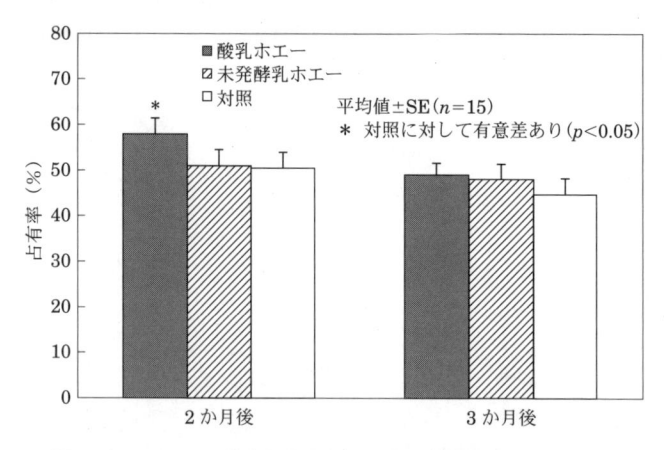

図 5.13 モリス水迷路学習試験結果 ②：避難場所区域の占有率

5.4.4 脳内カテコールアミン，インドールアミンへの影響

　これまで述べてきたように，酸乳ホエーには記憶・学習能力を増強する効果があることが分かってきている．また，これらの効果には脳内のカテコールアミンやインドールアミンが何らかの関与をしていることが考えられる．そこで，作用機序，有効成分を探る手掛かりとして，記憶・学習能力に関与すると言われている脳内神経伝達物質が，酸乳ホエー摂取によりどのように変動するかを検討した[6, 10]．

　実験動物には，ウイスター系雄ラット 6 週齢を用い，実験群には対照群，酸乳ホエー群，未発酵乳ホエー群の 3 群を設けた．サンプルをゾンデにて胃内単回投与し，2 時間後に屠殺して脳を摘出した．脳は 8 部位（青斑核，海馬，扁桃核，線条体，大脳皮質，小脳，脳幹，視床下部）に分画した後，カテコールアミン，インドールアミンを測定した．カテコールアミンおよび代謝物は，8 部位のすべてで群間による差は認められなかった．

　一方，インドールアミンであるセロトニンは 8 部位の中の青斑核，脳幹，視床下部において，酸乳ホエー群が未発酵乳ホエー群に比べて有意に高値を示した（図 5.14）．

　セロトニンの代謝物である 5-ヒドロキシインドール酢酸（5 HIAA）を

含めた脳内の5-ヒドロキシインドール総量においても，青斑核，線条体，脳幹で酸乳ホエー群が高値を示しており，酸乳ホエー投与により，脳内セロトニン量が増加することが分かった（図5.15）．

セロトニンはその前駆体であるトリプトファン（Trp）から脳内において生合成され，放出された後，再取り込みされて5 HIAAに代謝される．脳内のセロトニンが増えるには，この生合成経路そのものが増強されるか，

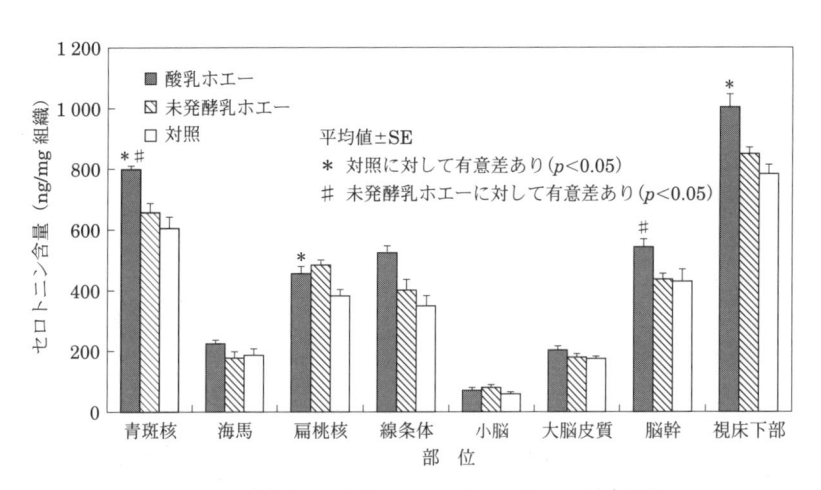

図5.14 酸乳ホエー投与による脳内セロトニン量の変動

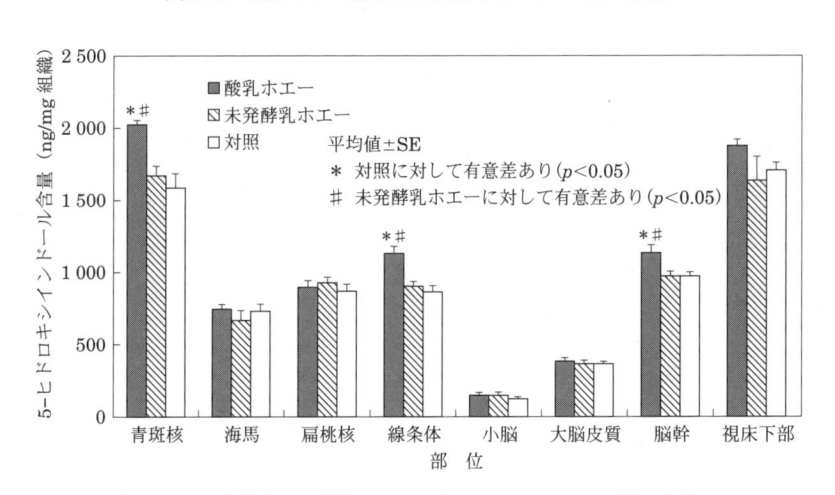

図5.15 酸乳ホエー投与による脳内インドールアミン量の変動

あるいはセロトニンを 5 HIAA に代謝するモノアミンオキシダーゼ（MAO）が阻害されるかが考えられる．

脳内セロトニン量は，血中の Trp 量，Trp/LNAA（large neutral amino acid；長鎖中性アミノ酸）比，脳内 Trp 量と関係があるといわれている[11,12]．LNAA とは Trp が脳内に取り込まれるときに血液脳関門で Trp と拮抗するアミノ酸群であり，血中アミノ酸量が変動することで，脳内への Trp の取り込みが増加し，脳内セロトニン量が増加することが考えられる[13,14]．しかし，酸乳ホエー単回投与後の血中アミノ酸は，Trp 量，Trp/LNAA 比共に対照群・未発酵乳ホエー群と差は認められなかった．したがって，酸乳ホエーの効果は，アミノ酸バランスの違いによるものではなく，別の作用機序が考えられる．

5.4.5 発酵乳の有効成分

酸乳ホエーを長期間摂取することで，記憶・学習能力が向上すること，および単回投与により脳内セロトニンが増加することが分かった．また，脳内セロトニンの増加は，アミノ酸バランスの違いによるものではないこと，さらに酸乳ホエーの効果は，本来の乳成分によるものではなく，発酵により生じてくる何らかの効果であることが示唆された．

セロトニンは，記憶・学習能力に関与する脳内神経伝達物質と言われており，上記の試験で得られた記憶・学習能力向上効果と脳内セロトニンの増加には密接な関係があると考えられる．しかし，これらの試験では，摂取方法に違いがあり，今後，作用機序解明や効果成分の特定を進めて行くことが重要な課題と考えている．

これまでに，記憶・学習能力を向上させる食品成分や，脳機能を活性化する食品成分がいくつか見つかっているが，乳および発酵乳としては初めての知見である．これらは通常われわれが摂取している食品であり，興味深いものである．

発酵乳には，整腸効果，抗腫瘍効果，血中コレステロール低減効果，高血圧抑制効果などの生理機能のあることが分かっており，有効成分としては，発酵乳の中に存在する乳酸菌などの微生物そのものの他に，発酵の過

程で生じてくる有効物質が考えられる．また，発酵乳の中でも微生物の菌種や菌株によって効果が異なっており，さまざまな発酵乳に色々な生理機能があることが考えられる．上記の試験では，タンパク質分解活性の強い *L. helveticus* の発酵乳である酸乳に効果が認められており，発酵過程で出来たペプチドが有効成分ではないかと考えている．

食品と脳機能の関係を考える場合に，脳内の物質レベルでの作用と，行動レベルでの作用に関する知見が数多くあるものの，それぞれが独立しており，これらを体系立てて研究開発を進めていく必要がある．また，食品の機能の場合は，腸管での吸収や刺激も重要な因子と考えることができ，この分野の研究開発の進展も重要であると考える．

引用文献

1) 高野俊明：食品工業，**39**, 6（1996）
2) Y. Nakamura *et al.* : *J. Dairy Sci.*, **78**, 777 (1995)
3) Y. Nakamura *et al.* : *J. Dairy Sci.*, **78**, 1253 (1995)
4) B. F. Skinner : The behaviour of organisms, Appleton-Century Crofts, New York (1938)
5) M. Nomura : *Res. Commun. Psychol. Psychiat. Behav.*, **9**, 378 (1984)
6) 森口盛雄他：栄養と健康のライフサイエンス，**4**, 18（1999）
7) 安井正明他：日本農芸化学会 1996 年度大会講演要旨集，p.189（1996）
8) R. Moris : *J. Neurosci. Methods*, **11**, 47 (1984)
9) 安井正明他：第 51 回日本栄養・食糧学会大会講演要旨集，p.223（1997）
10) 安井正明他：第 50 回日本栄養・食糧学会大会講演要旨集，p.174（1996）
11) J. D. Fernstrom : *Science*, **173**, 149 (1971)
12) J. D. Fernstrom : *Sci. Am.*, **230**, 84 (1974)
13) H. Yokogoshi *et al.* : *J. Nutr.*, **117**, 42 (1987)
14) H. Yokogoshi *et al.* : *Agric. Biol. Chem.*, **52**, 701 (1988)

本研究は静岡県立大学・横越英彦教授，埼玉医科大学・野村正彦教授との共同研究によるものである．

（増山明弘）

5.5 緑茶成分と脳機能（テアニンの作用）

　日本人が昔から日々飲用してきた嗜好品として，緑茶がある．緑茶には，カテキン，カフェイン，ビタミン，アミノ酸など，様々な成分が含まれており，これまでに多くの生理作用が明らかとなっている．この中でも，カフェインに関してはその興奮作用から，脳機能に影響を与えることが考えられるが，緑茶特有の成分で脳機能に影響を及ぼす成分として，近年，注目されているのがテアニン（γ-グルタミルエチルアミド）である．テアニンはごく一部の植物を除き，茶の木である *Camellia sinensis* にのみ含まれるアミノ酸で，茶に特有の成分である．1950年に酒戸により，玉露から結晶化されている[1]．このテアニンは，高級な緑茶ほど含量が多いことが分かり，茶のうま味の主成分とされた．また小西らにより，茶樹での合成，蓄積過程も明らかにされており，根において，グルタミン酸とエチルアミンより合成されることが分かっている[2]．化学構造は図5.16のとおりであり，テアニンはL-グルタミン酸のγ-エチルアミドであり，脳内で興奮伝達など重要な働きを担っているグルタミン酸と類似していることから，何らかの生理作用のあることが推測された．これまでに明らかとなったテアニンの生理作用について以下に述べる．

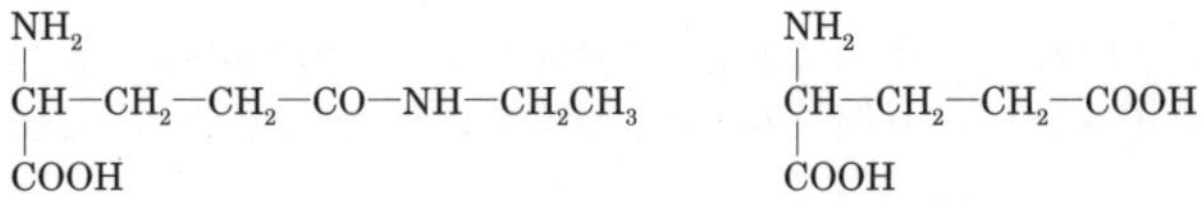

$$\begin{array}{cc} \text{NH}_2 & \text{NH}_2 \\ | & | \\ \text{CH}-\text{CH}_2-\text{CH}_2-\text{CO}-\text{NH}-\text{CH}_2\text{CH}_3 & \text{CH}-\text{CH}_2-\text{CH}_2-\text{COOH} \\ | & | \\ \text{COOH} & \text{COOH} \\ \text{テアニン} & \text{グルタミン酸} \end{array}$$

図 5.16　テアニンおよびグルタミン酸の構造式

5.5.1　テアニンによるカフェインの興奮作用の抑制

　木村らは，カフェインをマウス腹腔内に投与した時に誘発される痙攣(けいれん)に対し，テアニンが特異的に拮抗作用を示すことを報告した[3]．また，自発行動量の増加に対しても，テアニンの腹腔内投与により抑制されることを明らかにしている[4]．さらに角田らは，より高感度で行動への影響が測定できるラット脳波を測定する電極埋め込み法を用いて，カフェインの興奮

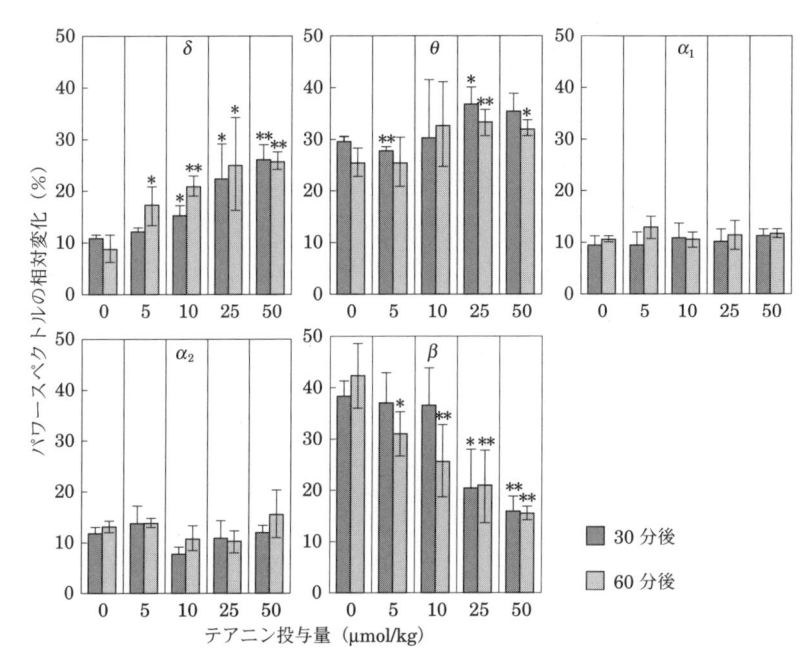

図 5.17 テアニン投与によるカフェインの興奮抑制作用[5]
カフェイン 5μmol/kg 投与 10 分後に,テアニンを投与した後の変化を示した.
テアニン非投与群に対して * $p<0.01$,** $p<0.001$ で有意差あり.

作用とテアニンの抑制作用について調べた[5].その結果,カフェイン投与による脳波の変化（δ 波の減少と β 波の増加）がテアニンの投与により抑制されることが明らかとなった（図 5.17）.

5.5.2 脳内神経伝達物質量への影響

1) テアニンの体内動態—脳への輸送

Kitaoka らの報告[6]で,テアニンが腸管から吸収されることが明らかとなったことから,ラットに種々の濃度のテアニンを経口投与した結果,血液や肝臓などに取り込まれることが確認された[7].脳についても調べたところ,テアニンが確かに脳中に取り込まれ,その含量はテアニンの投与量に比例して増加することが分かった（図 5.18）.脳には血液脳関門（blood-brain barrier）という血液中の物質を脳組織内へ取り込む調節機構があ

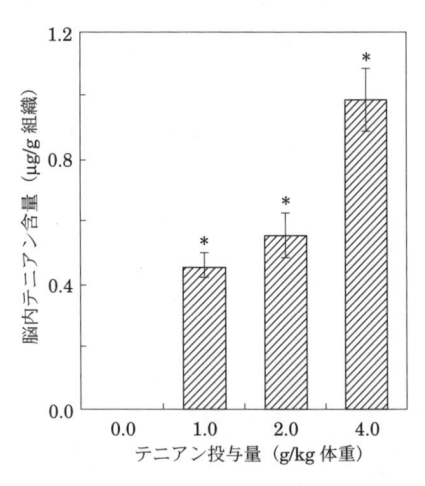

図 5.18 テアニン投与後の脳内テアニン含量（* $p<0.05$）

り，特定の物質しか脳内へ通さないようになっている．アミノ酸に関しては，いくつかの輸送系のあることが分かっており，ロイシンに代表されるL系，アラニンを中心としたA系，アラニン・セリン・シスチンなどのASC系などが知られている．それぞれの系はいくつかのアミノ酸を通すことができるが，特定のアミノ酸が多量にある場合は，同じ輸送系を介する他のアミノ酸の取り込みが減少する．テアニンの投与量を変化させると，それに伴ってL系で輸送されるアミノ酸（トリプトファン，ロイシン，バリン，イソロイシン，チロシンなど）の脳内含量が減少することから，テアニンはL系を介して取り込まれることが明らかとなった（表 5.3）．

表 5.3 テアニン投与 1.5 時間後の脳内 L 系アミノ酸含量の変化

	テアニン投与量 (mg/100g 体重)			
	0	100	200	400
	mmol/g 脳			
テアニン	ND	0.459±0.042*	0.551±0.076*	0.984±0.100*
L系アミノ酸				
フェニルアラニン	0.174±0.011	0.128±0.004*	0.122±0.002*	0.134±0.004*
チロシン	0.224±0.020	0.100±0.015*	0.104±0.004*	0.091±0.003*
ロイシン	0.355±0.028	0.259±0.025*	0.249±0.006*	0.289±0.007*
イソロイシン	0.192±0.015	0.141±0.011*	0.136±0.004*	0.144±0.004*
バリン	0.373±0.023	0.286±0.021*	0.261±0.006*	0.286±0.006*
ヒスチジン	0.177±0.005	0.148±0.006*	0.142±0.005*	0.141±0.012*
メチオニン	0.139±0.016	0.121±0.002*	0.114±0.008*	0.115±0.003*
スレオニン	1.136±0.097	1.060±0.071	0.977±0.026	1.073±0.046

* $p<0.05$.

2) 脳内神経伝達物質量と放出への影響

　脳には50種類以上の神経伝達物質が存在し，様々な情報伝達に関わっている．これは，アミノ酸［グルタミン酸，アスパラギン酸，グリシン，γ-アミノ酪酸（GABA）など］そのものが神経伝達物質として機能する場合や，一部が修飾を受けセロトニン，カテコールアミンなどに変化して作用したり，ペプチドが合成される場合など様々である．脳内へ移行することが明らかとなったテアニンをラットに摂取させたところ，脳内のセロトニンおよびその代謝産物（5-ヒドロキシインドール酢酸）は顕著に低下した[8]．セロトニンの合成酵素および分解酵素の阻害剤などを用いて，テアニンのセロトニン代謝に及ぼす影響を調べたところ，合成系の低下と分解系の促進を示唆する結果が得られた．テアニンはセロトニンの材料となるトリプトファンと同じアミノ酸輸送系を介して取り込まれることから，血液脳関門でのトリプトファンの取り込みに対しテアニンが拮抗作用を示したことによるのかもしれない．さらにラットにテアニンを経口投与し，脳内セロトニンやカテコールアミン量に影響するかを調べたところ，カテコールアミン量が変化すること[9]や，脳の各部位で神経伝達物質量が変動することが分かった[10]．例えば，脳線条体のドーパミン量は顕著に増加し，テアニンがドーパミン作動性ニューロンに対し何らかの作用を及ぼしている可能性が示唆された．

3) ドーパミン放出量の変化[10]

　脳内神経伝達物質のシナプス間隙での量を測定する方法の1つとして，脳微小透析法（brain microdialysis）がある．これは半透膜のついた微小プローブを脳内の特定部位に埋め込み，サンプルを半透膜経由で作用させたり，直接注入して，そのときに間隙中に存在する物質をサンプリングし，その作用を調べる手法である．特に動物が自由に行動できる状態で，細胞間隙の低分子化合物を回収できるという点で注目すべき可能性をもった手法である．マイクロインジェクター付きのプローブを脳線条体に埋め込み，そこからテアニンを直接微量注入し，間隙中より回収されたドーパミン量を高速液体クロマトグラフィーを用い，経時的に電気化学検出器で分析したところ，注入したテアニン量に依存してドーパミン放出量は顕著に増加

した(図5.19).また,灌流液にテアニンを溶解して測定を行ったところ,同様の作用が観察された.この際に,前もってNMDA型グルタミン酸レセプターのアンタゴニストであるAP–5を灌流し,ドーパミン量の変化を見たところ,テアニン単独の場合に比べ放出量の増加が少なかった.さらに,脳の切片を用いた脳切片灌流法(スーパーフュージョン)で検討したところ,AMPA型グルタミン酸レセプターのアンタゴニストであるNBQXとの同時投与により,やはりドーパミン放出促進作用が抑制された.このことから,テアニンのドーパミン放出促進作用には,グルタミン酸レセプターが一部関与していることが示唆された.この作用が,テアニンそれ自身が直接に影響を与えているものなのか,あるいは間接的に作用しているかについては不明であるが,これらを介してテアニンの生理作用が発現していると思われる.

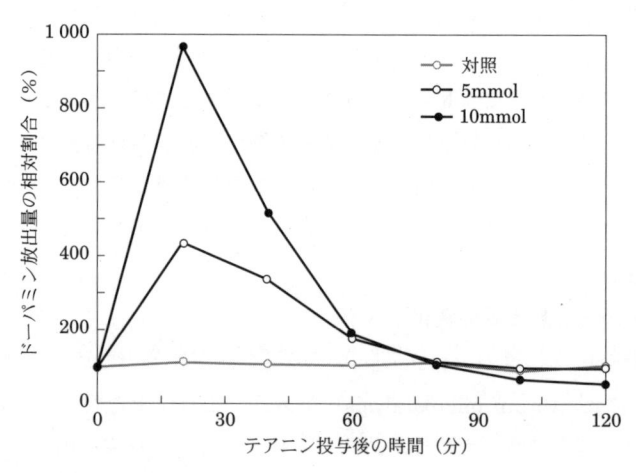

図5.19 脳線条体へのテアニン投与によるドーパミン放出量の増加

5.5.3 自発行動量および記憶・学習行動への影響
1) 自発行動量[11]

テアニン摂取の有無によるラットの20分間の自発行動量を,磁界の変化を利用した行動量測定装置(AUTOMEX-II)を用いて観察した結果,テ

アニン摂取による影響は見られなかった．

2) オープンフィールドテスト[11]

一定期間，テアニンを自由摂取させたラット（平均300mg/日）を，プラスチック製の箱（70×70×40cm，上面のみ開放）に入れ，10分間，その中での行動量（移動量，立ち上がり行動回数，探索行動，毛づくろい回数）を測定した．その結果，テアニン摂取による顕著な影響は観察されなかった．

3) オペラント型明度弁別学習試験[11]

餌付けを条件とした学習試験の1つとして，オペラント型明度弁別学習試験を行った．この試験は，給餌口とレバーおよび条件提示のためのランプが設置されたスキナー箱にラットを入れ，ランプ点灯時にレバーを押すと餌がもらえ（正反応），その逆に消灯時にはレバーを押しても餌がもらえない（負反応）という条件を学習させ，試験試行中のすべてのレバー押し回数に対する正反応数（弁別率）を解析する．ラットにこの試行を毎日繰り返し行わせることで，弁別率は上昇する．テアニン摂取による影響を観察したところ，弁別率は試行回数を重ねるごとに改善されたものの，対照である水摂取群との間に有意差は見られなかった．しかしながら，テアニン摂取群では，ランプの点灯に対する反応数が少ない傾向にあるにもかかわらず，弁別率は同等であった（レバー押し回数も少なくなった）ことから，より効率的に報酬を獲得したとも考えられた．

4) 受動的回避試験[12]

試験は，ランプを点灯して明るくなるケージ（明室）と，ランプは点灯しないが床面に電気ショックを与えることのできるケージ（暗室）の2室を連結したシャトルボックスを用いた．初めにランプを点灯した状態でラットを明室に入れる．ラットは習性として暗い場所を好むことから，通路を通り暗室へ移動する．その際に電気ショック（1mA, 2秒間）を与え，暗室が危険であることを学習させる．この実験では電気ショックを与えた24時間後に同様の操作を行い，安全な明室から危険な暗室へ進入するまでの時間（待機時間）を測定した．明室に待機した時間が長ければ長いほど，暗室が危険であることを強く記憶していたと判断する．その結果，テ

アニン摂取群では水摂取群よりも待機時間が長く，記憶力が良かったと判断された（図5.20）．

5) 能動的回避試験[12]

受動的回避試験と同様のシャトルボックスを用いて実験を行った．実験方法は，まず初めに暗室にラットを入れ，その30秒後に電気ショックを与える．このように暗室にとどまっていると電気ショックを受けることを学習させたのち，安全な明室へ退避する確率を記憶・学習の目安とした．試験は1日当たり4試行を2日間，一定時間ごとに行った．測定の結果，1日目ではテアニン摂取群と水摂取群とで差はなかった．2日目の1試行目では，退避率の低下が観察されたが，テアニン投与群ではその度合いが小さく，またその後の試行での退避率が高くなり，暗室での危険性をより強く記憶していたと判断された（図5.21）．

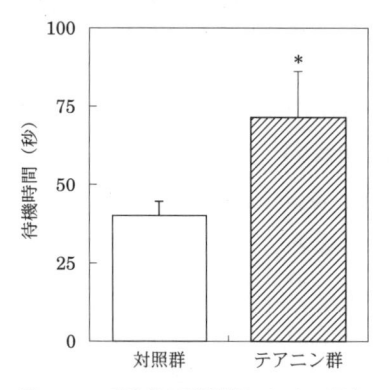

図 5.20 受動的回避試験における明室での待機時間（＊ $p<0.05$）

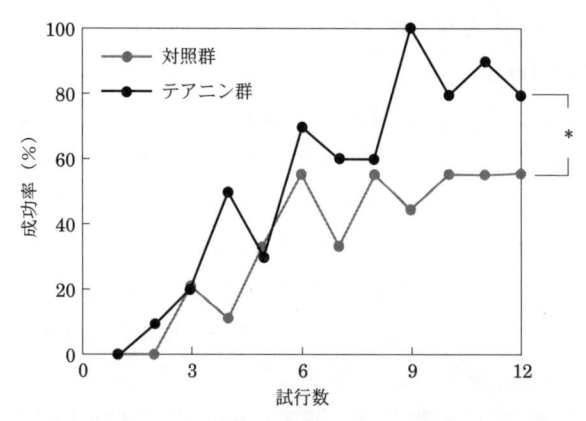

図 5.21 能動的回避試験における成功率の変化
1〜6試行：1日目，7〜12試行：2日目（＊ $p<0.05$）

6) モリス水迷路試験[11]

直径 1.2 m のステンレス製プールに牛乳で白濁させた水を入れ，ラットを入水させ，プール内のある場所に設置した避難場所（水面下）にたどり着くまでの時間（遊泳時間）を測定する試験である．ラットはプール周辺の環境を頼りに避難場所の位置をより正しく認識し（空間認知），試行を重ねるとスタート地点からの遊泳時間が短くなる．一方，十分に記憶できた場

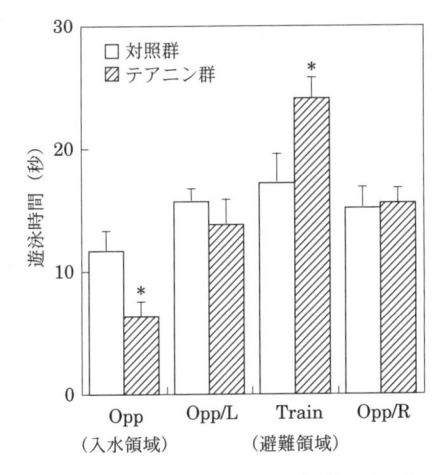

図 5.22 トランスファーテスト時のプール内各領域での遊泳時間（$*\ p<0.05$）

合には，避難場所を取り除き，同様の試行を行い，探索行動中のエリア別の遊泳時間を測定する（トランスファーテスト；transfer test）ことにより，記憶の程度を知る．対照群とテアニン投与群とで比較した結果，避難場所までの遊泳時間の短縮パターンには有意差はなかった．一方，トランスファーテストでは，テアニン投与群の方が，避難場所のあったエリアでの遊泳時間が有意に長く，より強く記憶していたと考えられ，テアニンは記憶行動に何らかの影響を及ぼしていると推測された（図 5.22）．

5.5.4 リラックス効果

テアニン投与により，各種の行動に関わると考えられている神経伝達物質が変化することから，ラットの記憶・学習行動以外に，ヒトの身体や精神活動にも影響を与える可能性がある．そこで，ヒトがテアニンを摂取した時の精神活動変化，特にリラックスするか否かについて脳波を測定する実験が行われた[12, 13]．リラックスという状態は生理心理的な生体反応であり，一般的な測定方法としては，血流，心拍，瞳孔反応などの測定が行われている．脳波測定もその 1 つである．脳波は脳内でのニューロン活動に伴う信号伝達に一部起因していると考えられており，頭皮に電極を付け

0.5〜3Hz

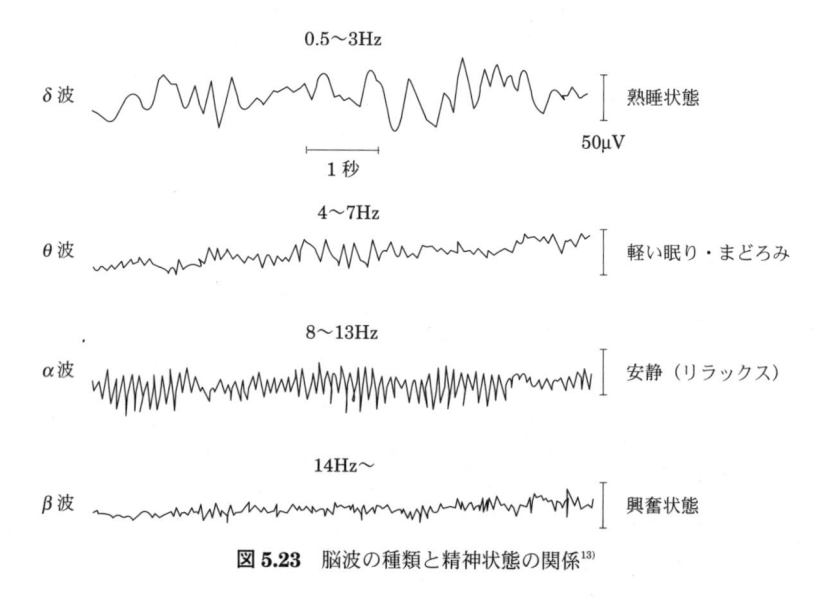

δ波 　　　熟睡状態
　　　　　50μV
　1秒

4〜7Hz

θ波 　　　軽い眠り・まどろみ

8〜13Hz

α波 　　　安静（リラックス）

14Hz〜

β波 　　　興奮状態

図 5.23 脳波の種類と精神状態の関係[13]

て測定を行う．測定された脳波は，その周波数により α 波，β 波，δ 波，θ 波に分類され，δ 波は熟睡，θ 波は軽い眠り，まどろみ状態，α 波は安静（リラックス），β 波は興奮状態で現れるとされている（図 5.23）．α 波は特に後頭部・頭頂部で出現し，この部位で出現頻度の増加が起これば，リラックスした状態にあると判断できる．被験者に水（100mL）またはテアニン含有水（50mg または 200mg/100mL）を飲んでもらい，その後 60 分間の α 波出現頻度と出現時間数の変化を測定した．図 5.24 に 200mg のテアニン摂取後の代表的な脳トポグラフィーの変化を示した．色が濃いほど α 波の出現量が多いことを示しているが，テアニン摂取 40 分以降において，後頭部・頭頂部に α 波の出現が認められ，テアニン摂取によりリラックス作用のあることが明らかである．テアニン摂取量の違いによる脳波の出現量を図 5.25 に示した．テアニン摂取が 200mg の場合，後半に α 波の出現量の増加することが分かる．このことから，テアニンの摂取は，ヒトの精神活動（リラックス作用）に作用することが示唆された．

5.5 緑茶成分と脳機能（テアニンの作用）

水摂取後（分）　　10　　20　　30　　40　　50　　60

θ波
4〜8Hz

α_1波
8〜10Hz

α_2波
10〜13Hz

デアニン
摂取後（分）　　10　　20　　30　　40　　50　　60

θ波
4〜8Hz

α_1波
8〜10Hz

α_2波
10〜13Hz

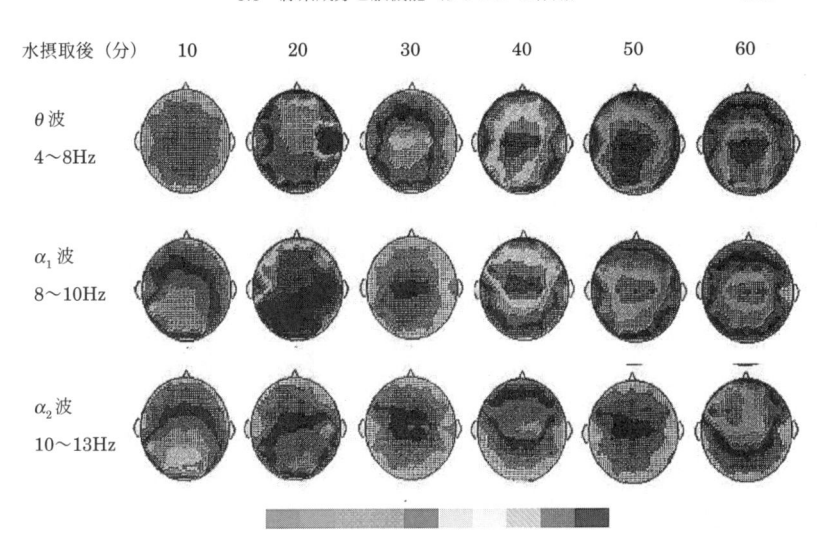

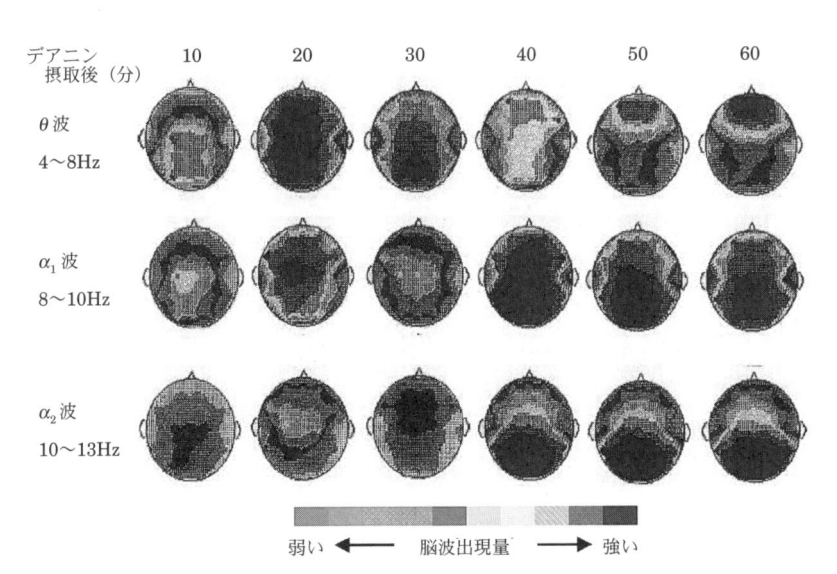

弱い ←── 脳波出現量 ──→ 強い

図 5.24　水（100mL）またはテアニン（200mg/100mL）摂取後の代表的なトポグラフィー[12]

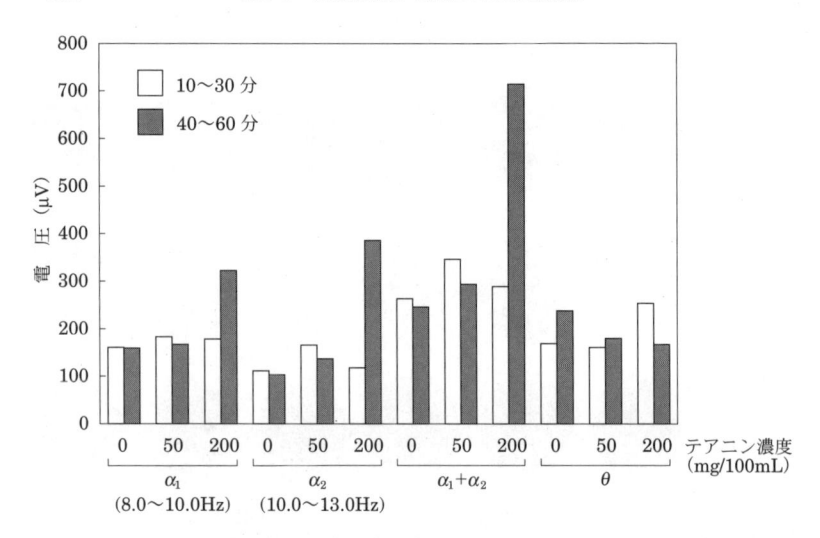

図 5.25 テアニン服用後の測定 1 時間中の前半 20 分，後半 20 分の脳波出現量の典型的な一例[13]

5.5.5 実験的脳神経細胞死に対する保護作用[14]

　角田らは，スナネズミに 3 分間の両側総頸動脈結紮を行うと，一過性虚血を起こし，さらに再還流すると遅延性の神経細胞死が誘発されるが，テアニンはそれに対して予防作用を示すことを明らかにした．この虚血－再還流は，血流障害による脳梗塞で起こると考えられている神経の脆弱領域における神経細胞死のモデルで，血管性痴呆症との関わりが示唆されている．神経細胞死は通常，脳内で興奮性の神経伝達を担うグルタミン酸が虚血を引き金に過剰に放出され，グルタミン酸レセプターを過剰に刺激し，異常に興奮することにより惹起されると考えられている[15]．テアニンはグルタミン酸のエチルアミドであり，このレセプターへの作用が考えられることや，脳機能に対する作用を有していることから，神経毒性に対する保護作用が検討された．実験群は，テアニン投与後の偽手術群，3 分間虚血群（対照群），テアニン投与 30 分後の 3 分間虚血群（テアニン群）の 3 群で行った．テアニン（50～500μM）は 1μL を側脳室内へ直接投与した．虚血負荷 7 日後に脳を摘出し，海馬 CA1 領域中央部の正常神経細胞の生存率を調べた結果，対照群では広範な神経細胞死が認められたが，テアニ

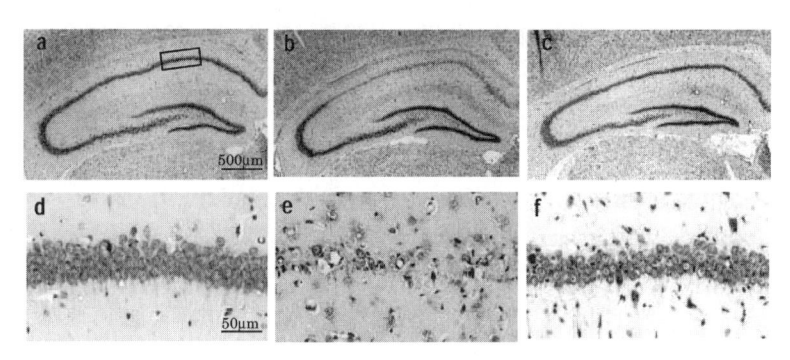

図 5.26 虚血負荷1週間後の海馬 CA1 領域正常神経細胞の変化[14]
a, d：テアニン投与後の偽手術群，b, e：3分間虚血群（対照群），c, f：テアニン投与30分後の3分間虚血群（テアニン群）．

ン群（500μM）では，海馬 CA1 領域の神経細胞が保護された．偽手術群では変化は見られていない（図 5.26）．テアニンの効果は投与濃度に依存しており，500μM では生存率が約 90％と非常に高かった．その作用機構として，テアニンのグルタミン酸レセプターへの作用が考えられるが[16]，詳細は明らかではない．今後，さらに研究が進み，テアニンの作用機構が明らかになれば，血管性痴呆症予防に役立つかも知れない．

緑茶に特有のテアニンと脳機能に関して概説したが，脳の世紀と言われる 21 世紀に入り，今後，テアニンの新たな効果やその作用機構が解明されることを期待する．

引用文献

1) 酒戸弥二郎：農化誌，**23**, 262（1950）
2) 小西茂毅他：土肥誌，**39**, 439（1968）
3) R. Kimura and T. Murata：*Chem. Pharm. Bull.*, **19**, 1257（1971）
4) 木村艮平，栗田正子，村田敏郎：薬誌，**95**, 892（1975）
5) T. Kakuda *et al.*：*Biosci. Biotech. Biochem.*, **64**, 287（2000）
6) S. Kitaoka *et al.*：*Biosci. Biotech. Biochem.*, **60**, 1768（1996）
7) T. Terashima, J. Takido and H. Yokogoshi：*Biosci. Biotech. Biochem.*, **63**, 615（1999）
8) H. Yokogoshi *et al.*：*Biosci. Biotech. Biochem.*, **62**, 816（1998）

9) R. Kimura and T. Murata : *Chem. Pharm. Bull.*, **34**, 3053 (1986)
10) H. Yokogoshi *et al.* : *Neurochem. Res.*, **23**, 667 (1998)
11) 寺島健彦, 横越英彦：必須アミノ酸研究, **27**, 158 (2000)
12) L. R. Juneja *et al.* : *Trend. Food Sci. Technol.*, **10**, 199 (1999)
13) 小林加奈理他：農化誌, **72**, 153 (1998)
14) T. Kakuda *et al.* : *Neurosci. Lett.*, **289**, 189 (2000)
15) F. A. X. Schanne *et al.* : *Science*, **206**, 700 (1979)
16) T. Kakuda : *Foods Food Ingred. J. Jpn.*, **191**, 518 (2001)

〔寺島健彦・横越英彦〕

5.6 ワインと脳機能

5.6.1 ワインの成分と痴呆症

西欧では「ワインは老人のミルク」といわれ，適量のワインを楽しむ老人は肉体的にも精神的にも健康であることが多い．最近では，ワインの機能性が精力的に研究され，ワイン，特に赤ワインは抗酸化能の高いポリフェノールを多量に含み[1]，動脈硬化を予防することが報告[2-4]されている．脳に対する作用として，ワインのポリフェノールは脳動脈の動脈硬化を予防することから，脳血管性痴呆症の原因として一番多い脳硬塞(のうこうそく)にも効果が期待される．また，赤ワインに含まれるポリフェノールの一種であるリスベラトロール[5]は，軸索内微小管の形成に関わるMAPキナーゼを極微量で活性化し，脳機能を改善する可能性が示唆されている．脳の海馬領域で記憶や学習能力で重要な機能を果たすペプチドホルモン（バソプレッシン，ニューロテンシンあるいはサブスタンスP）は，プロリルエンドペプチダーゼ（PEP）により分解されるが，最近，著者らはPEPの阻害物質をワイン中に見出した．

老人性の痴呆症は，長寿社会の到来により増加し，介護の問題もあり社会の重大な関心事となっている．痴呆症は，その原因により，脳血管性痴呆症とアルツハイマー病の2種に大別される．脳血管性痴呆症は脳硬塞，脳出血，くも膜下出血など脳血管に障害が起こり，脳に十分な栄養が行き渡らず，脳組織が破壊され，記憶や思考に障害を起こすものである．一方，アルツハイマー病は原因が明瞭に突き止められていないが，脳で記憶メモ

リーの機能を有する海馬領域の神経内にPHF（1対のねじれ細線維）と言われる神経原線維変化が蓄積し，神経細胞外にアミロイドβと称されるタンパク質が蓄積する．これにより，脳神経の情報伝達器官（軸索内の微小管）が破壊され，記憶機能が阻害される．さらに病状の進行により，脳神経の破壊が進み，脳重量の1/3が失われてしまう怖い病気である．米国では，老人性痴呆症の約半分はアルツハイマー病といわれる．

本節では，ワイン飲酒の脳機能に対する作用として，痴呆症に対する疫学研究，リスベラトロールの脳神経に及ぼす影響，さらに最近，著者らがワインから発見したPEP阻害ペプチドなどについて解説する．

5.6.2 ワインの認識能や痴呆症に関する疫学データ

1993年，フランスのLetennerら[6]はボルドー地区の65歳以上の3 766名についての群研究から，ワインの摂取量と認識能の関係を調べた．飲酒量により，非飲酒群，少量飲酒（<0.25L/日）群，中程度飲酒（0.25～0.5L/日）群，大量飲酒（>0.5L/日）群に分けた．認識能をミニメンタル試験（mini-mental state examination；MMSE）にて調べ，そのスコアが24以下について，認識障害ありとした．ワイン飲酒量と認識能の関係を表5.4に示す．非飲酒群に比べ，ワイン摂取群は認識能障害患者数が少なく，非飲酒群を1とするとき，特に中程度飲酒群のオッズレシオ（発症率）は0.63 （$p=0.0004$）と有意に認識能障害が少なかった．

大量飲酒はアルコール性痴呆症を誘発する[7]と言われているが，老人では適度にワインを飲むと，認識能の低下を抑制することが示唆された．

1997年，ボルドー大学病院のOrgogozoら[8]は，ボルドーのジロンドお

表5.4 老人におけるワイン摂取量と認識障害の関係[6]

ワイン摂取量	被験者数 (n)	MMSE* <24（％）	オッズレシオ（95％信頼幅）
非飲酒（0L）	1 651	26.5	1.00
少量飲酒（<0.25L/日）	1 538	24.3	0.89（0.76～1.05）
中程度飲酒（0.25～0.5L/日）	467	18.4	0.63（0.48～0.81）
大量飲酒（>0.5L/日）	110	22.2	0.86（0.55～1.35）

* MMSE：mini-mental state examination.

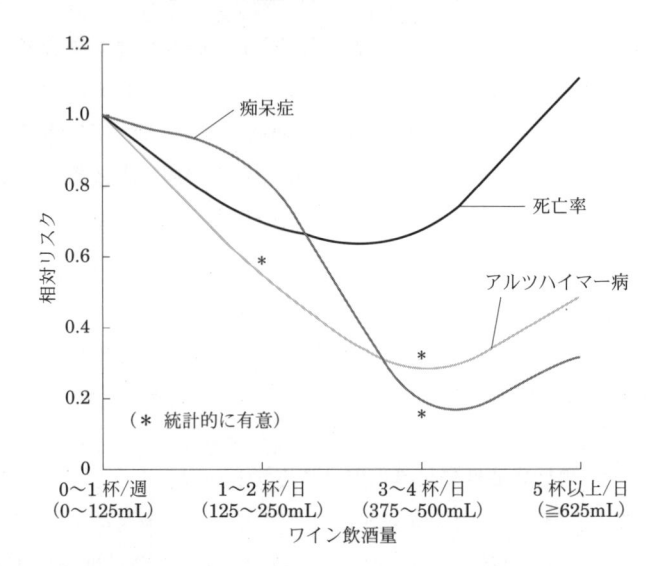

図 5.27 痴呆症，アルツハイマー病とワイン飲酒の関係[8]
ジロンド，ドルドーニュ在住の 65 歳以上の 3 777 名につき，3 年間にわたり調査した（J.-M. Orgogozo のデータを改変）．

よびドルドーニュ在住の 65 歳以上の 3 777 名について，飲酒量と死亡率，痴呆症，アルツハイマー病のリスクとの関係を 3 年間に渡り調べた．その結果を図 5.27 に示す．ボルドーの調査対象地域では，飲酒する対象は 95％が赤ワインと言うことで，これは赤ワインの調査結果と考えることができる．図よりワインを毎日 3～4 杯（375～500mL）飲んでいる群では，痴呆症の発症リスクが非飲酒群に比べ約 1/5，アルツハイマー病の発症リスクが 1/4 で，死亡率も約 30％低下していた．Orgogozo は，アルコールは従来，アルコール性痴呆症の原因となると考えられていたので，この結果は意外なものであったと言っている．このデータのワイン飲酒量は若干多いようにも思われるが，適量のワイン飲酒（グラス 1～3 杯，100～300mL）は，心臓病に良いばかりでなく，脳神経疾患にも良いことが示唆された．

5.6.3　リスベラトロールの神経系に対する作用

　1999 年 1 月，ミラノ大学の Bertelli らは英国の科学誌 "*New Scientist*"

に,「毎日グラス1杯半のワインを飲み続けると,記憶力の回復や,アルツハイマー病,パーキンソン病など神経細胞の変性が原因とされる病気にかかりにくくなる可能性がある」ことを発表した.彼ら[9]によれば,リスベラトロールが MAP キナーゼを7倍も活性化し,ヒト培養細胞の実験で,神経細胞同士を結び付けた.MAP キナーゼでも ERK2（リン酸化酵素）のリン酸化は,記憶や学習のプロセスにおけるシナプスの変化に関与している.リスベラトロールは非常に低濃度で ERK2 のリン酸化を誘導した.これは,リスベラトロールの脳神経系への作用についての初めての報告である.彼らは,先に示した Orgogozo ら[8]の疫学データは,赤ワインに含まれるリスベラトロールのためであろうとしている.しかし,Bertelli らの研究報告は培養細胞レベルの知見であり,実際にヒトでリスベラトロールが脳神経系の保護に作用するかどうかを明らかにするには,さらに試験が必要である.

5.6.4　プロリルエンドペプチダーゼ阻害ペプチド

プロリルエンドペプチダーゼ（PEP：EC 3.4.21.26）はタンパク質やペプチドに含まれるプロリンに特異性を有し,プロリンのカルボキシル基側でペプチドを切断するプロテアーゼであり,脳,睾丸,肝臓で活性の高いことが知られている.PEP は大脳の海馬部分に多く,神経伝達物質であるサブスタンス P やニューロテンシン,学習や記憶に関与しているバソプレッシンなどのペプチドホルモンを分解する.健忘症患者では健常人に比べ,脳の PEP 活性が高く,バソプレッシン量の少ないことが知られている.そこで,PEP 阻害物質の探索が行われ,抗痴呆薬としての開発が行われている.現在までに,種々の化学合成阻害剤が開発され,PEP 阻害ペプチドは微生物,食品,動物の脳などからも報告されている.最近,月桂冠のグループは清酒や酒粕からアミノ酸 8〜14 個のペプチドを報告[10]している.

酵母は嫌気条件ではプロリンを資化しないこともあり,ワインには多量のプロリンが含まれる.したがって,ワインにはプロリンを含むペプチドも含まれていると考え,赤ワインから PEP 阻害物質を探索した.山梨県

勝沼町城の平で栽培したカベルネ・ソービニヨン種ブドウから醸造した赤ワインを原料とし，フラボバクテリウム由来の PEP を使用した PEP 阻害活性を指標に，種々の精製工程の後，PEP 阻害活性を有するアミノ酸 5 個からなる 2 種のペンタペプチドを単離した．プロテインシークエンサー（アミノ酸配列分析装置）分析により，これらの構造は，Val–Glu–Ile–Pro–Glu（ペプチド A）および Tyr–Pro–Ile–Pro–Phe（ペプチド B）であることが判明[11]した．

合成基質 Z–Gly–Pro–pNA およびフラボバクテリウム由来 PEP を使用し，ペプチド A および B の PEP 阻害活性を測定した．その結果（表 5.5），ペプチド A の 50％阻害濃度（IC_{50}）は 17.0μM，ペプチド B は 87.8μM であった．得られた PEP 阻害ペプチドが，神経ペプチドであるサブスタンス P，バソプレッシン，ニューロテンシンの PEP による分解を阻害するかどうかを調べた．表 5.6 に 200μM のペプチド A および B の，神経ペプチド 3 種の PEP による分解に対する阻害率を示す．3 種の神経ペプチドの分解はいずれも 80％以上阻害された．したがって，ペプチド A および B は実際にヒト神経ペプチドの PEP による分解を阻害することが明らかとなった．

ペプチド A および B はカベルネ・ソービニヨンから醸造したワインか

表 5.5 ワインから単離した PEP 阻害物質のアミノ酸配列および PEP の 50％阻害濃度（IC_{50}）

PEP 阻害物質	アミノ酸配列	IC_{50}（μM）
ペプチド A	Val–Glu–Ile–Pro–Glu	17.0
ペプチド B	Tyr–Pro–Ile–Pro–Phe	87.8

表 5.6 得られた活性物質の PEP による神経ホルモン分解に対する抑制作用（200μM）

神経ホルモン	阻害率（％）	
	ペプチド A	ペプチド B
サブスタンス P	87	81
バソプレッシン	86	90
ニューロテンシン	87	91

ら単離したが，種々のワイン中にはどの程度含まれているか興味がもたれた．PEP阻害ペプチドのワイン中の濃度はかなり低いことが考えられたので，抗体を調製し，ELISA法で含有量を測定することとした．PEP阻害のIC_{50}値から，ペプチドAの方がペプチドBより高活性であるので，ペプチドAをペプチド合成装置で合成し，キャリアータンパク質と結合し，マウスに免疫後，抗体を含む抗血清を回収した．ワインとして米国，フランス，ブルガリア，チリ産のカベルネ・ソービニヨン，メルロー，シャルドネを選択し，二抗体サンドイッチELISA法にて，ペプチドAの含量を測定した（表5.7）．

表5.7 ELISA法およびHPLC法によるワイン中のペプチドA含量（ppb）

	カベルネ・ソービニヨン				メルロー				シャルドネ			
	C	G	F	D	C	G	F	D	C	G	F	D
ELISA	210	290	230	480	70	430	240	550	55	220	180	120
HPLC	230	257	218	520	100	416	252	530	80	194	157	146

C：Concha y Toro（チリ），G：Glass Mountain（米国），F：Fontenoy（フランス），
D：Domaine Boyar（ブルガリア）．

その結果，調べたワインには55〜550ppbのペプチドAが含まれていることが判明した．比較的含量の多いことが分かったので，分析法として定量性に優れ，安価であるHPLCでの測定を検討した．固相抽出法とC18逆相液クロカラムを組み合わせ，ペプチドAを定量した．結果をELISA法と共に表5.7に示す．表より，このHPLCによる分析値は極めてELISA法による値と近いもの（相関係数$r=0.975$）で，測定しているピークが活性のあるペプチドAであることが確認され，HPLC法の実用性が示された．HPLC分析で含量の多かったのは，ブルガリア産カベルネ・ソービニヨン（520ppb），メルロー（530ppb），米国産メルロー（416ppb）であり，白ワインより赤ワインの方が量的には多い傾向にあった．リスベラトロールはブドウ果皮に多量に含まれるので，赤ワインに特に多いが，PEP阻害ペプチドは白ワインにも比較的多く含まれる．このことから，PEP阻害ペプチドは果皮ではなく，果実のパルプ部分に含まれることが示唆された．最近，赤および白ブドウの果汁を分析したところ，ワインよ

り量的には少ないが，果汁にもペプチドAの含まれることを確認したことから，本ペプチドあるいはペプチドの原料となる物質は果肉部分に含まれることが判明した．

HPLC分析系が確立できたので，種々の品種，産地のワインにおけるPEP阻害ペプチド（ペプチドA）の含量を測定した．結果[12]を箱ひげ図にて図5.28に示す．図からペプチドAの含有量はブドウの品種によらず，赤ワインも白ワインも多いものから少ないものまで分布していることが分かった．米国産メルローは含有量が最も多く1 581ppbであり，次いでアルゼンチン産マルベック1 267ppb，フランス産ソービニヨン・ブラン1 028ppbであった．また，白ワインでも大量にペプチドAを含むもののあることが分かった．

ブドウではカビ汚染など環境ストレスに呼応し，プロリンを多く含むキ

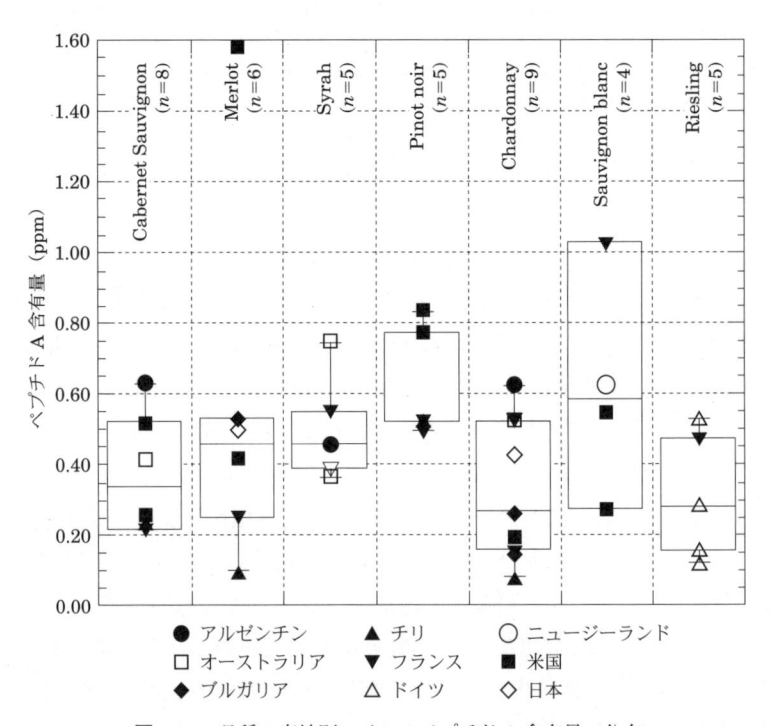

図5.28 品種・産地別ワインのペプチドA含有量の分布

チナーゼ活性のあるタンパク質の合成が誘導される．もし，ペプチドAの由来がストレスタンパク質であれば，産地など環境の特性がペプチドAの含量に反映されると考えられるが，図5.28の結果からは傾向がつかめなかった．ただし，品種的にはピノ・ノワールが他の品種より多い傾向にあった．

ワインには比較的大量のPEP阻害ペプチドの含まれることが分かったが，ワインを飲用して果たして体内で活性を発揮するのであろうか．本研究では，未だ動物試験などを行っていないので，何とも言えないが，月桂冠のグループ[10]は，電撃痙攣(けいれん)を与えることにより健忘症にしたマウスに，日本酒由来のPEP阻害ペプチドを腹腔内投与し，学習能力がペプチド投与により改善することを確認している．ワイン由来のPEP阻害ペプチドが有効かどうかは分からないが，最初に述べたように，ワインでは疫学的に痴呆抑制効果が報告されており，その有効成分として，リスベラトロールと共にPEP阻害ペプチドの可能性も考えられる．

5.6.5 飲酒の健康効果

ワインの脳に対する機能性，特に痴呆症抑制効果について述べたが，疫学データはあるが，明瞭に示される有効成分は未だ不明である．アルツハイマー病では，脳神経細胞がラジカルによる酸化傷害で破壊されるとの報告もある．ポリフェノールはラジカル消去活性が高い[13]が，赤ワインは特に大量のポリフェノールを含むので，適量飲酒により，ポリフェノールが効いている可能性もある．いずれにせよ，老人の赤ワイン飲酒を無理に止める理由はないといえる．大量飲酒は健康に良くないが，赤ワインには毛細血管中の血流を増加[14]する効果もあり，適量のワインを食事と共に楽しみ，潤いのある生活を送りながら，ついでに痴呆症が抑制される可能性もあることは嬉しい限りである．

引用文献

1) M. Sato *et al.* : *J. Agric. Food Chem.*, **44**, 37 (1996)
2) S. Renaud *et al.* : *Lancet*, **339**, 1523 (1992)

3) S. R. J. Maxwell *et al.* : *Lancet*, **344**, 193 (1994)
4) K. Kondo *et al.* : *Lancet*, **344**, 1152 (1994)
5) 佐藤充克 : *Food Style 21*, **1** (1), 96 (1997)
6) L. Letenneur *et al.* : *Annal. Int. Med.*, **118**, 317 (1993)
7) S. Y. Hill : *Am. J. Public Health*, **73**, 487 (1983)
8) J.-M. Orgogozo *et al.* : *Rev. Neurol.* (Paris), **153**, 185 (1997)
9) A. Bertelli *et al.* : *Drug. Exp. Clin. Res.*, **25**, 99 (1999)
10) 今安　聡, 川戸章嗣 : 醸協, **94**, 201 (1999)
11) 矢内隆章, 佐藤充克 : *J. ASEV Jpn.*, **11**, 167 (2000)
12) 矢内隆章, 鈴木由美子, 佐藤充克 : 日本農芸化学会 2001 年度大会講演要旨集, p.271 (2001)
13) 佐藤充克 : *Food Style 21*, **4** (1), 78 (2000)
14) M. Sato and K. Namiki : Proceedings of the symposium, Polyphenols, Wine and Health, C. Cheze and V. Vercauteren eds., p.7, Bordeaux, France (1999)

〈佐藤充克〉

5.7　γ-アミノ酪酸（乳酸菌発酵由来）と脳機能

　女性の更年期における障害は様々な疾患，ストレスを伴うもので，その有効な治療方法は未だ確立されていない．また，男性においても不眠症やアルコール依存症，あるいは，様々なストレスによる疾患に悩んでいる人が多く見受けられる．

　高齢社会やストレス社会を迎え，機能性食品の果たす役割においても，疾患予防だけでなく，生活の質（QOL）向上に役立つ製品の開発が望まれている．そこで，本節では血圧降下作用や精神安定作用などの機能性で注目される γ-アミノ酪酸（GABA）について述べる．

　GABA の経口摂取による効果については血液脳関門の通過を含め，その作用機序に不明なところも多いが，GABA の食品成分としての用途開発を目的とした，更年期障害および初老期精神障害に対する効果を中心に説明したい．

5.7.1 γ-アミノ酪酸（GABA）

　GABAは，自然界に広く分布しているアミノ酸の一種で，生体内においてはL-グルタミン酸のグルタミン酸デカルボキシラーゼによる脱炭酸反応より生成される（図5.29）．無脊椎動物，脊椎動物の神経系においては抑制性の神経伝達物質として作用することが知られており，ラット脳内におけるGABAとその関連物質の分布について詳細に調べられている[1]．

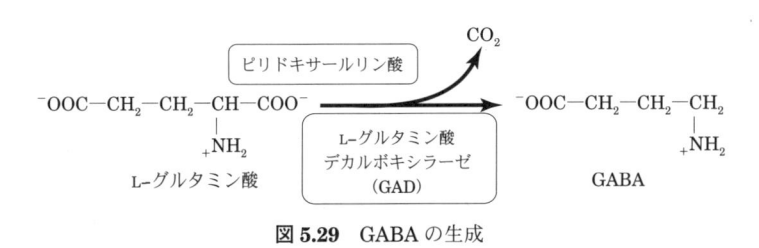

$$^-OOC-CH_2-CH_2-CH-COO^- \xrightarrow[\substack{\text{L-グルタミン酸}\\ \text{デカルボキシラーゼ}\\ \text{(GAD)}}]{\text{ピリドキサールリン酸}} {}^-OOC-CH_2-CH_2-CH_2 + CO_2$$
　　　　　　　　　　　|　　　　　　　　　　　　　　　　　　　　　　　　　　　　　　　|
　　　　　　　　　　$^+NH_2$　　　　　　　　　　　　　　　　　　　　　　　　　　　　$^+NH_2$
　　　　　L-グルタミン酸　　　　　　　　　　　　　　　　　　　　　　　　　　GABA

図 5.29　GABAの生成

　GABAが機能性食品素材として注目されている生理効果に血圧降下作用がある．その作用機序として，延髄の血管運動中枢に作用して血圧を降下させると共に，抗利尿ホルモンであるバソプレッシンの分泌を抑制し，血管を拡張して血圧を下げることが指摘されている．

　また，GABAが神経系に与える影響は，これまでの研究から多くの知見が得られている．例えば，せん妄などを有する老人性痴呆や精神症状を有するパーキンソン病患者および重積発作を有するてんかん患者の髄液においてGABA濃度が低下していることから，GABAに神経の興奮を抑える働きのあることが推察されている[2,3]．さらに，PettyやRoyらは，気分障害やアルコール性のうつ病患者で髄液中GABA濃度が減少していることを報告した[4,5]．また，西川はうつ病治療薬であるデシプラミン（desipramine）やアミトリプチリン（amitriptyline）が，その作用機序としてGABA伝達系を介してGABAの遊離を促進し，うつの改善に寄与していることを推察し，感情障害や不安障害の発症メカニズムにGABA系が大きく関与していることを明らかにした[6]．その他，ラットを対象とした一連のGABA投与実験では，石川らがGABAの脳室内投与を行った実験から，明度弁別学習課題でGABA投与後に学習能力が有意に増強されるこ

とを示し，GABA が長期記憶の促進に貢献していることを報告した[7]．

5.7.2 乳酸菌発酵由来 GABA 含有発酵エキス

GABA は動物の組織中だけでなく，小麦，胚芽米や緑茶など植物由来の食品にも含まれているが，植物中に含まれる GABA 量はごく僅かであり，効果を発揮する作用量としては不十分であると考えられる．そこで著者らは，食経験が豊富な微生物である乳酸菌により GABA を生成することを試みた．その結果，いくつかの乳酸菌で GABA 生成能を見出したが，その中でも GABA を高濃度かつ効率よく生成する乳酸菌株を分離した[8]．

本乳酸菌株の発酵作用を利用し，グルタミン酸，乳製品を原料として GABA を生産した．この乳酸菌発酵由来 GABA 含有発酵エキス（以下「乳酸菌 GABA エキス」と略記）を供試試料とし，以下の生理作用試験を実施した．

5.7.3 血圧降下作用

高血圧患者の 9 割を占めると言われる本態性高血圧に対する GABA の効果は，茶由来の GABA でも調べられている[9]．乳酸菌 GABA エキスの効果について，本態性高血圧のモデル動物である SHR ラットを対象とした投与試験を紹介する．

GABA 投与群は乳酸菌 GABA エキスの投与量に応じて 3 群設け，コントロール群は蒸留水投与群とし，各群 3 匹の合計 12 匹を試験に供した．試料投与は経口にて行い，投与回数は 1 日 1 回，期間は 7 日間とした．投与容量は各投与群ともラット体重 1kg 当たり 2mL とした．また，エキス投与前・投与後の血圧の変化を調べるために，投与前の血圧と投与後の血圧を経日で測定した．

具体的には尾静脈の血圧を非観血的（採血を伴わない手法）に測定する tail-cuff 法により行った．測定回数は 1 日 1 回とし，測定期間は試験物質の投与前および，投与 2 日目から投与終了翌日までの 7 日間連続の計 8 ポイントで実施した．血圧の各ポイントでの測定は 3 回ずつ実施し，その収縮期血圧の平均値を測定値とした．なお，試験実施に先立ち供試動物

5.7 γ-アミノ酪酸（乳酸菌発酵由来）と脳機能

◆ 蒸留水投与群
■ 乳酸菌 GABA エキス低容量投与群（GABA 0.16mg/kg ラット体重）
▲ 乳酸菌 GABA エキス中容量投与群（GABA 1.6mg/kg ラット体重）
● 乳酸菌 GABA エキス高容量投与群（GABA 16mg/kg ラット体重）

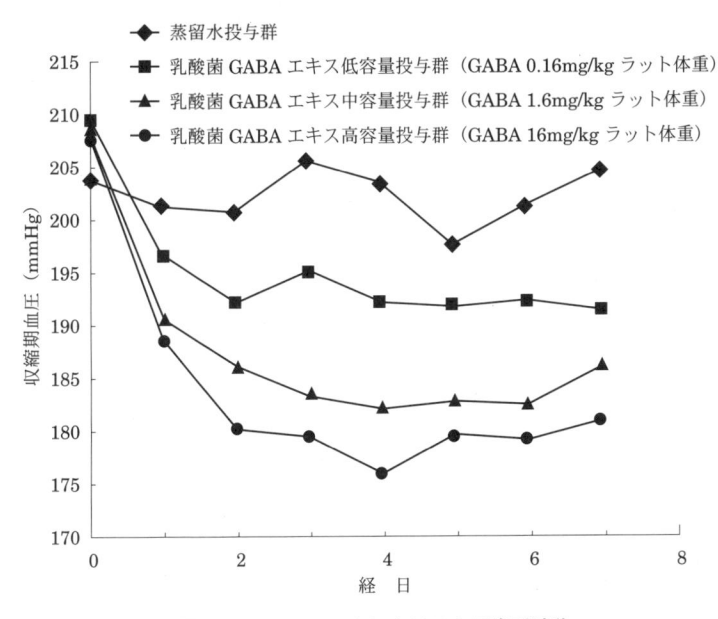

図 5.30 SHR ラットにおける血圧降下試験

の収縮期血圧平均値が各動物とも 200mmHg 以上であることを確認した．また，投与日ごとに各動物の体重を測定し，投与量を調節することにより，規定の用量を投与した．

その結果，乳酸菌 GABA エキス投与量依存的に血圧降下作用が認められた．また，いずれの濃度においても比較的初期の段階から血圧を下げ，その後は安定した血圧を示した（図 5.30）．

この結果は予備試験段階であり，他のアプローチやヒトでの臨床試験が必要であるが，これまで本法にて調べられた素材と同等もしくは，それ以上の効果が得られたことから，血圧降下作用を目的とした特定保健用食品などへの利用も期待できる．

5.7.4 更年期障害および初老期精神障害に対する効果

乳酸菌 GABA エキスの更年期障害および初老期精神障害に対する効果を調べるために，更年期障害の代表的評価基準である Kupperman 更年期指数（Kupperman menopausal index）に与える影響と，更年期または初

表 5.8 Kupperman 更年期指数項目

症状大項目	係数	小症状
1) 血管運動障害	4	顔面紅潮
		発汗
		冷汗
		息切れ
2) 知覚障害様症状	2	しびれ感
		手足の感覚が鈍い
3) 不眠・睡眠障害	2	寝つきが悪い
		眠りが浅い
4) 神経質	2	興奮しやすい
		イライラする
5) ゆううつ気分	1	くよくよする
		気分が優れない
6) めまい	1	めまい
		吐き気
7) 全身倦怠感	1	疲れやすい
		疲労が残る
8) 関節痛・筋肉痛	1	肩こり
		腰痛
		筋肉痛
		手足の節々が痛い
9) 頭痛	1	頭痛
		頭重感
10) 心悸亢進	1	動悸
11) 蟻走感	1	蟻走感

老期に見られる代表的な症状や疾患に対する効果について，臨床レベルの試験で評価した．対象は更年期または初老期に見られる精神障害，自律神経障害の諸症状を主訴として，精神科・心療内科外来を受診した 22 名とした．Kupperman 更年期指数では 19.4 ± 7.1（最大 28）で，いずれの患者も中等度以下であり，また，本試験開始前の 8 週間は，精神状態に影響を与える可能性のある精神安定剤や抗精神病薬などを服用していないことを確認した上で試験を実施した．

試験はプラセボとの二重盲検法を用いて実施した．乳酸菌 GABA エキスを 13.4％含有する飲料（GABA を 107mg/100g 含有．以下，GABA 飲料と略記）と，GABA を含まないプラセボ 30mL を供試試料とし，1 日 2 回，8 週間にわたり経口投与した（プラセボは GABA を含まないこと以外は GABA 飲料と味・外観を全く同一となるよう調製した）．被験者を 2 群（α群，β群）に無作為に分け，α群では GABA 飲料を 4 週間投与した後，残り 4 週間は飲料をプラセボに切り替えて投与した．β群ではプラセボを 4 週間投与後，GABA 飲料を 4 週間与えた．

評価基準は更年期障害の代表的な評価基準である「Kupperman 更年期指数項目」（表 5.8）を採用し，その基準に従って症状なし (0)・弱 (1)・中 (2)・強 (3) の 4 段階で評価した[10]．表 5.8 の係数に上記 4 段階評価の数字を掛け，11 の項目全てを足したものを各被検者の更年期指数とする．

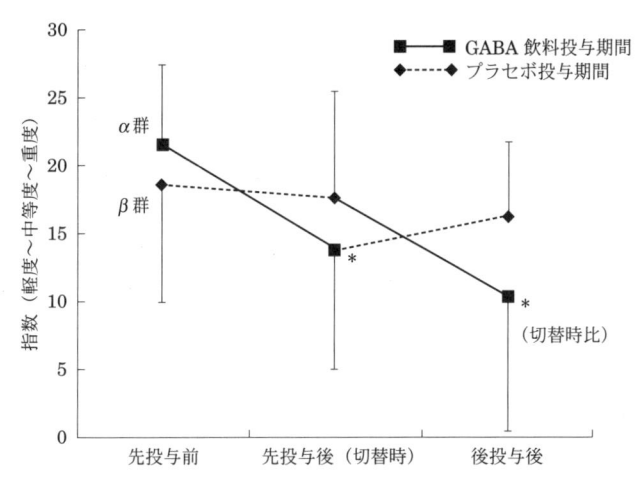

図 5.31 更年期障害の評価（Kupperman 更年期指数の推移）
　　　　＊ $p<0.05$ で有意差あり（Mann-Whitney 検定）．

その結果，図 5.31 に示すように，β 群においてプラセボ投与時には症状に変化は見られなかったが，GABA 飲料投与後においては有意に症状の改善が見られた．また α 群において，GABA 飲料摂取により症状の改善が認められたが，プラセボに切り替えた後には変化が見られなかった．

また，各症状における改善率においても表 5.8 に示した Kupperman 評価項目 10 項目中（蟻走感有する患者なし），8 項目において GABA 飲料投与群とプラセボ投与群間の改善率に有意な差を認めた[11]．特に，更年期障害や初老期の不定愁訴として最も多く見られる不眠・睡眠障害や神経質・易怒性（怒りっぽさ）において，GABA 飲料投与群は，有症状者全体例の 60％以上に改善効果を認めている．

更年期障害および初老期に見られやすい不眠やイライラなどの精神障害，自律神経障害は，心療内科・精神科においても治療が極めて難しいとされる疾患の 1 つで，「めまいは改善してきたが耳鳴りがするようになった」，「肩こりが治まったら今度は頭痛が始まった」，「寝つきの悪さは改善してきたが，ふらつきが気になりだした」など不定愁訴が次々と形を変えて現れる現象が特徴の 1 つでもある．GABA は，これまでの神経内科・精神科領域で臨床研究が盛んに行われ，GABA が脳内において神経興奮

を安定させる働きを持っており，また感情障害や気分障害，痴呆などにおいて髄液中の GABA 濃度が減少していることが示されている[12, 13]．つまり，脳内に存在する GABA の減少が精神興奮や不安と非常に密接に関係していることが示唆されている．このことより，更年期あるいは初老期に見られる精神症状の少なくとも一部においては，脳内において GABA が減少あるいは，その効果が減弱している可能性が考えられる．すなわち，更年期障害の主症状でもある不安などの気分障害あるいは初老期うつなどの感情障害を有する患者においては，GABA 系の機能が低下している可能性が高い．そうした患者では，経口的に GABA を補うことによって，それらの症状の改善が期待できると考えられる．上記の試験において，乳酸菌 GABA エキスが更年期障害および初老期精神障害に対して良好な成績を示したことは，脳内において不足状態にあった GABA を何らかの作用機序で補い，結果として不安など感情障害や睡眠障害の改善に寄与したことが考えられる．さらには，継続的に摂取することにより高い効果を発揮することが示唆された．一般に，精神安定剤や精神病薬，自律神経失調症治療薬の副作用として最も多い症状が眠気やだるさであり，その発現率は投与量や服用方法によって異なるが，10〜30％に達する．それに比べ，今回試験に用いた GABA 飲料では，そうした眠気などの副作用が全く認められなかったことは，その利用価値の高さを示すものである．

5.7.5 QOL 向上食品としての乳酸菌 GABA エキス

　高血圧や更年期・初老期精神障害は初期の段階での自覚症状が希薄で，対処のタイミングが難しい病気であり，進行すると日常生活に支障をきたすばかりか，生命を危機にさらす重篤な病気へと発展するものである．
　乳酸菌 GABA エキスは上記試験結果より，更年期・初老期によく見られる精神障害や高血圧に対する改善・予防効果が期待できる．また，他の発酵食品同様，食品への嗜好性の付与にも貢献していることから，日常的に摂取することが可能である．これらを踏まえ，当エキスは現代のストレス社会や高齢社会における QOL 向上食品として期待できるものである．

引用文献

1) 岡田安弘他:神経精神薬理, **10** (3), 117 (1988)
2) B. Manyan et al.: *Arch. Neurol.*, **37**, 352 (1980)
3) 大熊誠太郎, 桂　昌司, 広内雅明:神経精神薬理別冊「ニューロトランスミッター」, **1997**, 167.
4) F. Petty et al.: *Psychopharmacol. Bull.*, **26**, 157 (1990)
5) A. Roy et al.: *Gen. Psychiat.*, **48**, 428 (1991)
6) 西川　徹: *Clin. Neurosci.*, **14**, 404 (1996)
7) K. Ishikawa and S. Saito: *Psychopharmacology*, **56**, 127 (1978)
8) 園田久泰:特開 2000-210075 (2000)
9) 大森正司他:農化誌, **61**, 1449 (1987)
10) H. S. Kupperman et al.: *J. Clin. Endocrinol.*, **13**, 688 (1953)
11) 園田久泰: *Food Style 21*, **5** (5), 92 (2001)
12) 西村　健:脳と老化, **1988**, 13.
13) 平野　誠:臨床精神医学, **21**, 574 (1992)

〔園田久泰〕

5.8　カフェインと脳機能

5.8.1　カフェイン(メチルキサンチン)の構造と代謝

　カフェイン (caffeine : 1,3,7-trimethylxanthine) は, 世界中で最も広く利用されている薬理作用をもつ物質の1つである. コーヒー豆, 緑茶, カカオ豆, コラ豆などに豊富に含まれる植物成分であり, カフェインは, これらを利用したコーヒー, 紅茶, 緑茶, ココア, コーラなどの飲料に含まれている. カフェインの1日当たりの摂取量は幾つか報告されているが, 大体 70mg と考えられる. コーヒーをよく飲む平均的なアメリカ人は, 1日当たり 2～3mg (kg 体重当たり) のカフェインを摂取し, 多い場合には 10mg 以上摂っているともいわれる[1]. 1杯のコーヒーには 50～150mg のアルカロイドを含むが, カフェイン摂取量の約 75% はコーヒーを飲むことによる. 単純に換算すると, 1杯のコーヒーを飲んだ場合, 血液中のカフェイン濃度は, 1～2μg/mL (5～10μM) になる. 一方, 日本人が愛飲する緑茶については, 1杯当たり約 50mg のカフェインが含まれ,

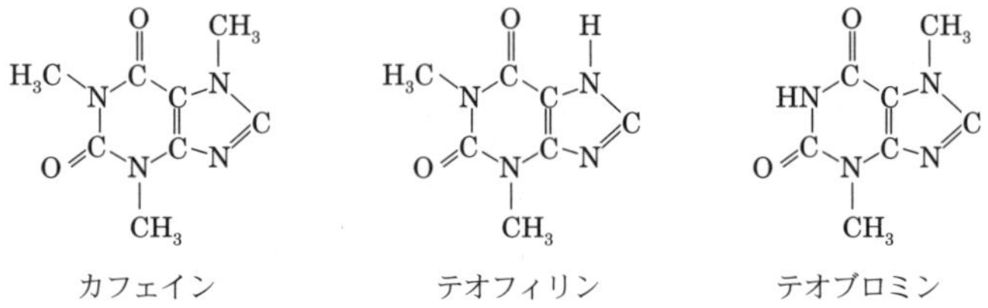

カフェイン　　　　　テオフィリン　　　　テオブロミン

図 5.32 メチルキサンチン（カフェイン，テオフィリン，テオブロミン）の化学構造式

また，コーラでは 35mg 含まれている．カフェインは，これらの飲料としてだけでなく，その持つ色々な薬理作用を利用した一般の市販薬，例えば，頭痛薬，風邪薬，食欲抑制剤，利尿剤などとして，投薬という手段を介して体に入ってくる．

カフェインは白色の結晶として得ることができるアルカロイドで，ごく少量でも苦味のある刺激的なメチルキサンチン物質である．メチルキサンチンには幾つかの誘導体が知られているが，コーヒーに多く含まれているカフェイン，緑茶に含まれるテオフィリン（theophilline：1,3–dimethylxanthine），ココアに多いテオブロミン（theobromine：3,7–dimethylxanthine）の 3 つが代表的なものである（図 5.32）．これら 3 種類のメチルキサンチンの代謝は，類似している．カフェインは水溶性物質であるため，摂取されると受動的に 99% 以上は速やかに吸収され，30 分後には血液濃度がピークとなり，そのまま血液成分として各臓器に運ばれる．吸収されたカフェインはほとんどが遊離の形であり，血漿タン

表 5.9 カフェイン（5mg/kg）経口投与により生成したヒト尿中代謝産物[2]

代　謝　産　物	投与量の%
5–acetylamino–6–amino–3–methyluracil	14.70
6–amino–5–(N–formylmethyl–amino)–1,3–dimethyluracil	3.10
1–メチルキサンチン	18.14
3–メチルキサンチン	4.11
7–メチルキサンチン	9.88
1,3–ジメチルキサンチン	0.89
1,7–ジメチルキサンチン	5.86
3,7–ジメチルキサンチン	1.88
1,3,7–トリメチルキサンチン	1.24
1–メチル尿素	14.81
1,3–ジメチル尿素	1.80
1,7–ジメチル尿素	5.36
1,3,7–トリメチル尿素	1.30

尿は 48 時間後に採取したもので，数値は 4 被験者の平均値で表わした．

パク質と結合している割合は約25％である．中枢神経系へのカフェインの取り込みについては，カフェインとアデニンとの拮抗性が知られているが，多くは速やかに取り込まれる．カフェインの代謝は，肝臓の薬物代謝酵素系で行われ，まず脱メチル化されて1-メチル尿素と1-メチルキサンチンとなり，次いで，腎臓から排出される．表5.9にカフェイン（5mg/kg体重）摂取後の，尿中代謝産物の排泄量を示した[2]．1-メチルキサンチンの排泄の多いことが分かる．カフェインの生体に及ぼす影響は，薬物代謝酵素活性や体内に滞留する時間に依存するが，これらには，各人の生活習慣（喫煙，飲酒，投薬）や年齢などが影響する．

5.8.2 カフェインの生理学的影響

カフェイン，テオフィリン，テオブロミンの3種類のメチルキサンチンの生体に及ぼす影響は極めて類似しているが，生理機能で多少異なる点もある．例えば，カフェインとテオフィリンは中枢神経系に対して極めて強い刺激作用を示すが，テオブロミンの影響は小さい．一方，テオフィリンは心臓血管系への影響は大きいが，カフェインはそれほどでもない[3]．以下に，幾つかの生理機能を列記するが，特に中枢神経系への影響に関しては，次項で紹介する．

1） 心筋の刺激作用

先に述べたように，それぞれのメチルキサンチンの生理作用は異なり一様ではないが，一般にメチルキサンチンは，大量に投与された場合，心臓血管系の機能を刺激し，結果として血圧や心拍数を高める．カフェインによる影響の出方は，各人のカフェイン感受性の違いやカフェイン含有飲料の飲む量により異なり，このことと不整脈との関連も報告されている．もう少し詳細に述べると，カフェインによる心臓血管系への影響に関する知見は多いが，実際に，コーヒーを多飲したときと心臓疾患（心筋梗塞など）[4]との関連については，必ずしも情報が一致しているわけではない．すなわち，コーヒー摂取と心筋梗塞，虚血性心疾患とに関連がないという報告もある[5]．一方，不整脈の患者に対しては好ましくないという疫学的研究もある[6]．

2) 平滑筋の弛緩作用

メチルキサンチンには，平滑筋を弛緩させる作用があり，なかでも肺の気管支の平滑筋を弛緩させることから，気管支拡張剤として喘息の患者に対して利用されている．特に，テオフィリンは作用の強いことから，喘息発作の鎮静のために応用されている．

3) 胃酸分泌の刺激作用

カフェインあるいはカフェイン含有飲料としてのコーヒーは，胃酸の分泌を高め，また，タンパク質分解酵素であるペプシンの分泌も高める．それゆえ，胃酸分泌が過多の場合には，これらの摂取は控えた方がよいかも知れない．

4) 利尿剤として作用

メチルキサンチンの摂取は，尿量を増やすことから利尿作用が知られている．

5) 血中遊離脂肪酸の増加作用

脂肪の分解を亢進することにより血中脂質を増加させる．

5.8.3 カフェインの脳神経作用（中枢神経系を刺激）

カフェインのもつ生理機能で最も重要なものが中枢神経への影響である．メチルキサンチンは全て中枢神経系の刺激作用を示すが，特にカフェインによる影響が強い．一般に知られているのは，カフェインの興奮（覚醒）作用と心拍数の増加などである．まず，カフェインは，高度の精神活動を担っている大脳皮質に直接作用し，覚醒作用を引き起こすとともに，呼吸や心臓の活動に影響を及ぼす．その結果，呼吸数や心拍数が増加する．

カフェインの中枢神経系への作用機構については幾つかの説がある．その1つは，カフェインやテオフィリンは，サイクリック AMP (cAMP) の分解酵素 (cyclic AMP-degrading enzyme) であるホスホジエステラーゼ (phosphodiesterase) 活性を阻害することにより，セカンドメッセンジャーとしての cAMP のレベルを維持して，中枢神経系の活性を刺激すること[7]．ただし，メチルキサンチンを大量に投与しても，組織中の cAMP の

レベルが必ずしも相関して増加しないこと，また，ホスホジエステラーゼ活性の変動を起こすカフェインの投与量は，実際に行動変化を引き起こす量と比較すると，はるかに多いことなどから，この理論で全て説明できるとは考えにくい．2つ目の考え方は，カフェインと対照的な薬理作用を示すアデノシン（adenosine）との関係で，アデノシンレセプターの拮抗阻害物質であることである[8]．ATP やアデノシンなどのプリン誘導体は，神経伝達物質のノルアドレナリンやアセチルコリンなどの共役物質でもある．アデノシンは ATP に含まれるだけでなく，その生理作用として，血管（脳血管や末梢血管）を拡張させることにより血圧を下げ，神経興奮を鎮め，神経伝達物質の放出を抑制し，リポリシス（脂肪の分解）を阻害することにより遊離脂肪酸を低下させる．中枢神経系への作用としては，アデノシンは神経の活性を低下させるが，これらの機能は多くの場合，カフェインとは相反する作用である．カフェインはアデノシンレセプターを阻害することにより，神経興奮の抑制作用を阻害すると考えられる．

次に，カフェインと脳内神経伝達物質との関係について述べる．木村ら[9]は，幾つかのキサンチン誘導体を実験動物に与え，脳内カテコールアミンやセロトニンを測定し，これらが変動することを示した．著者らも，ラットに色々なレベルのカフェイン（5, 10, 30, 50, 100mg/kg 体重）を経口投与し，2時間後の脳内トリプトファン，セロトニン，5-ヒドロキシインドール酢酸を測定した結果，いずれも投与量に依存した顕著な増加が観察された（図5.33）[10]．また，セロトニン合成酵素や分解酵素（モノアミンオキシダーゼ）の阻害剤を用いて変動を調べた結果，カフェインによるセロトニン合成の亢進を示した[11]．カフェインは色々な飲料に含まれているので，次いで，インスタントコーヒー［カフェインを含むものと含まないもの（デカフェ）］，紅茶，緑茶，ウーロン茶などを用いて，ラットに投与後の脳内5-ヒドロキシインドール類を測定した．その結果，全てのカフェイン含有飲料により，脳内トリプトファンやセロトニンは増加した．カフェインを含むインスタントコーヒーでは顕著な増加が見られ，デカフェでは全く変動がなく，デカフェにカフェイン（インスタントコーヒーに含まれる量）を添加すると顕著な増加が観察された（図5.34）[12]．

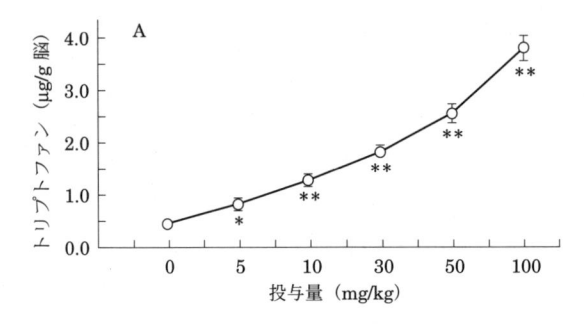

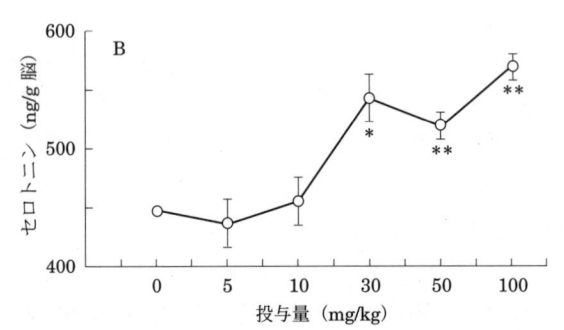

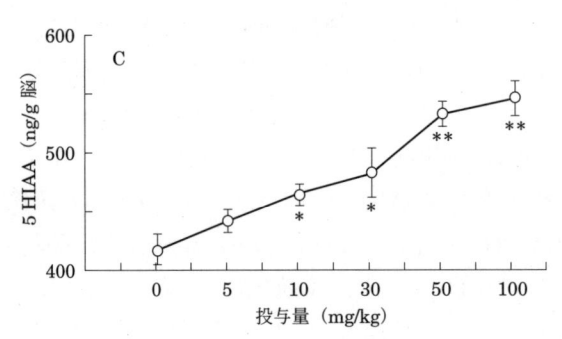

図 5.33 ラットでのカフェイン投与による脳内トリプトファン (A), セロトニン (B) および 5-ヒドロキシインドール酢酸 (5 HIAA)(C) の変動

垂直線はラット1群5匹の平均値の標準誤差を示す. $*\ p<0.05$, $**\ p<0.001$ でカフェイン 0mg と有意差あり.

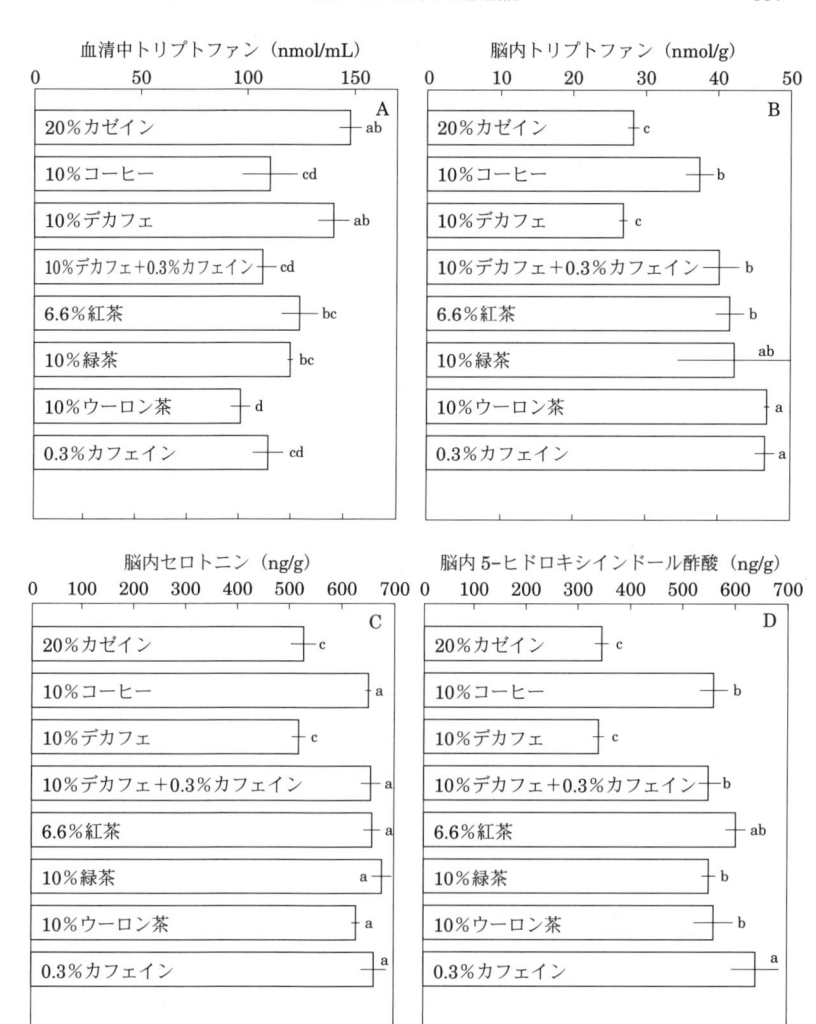

図 5.34 血清中トリプトファン (A), 脳内トリプトファン (B), セロトニン (C) および 5-ヒドロキシインドール酢酸 (D) に及ぼすカフェインおよびカフェイン含有飲料の影響

棒グラフに対して垂直の線は標準誤差を示す. 異なる添字 (a〜d) の群間において $p<0.05$ で有意差あり.

また，カフェインが肝臓の薬物代謝酵素系で分解されるならば，薬物代謝酵素の活性化により脳内モノアミン量が変化したと考えられる．そこで，これまで薬物代謝酵素系を誘導することが知られている各種の異物，BHA（3-*tert*-butyl-4-methoxyphenol），DDT［1,1-bis-(*p*-chlorophenyl)-2,2,2-trichloroethane］，PCB（polychlorinated biphenyl），クロレトン（acetone chloroform），ペントバルビタール（pentobarbital）などをラットに投与し，その後の脳内モノアミン量を測定した結果，大体，予想どおりに脳内セロトニンなどは増加した（表5.10）[13]．

表5.10 ラットの脳内5-ヒドロキシインドールおよび血清中のcAMPに及ぼすBHA，クロレトン，DDT，PCBの影響[*1]

食餌	トリプトファン		脳内5-ヒドロキシインドール		血清中 cAMP (nmol/mL)
	血清	脳 (nmol/g)	セロトニン (ng/g)	5 HIAA[*2] (ng/g)	
1. 20%カゼイン	29.7±1.3[*3a]	32.9±1.4	535±5[c]	344±7[b]	38.3±2.0[c]
2. 0.3% BHA	25.5±1.2[b]	32.3±0.9	588±9[b]	395±16[a]	43.8±2.0[b]
3. 0.3% Chloretone	24.9±0.6[b]	35.3±2.3	643±7[a]	396±13[a]	43.6±1.0[b]
4. 0.1% DDT	24.2±1.0[b]	34.3±2.0	595±12[b]	365±17[ab]	43.6±1.6[b]
5. 0.03% PCB	29.3±1.2[a]	34.1±1.6	595±12[b]	354±9[b]	49.2±1.6[a]

[*1] ラットに試験食を投与して5時間後の分析値．試験開始時の平均体重124±3g．
[*2] 5 HIAA：5-ヒドロキシインドール酢酸．
[*3] ラット1群6匹の平均値±SEM．縦列中，異なる添字（a〜c）の群間で有意差のあることを示す．Duncan検定（$p<0.05$）．

5.8.4 カフェインと行動解析

カフェインの摂取が中枢神経作用に影響を及ぼすことから，脳機能を反映した各種の行動へも何らかの影響が出ると思われる．コーヒーを毎日飲むような人では，疲労感が少なく，また注意力の増すことが知られている．この注意力に関しては，例えば少量のカフェイン（32mg）の投与により，視覚反応時間や聴覚による聞き取り反応が，顕著に改善される[14, 15]．しかしながら，全ての感覚が改善されるわけではなく，例えば知的能力については，その改善効果については是非がある．

コーヒーや緑茶を飲むと，夜寝付きが悪いと言われるように，睡眠もカフェインにより影響を受ける．カフェインは，入眠時間の遅延，睡眠時間の短縮，眠りの深さに対しても影響し，睡眠全体に対して覚醒の方向に影

響する[16]. カフェインの大量投与（1日当たり1 000mg以上）により，頭痛や神経過敏症を引き起こすこともある．カフェインの大量投与による不眠（insomnia）や情動不安への影響が知られている[17]．確かに，カフェイン中毒のような場合には，落ち着きがなくなり，不安神経症に類似した行動をとる．ただし，カフェイン摂取と不安レベルとの間には，なかなか相関が得られず，したがって，多くの人にとっては不安とは関係がないようである[18]．

　伏木らは，カフェインの自律神経の活度に及ぼす影響を心拍変動パワースペクトル解析法（4.6.2項参照）で検討した．測定の理論は，ヒトの心拍のリズムは常に一定ではなく，1拍ごとに微妙に変化（ゆらぎ）している．心拍の変動は波形として認識されるので，波形に含まれる周期変動成分を分離し，周波数と強さ（パワー）をパワースペクトル曲線として解析し，0.1Hz付近の低周波数成分と，0.2～0.4Hz付近の高周波数成分とに分ける．低周波数成分は主に交感神経活度（一部，副交感神経活度を含む）を，高周波数成分は副交感神経活度を示す．また，スペクトル積分値では解析が困難な場合には，相対的な変動として，全体の周波数成分に対する高周波数成分の割合を計算し，副交感神経活度指標（PNS）とした．健常な被

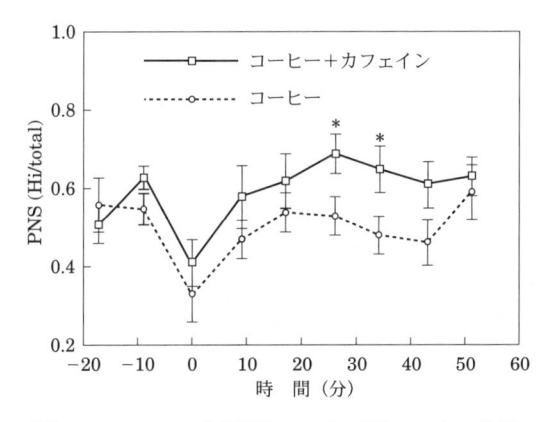

図5.35　コーヒーまたはカフェイン添加コーヒー飲用前後のPNSの経時変化

各々の値は平均値±SEM（$n=6～8$）．PNSは全体の周波数の積分値と高周波数成分の積分値の比．＊　コーヒーに対して$p<0.05$で有意差あり．

験者にカフェイン添加（4mg/kg体重），無添加のコーヒーを飲んでもらい，経時的に解析した．その結果，カフェイン添加コーヒーを飲用した場合に，高周波数成分および全体の周波数のスペクトル積分値は増加傾向を示した．そのデータから，PNSを算出した結果，カフェイン添加コーヒー摂取の20～30分後にPNSは最大になり，対照群と比較して有意差が得られた（図5.35）[19]．このことは，カフェインが心臓の副交感神経活動を亢進させる可能性を示唆している．

以上，カフェインは中枢神経系の刺激作用を有することは明らかであり，このことにより行動をも活性化させ，また疲れを取り除く覚醒作用があるとして，カフェイン含有飲料は世界中で飲まれている．しかしながら，カフェインを大量に摂取した場合の弊害も報告されている．頭痛や疲労，また，不眠や情動不安などは，高次の神経機能の障害を反映しているものであり，単純に神経伝達物質や神経細胞の活性だけで調節されてはいない．しかしながら，栄養学的アプローチとしては，脳内物質の変動および脳機能への影響を着実に解明する必要がある．

引用文献

1) A. H. Neims and R. W. von Borstel : Nutrition and the Brain, Vol.6, R. R. Wurtman and J. J. Wurtman eds., p.1, Raven Press, New York (1983)
2) M. M. Callahan *et al.* : Ninth colloquium on the Science and Technology of Coffee, London (1980)
3) T. W. Rall : The Pharmacological Basis of Therapeutics, A. G. Gilman *et al.* eds., p.589, Macmillan, New York (1985)
4) L. Rosenberg *et al.* : *Am. J. Epidemiol.*, **111**, 675 (1980)
5) T. R. Dawber, W. B. Kannel and T. Gordon : *New Engl. J. Med.*, **291**, 871 (1974)
6) P. W. Curatolo and D. Robertson : *Ann. Int. Medicine*, **98**, 641 (1983)
7) A. W. Burg and E. Warner : *Fed. Proc.*, **34**, 332 (1975)
8) P. Smits *et al.* : *J. Cardiovasc. Pharmacol.*, **10**, 136 (1987)
9) R. Kimura and T. Murata : *Chem. Pharm. Bull.*, **34**, 3053 (1986)
10) H. Yokogoshi and Y. Kato : *Biosci. Biotech. Biochem.*, **56**, 2083 (1992)
11) H. Yokogoshi : *Agric. Biol. Chem.*, **52**, 3173 (1988)

12) H. Yokogoshi, S. Tani and N. Amano : *Agric. Biol. Chem.*, **51**, 3281 (1987)
13) H. Yokogoshi : *Agric. Biol. Chem.*, **53**, 1609 (1989)
14) H. R. Lieberman et al. : *Psychophamacology*, **92**, 308 (1987)
15) A. Zwyghuizen-Doorenbos et al. : *Psychopharmacology*, **100**, 36 (1990)
16) A. Goldstein, R. Warren and S. Kaizer : *J. Pharmacol. Exp. Therapeu.*, **149**, 156 (1965)
17) W. H. Loke : *Physiol. Behav.*, **44**, 367 (1988)
18) W. W. Eaton and J. McLeod : *Am. J. Public Health*, **74**, 66 (1984)
19) G. Hibino et al. : *J. Nutr.*, **127**, 1422 (1997)

(横越英彦)

5.9 人工甘味料と脳機能

5.9.1 甘味料の種類と人体への影響

　味覚は，摂取した食べ物が体にとって有用であるか否かを口腔内で判断する重要なセンサーである．酸っぱさや苦さは，腐敗などをしている可能性があり，食物としては適していないことを示す．一方，甘さを示すのは多くは糖類であり，生体にとって大切であることを意味する．ヒトの甘さに対する嗜好は強く，特に砂糖（ショ糖）や果糖などを過剰に摂った場合は，エネルギーの過剰摂取を引き起こす．そこで，糖尿病，肥満防止，心臓疾患などの代謝異常抑制，虫歯予防，その他多くの理由から，ショ糖の摂取をおさえることが望まれている．一方，甘さに対する嗜好に対しては，適当な低カロリー甘味料（low calorie sweetners）があれば，生活習慣病の予防，治療の面から，また，心理的な面からもその意義は大きい．その面から現在，グルコース以外に，主に2種類の甘味料（nutritive, non-nutritive；栄養になるものと，ならないもの）が使用されている．その1つは，フルクトース，ソルビトール，キシリトールなどの糖あるいは糖アルコールであり，これらは糖尿病患者の血糖を急激に変化させることがないために（インスリンを介さずに代謝される），インスリン依存性糖尿病患者に対して有効である．しかし，フルクトースはグルコースやショ糖と同じカロリー値をもつため，肥満の人に対しては適当ではない．また，ソルビトー

ルやキシリトールは，浸透圧性下痢を誘因する傾向があるので，使用量を制限する必要がある．一方，栄養にならない人工甘味料としてチクロ（cyclamate）とサッカリン（saccharine）が知られていたが，どちらも動物実験ではがんを誘発することが報告された．サッカリンは，利用した場合に口中に苦い後味を残すが，甘味料としては優れており，その危険性よりも，使用したことによる有益さの方が勝っていると考える人々も多い．このように，人工甘味料には種々の有害な副作用が指摘され，それらに代わって広範囲の使用に耐えうる人工甘味料の開発が望まれている．現在では，各国で人工甘味料の利用の仕方は異なっているが，限定した利用を行っている．

甘味料には次のようなものがある．

一般的な糖質

　ショ糖（スクロース），果糖（フルクトース），異性化糖

オリゴ糖類（少糖類）

　フルクトオリゴ糖，ガラクトオリゴ糖，マルトオリゴ糖，イソマルトオリゴ糖，イソマルトオリゴ糖，乳化オリゴ糖（ラクトスクロース），キシロオリゴ糖，カップリングシュガー，トレハロース

糖アルコール

　エリスリトール，パラチノース，ラクチトール，マルチトール，キシリトール，ソルビトール，マンニトール，還元水あめ

天然甘味料

　ステビア，グリチルリチン，ソーマチン

合成甘味料

　サッカリン，スクラロース，アセスルファムK，アスパルテーム，ネオテーム

5.9.2　アスパルテーム

本書では，脳栄養や機能の面を取り上げているので，生体成分の素材になりにくいサッカリンやチクロではなく，アミノ酸系人工甘味料であるアスパルテーム（aspartame：L–aspartyl–L–phenylalane methyl ester）（図

5.36) について述べる.

アスパルテームは小腸内でエステラーゼ, 粘膜ジペプチダーゼにより完全に加水分解され, 血中には見出されないため, その安全性は構成成分のアスパラギン酸, フェニルアラニン, メタノールに依存する. メタノールの毒性は, その代謝物であるホルムアルデヒド (さらにギ酸→ギ酸塩) によるといわれているが, アスパルテームを大量投与 (200mg/kg 体重) しても, 血中や尿中にギ酸塩は検出されない[1]. また, メタノール含量についても, ジャムやワインなどの市販食品に含まれる量よりも少ない. アスパラギン酸, フェニルアラニンはアミノ酸であり, 体タンパク質合成や TCA サイクルを経て体成分に, また, フェニルアラニンはカテコールアミン合成に利用されるため, 特に問題となる点はないように思われる. 実際, その安全性に関しては, 種々の角度から科学的試験 (薬理, 毒性, 多世代, 催奇形性, 変異原性, 発がん性試験など) が行われ, 確かめられてきた.

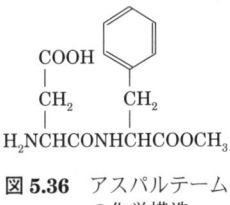

図 5.36 アスパルテームの化学構造

5.9.3 アスパルテームとフェニルケトン尿症

アスパルテームがヒトにおいて問題があるとすれば, それは体内でフェニルアラニンを代謝・利用することのできないフェニルケトン尿症 (phenylketonuria ; PKU) に対してである. この点に関し多くの研究者が, 大人の異型接合 (heterozygous) PKU および健常な大人に対して[2-4], また, 健常な 1 歳児[5], 幼児[6], 少年[6,7]などに対するアスパルテームの影響を調べている. その結果, 血中フェニルアラニンの増加は一過性であり, 高タンパク質食摂取時の血中濃度の増加よりも少ないことが分かり, いかなる生化学的な影響もないと結論した. しかしながら, 一般に脳へのアミノ酸の取り込みは, 血中アミノ酸濃度の絶対量に比例せず, 血液脳関門で拮抗する他のアミノ酸との相対比に依存することが知られている[8]. したがって, フェニルアラニンの脳への取り込み量は, その血中濃度と他の中性アミノ酸の和 (Tyr+Trp+Val+Leu+Ile+Met) との比を指標にした方がよい. そこで次に, ヒトでのアスパルテーム飲用後の, 血中アミノ酸比を測定し

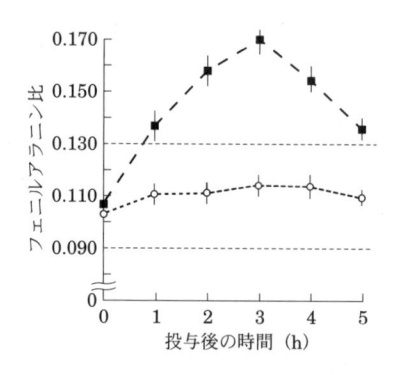

図 5.37 アスパルテーム摂取後の血中フェニルアラニン比の変動
○ 200gショ糖/kg体重摂取群，■ 200gショ糖＋15mgアスパルテーム/kg体重摂取群．破線ではさまれた領域は正常変動範囲（高タンパク質状態も含む）．

た．まず，ショ糖無添加の粉末ジュース（Kool-Aid）を用いて対照群（ショ糖200g），アスパルテーム群（ショ糖200g＋アスパルテーム15mg/kg体重）を調製し，健常人（6人）に飲ませた後，1時間ごとに5時間にわたり血中アミノ酸濃度を測定した．その結果，血中フェニルアラニン比は，高タンパク質食を摂取したときの変動域よりもはるかに高い値となった（図5.37）[9]．すなわち，これまでに報告されているアミノ酸濃度の結果からフェニルアラニン比を計算してみると，高タンパク質食摂取時の血中フェニルアラニン濃度は，摂取前が60ng/mLであるのに対し，摂取後は95ng/mLになる．一方，アスパルテーム摂取時には，50ng/mLがピーク時には120ng/mLとなり，フェニルアラニン比で示すとそれぞれ 0.075 → 0.078 および 0.090 → 0.255 となった[10]．すなわち，高タンパク質食摂取時にはフェニルアラニン比に変化は見られないが，アスパルテーム摂取では約130％の増加となる．また，100mg/kg体重の投与では，この比の値は340％（健常人），680％（異型接合PKU）の増加となる．したがって，フェニルアラニン比の増加は，他の中性アミノ酸，特にトリプトファンなどの脳への取り込みに影響を及ぼす．また，フェニルアラニンは，脳チロシンモノオキシゲナーゼ（カテコールアミン合成の律速酵素）を阻害することも知られている．

5.9.4 アスパルテームの脳内神経伝達物質への影響

アスパルテームの影響は食餌炭水化物と同時に摂取されると増強される（表5.11）[11,12]．ラットを4群に分け，水だけの投与群，グルコース投与群（3g/kg体重），アスパルテーム投与群（200mg/kg体重），グルコースとアスパルテームの同時投与群とした．グルコースはインスリンの分泌を促進し，

表 5.11 アミノ酸および 5-ヒドロキシインドール類の脳内濃度へのアスパルテーム，グルコース摂取の影響

	水のみ	グルコース+水	グルコース+アスパルテーム	水+アスパルテーム
チロシン	54.4±2.7	73.1±3.3	187.1±9.5*	139.7±8.4*
フェニルアラニン	39.3±0.9	56.4±1.4	108.3±2.4*	75.5±2.3*
トリプトファン	20.8±0.4	30.2±0.5	25.5±0.7*	20.3±0.6
セロトニン	485±16	548±16	473±15*	484±15
5-ヒドロキシインドール酢酸	361±35	569±35	314±29*	372±43
5-ヒドロキシインドール類の合計 **	846±17	1 118±38	784±28*	855±42

* アスパルテーム非摂取群と比べて変化が顕著 ($p<0.01$).
** セロトニン+5-ヒドロキシインドール酢酸.

それにより血液脳関門でトリプトファンの取り込みに拮抗するアミノ酸濃度を低下させる．アスパルテーム投与1時間後，脳内フェニルアラニン濃度は2倍に，またアスパルテームとグルコースとの組み合わせにより，脳内チロシン濃度は約344％増加した．脳内トリプトファン濃度はグルコース投与による増加がアスパルテームの同時投与で半分に抑制され，また同様に脳内セロトニン，5-ヒドロキシインドール酢酸の増加が抑制された．アスパルテームによる血中，脳内フェニルアラニン，チロシン濃度の増加は，経口投与しても腹腔内投与でも観察され，また，絶食ラットでも非絶食ラットでも観察された[13]．一方，脳内チロシンの利用が亢進しているときには，同時に生理活性なニューロン内でのノルアドレナリン，ドーパミン合成も増加する．アスパルテームを投与すると脳内チロシン量は増加し，特に糖と同時に摂取されたときには，当該ニューロンからのカテコールアミン放出は増強する可能性がある．

　アスパルテーム投与により脳内チロシン，フェニルアラニン濃度が増加することから，チロシンを前駆物質とするカテコールアミン代謝への影響を調べた[13]．動物は，Sprague-Dawley, spontaneously hypertensive, Wistar Kyoto の3種類のラットを用い，アスパルテーム（200mg/kg体重）投与2時間後の脳内各部位（視床下部，大脳皮質，海馬，小脳，扁桃体，青斑核，脳幹）のカテコールアミン（ノルアドレナリン，アドレナリン，ドーパミン），また，ノルアドレナリンの代謝物である 3–methoxy–4–hydroxyphenylethyleneglycol–sulfate（MHPG–SO$_4$）を測定した．その結果，脳内各部位のカテコールアミン量には著しい変動は見られなかった．Fernstrom らも，アスパルテーム単独投与では，ラット脳内のカテコールアミン合成に変化のないことを報告している[14]．ただし，青斑核の MHPG–SO$_4$ は増加した．したがって，アスパルテーム投与により，脳のある部位ではノルアドレナリン代謝回転が亢進していることが示された．神経伝達物質は各種の行動を制御しているともいわれる．そこで，野村は先の実験と同じ条件下で，アスパルテームとグルコースをラットに大量（250mg および 3g/kg 体重）投与し，記憶・学習能を調べるためにオペラント型明度弁別試験を行ったが，有意差は観察されなかった[15]．

5.9.5 アスパルテームの薬理作用

本来アスパルテームは人工甘味料として少量使用されるわけであるが，もしアスパルテームを大量に投与し，その時の影響がフェニルアラニン，チロシン量の増加に依存するとすれば，これまでに知られているチロシンの薬理作用と同じものなのかどうかを推論してみる．例えば，高血圧自然発症ラット（spontaneously hypertensive rats；SHR）を用いた実験で，アスパルテーム（200mg/kg 体重）投与後，収縮期血圧を間接法（tail-cuff）で測定したところ，血圧は 20.6mmHg 低下した（対照群では 0.8mmHg の低下）[16]．高血圧ラット（SHR）にチロシンを投与した場合にも血圧の低下が見られる．したがって，これまでチロシン処方により知られている種々の心臓血管系，神経内分泌系，行動現象への影響がアスパルテームについても同様に観察される可能性がある．例えばアスパルテームの投与により，ある種の高血圧に対する血圧降下作用，抑うつ症の改善，高プロラクチン血症の血中プロラクチン低下作用，また老人の自覚強勢促進作用，ショックによる血圧の増加などに対しても有効であるかも知れない．このように，大量にアスパルテームを投与することは，甘い試薬あるいは医薬食品となる可能性もある．しかしながら，ヒトとラットではアスパルテーム摂取後の血中アミノ酸濃度の変化に著しい違いのあることにも留意しなければならない．ヒトでは主にフェニルアラニンの増加であり，ラットではチロシ

ンの増加が顕著である．この差異は，ラット肝での高いフェニルアラニンモノオキシゲナーゼ活性によると考えられる．このフェニルアラニン-チロシン相関は，脳でのセロトニン，カテコールアミン合成に対し異なる結果を生じる．

アスパルテームはショ糖の170〜200倍の甘味を持つと言われているが，最近，アスパルテームの誘導体でショ糖の7 000〜13 000倍の甘味を持つ物質が見出され，販売され始めた．それは，新高甘味度甘味料「ネオテーム」(neotame : N–3,3–dimethylbutyl–L–aspartyl–L–phenylalanine methyl ester) で，オーストラリア，ニュージーランド，米国などで認証された．アスパルテームよりも甘味が強く，その甘さは後まで残り，また，熱に対して安定であるとのことである．このネオテームもフェニルアラニンを含むことから，大量に摂取した場合には，アスパルテームと同様の影響があると思われるが，甘味度から見て，大量に摂取される可能性は考えられない．

本節では，アミノ酸系人工甘味料のアスパルテームがフェニルアラニンを含んでいることから，大量に摂取した場合，血液脳関門でフェニルアラニンと拮抗するトリプトファンおよびチロシンから合成されるセロトニンやカテコールアミンの脳内神経伝達物質が変化することを示した．このように，人工甘味料によっても脳内物質が微妙に変化することは興味深い．

引 用 文 献

1) R. E. Ranney *et al.* : *J. Toxicol. Environ. Health*, **2**, 441 (1976)
2) R. Koch *et al.* : *J. Toxicol. Environ. Health*, **2**, 453 (1976)
3) L. D. Stegink *et al.* : *J. Nutr.*, **109**, 708 (1979)
4) L. D. Stegink *et al.* : *J. Nutr.*, **110**, 2216 (1980)
5) L. J. Filer, G. L. Baker and L. D. Stegink : *J. Nutr.*, **113**, 1591 (1983)
6) G. H. Frey : *J. Toxicol. Environ. Health*, **2**, 401 (1976)
7) R. Koch, G. Schaeffler and K. N. F. Shaw : *J. Toxicol. Environ. Health*, **2**, 459 (1976)
8) W. M. Pardridge : Nutrition and the Brain, Vol.1, R. J. Wurtman and J. J. Wurtman eds., p.141, Raven Press, New York (1977)

9) H. Yokogoshi, B. Caballero and R. J. Wurtman : *Metabolism*, **35**, 837 (1986)
10) J. D. Fernstrom *et al.* : *Am. J. Clin. Nutr.*, **32**, 1912 (1979)
11) R. J. Wurtman : *New Engl. J. Med.*, **309**, 429 (1983)
12) H. Yokogoshi *et al.* : *Am. J. Clin. Nutr.*, **40**, 1 (1984)
13) H. Yokogoshi and R. J. Wurtman : *J. Nutr.*, **116**, 356 (1986)
14) J. D. Fernstrom, M. H. Fernstrom and M. A. Gillis : *Life Sci.*, **32**, 1651 (1983)
15) M. Nomura : *Res. Commun. Psychol. Psychiat. Behav.*, **9**, 373 (1984)
16) T. J. Maher and R. J. Wurtman : *New Engl. J. Med.*, **309**, 1125 (1983)

〔横越英彦〕

5.10 ヌクレオチドと脳機能

　一般的に生体は，正常な成長や代謝に必要なヌクレオチドを新生でき，外因性（食事中）のヌクレオチドは必要ではないと考えられている．しかしながら，脳，腸粘膜，赤血球，白血球，骨髄の造血細胞などの組織や細胞では，*de novo* 系合成量が不足で，サルベージ経路からの供給に依存していることが知られている[1]．感染症や腸粘膜損傷のような病態下では，ヌクレオチドの要求量が高まり，内因性の供給では不十分であることが明らかにされた[2-5]．脳組織が損傷を受けると，細胞外のヌクレオチドは他の成長因子とともに，グリア細胞の増殖，内皮細胞増殖，神経軸索の成長を促進する可能性が示唆されている[6]．著者らは，痴呆マウスや高齢マウスの学習機能の改善にヌクレオシド・ヌクレオチド混合物（NS・NT）の食事への添加が効果的であることを観察した[7,8]．ここでは，老化促進モデルマウスを使った研究の結果を中心に，ヌクレオチドの加齢による脳機能低下に対する予防効果について述べる[8]．

5.10.1　老化促進モデルマウス（SAM）

　SAM マウスは，京都大学の竹田らが開発した AKR/J 系統に由来する近交系で，老化現象の促進を示す SAMP 系（老化促進系；SAM prone 系）マウス9系統と，老化の進行が比較的遅く寿命の長い SAMR 系（老化促

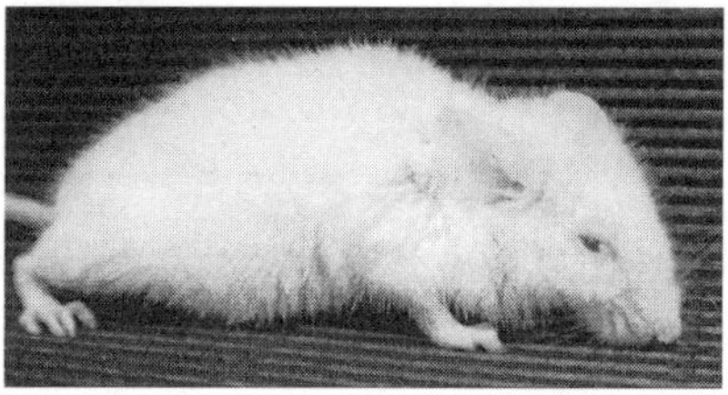

5.10 ヌクレチオドと脳機能

進抵抗系；SAM resistance系）マウス3系統からなる[9]．正常な老化をするオリジナルのマウスの平均寿命は約24か月である．これに対して，SAMP系の平均寿命は約12か月である．SAMP系は生後4か月までは正常の成長をたどるが，その後急激に老化が進む．すなわち，皮膚の艶の消失，皮膚の粗化，脊柱前弯症(せきちゅうぜんわんしょう)の増加，免疫力低下，肺機能低下，脳萎縮などの老化症状が出る．SAMP系統のうちSAMP8系は学習機能が幼児期から低く，老化に伴いさらに顕著な低下を示す[10-12]ため，学習能力を検討する研究に適したモデルである（図5.38）．学習記憶能力は，受動的回避学習試験と能動的回避学習試験の2つを用いて調べ，さらに脳組織についても検査した．動物は，若齢のSAMPと高齢のSAMPの両方を用いた．

図5.38 12か月齢の老化促進マウス

5.10.2 学習試験と結果
1) マウスおよび試験食

1および7か月齢のSAMP8系雄マウスを用いた（それぞれの月齢で約60匹ずつ）．SAMP8系マウスの平均寿命は約12か月であるため，1か月齢を若齢，7か月齢を高齢マウスとした．マウスには14週間，食事と水

表5.12 試験食の成分組成

成分	対照 (g/kg食事)	NS+NT (g/kg食事)
カゼイン[*1]	200.0	200.0
α−デンプン	443.7	443.3
スクロース	221.9	221.7
コーン油	50.0	50.0
セルロース	20.0	20.0
ミネラル混合物[*2]	50.0	50.0
ビタミン混合物[*3]	10.0	10.0
グリシン	4.4	—
NS+NT[*4]	—	5.0

[*1] 92%粗タンパク質．
[*2] 組成 (g/100g)：14.56 $CaHPO_4 \cdot 2H_2O$, 25.72 KH_2PO_4, 9.35 NaH_2PO_4, 4.66 NaCl, 35.09 乳酸カルシウム, 3.18 クエン酸鉄, 7.17 $MgSO_4$, 0.11 $ZnCO_3$, 0.12 $MnSO_4 \cdot 5H_2O$, 0.03 $CuSO_4 \cdot 5H_2O$, 0.01 KI．
[*3] 組成 (mg/kg)：12 チアミン塩酸塩, 40 リボフラビンカルシウム, 8 ピリドキシン塩酸塩, 50 ビタミンB_{12}, 300 アスコルビン酸, 0.2 D−ビオチン, 2 葉酸, 50 パントテン酸塩, 50 p−アミノ安息香酸, 60 ナイアシン, 60 イノシトール, 2000 塩化コリン, 50 dl−α−酢酸トコフェロール, 52 メナジオン, 1.72 レチニルアセテート, 0.025 エルゴカルシフェロール．
[*4] 組成 (g/100g)：23 イノシン, 35 5−グアノシン−リン酸二ナトリウム, 21 シチジン, 16 ウリジン, 5 チミジン．

を自由摂取させた．試験食の成分組成を表5.12に示す．NS・NT組成は，23％イノシン，35％グアノシン一リン酸・2Na，21％シチジン，16％ウリジン，5％チミジンである．食事中のNS・NT重量は0.5％とした．対照食は，0.44％グリシンと0.06％炭水化物（α-デンプン2：スクロース1）で置き換えた．若齢マウス，高齢マウスともに，2種類の学習試験と2種類の記憶力測定試験のために4群に分けた．マウスは飼育ケージ1つにつき約5匹ずつ入れた（$25\pm1°C$，相対湿度$55\pm10\%$，照明時間800～2000h）．動物は，各群で約15匹（13～18匹）ずつ用いた．食物摂取量は毎日，体重は1週間ごとに測定した．マウスの体重および食物摂取量は，対照群とNS・NT食群間に差がなかった．

2) 学 習 試 験

試験食を12週間与えた後，約半数のマウスを受動的回避学習試験に，残りを能動的回避学習試験に用いた．

(1) 自発行動量

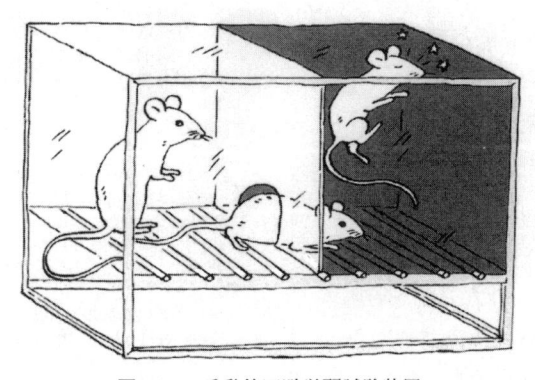

学習試験を行う際，マウスの活動量の差が群間にあると，そのことが結果に影響し，正しく学習能力を測定することができないために，前もって自発活動量を測定しておく必要がある．記憶力試験を実施する数日前に，マウスを箱（25×25×25cm）に入れ，30分間5分ごとにビデオモニターにより歩行距離を測定した．その結果，対照群とNS・NT食群間に相違がなかった．

図5.39 受動的回避学習試験装置

(2) 受動的回避学習試験

学習試験用の木製箱（横×縦×高さ，35×17×20cm）は，仕切りで2部屋に分けられている（図5.39）．仕切りにはマウスが自由に通り抜けることができる小さな穴（7.5×6.5cm）がある．一方の部屋は明るく，他方の部屋は天井を黒い半透明のプラスチックで覆い暗くしてある．床には電流を流せるステンレススチール製の細い棒を，マウスが違和感なく歩ける程度の数，並列に敷いてある．マウスは明るい部屋よりも，暗い部屋が好き

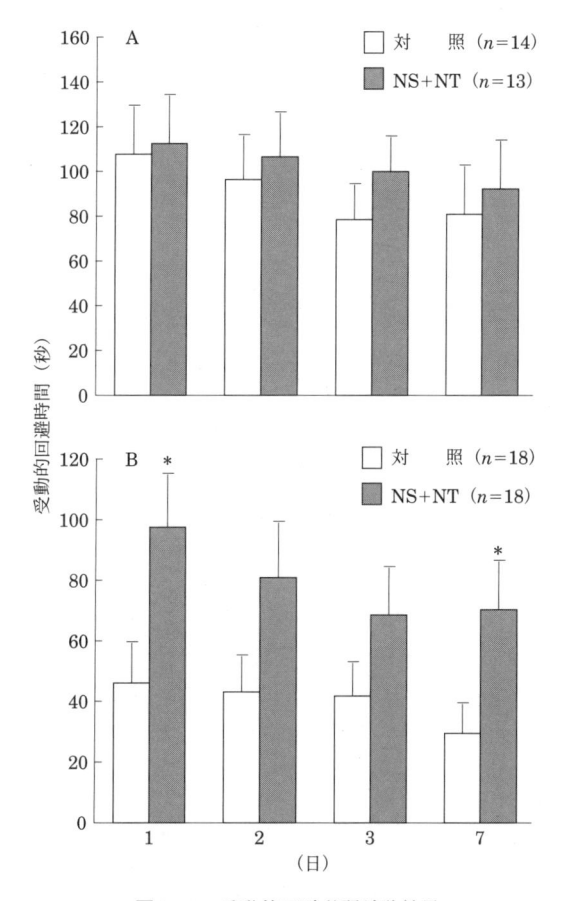

図 5.40 受動的回避学習試験結果
1か月齢（A）と7か月齢（B）のSAMP8マウスをNS・NT食あるいは対照食で12週間飼育した時の受動的回避学習試験効果．棒グラフは平均値±SEM．
* $p<0.05$（Mann-Whitney U 検定）．

である．部屋間の仕切りをとり，10秒間マウスを自由に行き来させた後，マウスを明るい方の部屋に入れた．マウスが暗い部屋に入ると，仕切りの穴を閉じ，0.5秒間隔で0.5秒間0.3mAの電流を3回流した（罰）．マウスにこのような罰を体験させ，1, 2, 3および7日後に明るい方の部屋に入れ，暗い部屋に入るまでの時間（秒）を記録した．罰を与えたのは初回のみで，その後は与えていない．暗い部屋に入ると電気刺激の罰があることを記憶しているマウスは，明るい部屋により長くとどまる．180秒以上とどまれば，暗い部屋に罰があることを記憶していると判定した．実験の結果，若齢マウスにおける受動的回避学習時間は，2種の食事群間で差はなかった（図5.40A）．しかし，高齢マウスでは，NS・NT食群の受動的回避時間が長かった（学習開始1, 7日目）（図5.40B）．若齢マウスに比べて高齢マウスでは対照群の回避学習時間が短いことから，NS・NTの効果は，加齢によって低下する脳機能の低下を抑制したためと考えられる．

(3) 能動的回避学習試験

受動的回避学習試験と同じような箱（ただし部屋の明るさは2つの部屋とも同じ）にマウスを10秒間入れ，箱に慣れさせた後，音とライト点滅の条件刺激を与えた（図5.41）．音が鳴りライトが点滅したときに他方の部屋に移動（回避）しなかった場合には，0.5秒間0.3mAの電流を床部のス

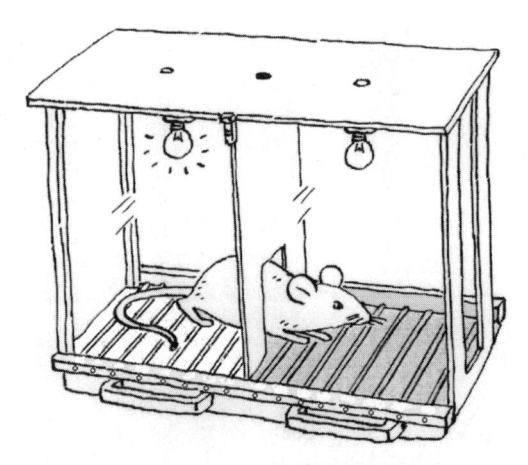

図5.41　能動的回避学習試験装置

テンレススチールの棒を通して5回流した（罰）．罰を与えた後15〜20分間休息をとり，それを1日に4回繰り返した．すなわち，1日に計20回の罰を与え，これを4日間継続した．条件刺激を与え，その後電流が流れる前に回避行動をとった場合の回数を自動的に記録した．その結果，若齢（図5.42A）および高齢マウス（図5.42B）の能動的回避回数は，NS・NT食群で多い傾向が見られたが，統計的有意差は，学習開始1,2日目の高齢マウスでのみ認められた（$p<0.05$）．

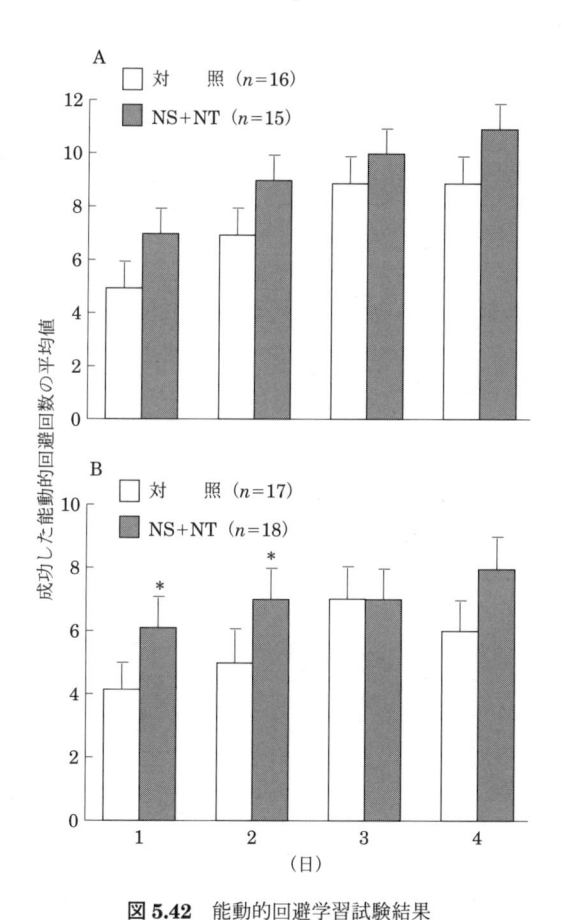

図 5.42 能動的回避学習試験結果

1か月齢 (A) と7か月齢 (B) のSAMP8マウスをNS・NT食あるいは対照食で12週間飼育した時の能動的回避学習試験効果．棒グラフは平均値±SEM．
* $p<0.05$（Mann-Whitney U 検定）．

3) 脳組織の検査

学習記憶試験を終えたマウスの脳組織の皮質前部，中間部，後部を摘出し10％ホルマリンリン酸緩衝液に浸し一晩室温においた．その後，組織を4～6mmの厚さに切り，エタノールで脱水，パラフィンワックスで固定し切断，染色をした．染色液は，液胞測定（単発性・多発性液胞数）にはヘマトキシリン–エオシン（H&E）を（図5.43），リポフスチン測定には過ヨウ素酸を用いた（図5.44）．その結果，NS・NT食を与えた若齢マウスでは皮質中間部の単発性液胞は同齢の対照群より著しく少なかった．一方，NS・NT食を与えた高齢マウスでは，皮質後部の多発性液胞数が著しく減少していた．NS・NT食群のマウスは，脳細胞に含まれるリポフスチンの割合（％）が有意に低く，また若齢マウスではこの相違は皮質層全領域と海馬後部で観察された（表5.13）．高齢マウスにおける，このような著しい減少は，皮質後部と海馬後部で観察された．

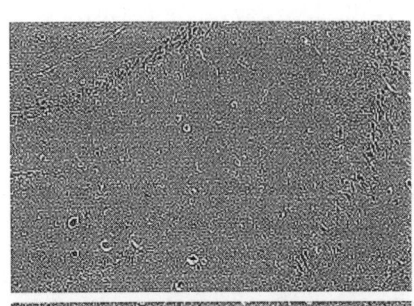

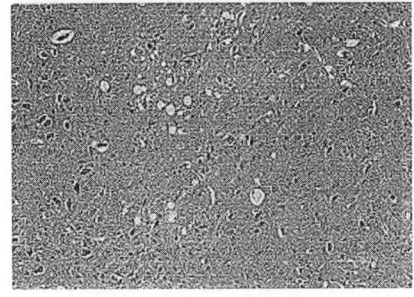

図5.43 正常マウス（上）と老化によって脳海綿状退化現象（液胞化）の進んだマウス（下）（H&E 染色，×100）

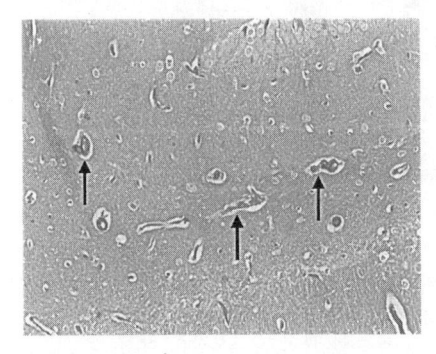

図5.44 脳リポフスチン（PAS 染色，×200）

5.10.3 考えられる機構

NS・NTが知能の劣る老化促進マウス，特に高齢マウスの学習や脳組織状態に対して好ましい結果を与えた．このような

表5.13 1か月齢（若齢マウス）と7か月齢（高齢マウス）をNS・NT食あるいは対照食で14週間飼育した時の脳各部のリポフスチンを含む細胞数

	若齢マウス (n)		高齢マウス (n)	
	対照 (30)	NS+NT (28)	対照 (35)	NS+NT (36)
皮 質（％）				
前　部	0.3±0.0	0.2±0.0*	2.4±0.3	1.6±0.3
中間部	0.4±0.0	0.2±0.0†	2.0±0.3	1.2±0.1
後　部	0.6±0.1	0.3±0.1†	1.6±0.2	1.0±0.1*
海 馬（％）				
中間部	0.4±0.1	0.2±0.1	1.1±0.2	0.9±0.3
後　部	0.5±0.1	0.3±0.1*	1.6±0.2	1.0±0.2*

数値は平均値±SEM．＊ $p<0.05$，† $p<0.01$（スチューデント t 検定）．

結果は，NS・NT混合物の継続的な経口投与が，脳組織の老化や記憶力の低下（特に老化による）を軽減させることを示唆している．

1）神経成長因子

　脳組織は *de novo* 系を介するNS・NTの合成能に限界があるため，その供給は肝臓を介するサルベージ経路に依存することが知られている．老化が進行し，肝機能の退化が進むと，肝臓から脳へのNS・NTの供給が不十分となることが示唆される．*in vitro* の研究データに基づき，Rathboneら[6]は食事性NTが神経細胞の分化を促進し，中枢神経系の衰退後に，それらが他の成長因子と相互的に働き，グリア細胞の増殖，神経細管内皮細胞の増殖と神経軸索の成長を刺激することを示唆した．このようなことから，NS・NTの食事による供給不足は，老化に伴う記憶力衰退の原因となることが考えられる．

2）液 胞 化

　脳組織の変化は，記憶力障害に対する重要な要因であろう．SAMP8系マウスを用いた研究で，老化に伴う脳組織の障害は6〜8か月齢から始まることが知られている．これらのマウスにおいて，脳幹と脊髄，特に網様体の海綿状退化現象（液胞化）は，学習能力と記憶力障害とに密接な関係があることが報告されている[13]．液胞数は若齢マウスより高齢マウスではるかに多く，このことは老化による海綿化を示している．若齢，高齢両マ

ウスにおいて，脳の液胞数は，NS・NT食群で対照群よりも20％ほど少なく，脳組織の限定部位ではあったが，その相違に有意差が認められた．このことは，NS・NTが液胞形成の現象に関わっていることを提示している．

3) リポフスチン (lipofuscin)

リポフスチンの蓄積は，後期有糸分裂細胞の退化現象を表わす適切な指標の1つである[14-16]．リポフスチンは酸化ストレスや老化の指標として有効であり[17]，その蓄積は，フリーラジカルによる過酸化反応の蓄積を意味することが示唆されている[18, 19]．Kadarら[20]によると，リポフスチンは高齢ラットの記憶障害と関連しているため，その蓄積は，中枢神経系の細胞退化を示す良好な組織化学的指標である．またSAMP8系マウスの海綿状隆起も増加させるとの報告がある[21]．著者らは，リポフスチン蓄積に対するNS・NT食の効果を，脳組織の各部位で観察した．さらに学習能力に関して重要な働きを持つ皮質後部において，NS・NT食によるリポフスチンの著しい減少を確認した．

4) 抗酸化作用

NS・NTは強力な抗酸化作用を持つことが知られている．またヒト体内において，プリン体塩基は尿酸へと分解される．尿酸は強力な抗酸化物質であり，血漿中の含有濃度はビタミンE濃度よりも高い[22]．Monjiら[23]は，ビタミンE添加食により，ラット脳中に蓄積したリポフスチンを低下させることを報告している．これらの所見を考慮すると，NS・NTの長期的な添加は，生体の抗酸化能を高め，SAMP8系マウスのリポフスチン生成量を減少させる可能性を示唆している．

5) その他の機構

上記以外のメカニズムも考えられる．例えば，NS・NTは脂質代謝に重要な役割を果たす．Satoら[24]は，食事性NTが脳皮質の脂質代謝に影響を及ぼし，ラットの学習能力を高めることを報告している．彼らは，食事性NTの摂取が大脳皮質のホスファチジルコリン，n–6系脂肪酸やn–3系脂肪酸の含量を増加させ，その結果としてラットの学習能力を高めたのではないかと述べている．

学習能力や記憶力と関連した神経伝達物質である，コリンやアセチルコリンの重要性も考えられる．最近の研究で，SAMP8系マウスの各脳部位において，アセチルコリン濃度とその代謝酵素活性が加齢とともに低下することが報告された[25]．しかしながら，老化した脳の神経伝達物質に対するNS・NT混合物の効果は，今のところまだ解明されておらず，今後の研究が必要であろう．

以上，SAMP8系マウスにおいて，NS・NTを食事に添加することで老化による脳組織の変異と記憶力低下を抑制することを観察したが，これがヒトでも当てはまるかどうかは今後の課題である．

5.10.4　NS・NTの脳組織の老化に対する効果

以上の試験結果をまとめると次のとおりである．1および7か月齢の老化促進マウス（SAMP8）にNS・NTを0.5%添加した食事を与えた．対照群の食事は，NS・NTの代わりに等窒素量のグリシンを与えた．その他の食事成分は，カゼイン，コーンスターチ，スクロース，大豆油，食物繊維，ビタミン混合物，ミネラル混合物の半精製飼料とした．学習記憶能力は飼育12週間後，受動的回避学習試験および能動的回避学習試験で調べた．飼育14週間後，マウスの脳組織を取り出し，組織変化を調べた．脳組織の各部位におけるリポフスチンおよび液胞数を測定した．

両群マウスの体重，食物摂取量，活動量に相違はなかった．高齢のNS・NT食群マウスにおいて，1日目および7日目の受動的回避時間は対照群と比べて有意に長かった（$p<0.05$）．しかしながら，このようなNS・NT添加の効果は，若齢マウスでは見られなかった．能動的回避学習試験において，高齢のNS・NT群マウスの回避成功率は学習開始1, 2日目に著しく高くなった（$p<0.05$）．リポフスチンを含む脳細胞の割合は，高・若齢マウスとも，対照群よりもNS・NT群ではるかに低率であった（$p<0.05$）．脳各部位における単発性および多発性液胞数は，NS・NT群で低い傾向を示し（$p=0.1\sim0.25$），また同様に，若齢マウスの皮質中間部の微小液胞数や，高齢マウスの皮質後部における多発性液胞数の相違は著しかった（$p<0.05$）．これらの結果は，食事性NS・NTの増加により，老

化による脳組織や記憶力の衰退を軽減させる可能性を示唆するものである．

引用文献

1) W. R. Victor : Harper's Biochemistry, K. M. Robert, K. G. Daryl and A. M. Peter eds., p.363, Appleton & Lange, Norwalk, CT (1993)
2) A. A. Adjei, S. Yamamoto and A. Kulkarni : *J. Nutr. Sci. Vitaminol.*, **41**, 1 (1995)
3) J. D. Carver : *J. Nutr.*, **124**, 144S (1994)
4) A. D. Kulkarni, F. B. Rudolph and C. T. Van Buren : *J. Nutr.*, **124**, 1442S (1994)
5) S. Yamamoto et al. : *Nutrition*, **13**, 372 (1997)
6) M. P. Rathbone et al. : *Med. Hypoth.*, **37**, 232 (1992)
7) T. H. Chen et al. : *Life Sci.*, **59**, PL325 (1996)
8) T. H. Chen et al. : *J. Nutr.*, **130**, 3085 (2000)
9) T. Takeda, M. Hosokawa and K. Higuchi : The SAM Model of Senescence, T. Takeda ed., p.15, Elsevier Science, Amsterdam (1994)
10) J. F. Flood and J. E. Morley : *Neurobiol. Aging*, **14**, 153 (1993)
11) M. Miyamoto et al. : *Physiol. Behav.*, **38**, 399 (1986)
12) A. Ohta et al. : *Brain Res.*, **498**, 195 (1989)
13) H. Yagi et al. : *J. Neuropathol. Exp. Neurol.*, **48**, 577 (1989)
14) K. R. Brizzee and J. M. Ordy : *Mech. Ageing Dev.*, **9**, 143 (1979)
15) U. Brunk and J. L. E. Ericsson : *J. Ultrastruct. Res.*, **38**, 1 (1972)
16) D. M. A. Mann, P. O. Yates and J. E. Stamp : *J. Neurol. Sci.*, **37**, 83 (1978)
17) R. S. Sohal and U. T. Brunk : *Adv. Exp. Med. Biol.*, **266**, 17 (1989)
18) T. L. Dormandy : Ceroid Lipofuscinosis (Batten's Diseases), D. Armstron, N. Koppang and J. A. Rider eds., p.345, Elsevier, Amsterdam (1982)
19) M. L. Katz and W. G. Robison : Free radicals, aging, and degenerative disease, J. E. Johnson, R. Walford and D. Harman eds, p.221, Alan R. Liss, New York (1986)
20) T. Kadar et al. : *Brain Res.*, **512**, 113 (1990)
21) J. F. Flood, J. E. Morley and M. La Reginna : *Neurobiol. Aging*, **14**, 159 (1993)
22) B. N. Ames et al. : *Proc. Natl. Acad. Sci. USA*, **78**, 6858 (1981)
23) A. Monji et al. : *Brain Res.*, **634**, 62 (1994)
24) N. Sato et al. : *Biosci. Biotech. Biochem.*, **59**, 1267 (1995)
25) Y. Matsumoto et al. : The SAM Model of Senescence, T. Takeda ed., p.423,

Elsevier Science, Amsterdam (1994)

（山本　茂・國井大輔・藤原敦子）

5.11　ホルモン様物質と脳機能

　インスリンなどのホルモンにより，脳内神経伝達物質の代謝が変化することが明らかにされている．一方，性ホルモンによっても影響を受ける可能性がある．なぜなら，性ホルモンの乱れにより，ヒトにさまざまな行動異常や不定愁訴が生じるからである．特に，イライラしたりする精神的な変調は，脳機能の変化に起因している．例えば，月経前症候群や更年期障害は，女性ホルモンのバランスの乱れに起因し，その変調の一部に，脳の働きが関与していると思われる．そこで，性ホルモン，あるいは，食品中のホルモン様物質の脳に及ぼす影響を取り上げた．

　エストロゲンが脳で作用するときは，モノアミンによる神経伝達を促進する酵素，受容体，神経成長因子などの生成を誘導し，作用する．女性の中枢神経系におけるエストロゲンの作用は気分や認知のような行動に影響を及ぼす．

5.11.1　中枢神経系（CNS）でのエストロゲン受容体の存在

　エストロゲンは多数の神経系の機能や構造を調節する役割を果たす．このエストロゲンの作用は，エストロゲン受容体（ER）によって仲介されており，それにはER-α, ER-βが存在する．しかし，ER-βのみ，または両者は脳内に幅広く存在しているのに対し，ER-αのみで存在している部位は視床下部腹内側核や脳弓下器官（subfornical organ）に限られている[1]．このように脳内での存在やその部位が分かるということから，エストロゲンが脳に影響を及ぼしていること，および，その影響が脳の部位ごとに違うということが示唆された．

　また，海馬のGABA作動性ニューロンには，エストロゲン受容体が存在しているという報告があり[2]，このER-α, ER-βの発現低下は，海馬におけるエストロゲンの作用が，その一部はGABA作動性ニューロンに存

在しているエストロゲン受容体によることを示唆している．GABA 作動性ニューロン以外にも，セロトニン作動性ニューロンやドーパミン作動性ニューロンにもエストロゲン受容体は存在しており，GABA やセロトニンの調節に関わっていることが考えられる．さらに，大人の性腺刺激ホルモン放出ホルモン（gonadotropin–releasing hormone ; Gn–RH）ニューロンの中に，ER–α, ER–β mRNA の発現が見られる[3]．また，Gn–RH の働きは，エストロゲン濃度の周期的な変動により調節される可能性がある．

5.11.2 神経伝達物質

1） γ–アミノ酪酸（GABA）

エストロゲンは漏斗部（infundibular region）で GAD67 mRNA を発現するが，それは GABA の合成を減少させる可能性がある．GABA 作動性ニューロンは，セロトニンが入力されている間はセロトニン受容体の mRNA を発現するが，それは GABA の分泌を促進する可能性を示唆している[4]．

エストロゲンは視索前野（preoptic area）での GABA 濃度を増加させるが，それはエストロゲンが GABA ニューロンに存在するエストロゲン受容体を仲介し，GABA の輸送体（transporter）の転写を増加（up-regulate）するからだと思われる[5]．

2） ドーパミン（dopamine）

卵巣摘出された幼若雌ラットを用い，100％の吉草酸エストラジオール（estradiol valerate ; EV）のシリコンカプセルを埋め込んだ実験で，視床下部の弓状核（arcuate nucleus）でドーパミン濃度の減少やチロシンモノオキシゲナーゼ活性の抑制が見られた（図5.45）．埋め込んだ EV のカプセルを取り外すとドーパミン濃度の減少やチロシンモノオキシゲナーゼ活性の抑制が正常レベルまで回復した．それは，エストロゲンはチロシンモノオキシゲナーゼに作用することにより，結節状漏斗部ドーパミン作動性系でのドーパミンの調節因子となり，また中脳においては，エストロゲンの影響に部位特異性のあることが示された[6]．

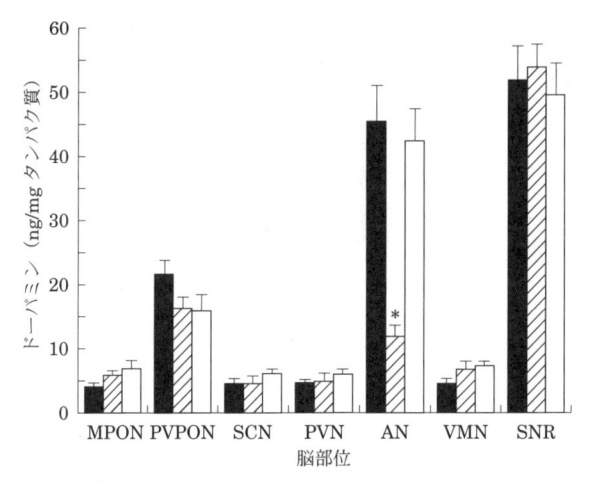

図 5.45 卵巣摘出雌ラットの視床下部の各核に及ぼす
エストロゲン（EV）の影響

MPON：内側視索前核，PVPON：脳室傍視索前核，SCN：視交差上核，PVN：室傍核，AN：弓状核，VMN：腹内側核，SNR：黒質．
斜線の棒グラフ：吉草酸エストラジオール（EV）カプセルを数匹の群に挿入し，14日後に測定したドーパミン濃度．白の棒グラフ：EVカプセルを除去し，14日後に測定したドーパミン濃度．黒の棒グラフ：対照群で，空のカプセルを埋め込んだラット．
ドーパミンは PVPON, AN および SNR において最も高濃度を示した（$p<0.05$；ANOVA および Sheffé の F 検定；PVPON≦AN≦SNR）．EVカプセル挿入後 14 日の間に，他の脳部位には変化が見られないのに対して，AN ではドーパミン濃度が対照群の 14% になった（$p<0.001$；$n=8$, Dunnett 多重解析 t 検定）．AN において，EVカプセル除去 14 日後のドーパミン濃度は対照群と有意差がなかった．棒グラフは平均値±SEM を表わす．

3) セロトニン（serotonin）

視床下部でエストロゲンは，前シナプスセロトニン（5 HT_{1A}）受容体の作動薬である 8–hydroxy–2–(dipropylamino) tetralin（8–OH–DPAT）との結合を阻害した（図5.46）．これはエストロゲンによりセロトニンの放出が促進され，それに伴いセロトニン受容体発現の減少を誘導した可能性を示唆している[7]．視床下部でのこのような変動は，続いてホルモンの変動などを介し，情動や行動および生殖に影響を及ぼすと思われる．

5.11.3 脳内ホルモン（生殖—Gn–RH, LH, FSH）

エストロゲンは視床下部での Gn–RH や下垂体の黄体形成ホルモン

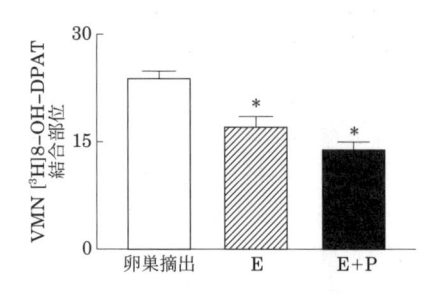

図 5.46 エストロゲン (E) およびプロゲステロン (P) によるサル視床下部腹内側核 (VMN) の 5 HT_{1A} 受容体の発現

5 HT_{1A} の後シナプス結合部位は [^{3}H]8-OH-DPAT 結合および VMN6 試料のオートラジオグラフィーにより決定した．[^{3}H]8-OH-DPAT 結合は，卵巣摘出した対照群と比較して E および E+P 処理により有意に減少した (ANOVA, $p<0.0001, F=19, df=2, 13$).

(LH)，卵胞刺激ホルモン (FSH) の分泌を正や負のフィードバックを通して調整している1つの因子である．卵胞期後半および黄体期にはエストロゲンは LH, FSH 分泌を低下させ，また，排卵の起こる時期では LH, FSH 分泌を顕著に促進し，これにより排卵は誘起される．しかし，LH はエストロゲンの負のフィードバックを受けるときもあり，それは排卵性 LH 分泌 (LH surge) が起こるときである．LH surge (急増) のときは，卵胞期の後半に卵巣から大量に分泌されるエストロゲンによって逆に刺激され，LH の分泌を最大にする．これは大量のエストロゲンによる LH 分泌細胞の Gn–RH に対する感受性の増加によるものであると考えられる．このようなホルモンに対するエストロゲンの制御は，エストロゲンが生殖の調節因子の1つであることを示唆している．

1) 黄体形成ホルモン (LH)

GABA は Gn–RH の調節因子の1つであり，視索前野での GABA 放出は発情周期 (estrous cycle) によって変動する．発情前期に，その放出量は最大を示す (図 5.47)．このような発情前期での GABA 放出の促進は LH surge と関係があるかもしれない[8]．

2) プロラクチン (prolactin)

エストロゲンによりプロラクチン分泌が増加するという報告がある (表 5.14)[9]．セロトニンやセロトニンアゴニストを投与したとき，プロラクチンは増加し，ドーパミンはプロラクチン分泌を抑制する作用があるといわれている．また，GABA によってもプロラクチン放出は促進されるといわれている[10, 11]．さらに，上述したようにエストロゲンはセロトニン，

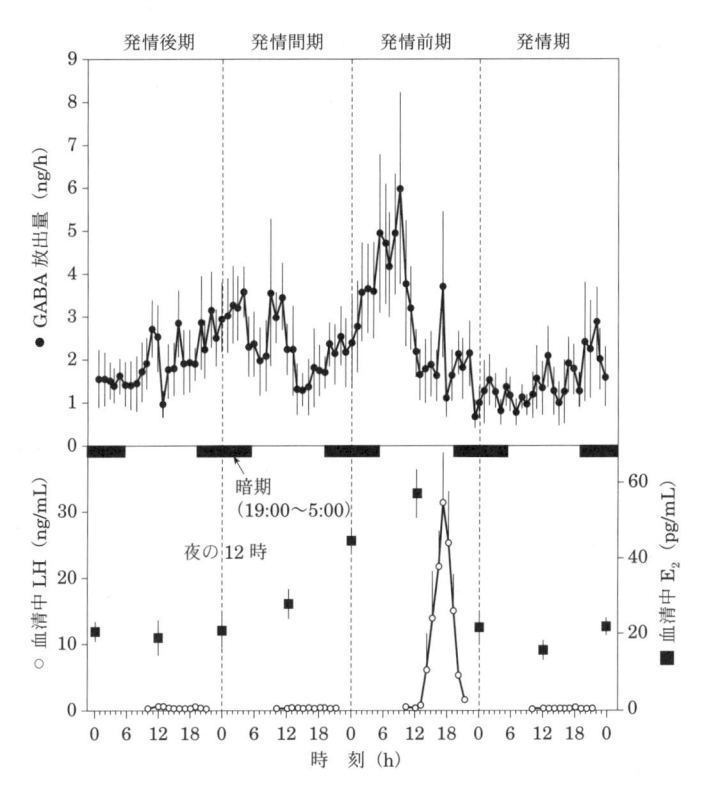

図 5.47 内側視索前野での GABA 放出（上）および 4 日の発情周期中の血清中黄体形成ホルモン（LH）とエストラジオール（E_2）濃度（下）（グラフの各点は平均値±SEM）.

GABA を増加し，ドーパミン放出を抑制することが報告されている（図 5.48）．つまり，エストロゲンがプロラクチンの放出を調節する際，ドーパミン，セロトニンや GABA の間には相互作用のある可能性があり，それはエストロゲンにより調節されていることを示唆している．

さらに，エストロゲンによる神経伝達物質の変動は，エストロゲンによる情動や行動の変動に関与していることも考えられ，今後の研究課題と思われる．

表 5.14 卵巣摘出成熟ラットにおける子宮重量と血漿中プロラクチン濃度に及ぼすゲニステインおよびエストラジオールの影響[*1]

処 置	検体数 (n)	子宮重量 (mg)	血漿中プロラクチン[*3] (μg/L)
基準食[*2]	10	130.7± 5.5^b	—
対 照[*4]	6	96.5± 3.9^a	5.68±1.05^a
ゲニステイン 750μg/g	6	343.6±24.3^d	12.0 ±2.73^b
エストラジオール（E$_2$） 1.0μg/g	6	220.1±17.3^c	16.0 ±2.53^b
E$_2$ 1.0 ＋ゲニステイン 150	6	241.3±24.9^c	—
E$_2$ 1.0 ＋ゲニステイン 375	6	312.4±13.4^d	16.7 ±1.52^b
E$_2$ 1.0 ＋ゲニステイン 750	6	305.6±24.3^d	18.8 ±2.33^b

[*1] 分析値は平均値±SEM．縦列中，異なる添字（a～d）は $p<0.05$ で有意差あり．
[*2] 基準食ラットは食餌投与開始の時点で屠殺した．
[*3] 基準食ラットおよび E$_2$＋ゲニステイン 150 投与ラットはプロラクチンを測定せず．
[*4] 対照は卵巣摘出ラットで，無処置．

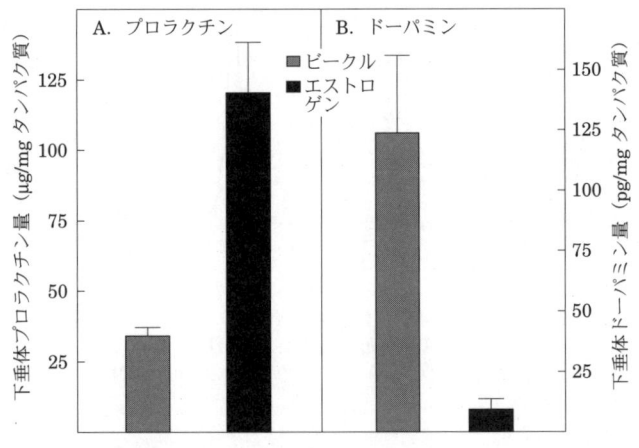

図 5.48 下垂体前葉のプロラクチンおよびドーパミン濃度に及ぼすエストロゲンの影響

卵巣摘出ラットに 5 日間，毎日安息香酸エストラジオール（25μg/kg, 皮下注射）または溶媒のビークル（ゴマ油）を注射した．最後の注射の 24 時間後，数匹のラットを去勢し，下垂体前葉の腺を除去し，プロラクチンとドーパミンの分析を行った．棒グラフおよび垂直線は平均値±SEM（$n=6$）．

5.11.4 認知（cognition）

1) シナプス可塑性

シナプス伝達長期増強（LTP）は高頻度電気刺激（テタヌス刺激）により，シナプス効率が長時間，促進される現象である．集合興奮性シナプス

後電位（field excitatory postsynaptic potential；fEPSP），集合電位（population spike；PS）を記録すると，fEPSPの傾き，あるいはPSの振幅がテタヌス刺激後に150％以上増大し，その増大が2時間以上にわたって持続する．ラットの海馬切片を用いた実験で，樹状突起（dendritic spine）の密度は海馬の発達過程で増加し，それと相関してLTPの大きさも増大する．LTPおよびシナプス伝達長期抑圧（LTD）現象は代表的なシナプス可塑性の細胞モデルであり，ともに記憶，学習に関与することが示唆されている．

17β-エストラジオールはN-メチル-D-アスパラギン酸（N-methyl-D-aspartic acid；NMDA）型受容体に依存するEPSPやシナプス伝達長期増強現象（LTPの大きさ，fEPSPの振幅）を促進するという報告がある（図5.49）[12]．また，シナプス可塑性のエストロゲンサイクル（発情周期）によ

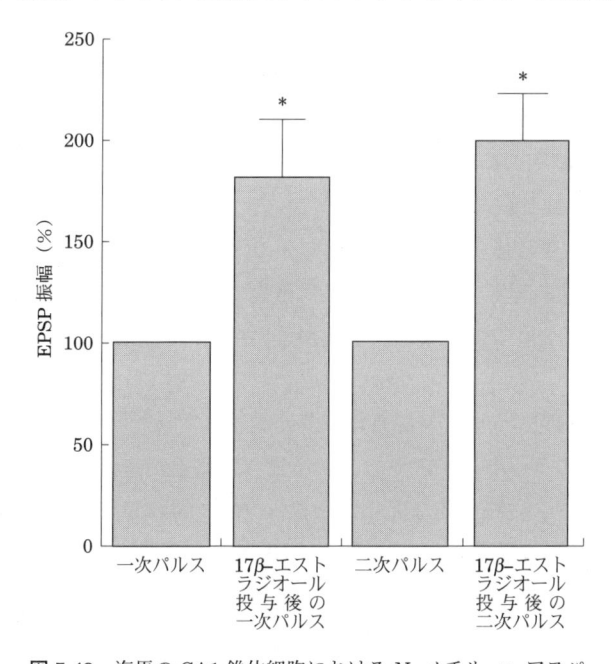

図5.49 海馬のCA1錐体細胞におけるN-メチル-D-アスパラギン酸（NMDA）型受容体に依存するEPSPの振幅に及ぼす17β-エストラジオール（1nM）の影響

17β-エストラジオール灌流後のNMDA依存性EPSPの平均振幅は，2回のパルス刺激で両方とも増大した．$*\ p<0.05\ (n=9)$．

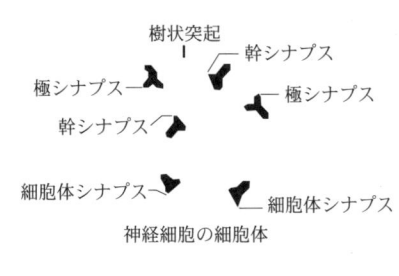

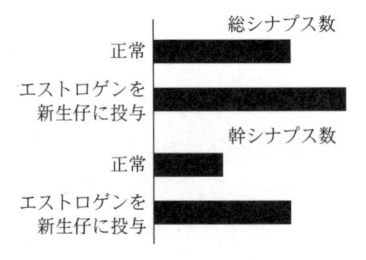

る変化は，エストロゲンが海馬での学習や記憶に関係しているのではないかと思われる．エストロゲンは，海馬のCA1錐体細胞でのシナプスや樹状突起の表面にある棘突起（スパイン）の密度を増加させ，また，CA1錐体細胞への興奮性シナプスの入力を増加させる[13]．それは，エストロゲンのCA1錐体細胞への抑制性シナプスの入力に及ぼす影響は，CA1錐体細胞の$GABA_A$の仲介によって行われるが，このようなCA1錐体細胞の$GABA_A$の仲介による抑制を一時的に阻害することによる．

図5.50 エストロゲンのシナプス形成促進作用

CA1錐体細胞の抑制は，NMDA型受容体依存興奮性シナプスの入力の増加とともに回復した．エストロゲンによりCA1錐体細胞への$GABA_A$とNMDA型受容体依存興奮性シナプスの入力が同時に高まることで，興奮性や抑制性のシナプスのバランスは修復できる[14]．エストロゲンはCA1錐体細胞へのシナプス入力時，反応が強い活動的な範囲を増加すると考えられる．

脳の神経細胞はシナプス結合により，複雑なネットワークを形成している．新生仔のラットにエストロゲンを投与すると，シナプスの数が増え，特に幹シナプスに特異的な変化が現れる（図5.50）．幹シナプスが増えると，極シナプスが割合として減少し，神経回路の構成が違ったものになる．神経回路が異なれば，ある刺激に対する伝達の仕方に差が出るようになり，最終的に反応の違いが出てくることが予想される[15]．このことから，性別による違いや，記憶の仕組みに影響を及ぼす可能性が示唆される．

5.11.5 神経保護効果(neuroprotection)
1) エストロゲン

エストロゲンは脳損傷,神経変質(退化),認知減退を防御する.エストロゲンの生理的濃度で,脳卒中を予防することができる.そのエストロゲンの防御作用はER–βではなく,ER–αの媒介によるものであることが報告されている[16].

2) Bcl–2

Bcl–2は神経細胞においてアポトーシス(apotosis)を引き起こすなど,自然的な保護作用を行使する脳の多くの部位の神経細胞により発現されるタンパク質で,神経節(ganglion)の成長や再生成を促進する作用をもつ.Bcl–2遺伝子はその遺伝子産物(Bcl–2タンパク質)が増えるとがんの発生することが知られており,その機能が低下すると神経変性疾患の1つである脊髄性筋萎縮症の生じることが明らかにされている.また,Bcl–2タンパク質に構造が類似した10数種類のタンパク質の総称をBcl–2ファミリーといい,Bcl–2ファミリーのあるもの(Bcl–2やBcl–xLなど)はアポトーシスを抑制するが,他のもの(例えばBaxなど)はアポトーシスを促進することも知られている.Bcl–2をノックアウトすると,生後,交感神経,運動神経,感覚神経で有意な神経細胞の脱落が観察される.また,Bcl–2は脳の回復や神経シナプス可塑性と関連性のあることが明らかにされている.

Bcl–2はエストロゲンで増加するが,このことはエストロゲンの脳保護作用にBcl–2が関与していることを示唆している.さらに,ラットの視床下部

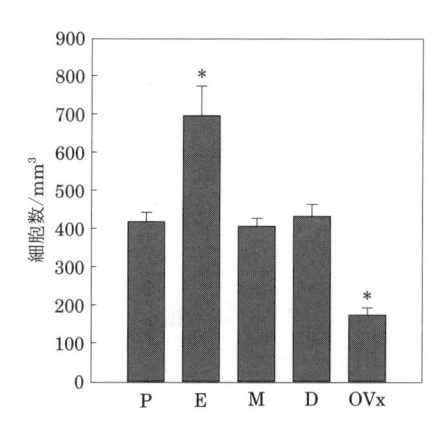

図5.51 卵巣周期の間および卵巣摘出ラット(OVx)の視床下部弓状核において抗体認識するBcl–2ニューロンの数
P:発情前期,E:発情期,M:発情後期,D:発情間期.＊ $p<0.001$ で発情前期ラットと比較して有意差あり.データは6検体の平均値±SEM.

の弓状核でBcl-2の発現が見られている（図5.51)[17]．Bcl-2の発現は，エストロゲン感受性ニューロンが多い視床下部で，ホルモン分泌の調節に関与している可能性が示唆される．

3) アルツハイマー病（Alzheimer's disease）

ムスカリン性アセチルコリン受容体のすべてのサブタイプが，記憶学習の実験が盛んに行われている海馬に多く存在することや，その拮抗薬であるスコポラミンなどで動物が健忘を引き起こすことから，アセチルコリンが記憶学習機能に関わっていることが考えられる．アルツハイマー病の際には，脳内のコリン作動性ニューロンが失われることが知られており，アセチルコリンエステラーゼの阻害薬が，アセチルコリンの脳内濃度を高め，アルツハイマー病の治療に有効であることが考えられている．また，コリンアセチルトランスフェラーゼ（choline acetyltransferase）はアルツハイマー型老人性痴呆症では著しく低下するが，この酵素はエストロゲンによって増加するという報告がある[18]．

さらに，アセチルコリンが成長ホルモン（GH）の分泌を調節することから，エストロゲンの影響をGHを指標にして検討したところ，閉経後の女性に長期間エストロゲン治療をすると，アセチルコリンエステラーゼの阻害薬（ピリドスチグミン，pyridostigmine）により増加したアセチルコリンへのGHの反応は，対照群に比べ大きかった[19]．このことから，中枢神経系でのアセチルコリン調節機能は，エストロゲンが認知機能を維持する機構の1つであることを示唆している．

5.11.6 成長への影響
1) 成長ホルモン（GH）

エストロゲンはGHの放出を調整する．また，成長ホルモン放出ホルモンニューロン（GHRH neuron）でER-αが発現されるという報告がある．エストロゲンはPSS-I, PSS-II（プレ・プロソマトスタチン，pre-/pro-somatostatin）を調節し，GHの放出に影響を及ぼしている可能性を示している．また，排卵前LH surgeの時にGHもそれと一致した急増を示す．それは視床下部GHRHを通して行われるのではなく，下垂体のGHに直

接影響を及ぼしていると考えられる[20, 21]. また,エストロゲンが視床下部のGABAの放出を調節するという報告があり,GABAによりGHの放出が増加するという報告もある. さらに,GABAも排卵前LH surgeの時と一致した急増を示す. このことから,エストロゲンによるGABAの放出の変化がGHの放出を促進する可能性もあると考えられる[8].

2) インスリン様成長因子 (insulin-like growth factor ; IGF)

エストロゲンは,IGFシステムの構成要素に影響を及ぼしている. エストロゲンは下垂体前葉でIGF-I遺伝子発現を増加 (up-regulate) し,インスリン様成長因子受容体 (IGFR) やIGF結合タンパク質 (insulin-like growth factor binding protein ; IGFBP) も調節していることが明らかにされている (図5.52). IGF結合とIGFBP-2 mRNA発現の間の相関はエストロゲンサイクルによって異なる. また,エストロゲンへの反応として,IGF結合と並行してIGF-I mRNAやIGFBP-2 mRNA量が増加す

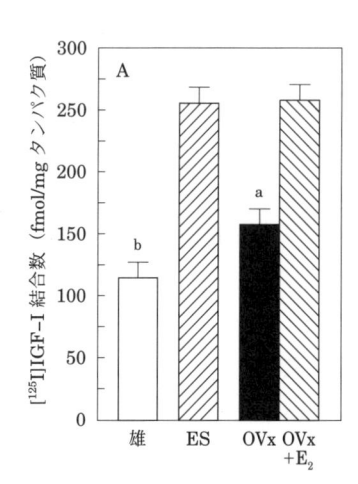

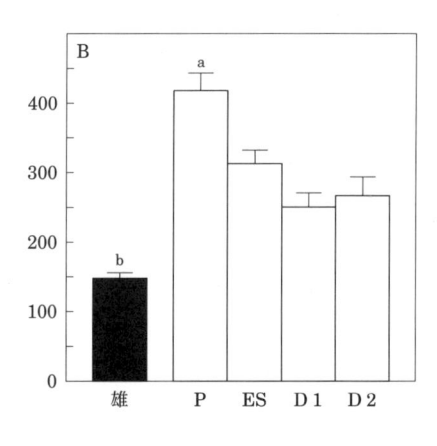

図 5.52 雌および雄ラットの下垂体前葉における $[^{125}I]IGF-I$ 結合のオートラジオグラフ分析

ES:発情期,OVx:卵巣摘出群,OVx+E_2:卵巣摘出ラットに17β-エストラジオール投与群,P:発情前期,D1:発情後期,D2:発情間期.
A:0.2nMの$[^{125}I]IGF-I$で培養した切片. 結果は3回の実験の代表例および特異的結合の平均値±SEMで表わした (1動物当たり3~4切片,1群$n=6$). a:OVxはOVx+E_2またはESと比較して$p<0.001$で有意差あり. b:雄はESまたはOVx+E_2と比較して$p<0.001$で有意差あり. B:発情周期. 0.25nMの$[^{125}I]IGF-I$で培養した切片. 結果はAと同様に表わした. a:PはES, D1, D2または雄と比較して$p<0.01$で有意差あり. b:雄は各段階の発情周期の雌と比較して$p<0.01$で有意差あり.

ること[22]から，IGF–Iが下垂体におけるエストロゲン作用を仲介する可能性があることを示唆している．

3) 脳由来神経栄養因子（BDNF），神経成長因子（NGF）

前脳皮質や海馬でエストロゲンは脳由来神経栄養因子（brain-derived neurotrophic factor；BDNF）の発現を調節する．卵巣摘出（OVx）した幼若ラットや老齢ラットにエストロゲンを投与すると，前脳皮質や海馬でNGF mRNAの発現が増加することが報告されている[23,24]．このことから，エストロゲンは生存維持，シナプス可塑性と関連していることが示唆された．

5.11.7 食品由来のホルモン様物質—ゲニステイン（genistein）

卵巣摘出ラットを用いてエストロゲンの影響を調べた結果，イソフラボン（ゲニステイン）によりプロラクチンが著しく増加し，視床下部-下垂体系に影響を及ぼしている可能性のあることが示された（表5.14）．ヒトにおいてもイソフラボンはエストロゲン様作用を示している．閉経後の女性にイソフラボンを14日間食べさせた後，Gn–RHに対する下垂体の影響を見たところ，LH分泌量がイソフラボンを摂取した処置後の群で減少することが明らかになった．それはエストロゲン効果が残存していたことを示唆している[25]．つまり，ヒトにとってもイソフラボンはエストロゲン様作用を発揮すると考えられる．

血清中のIGFの濃度は，イソフラボンにより増加したという報告がある（図5.53）[26]．しかし，脳内のIGFの発現や濃度については報告されておらず，エストロゲンの脳内IGFに及ぼす影響は今後の研究課題として残されている．大豆の植物エストロゲンであるイソフラボンでも，NGF mRNAの発現やBDNF mRNAの発現が見られるという報告がある（図5.54）[24,27]．さらに，コリンアセチルトランスフェラーゼmRNAの発現が増加するという報告もある．イソフラボンのこのようなエストロゲン様効果は，エストロゲンが不足状態の患者や閉経を迎えている女性および閉経後の女性にとって重要な栄養素であると思われる．NGFやBDNFなどの神経成長栄養因子の発現やそのタンパク質の増加，また，アルツハイマー

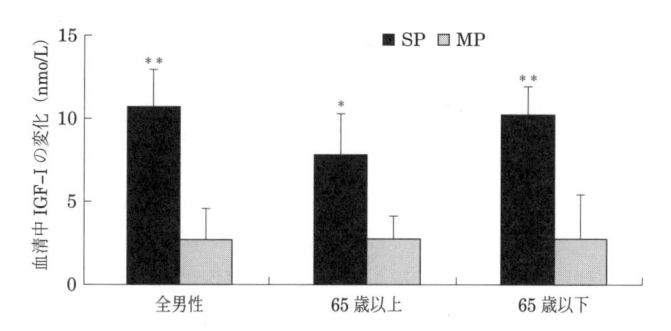

図 5.53 大豆タンパク質(SP)または牛乳タンパク質(MP)摂取3か月後の男性における血清中 IGF-I の変化

対象とした 65 歳以上および 65 歳以下の全男性の平均値±SEM. *, ** は MP に対して有意差あり.

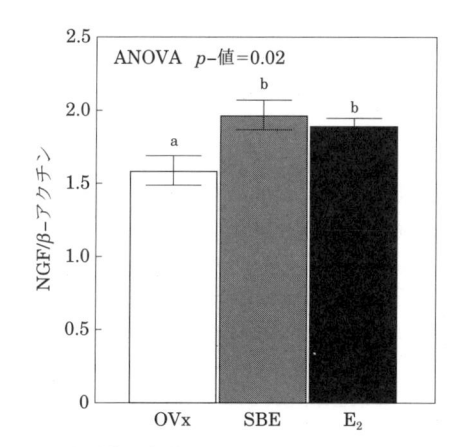

図 5.54 卵巣摘出老齢ラットの前脳皮質における脳由来神経栄養因子(BDNF)mRNA の発現

5 匹の両卵巣摘出ラットに,大豆無添加食(OVx),エストラジオール添加食(E_2),大豆エストロゲン添加食(SBE)のいずれかを 8 週間与えた.RNA (30μg) 試料は全てノザン法により前脳皮質から分離した.リン酸分析.棒グラフは平均値±SEM. a, b は $p<0.05$ で有意差あり.

病などで減ると報告されているコリンアセチルトランスフェラーゼ mRNA の発現やその量の増加は,脳の保護作用(neuroprotection)に関係していることを示唆している.

イソフラボンに関する研究は,エストロゲンほどなされておらず,また,脳に関する研究も少ないことから,今後の研究に期待したい.

引用文献

1) P. J. Shughrue, M. V. Lane and I. Merchenthaler : *J. Comp. Neurol.*, **388**, 507 (1997)
2) J. D. Su et al. : *J. Neurosci. Res.*, **65**, 396 (2001)
3) I. Kallo et al. : *J. Neuroendcrinol.*, **13**, 741 (2001)
4) S. J. Mirkes and C. L. Bethea : *J. Neuroendocrinol.*, **13**, 182 (2001)
5) A. E. Herbison : *Brain Res. Bull.*, **44**, 321 (1997)
6) E. E. Jones and F. Naftolin : *Brain Res.*, **510**, 84 (1990)
7) C. L. Bethea : *Front. Neuroendocrinol.*, **23**, 41 (2002)
8) D. Mitsushima et al. : *Neuroscience*, **113**, 109 (2002)
9) R. C. Santel et al. : *J. Nutr.*, **127**, 263 (1997)
10) G. A. Gudelsky, D. D. Nansel and J. C. Porter : *Endocrinology*, **108**, 440 (1981)
11) J. O. Willoughby et al. : *Brain Res.*, **374**, 119 (1986)
12) M. R. Foy et al. : *J. Neurophysiol.*, **81**, 925 (1999)
13) M. Yankova, S. A. Hart and C. S. Woolley : *Proc. Natl. Acad. Sci. USA*, **98**, 3525 (2001)
14) C. N. Rudick and C. S. Woolley : *J. Neurosci.*, **21**, 6532 (2001)
15) M. Ikeda : http://www.sysken.or.jp/brain.html
16) D. B. Dubal et al. : *Proc. Natl. Acad. Sci. USA*, **98**, 1952 (2001)
17) L. M. Garcia-Segura et al. : *Neuroreport*, **9**, 593 (1998)
18) H. Fillit et al. : *Psychoneuroendocrinology*, **11**, 337 (1986)
19) T. van Amelsvoort et al. : *Psychoneuroendocrinology*, **28**, 101 (2003)
20) L. F. Canosa, X. Lin and R. E. Peter : *Neuroendcrinology*, **76**, 8 (2002)
21) N. Scanlan and D. C. Skinner : *Biol. Reprod.*, **66**, 1267 (2002)
22) K. M. Michels et al. : *Endocrinology*, **132**, 23 (1993)
23) D. T. Solum and R. J. Handa : *J. Neurosci.*, **22**, 2650 (2002)
24) Y. Pan, M. Anthony and T. B. Clarkson : *Proc. Soc. Exp. Biol. Med.*, **221**, 118 (1999)
25) J. Nicholls et al. : *J. Nutr.*, **132**, 708 (2002)
26) D. A. Khalil et al. : *J. Nutr.*, **132**, 2605 (2002)
27) Y. Pan, M. Anthony and T. B. Clarkson : *Neurosci. Lett.*, **261**, 17 (1999)

〔柳　先玉・横越英彦〕

5.12 タウリンと脳機能

5.12.1 タウリンとは

タウリン（2-aminoethanesulfonic acid）は中性アミノ酸で，メチオニンやシステインなどの含硫アミノ酸の体内での終末代謝産物である．化学構造は $H_2N-CH_2-CH_2-SO_3H$ で，通常のアミノ酸は末端がカルボン酸（$-COOH$）であるのに対し，タウリンはスルホン酸（$-SO_3H$）となっているので，タンパク質合成には用いられず，生体内では単体として存在している．

ネコでは，タウリンを生合成する酵素活性が大変低いため，タウリンは必須アミノ酸とされ，欠乏により失明する[1]．ヒトの場合，胎児，新生児では同様に必須であり，成長とともに必須性が失われる．しかし，タウリンの生合成だけでは十分な供給ができないことが分かり，タウリンは準必須アミノ酸と呼ばれるように，食事から補給しなければ，身体はタウリン不足状態になる．

5.12.2 タウリンの生理機能

タウリンは心臓，筋肉，肝臓，腎臓，脳などヒトの身体のあらゆる部分に存在し，それぞれの臓器が順調に働くために何らかの役目をしていると考えられている．

タウリンを積極的に取り込むタウリン輸送体が各組織で見出され，その生理機能に関しては細胞膜の安定化，抗酸化，浸透圧調節，カルシウム流動調節，解毒，神経伝達物質（ニューロトランスミッター），神経修飾物質（ニューロモジュレーター）としての作用，抗コレステロール効果[2-4]など，幅広い生理作用および薬理作用が報告されている．

5.12.3 タウリンを含む食材

タウリンは植物以外の生物に含まれ，特に魚介類や肉などに量的に多く含まれている．魚を海水魚と淡水魚に分けると，一般的に海水魚の方がタウリンを多く含んでいる．また，海水産シジミと淡水産シジミでは，前者

表 5.15　タウリンを多く含む食材（mg/100g）[5,6]

食材（可食部）	タウリン含量	食材（可食部）	タウリン含量
アジ	206	ウナギ	35
サンマ	187	アカガイ	427
シシャモ	65	イガイ	440
ニシン	106	バイ	571
ホウボウ	227	ツブ	414
ホッケ	216	ズワイガニ	450
マダラ	135	トコブシ	1 250
マダイ	230	クルマエビ	199
マダコ	593	ホタテガイ	116
アカイカ	160	牛ロース肉	49
ヤリイカ	342	鶏むね肉	14
アサリ	211	豚ロース肉	32
カキ	1 178	牛タン	238
サザエ	945	牛レバー	49

の方がタウリンを多く含む．一部の食材についてタウリン含有量を挙げると表 5.15 のようになる．

5.12.4　タウリンと脳機能

脳は人間の最も重要な組織であり，学習・記憶・言語・認識能力，意志力・創造力，感情・情緒など様々な人間の行為に深く関わっている．タウリンは，脳内に豊富なアミノ酸であり，脳内の情報を伝える神経伝達物質や神経活動の調節物質として働き，脳機能を調節すると考えられている．

以前，タウリンのような水に溶けやすい成分は血液脳関門を通過しにくいといわれたが，^{3}H で標識したタウリンを血管内に注入すると，脳内に検出された．それはタウリンが血管の内・外側膜（luminal and abluminal membranes）にあるタウリン輸送体を介して血液脳関門を通過する機構による[7]．タウリンは脳内で生合成されるが，食事から摂取したタウリンも脳内へ取り込まれることが証明された．

1)　タウリンは胎児のニューロンの増殖と分化に欠かせない

米国と中国の研究グループは，*in vitro* での胎児のニューロンの増殖と分化において，タウリンがどのような役割を果たしているのかを研究した．彼らの研究結果[8]により，タウリンは軸索（neurite）の成長，あるい

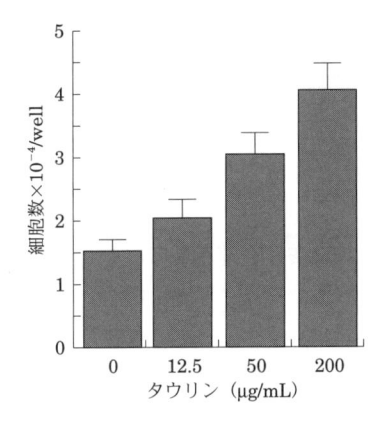

図 5.55 ニューロンの生存率におけるタウリンの作用

ニューロンはタウリン含有培地で3日間培養した後，生存率を確認した．

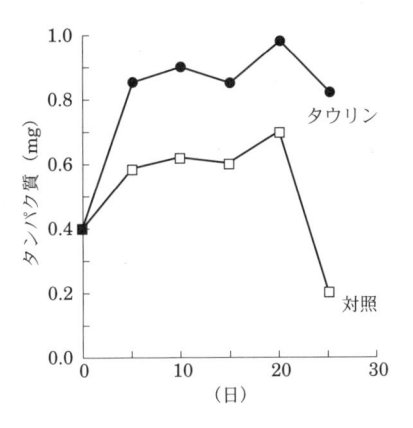

図 5.56 ニューロンのタンパク質量に対するタウリンの影響

細胞は0および200μMタウリン含有培地で25日間培養し，経日的に細胞タンパク質量を測定した．

は神経軸索突起のネットワーク（neurites network）の形成を促進し，容量依存的にニューロンの生存率を高めることが明らかになった（図5.55）．また，ニューロンの増殖の実験で，細胞DNA合成速度はタウリン量に依存し，細胞数と細胞タンパク質量ともに，タウリン添加により顕著に高くなった（図5.56）．一方，ニューロン分化の実験で，細胞分化を示すマーカーとしてのニューロン特異的エノラーゼ（neuron-specific enolase；NSE）活性がタウリン添加により上昇した（図5.57）．

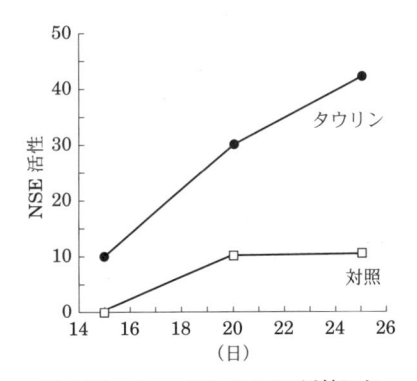

図 5.57 ニューロンのNSE活性におけるタウリンの作用

細胞は0および200μMタウリン含有培地で25日間培養し，15日目，20日目，25日目にNSE活性を測定した．

今までの研究で，タウリンは胎児の脳や心臓など各臓器の正常な発育には欠かせない栄養素とされている．胎児は胎盤を通して母体から積極的にタウリンを取り込んでいる．

2) 神経伝達物質としての働き

　神経系の情報伝達はシナプスを介して行われ，この伝達には電気的様式と化学的様式があり，化学シナプスの方が遥かに多く存在している．化学シナプスは前シナプス小胞から神経伝達物質が分泌され，シナプス後膜の表面にある受容体に結合し，情報を伝えていく．グルタミン酸，タウリン，グリシン，γ-アミノ酪酸（GABA）などは，脳内に豊富なアミノ酸系の低分子神経伝達物質である．グルタミン酸は興奮性アミノ酸，タウリン，GABA は抑制性アミノ酸と考えられている．それゆえ，GABA は刺激により脳に過度の負担がかかるのを防ぎ，タウリンは脳神経の興奮度をコントロールし，いずれも精神の落ち着きと関連している．

　日本の研究グループは，ラットの大脳皮質シナプトソームを使用し，タウリンの放出および，タウリンが GABA，グルタミン酸などの神経伝達物質の放出にどのような影響を与えるかを調べた．彼らは，タウリンが大脳皮質シナプトソームから放出され，特に KCl によって引き起こされた

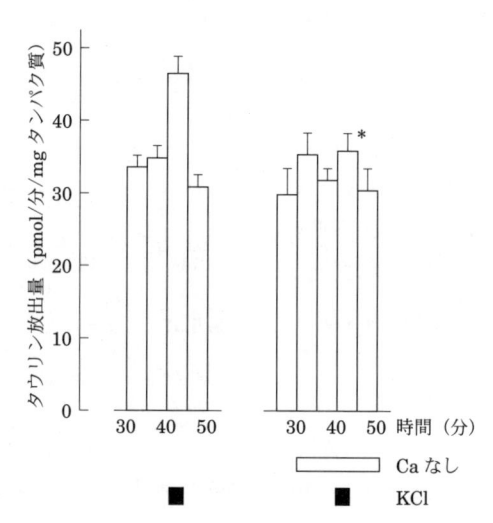

図 5.58　ラット大脳皮質シナプトソームからのタウリンの放出

スーパーフュージョン 40 分の時に 2 分間 30mM の KCl を流し，脱分極を起こす．Ca なしの場合は，脱分極を起こす 10 分前に $CaCl_2$ なしの灌流溶媒に 1.0mM の EGTA を入れ，実験を行った．＊ Ca^{2+} 存在下でのタウリン放出量と比較して $p<0.05$ で有意差あり．

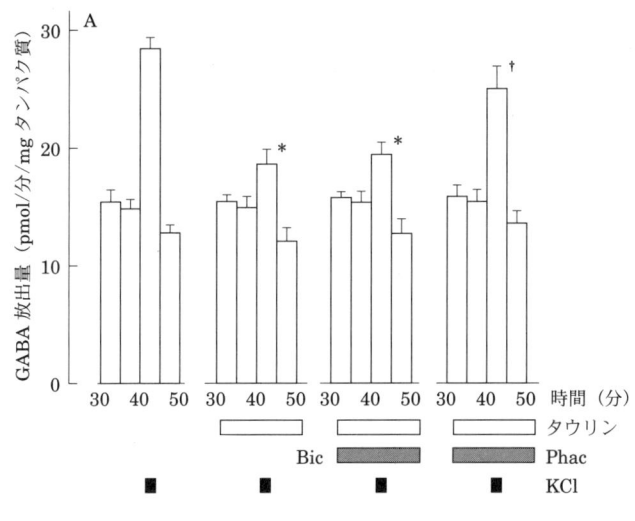

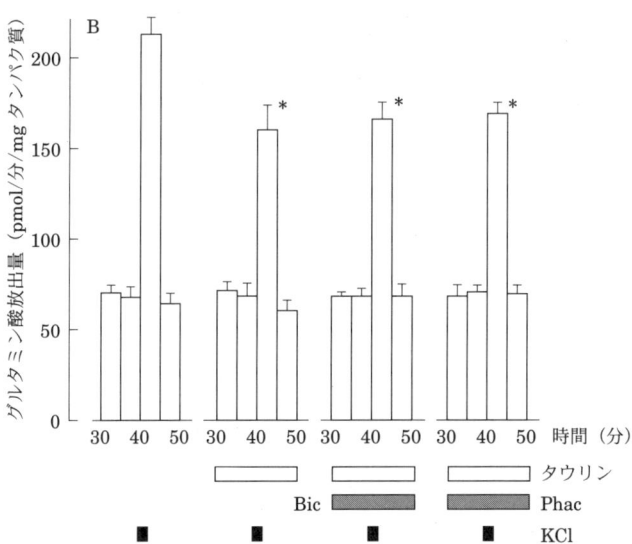

図 5.59 ラット大脳皮質シナプトソームからの GABA 放出量 (A), グルタミン酸放出量 (B) に対するタウリンの影響

灌流を開始した 30 分後に 10μM のタウリンを入れた. 脱分極を起こす 10 分分前に, GABA 受容体拮抗剤のビククリン (Bic) またはファクロフェン (Phac) (それぞれ 10μM) を入れた. ＊ タウリンなしのデータと比較して $p<0.01$ で有意差あり, † タウリンのみのデータと比較して $p<0.01$ で有意差あり.

脱分極の途中で，タウリン放出量は30％上昇し，その上昇はCa^{2+}に依存することを明らかにした（図5.58）．またタウリンはGABAおよびグルタミン酸の平常時の放出量には影響を与えず，脱分極状態時だけに，それぞれ60％および40％放出量が減少した（図5.59）[9]．タウリンはGABA受容体と結合する神経伝達物質として働き，グルタミン酸放出を抑制するのは，GABA受容体以外のタウリン特異性部位を経由したと考えた．

タウリンはGABA受容体，あるいは，別のタウリン特異性部位と結合し，興奮性と抑制性アミノ酸の神経伝達物質放出量を調節すると思われ，脳活動の面で大変に重要な役割を果たしている．しかし，その詳細な調節機構などはまだ不明である．

3) 神経修飾物質としての働き

1996年，スペインの研究者はタウリンが海馬のシナプス伝達（synaptic transmission）に影響を与えることを報告した[10]．彼らは成熟SD雌ラットを用い，シェーファー側交連（Schaffer collateral-commisural；SCC）線維が単シナプス興奮を海馬CA1領野の錐体細胞の樹状突起に伝えていくので，SCCとCA1錐体細胞間のシナプス伝達を調べた（図5.60）．その結果，海馬切片にタウリンを流すと，集合興奮性シナプス後電位（fEPSP）は一時的に減少し，タウリンを除くとfEPSPは著しく上昇することが分かった．しかし，GABA受容体拮抗剤を使用した場合は，タウリンのようなfEPSPの一時的減少は見られず，タウリンを入れるとともにfEPSPの上昇を観察した．その上，このような上昇はタウリン量に依存し，少なくとも3時間持続することが明らかになった（図5.61）．また，彼らの実験によると，タウリンはfEPSPを増加させたが，膜電位と細胞入力抵抗には影響しないことが確認された．そこで，彼らはタウリンがGABA受容体を経由せず，前シナプス終末に作用し，軸索興奮能力とシナプス効能を上昇させて，シ

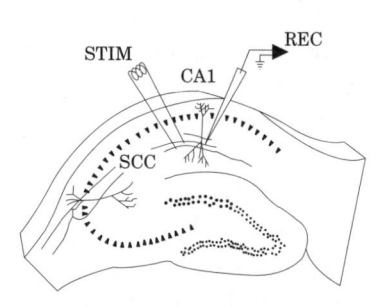

図5.60 海馬切片に刺激（STIM）を与える位置と細胞外記録（REC）電極の位置

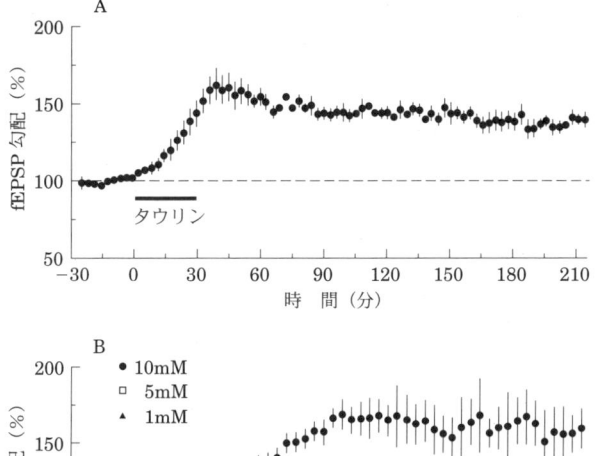

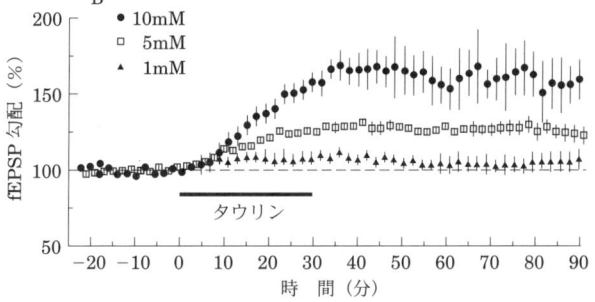

図 5.61 集合興奮性シナプス後電位（fEPSP）のタウリン添加による変化

A：GABA 受容体拮抗剤としてピクロトキシン（100μg）を使用した場合，10mM のタウリンにより誘導された fEPSP は，タウリンを除いても 3 時間持続した．B：fEPSP の上昇はタウリン濃度（10, 5, 1mM）に依存する．

ナプス伝達を誘導したと指摘した．

このような研究を通じ，ニューロン機能におけるタウリンの生理作用および，その機構の解明が進展していくと思われる．

4) ニューロンを保護する作用

ニューロンの中で，海馬細胞が細胞死を起こす一過性虚血（transient ischemia）に最も弱いと言われている．そこで，フィンランドの研究者は，マウス海馬切片を用い，ニューロンにさまざまな傷害を与え，タウリンの放出量を調べた[11]．図 5.62 に示したような色々な細胞傷害条件下でタウリンの大量放出が見られた．そして，マウス大脳皮質から調製したシナプトソーム液を用い，タウリンの吸収を調べた結果，低酸素や虚血などのい

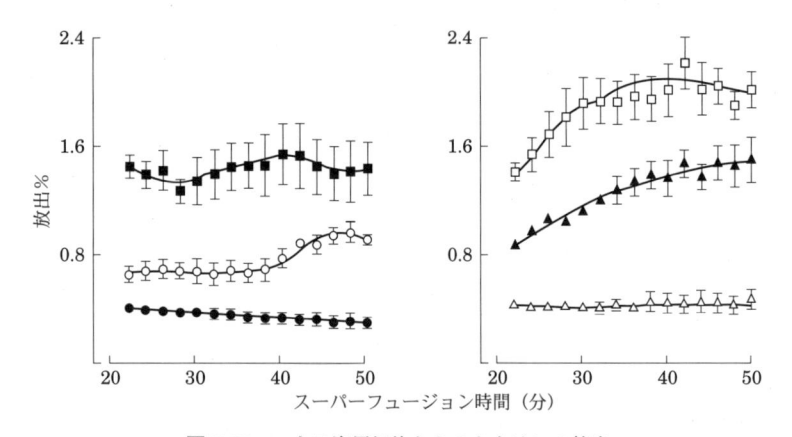

図 5.62 マウス海馬切片からのタウリンの放出
● コントロール群, ○ 低酸素群, ■ 低血糖群, □ 虚血群, ▲ 酸化的負荷群, △ フリーラジカル群.

ろいろなダメージによりタウリンの吸収は顕著に減少した．ニューロンは傷害を受けると，抑制性アミノ酸が放出されるので神経興奮を抑制し，また，細胞に取り込まれるカルシウム量を調節するなどのためにタウリンが大量に放出され，細胞を保護する役割を果たしている．これはタウリンの恒常性維持機能の1つである．

　ニューロンにおけるタウリンの生理作用について，さまざまな研究が行われてきた．例えば，タウリンが細胞膜にあるリン脂質との相互作用を介し，または特異的タンパク質のリン酸化を介し，さらに浸透圧調節やカルシウム流量の調節など色々な経路を介して，細胞機能を維持または発達させている．以上述べた内容は，膨大な研究結果の僅か一部で，未だ解明されていない点が多く残されている．タウリンは，脳機能を維持または活発にするには欠かせないと思われ，今後の研究成果が期待される．

引用文献

1) J. A. Sturman : *Physiol. Rev.*, **73**, 119 (1993)
2) R. J. Huxtable : *Physiol. Rev.*, **72**, 101 (1992)

3) K. Kuriyama : *Fed. Proc.*, **39**, 2680 (1980)
4) 辻　啓介：化学と生物, **23**, 217（1985）
5) 永田孝一：水産の研究, **9** (2), 56（1990）
6) 辻　啓介, 矢野誠二：含硫アミノ酸, **7**, 249（1984）
7) A. Tsuji and I. Tamai : Taurine 2, basic and clinical aspects, p.385, Plenum Press, New York (1996)
8) X. C. Chen *et al.* : Taurine 3, cellular and regulatory mechanisms, p.397, Plenum Press, New York (1998)
9) Y. Kamisaki *et al.* : Taurine 2, basic and clinical aspects, p.445, Plenum Press, New York (1996)
10) M. Galarreta *et al.* : Taurine 2, basic and clinical aspects, p.463, Plenum Press, New York (1996)
11) P. Saransaari and S. S. Oja : Taurine 2, basic and clinical aspects, p.481, Plenum Press, New York (1996)

〔陳　文・横越英彦〕

索　引

和　文

ア　行

IGF 結合タンパク質　369
亜鉛　133
　──欠乏　144
亜鉛輸送体　142
アクチビン A 活性　162
アクチン　24
アスコルビン酸→ビタミン C
アストログリア　21, 30, 31, 56, 130
アスパラギン酸　181
アスパルテーム　342
アセチルコリン　53, 92, 122, 174, 206, 368
　──放出　272
アセチルコリン作動性ニューロン　64, 68
アセチルコリン受容体　27, 29, 67
アセチルコリン分解酵素阻害剤　270
アデノシン　244, 335
アドレナリン　171, 176, 204
アポトーシス　65, 68, 367
アミノ酸　57, 96, 103, 181
　──の脳内への輸送系　57
アミノ酸インバランス食　98
アミロイド β タンパク質　68, 141, 290
アラキドン酸　84, 91, 117
RNA 活性　98
アルツハイマー病　65, 68, 117, 141, 268, 283, 288, 316, 318, 368
アルドステロン　170
α 波　234, 312
アルミニウム　141, 273
アルミニウム脳症　144
アンギオテンシン　170
安定化効果(細胞膜の)　130

アンドロゲン　200

イオンチャネル　32, 127
イオン電流　127
威嚇攻撃　199
怒り　199
イソフラボン　370
一次体性運動野　36
一次体性感覚野　36, 38
イチョウ葉エキス　286
一酸化窒素　130, 251
易怒性　329
意味記憶　14
イワシ油　278
インスリン　77, 79
インスリン様成長因子　369
インターフェロン　230, 251, 260
インターロイキン–1β　251, 260
インターロイキン–2　230, 254
インドールアミン　300
インヒビン A　163

ウイルソン病　139
ウェルニッケ-コルサコフ症候群　119, 219
ウシ脳 PS　268
うつ病　269, 284, 325
うま味物質　156
運動技術　13
運動神経系　7, 198

エイコサペンタエン酸　277
栄養学　1
栄養過多　252
栄養失調症　71
栄養バランス　151
栄養不足　70, 218, 252
エキソサイトーシス→開口分泌
液胞化　355

索引

エゴマ油　277
ACTH 放出ホルモン　191
17β-エストラジオール　102, 365
エストロゲン　102, 359, 361, 367
エストロゲン受容体　359
NK 細胞　193, 250, 255
エネルギー代謝　127
エピソードの記憶　14
MAP キナーゼ　319
遠心性神経　11
延髄　51
　——孤束核　18, 52, 160

黄体形成ホルモン　146, 362
オキシトシン　16, 30, 46, 198
オープンフィールドテスト　222, 225, 309
オペラント型明度弁別学習試験　163, 186, 279, 296, 309, 325
オリゴデンドログリア　24, 31
オレキシン　244
温度感受性ニューロン　260

カ 行

開口分泌(放出)　26, 33, 93, 125
下位脳幹部　36, 47
海馬　16, 39, 220, 271, 278, 314, 319, 365, 378
海馬貫通線維　40
灰白質　19, 84
蓋板　63
回避行動　184
海綿状脳症　142
快楽　200
カイロミクロン　278
化学感覚情報　162
化学親和説　66
化学伝達　28
学習記憶　13
学習・記憶能→記憶・学習能
学習能力→記憶・学習能
核内受容体　113

下肢静止不能症候群　144
下垂体後葉系　11, 46
下垂体前葉系　11, 46
下垂体前葉ホルモン　190
可塑性　3, 13, 15, 26, 40, 96, 114, 166, 364
活性酸素　129
活動電位　32, 127
カテコールアミン　108, 177, 182, 203, 217, 300, 345
カテプシン　100
カバ　292
カフェイン　213, 304, 331
カプサイシン　216
過分極　127
カベルネ・ソービニヨン　320
カルシウム　130, 145
カルシウムチャネル　26
カルシウム・パラドックス　139
Ca^{2+} ストア　131
カルパイン　100
加齢　92, 99, 271
カロリー制限　68, 253
ガングリオシド　87
カンナビノイド　117
γ-アミノ酪酸　27, 117, 199, 206, 243, 292, 324, 325, 360, 376
甘味嗜好性　238
甘味料　341

記憶学習障害改善作用　288
記憶・学習能　114, 180, 271, 279, 295, 308
　——試験　94, 349
記憶学習能解析装置　279
記憶消失　117
吉草酸エストラジオール　360
希突起膠細胞→オリゴデンドログリア
機能型 MRI　162, 184
基板　63
ギャップ結合　29
GABA 作動性ニューロン　42, 359,

索　引

360
GABA産生ニューロン　199, 206
GABAシャント　207
GABA受容体　27, 378
嗅覚　16
嗅細胞　16
求心性神経　10
嗅内野　39
橋　47
橋核　49
恐怖　200
恐怖条件づけ学習　220
恐怖条件づけ行動　41
恐怖条件づけ文脈学習　219
魚介類　277, 283, 373
局所ホルモン→ローカルホルモン
虚血性脳障害　271
魚油　278, 283, 284
筋萎縮性側索硬化症　140
筋終板　29
筋繊維　29

Kupperman更年期指数　327
　──項目　328
グリア細胞　20, 30, 72, 84, 130
　──の発生　64
クリオキノール(キノホルム)　142
グリコーゲン　75
グリセロリン脂質　267
クリューバーービューシー症候群　12, 18
グルココルチコイド　201
グルコース　75, 90, 154, 181, 268
グルコース・エストロゲン・温度共受容機構　260
グルコース感受(受容)ニューロン　45, 260
グルコース代謝　268
グルコース代謝率　282
グルタミン酸　26, 137, 154, 181, 304
グルタミン酸合成酵素　130

グルタミン酸受容体　15, 314
　イオンチャネル型──　138
　AMPA型──　15, 26, 308
　NMDA型──　15, 26, 308
　代謝型──　26
グルタミン酸脱炭酸酵素　121, 207
クロイツフェルト-ヤコブ病　142
クワシオルコル　71, 109

警告反応期(ストレス)　190
血圧　169
血圧降下作用　325, 326
血圧受容体　173
血圧調節　169
血液脳関門　30, 55, 92, 106, 154, 302, 305
血管性痴呆症→脳血管型痴呆症
血管内皮細胞　20, 55
月経前症候群　145
月経調節　261
血小板活性化因子　288
ゲニステイン　102, 370

抗うつ作用　291
高架式ゼロ迷路テスト　222, 225
向下垂体前葉ホルモン　11, 46
交感神経活度　212, 339
交感神経系　52, 171, 198, 208
攻撃性　199
高血圧自然発症ラット　176, 346
抗酸化作用　356
甲状腺機能障害　192
後頭葉　36
更年期障害　327
興奮　127
興奮性シナプス　24
興奮性ニューロン　22
興奮毒性　137
呼吸商　234
黒質　42, 48, 69, 140, 203
古典的条件反射　13
コネクソン分子　30

コーヒー　213, 331
コリン　92, 174, 206
コリンアセチルトランスフェラーゼ
　　29, 122
コレシストキニン　182
コレステロール　84, 90, 182, 282

サ　行

サイクリック AMP　260, 334
サイトカイン　30, 230, 251, 260
サーカディアンリズム　45, 115, 240
サケ油　278
作動記憶→ワーキングメモリー
サバ血合肉　274
サブスタンス P　319
サフラワー油　186
酸化型グルタチオン　244
酸化ストレス　68
参照記憶エラー数　281
酸乳　295

シアノコバラミン→ビタミン B_{12}
シェーファー側枝　15, 40
視覚　17
軸索ガイド分子　66
軸索起始部　32, 125
軸索突起　19, 21, 24
シクロオキシゲナーゼ　91
視交差上核　45, 115, 241
嗜好性　151
視索前野　242, 244, 259, 360
脂質　84
　　胎児脳の──　92
脂質過酸化　273
視床　43
視床下部　11, 44, 155, 198, 257, 360
　　──亜核　258
　　──外側野　162, 191, 255, 258
　　──下垂体系　46, 370
　　──基底部　162
　　──腹内側核　162, 191, 256, 259
シソ油　186, 277

θ 波　234
シナプス　15, 21, 26, 366
シナプス可塑性→可塑性
シナプス間隙　26, 27, 28, 125, 307
シナプス形成　67
シナプス後電位　15, 27, 125, 364
シナプス小胞　26, 29, 278
シナプス遅延　33
シナプス伝達　378
シナプス膜の流動性　278
シナプトソーム　271, 376
自発行動量　231, 308, 350
脂肪　182
脂肪酸　91
　　n-3 系──　91, 276, 284
　　n-6 系──　91
脂肪酸組成(全脳総脂質の)　84
脂肪摂取量　253
社会的優勢度測定試験　222, 225
ジャスミン茶　216
シャルドネ　321
集中力　280
終脳　36
樹状突起　21, 23, 125
樹状突起密度→スパイン密度
受動的回避学習試験　309, 351
シュワン細胞　24, 31
上衣細胞　32
上位脳幹部　36
条件回避学習能　279
条件刺激　183
条件づけ回避課題　220
小膠細胞→マイクログリア
情動　197
情動機能　11, 40
情動体験　197
情動表出　197
小脳　36, 50
小脳失調症　116
小胞体ストレス　68
消耗期(ストレス)　190
食塩嗜好性　156

索引

387

食欲　151, 247, 257
鋤鼻系　16
初老期精神障害　327
自律神経活度　209, 212, 339
自律神経系　7, 9, 11, 44, 52, 198, 208
自律神経障害　329
心筋刺激作用　333
神経栄養因子　64, 96, 370
神経回路　33
神経可塑性→可塑性
神経管　63
　——の形成　62
　——の腹側決定因子　64
神経管閉鎖不全　144
神経筋接合部　29
神経細胞→ニューロン
神経細胞死　23, 64, 137, 141, 271, 314
神経質　329
神経修飾物質　16, 378
神経成長因子　64, 355, 370
神経組織　19
神経伝達　28, 32
神経伝達物質　2, 16, 26, 77, 93, 96, 103, 125, 181, 201, 295, 307, 319, 376
　——とインパルスの発射頻度　174
　——とシナプスの数　174
　——の代謝　129
神経内分泌　45
神経内分泌系　198
神経板　62
神経ペプチド　16, 47, 320
神経ペプチド産生細胞　42
神経保護作用　314, 367, 379
神経ホルモン　46
人工甘味料　341
心臓血管中枢　172
心拍間隔　212
ジンピーマウス　31

随意機能　9
髄鞘　20, 25, 31
錐体外路　19
錐体路　18
睡眠　240
　——の液性機構　244
　——の神経発現機構　242
睡眠障害　245, 329
　——と生活習慣　246
　——の実態調査　246
スキナー箱　183, 296, 309
スクアレン　90
スコポラミン　270
ストレス　188, 214, 228, 269, 284
　——と甲状腺機能障害　192
　——と循環器疾患　192
　——と精神疾患　193
　——と成長障害　192
ストレス学説　189
ストレッサー　189, 228
スパイン　23, 24
スパイン密度　273, 365, 366
スーパーオキシドジスムターゼ　129
スフィンゴ糖脂質　90
スフィンゴミエリン　87, 89
スプラウティング　15
スレオニン　104

生活習慣病　155
性機能と栄養摂取　264
制限アミノ酸　104
性行動　16, 258
静止(膜)電位　33, 127, 273
星状膠細胞→アストログリア
正常出産児　282
生殖　361
生殖毒性　263
精神障害　329
性腺刺激ホルモン放出ホルモン　263, 360
生体恒常性　9, 44, 151, 189
生体膜機能　273

生体欲求　155
成長ホルモン　368
正の学習　183
青斑核　49, 243
性ホルモン　102
セイヨウオトギリ→セントジョンズワート
セイヨウカノコソウ→バレリアン
性欲　257
脊髄　7, 36, 51
脊髄小脳　50
摂食行動　44, 152, 191, 258
接触時間　221
摂食中枢　191, 255
摂食調節機構　262
接着斑　32, 55
セラミド　86
セロトニン　60, 77, 104, 201, 202, 223, 300, 307, 335, 361, 362
セロトニン仮説(疲労)　229
セロトニン作動性ニューロン　178
宣言記憶　13
潜在記憶　14
線条体　42, 68, 140, 203
前庭小脳　50
前頭葉　36
前頭葉白質切断術→ロボトミー手術
前頭連合野　19
セントジョンズワート　290
前葉ホルモン刺激ホルモン　11, 46

総カロリー　253
相関法　3
早産児　282
側頭葉　36
ソービニヨン・ブラン　322
損傷法　3

タ　行

苔状線維　40, 51
大豆　370, 91
大豆転移 PS　269
――による記憶障害の回復　270
――の構成脂肪酸　269
大豆油　277
体性感覚　9, 10, 18
体性覚刺激　282
代替医療　286
大脳基底核　42
大脳皮質　34, 36
――運動野　18
大脳皮質小脳　9, 50
大脳辺縁系　12, 16, 39
タウリン　373
脱髄疾患　31
脱分極　32, 127
卵　91, 280
短期記憶　220
炭水化物　75, 181
――と注意力　82
タンパク質　96, 155, 181
　性ホルモンと――　102
タンパク質栄養状態　156
タンパク質・カロリー栄養不良　109
タンパク質合成　23, 97
タンパク質合成速度　97
――の加齢による変化　99
タンパク質代謝　97
タンパク質分解　100

チアミン→ビタミン B_1
知覚神経系　7
チトクロム P-450　291
知能指数　80, 282
知能障害(ペラグラによる)　185
痴呆マウス　94
注意欠陥多動障害　145, 269
中枢神経系　7, 359
――刺激作用　334
中枢性疲労　229
中脳　47
聴覚　17
長期記憶　117, 220, 326
長期増強　15, 40, 114, 281, 364

長期抑圧　114, 365
朝食欠食　80
　　——と学業成績　80
　　——と睡眠不足　247
長投射ニューロン　22, 34, 38
跳躍伝導　25, 33
チロシン　106, 176, 181, 194, 204, 345
チロシンモノオキシゲナーゼ　174, 204, 360
陳述記憶→宣言記憶
鎮静作用　292

テアニン　304, 307
低カルシウム血症　130, 145
抵抗期(ストレス)　190
TGF-β 仮説(疲労)　230
底板　63
低マグネシウム血症　130
テオフィリン　332
テオブロミン　332
敵意性　284
テタニー　130
鉄　127, 140
　　——欠乏　144
手続き記憶　13, 51
テトラヒドロビオプテリン　203
テルペンラクトン　288
電位依存性カルシウムチャネル　26, 33
電位依存性ナトリウムチャネル　32
電気シナプス　30
電気ショック　94, 184, 194, 201, 279, 309

銅　127, 139
銅・亜鉛スーパーオキシドジスムターゼ　141
トウガラシ　216
統合失調症　193, 203
糖脂質　84, 90
同調因子　241

頭頂葉　36
逃避行動　184
棘→スパイン
ドコサヘキサエン酸　84, 115, 276
トコフェロール　116
α-トコフェロール輸送タンパク質　116
登上線維　51
ドーパ　182
ドーパミン　43, 48, 140, 182, 204, 307, 360, 362
ドーパミン産生ニューロン　48, 140
ドーパミン受容体　27, 68, 114
ドーパミン β-ヒドロキシラーゼ　123
トランスサイレチン　290
トリグリセリド　278
トリプトファン　59, 77, 103, 178, 182, 202, 223, 229, 301, 335
トリプトファン欠乏食　185
トリプトファン摂取制限食　224
トリプトファン比　59, 302
トリプトファン 5-ヒドロキシラーゼ　202
トリペプチド　295
トーンエントロピー解析　216

ナ　行

ナイアシン欠乏　183
ナタネ油　277
ナチュラルキラー細胞→NK細胞
ナトリウム　170
Na^+-K^+ 交換ポンプ　127
ナルコレプシー　244
2 過程モデル(睡眠)　241
ニッスル小体　20
乳酸菌　326
乳頭結節　244
ニューロテンシン　319
ニューロピル　21
ニューロペプチド Y　261

索引

ニューロメラニン　140
ニューロン　2, 7, 19, 20, 21, 72, 84, 125, 374
　　──の回路形成　66
　　──の細胞死　64, 137
　　──の発生と分化　62
　　──の変性・脱落　137
ニューロン特異的エノラーゼ活性　375
妊娠　16
認知　18, 364

ヌクレオチド　348

ネトリン　66

脳　7, 35
　　──のエネルギー消費　76
　　──の脂質成分　84
　　──の老化　67
脳血液関門→血液脳関門
脳血管型痴呆症　283, 314
脳血流量　282
脳梗塞　271
脳細胞数　71
脳神経　48
脳神経系　7
　　──の機能分類　10
脳脊髄液　231
脳組織　3, 354
能動的回避学習試験　310, 352
脳内自己刺激行動　200
脳波　234, 305, 311
脳微小透析法　188, 307
脳免疫連関　250
脳由来神経栄養因子→神経栄養因子
ノルアドレナリン　49, 53, 130, 167, 176, 193, 204, 217, 251
ノンレム睡眠　242

ハ 行

パーキンソニズム　140
パーキンソン病　48, 69, 140, 203, 269
白質　19, 84
バソプレッシン　16, 46, 198, 319, 325
発芽→スプラウティング
発情周期　362, 365
ハーブ　286
　　──と薬剤の相互作用　293
PAF アンタゴニスト　288
パブロフの学習　13
パペッツの情動回路　13, 44
パラクライン→傍分泌
バレリアン　292
パワースペクトル解析　212, 339
判断力　280
汎(全身)適応症候群　190

ビタミン　111, 183
　── E　116
　── A　111, 207
　── F →必須脂肪酸
　── C　122
　── B_1　119, 219
　── B_6　121
　── B_{12}　94, 121
必須アミノ酸　152, 181, 185
必須脂肪酸　117, 182
5-ヒドロキシインドール酢酸　300, 307, 335
ピノ・ノワール　323
疲労　191, 228

不安　200
フェニルアラニン　182, 204, 343
フェニルケトン尿症　57, 204, 343
フェロモン　16
Fenton 反応　129
フォリスタチン　163
副交感神経活度　212, 339
副交感神経系　52, 171, 198, 208
副甲状腺機能亢進症　145

索　引

副甲状腺ホルモン　139, 146
副腎髄質ホルモン　190
副腎皮質刺激ホルモン　190, 201
副腎皮質ホルモン　190
不随意機能　9
不定愁訴　329
ブドウ糖→グルコース
負の学習　184
不眠　246, 329
プライミング　13
プラスマローゲン　89
フラボノイド　288
プリオンタンパク質　142
プリオン病　142
フリーラジカル　129, 140, 356
ブルース効果　17
プレシナプス　26
プロスタグランジン　91, 117, 244, 251
プロテアーゼ　100
プロテアソーム　100
ブロードマンの脳地図　36
ブロードマンの領野　22
プロラクチン　362
プロリルエンドペプチダーゼ　316, 319
　——阻害ペプチド　319
分極　127

平衡覚　17
β波　312
ペプチド　182, 232
ペプチドホルモン　316
ペラグラ　185
ペリツェウス-メルバッハ病　31
ペルオキシソーム疾患　284
辺縁連合野　39
ペンタペプチド　320
扁桃体　40, 198, 201, 220

芳香族-L-アミノ酸デカルボキシラーゼ　202

放射状迷路学習実験　281
傍分泌　28
捕食攻撃　199
ポストシナプス　26
ポストシナプスデンシティー　24
ホスファチジルイノシトール　87
ホスファチジルエタノールアミン　88
ホスファチジルコリン　87, 91, 93, 281
ホスファチジルセリン　88, 267
ホスホジエステラーゼ　334
ホスホリパーゼA　88
ホスホリパーゼC　88
母乳　282
ホメオスタシス→生体恒常性
ポリソームプロフィル　97
ポリフェノール　316, 323
ホルモン　28, 45, 47
ホルモン制御系　11
ホルモン様物質　359
本態性高血圧　326

マ 行

マイクログリア　30, 32
膜結合タンパク質　274
マグネシウム　145
　——欠乏　145
膜流動性　93, 274, 278
末梢神経機能　9
末梢神経系　7
末梢性疲労　229
マトリックス細胞層　64
マラスムス　71, 109
マルベック　322
マンガン　140, 145
満腹中枢　164, 191, 255, 259

ミエリン脂質　89
ミエリン鞘→髄鞘
味覚　17
未熟児　282

水迷路学習→モリス水迷路学習試験
密着結合　56
ミネラル　125
　　——の欠乏・過剰　133

無髄線維　20, 25

迷走神経　161
明度識別学習実験→オペラント型明度弁別学習試験
メタロチオネイン　129
メチオニン　104
メチルキサンチン　332
L-メバロン酸　90
メルロー　321, 322
免疫　249
免疫異常　252
免疫系細胞　250
免疫不全　252
メンケス病　139

モノアミンオキシダーゼ　140, 302
物忘れ　269
モリス水迷路学習試験　185, 220, 271, 279, 297, 311
問題解決能力　282

ヤ 行

有髄線維　20, 24
遊離脂肪酸　155

葉酸　123
抑制　127
抑制性シナプス　24
抑制性ニューロン　22
翼板　63
喜び　200

ラ 行

ラジカル消去活性　323
ラボアジェ　1
ランビエ絞輪　25

リガンド依存性ナトリウムチャネル　26
リジン　104, 152
　　——欠乏　157
　　——に対する味覚感受性　160
リスベラトロール　316, 318
リノール酸　182, 186
α-リノレン酸　117, 182, 277
γ-リノレン酸　117
リポキシゲナーゼ　91
リポタンパク質リパーゼ　237
リポフスチン　354, 356
緑茶　304, 331
リラックス作用　216, 311
リン脂質　87, 267

レシチン→ホスファチジルコリン
レチノイドX受容体　113
レチノイン酸　113, 207
　　——による情動行動制御　221
レチノイン酸受容体　113
レチノール→ビタミンA
レニン　170
レプチン　45, 261
レム睡眠　243
連合野　39

ロイコトリエン　91, 117, 182
老化　69
老化促進マウス　348
老人性痴呆症　268
ローカルニューロン　22, 34, 38
ローカルホルモン　28
ロボトミー手術　12

ワ 行

Y迷路型学習実験　279
ワイン　316
ワーキングメモリー　19

欧文

A

AAMI (age-associated memory impairment) 269
ACTH 190, 201, 269
ADHD 145, 269
ALS 140
Alzheimer's desease 368, 141
aspartame 342
axon 21
axon hillock 32

B

Bcl–2 65, 367
BDNF (brain-derived neurotrophic factor) 370
bilobalide 288
blood-brain barrier 55
bornylacetate 292

C

cAMP 29, 224, 334
Charcot-Marie Tooth 31
circadian rhythm 240
CJD 142
conditioned taste aversion 220
contextual fear conditioning test 219
CRF 201
CRH 91
CT 184
cued fear conditioning test 220

D

dendrite 21
DHA 84, 115, 276
DOPA 182, 204

E

EGB (extract of *G. biloba*) 288

EPA 277
estradiol valerate 360

F

fEPSP 15, 365, 378
fMRI 38, 162, 184

G

GABA 27, 117, 121, 199, 206, 243, 292, 325, 360, 362, 376
GAD 121
genistein 102, 370
GH 368
ginkgolide 288
Gn–RH 263, 360, 361, 370

H

homeostasis 151, 189
hyperforin 291
hypericin 291

I

ICSS (intracranial self-stimulation) 200
IGF 369, 370
IL–1β 251
IPP (Ile–Pro–Pro) 295
IQ 80

K

kava 292
Kupperman menopausal index 327
kwashiorkor 71

L

Lactobacillus helveticus 295
LAP (latency associated protein) 232
LH 362, 370
LH surge 362, 368
lipofuscin 356
LPL 237

LTD   114, 365
LTP   15, 40, 114, 364

M

malnutrition   71
marasmus   71
MCH   261
$MHPG-SO_4$ 108, 195, 346
MMSE (mini-mental state examination)   317

N

Na^+, K^+–ATPase   127, 268
neuromodulator   16
neuroprotection   367, 371
neurotransmitter   16
NF–κB (nuclear factor κB)   251
NGF   64, 102, 370
NMCD   144
NO   130, 138
NREM sleep   240
NSE (neuron-specific enolase)   375

O

orexin/hypocretin   244

P

PCM (protein-calorie malnutrition)   71, 109
Pelizaeus-Merzbacher disease   31
PET   3, 38, 69, 268, 282
PG   244
PKU   57, 343
PMS (permenstrual syndrome)   145
PrP   142
PSD   24
PTH   139, 146

R

RCT (randomized controlled trial)   144
REM sleep   240

resident-intruder test   225
RNA activity   98

S

SAMP8   349
SHR   176, 326, 346
SJW (St. John's wort)   290
social dominance tube test   222
social interaction time   221
SOD   141
stresser   189
SVCT   123

T

TGF   162
── –β   229
time cue   241
Trp/LNAA   302
two process model   241

V

valerenic acid   292
VPP (Val–Pro–Pro)   295

W

Wernicke-Korsakoff syndrome   119

編者紹介

横越 英彦（よこごし・ひでひこ）

1970 年	京都大学農学部卒業
1975 年	名古屋大学大学院農学研究科博士課程満了
1976 年	農学博士（名古屋大学）
同　年	名古屋大学農学部農芸化学科・栄養化学研究室助手
1983 年	マサチューセッツ工科大学（MIT）文部省在外研究員
1987 年	静岡県立大学食品栄養科学部助教授
	同年以降，ウィスコンシン大学や MIT と共同研究
1993 年	静岡県立大学食品栄養科学部および同大学院生活健康科学研究科教授，現在に至る．

昭和 58 年度日本農芸化学会奨励賞受賞
平成 14 年度栄養士養成教育功績表彰（全国栄養士養成施設協会）

主な著書
「栄養健康・科学シリーズ　栄養学総論」分担執筆，南江堂（1995）
「スポーツと栄養と食品」分担執筆，朝倉書店（1996）
「分子栄養学概論」分担執筆，建帛社（1996）
「栄養学各論」分担執筆，光生館（1996）
「緑茶と文化と日本人」分担執筆，ぎょうせい出版社（1998）
「食品機能研究法」分担執筆，光琳（2000）
「老化抑制と食品―抗酸化・脳・咀嚼―」分担執筆，アイピーシー（2002）
「茶の化学成分と機能」分担執筆，弘学出版（2002）
「茶の機能―生体機能の新たな可能性」分担執筆，学会出版センター（2002）
「応用栄養学」分担執筆，同文書院（2002）
「脳と栄養―行動の分子基盤を求めて―」分担執筆，建帛社（2003）

　食品成分の栄養代謝特異性に関する研究を通じ，最近では，特に脳内神経伝達物質の代謝変動と脳機能，また情動に関する研究に取り組んでいる．

脳機能と栄養

2004年3月18日　初版第1刷発行

編　者　横　越　英　彦
発行者　桑　野　知　章
発行所　株式会社　幸　書　房

〒 101-0051　東京都千代田区神田神保町 1-25
Printed in Japan　　Tel 03-3292-3061　Fax 03-3292-3064
2004 ⓒ　　　　　URT：http://www.saiwaishobo.co.jp

カイ編集舎／三美印刷
本書を引用または転載する場合は必ず出所を明記してください。
万一, 乱丁, 落丁がございましたらご連絡下さい。お取替えいたします。

ISBN 4-7821-0242-9 C 3047